U0188458

宋刊

《備急總效方》校注

校注·張雪丹

主審·段逸山

上海科學技術出版社

圖書在版編目(CIP)數據

宋刊《備急總效方》校注 / 張雪丹校注.—上海：
上海科學技術出版社,2021.12
　ISBN 978 - 7 - 5478 - 5580 - 5

　Ⅰ.①宋… Ⅱ.①張… Ⅲ.①方書－中國－宋代
Ⅳ.①R289.344

　中國版本圖書館 CIP 數據核字(2021)第 246707 號

本書由國家古籍整理出版專項經費以及全國高等院校
古籍整理研究工作委員會直接資助項目資助出版。

宋刊《備急總效方》校注
校注・張雪丹　主審・段逸山

上海世紀出版(集團)有限公司
上 海 科 學 技 術 出 版 社　出版、發行
(上海市閔行區號景路 159 弄 A 座 9F - 10F)
郵政編碼 201101　　www.sstp.cn
上海雅昌藝術印刷有限公司印刷
開本 787×1092　1/16　印張 40
字數 400 千字
2021 年 12 月第 1 版　2021 年 12 月第 1 次印刷
ISBN 978 - 7 - 5478 - 5580 - 5/R・2436
定價：198.00 元

内容提要

  《備急總效方》共四十卷，分別對内、外、婦、兒、五官、外傷諸科疾病在《證類本草》等中醫藥典籍中的相關的方劑，整理分類，各歸條目，載方 5 200 餘首，收録病種 300 餘種，包含中風、癥積、消渴、腫滿等疑難疾病，是一本頗具臨床實用價值的大型方書。

  本次校注整理以日本武田科學振興財團杏雨書屋藏《備急總效方》影印本爲底本，1249 年張存惠晦明軒刻本《證類本草》影印本、清道光八年（1828）汪士鍾復南宋刻本《鷄峰普濟方》影印本等爲參校本。運用中醫藥學、目録學、版本學、校勘學等各方面知識，對此書加以點校、注釋，力求最大限度地保留古籍原貌。

  本書可供中醫文獻研究者、中醫臨床醫師、中醫院校師生及中醫愛好者參考閱讀。

前言

　　《備急總效方》爲宋代李朝正編撰的一部醫方類古籍,初刊于紹興二十四年(1154),後無再版。日本"杏雨書屋"藏有《備急總效方》初刊浙本一部,"宋李朝正撰,紹興二十四年(1154)溧陽李氏刊本,有徐乾學、季振宜藏書圖記"①。此本原爲徐乾學、季振宜舊藏,後被收入清代皇宫御藥房,民國時藏入"杏雨書屋",爲此書存世唯一傳本。傅增湘評價此書:"寫刻既工,印尤精妙,桑皮瑩潔,墨采静穆,真稀世之珍也。"②目前,國内外學者對此書的著者生平、流傳原委、引用醫方等方面作了相關考證。笔者在此基礎上對此書的流傳情況加以補充,對此書醫方的來源作進一步探討。

一、《備急總效方》撰者李朝正生平

　　《備急總效方》的編撰者是宋代李朝正,與大部分醫書著者不同,李朝正并不是一位醫者,而是一位朝廷官吏。其生平相關文獻主要見于南宋張綱《華陽集》《建炎以來繫年要録》《景定建康志》《至大金陵新志》及清嘉慶十八年(1813)《溧陽縣誌》五種,從不同角度記録了李朝正生平。

　　《景定建康志》將李朝正生平附記于其父李華傳記下,簡述其生平,這是官修史書中對李氏最早的記載:"(李華)子朝正,字治表。性剛直,不苟于勢利,游太學登第,歷敕令所删定官。知溧水縣,民詣府舉留。知府葉參政夢得薦于朝,被召賜對,轉一官,賜銀緋,從民所欲,命還溧水。陛辭,乞易所得章服封母,從之。秩滿,除太府寺簿。母憂服闋,再除敕令所删定官。俄除户部郎,改右司,遂權户部侍郎,奉祠,知平江府。紹興二十五年(1155)卒,年六十。官至朝奉大夫。"③李朝正生于北宋紹聖三年(1096),卒于南宋紹興二十五年(1155),字治表,

① [日]武田科學振興財團:《杏雨書屋藏書目録》,臨川書店,1982,第741頁。
② 傅增湘:《藏園群書經眼録》,中華書局,2009,第590頁。
③ [宋]周應合:《景定建康志(四)》,載《南京稀見文獻叢刊》,南京出版社,2009,第1226頁。

溧陽(今屬江蘇)人。建炎二年(1128)登進士第,南宋《景定建康志》也記載了李朝正爲高宗建炎二年(1128)建康府(今江蘇南京)進士①,此時李朝正三十二歲。

李朝正及第後,曾擔任一段時間的敕令所删定官,後于"紹興中以右宣義郎知建康府溧水縣",在任職溧水知縣期間,頗有政績。曾得到時任建康府知府的葉夢得賞識與舉薦,被召賜對,轉一官,賜銀緋。李朝正任期滿後,入爲太府寺主簿、敕令所删定官。後因其母逝世,丁憂去職,家中居喪,喪滿復用,任户部員外郎。至紹興十五年(1145),李朝正遇到了影響他後半生的大事——"負責實施經界法",并在短短三個月間連續擢升,全權負責實施經界之事,時四十九歲。然而此事福禍相依,"(李朝正)紹興十八年,爲言者所劾,罷侍郎。二十三年,知平江府。二十四年,言者復論其與女婿魏師遜共爲商販,罷免。次年卒,年六十"②。李朝正去世後,其外甥南宋名臣張綱爲李氏撰寫悼文《祭舅李侍郎文》:"公生我後十有三年,我之知公,蓋自其幼……初公罷官而歸,以病來告,亟往見之,猶能爲我强起,握手道舊。頗怪其二年之别,白髮蒼顏,氣消容縮。"③記載了兩人的深厚情誼及李氏臨終情形。

二、《備急總效方》的流傳與收藏

此書歷代書目皆有著録,最早見于南宋陳振孫的《直齋書録解題》:"《備急總效方》四十卷,知平江府溧陽李朝正撰,大抵皆單方也。"④陳振孫在南宋嘉定初曾任職溧陽縣學教授,距《備急總效方》成書約五十年。《直齋書録解題》是陳振孫的私人藏書目録,而李朝正爲溧陽人,推測陳氏在溧陽縣任職期間收藏了此書。此後,元代《宋史·藝文志》、馬端臨《文獻通考·經籍考》、明代焦竑《國史經籍志》、清代黃虞稷《千頃堂書目》、季振宜《季滄葦藏書目》、徐乾學《傳是樓宋元本書目》等亦載此書。從南宋陳振孫至清代季滄葦、徐乾學等諸書目對此書書名、著者、卷數的記載基本一致,書名皆爲《備急總效方》,李朝正撰,四十卷二十本。現存孤本中有季滄葦、徐乾學藏書印,可以明確二人收藏過此書。然繼季、徐之後,此書不知所終。

此書再次出現,是在約二百年後的傅增湘《藏園群書經眼録》中,傅氏對此書卷數、版式、避諱、鈐印等作了詳細介紹:"《備急總效方》四十卷,宋紹興二十四年刊本,十行十六字,方低一字,每證下注方所出書名,病題用陰文,白口,左右雙闌。魚尾下題備方一二等字,版心下

① 嚴其林:《鎮江進士研究》,復旦大學出版社,2014,第350頁。
② 曾棗莊、劉琳:《全宋文》,上海辭書出版社,2006,第212頁。
③ 〔宋〕張綱:《四部叢刊三編》卷三十一《華陽集》,上海書店出版社,1936,第6頁。
④ 〔宋〕陳振孫:《直齋書録解題》,上海古籍出版社,1987,第393頁。

方題刊書人姓名，有乙成、金彥、惠道、李祥、王份、項中、蔣諲、牛智、葉先、賈琚、昌旼、陳忠。宋諱玄鏡竟敬驚均缺末筆。有紹興二十四年四月二十日左朝奉大夫、知平江軍府事、提舉學事兼管內勸農使、溧陽縣開國男、食邑三百戶、賜紫金魚袋李朝正序。第一卷一至十四葉疑後人翻刻加入，紙係宋紙，而字體呆滯，墨亦黯淡，刊書人賈琚，琚誤瑶，昌旼，旼誤改，尤無理也。又，書本名《備急總效方》，全書均挖改‘急’作‘全’，獨此卷首是‘全’字，尤爲補刻之確據。鈐有‘元恭’‘徐樞’‘文醫司馬’‘乾學’‘徐健庵’‘季振宜印’‘滄葦’各藏印。按：此書字撫歐體，刊工陳忠見敝藏紹興本《水經注》及明州本《文選》補版中，則亦南渡初浙本也。寫刻既工，印尤精妙，桑皮瑩潔，墨采靜穆，真稀世之珍也。何厚甫秘密收來，索值至六千元。庚申[1]。”傅氏介紹中只言及卷數四十卷，未提及全書冊數，徐乾學及以前所記皆爲二十冊，而現存《備急總效方》爲三十六冊。此書字撫歐體，版式爲半葉十行十六字，醫方低一字。“每證下注方所出書名，病題用陰文，白口，左右雙闌。魚尾下題備方一二等字。”[2]版心下方題刊書人姓名，包括乙成、金彥、惠道、賈琚、昌旼、陳忠等共計十二位。對於刊工陳忠，傅氏按語云：“刊工陳忠見敝藏紹興本《水經注》及明州本《文選》補版中，則亦南渡初浙本也。”[3]是此書爲南宋初浙本的又一佐證。此書避宋諱，“玄、鏡、竟、敬、驚”等缺末筆，然經詳查，書中有部分諱字未避情況，避諱不嚴格。此外，傅氏指出該書有補刻挖改的迹象：“書本名《備急總效方》，全書均挖改‘急’作‘全’，獨此卷首是‘全’字，尤爲補刻之確據。”[4]

傅氏提要中載此書鈐有“元恭”“徐樞”“文醫司馬”“乾學”“徐健庵”“季振宜印”“滄葦”各藏印，然未提及“陳氏家藏，子孫世保，鬻之取之，絕其繼祀”“清白傳家”“兼善”三枚朱印，此三印見于文獻學者小曽戶洋所作“《備急總效方》印鑒匯集圖”。杏雨書屋藏本中鈐有“元恭”（一說“未共”，陰文、陽文兩枚）、“徐樞”“文醫司馬”（一說“大醫司馬”）、“乾學”“徐健庵”“季振宜印”“滄葦”（橫文、豎文兩枚）等藏印，此外亦有“季振宜藏書”“振宜之印”“陳氏家藏，子孫世保，鬻之取之，絕其繼祀”“清白傳家”“兼善”等印，共計十四枚。其中“乾學”“徐健庵”爲徐乾學藏書印，“季振宜藏書”“振宜之印”“季振宜印”“滄葦”爲季振宜藏書印，餘印所屬尚無定論。

通過對“徐樞”“元恭”（“未共”）、“文醫司馬”（“大醫司馬”）的綜合考察，其主人或爲明代太醫徐樞，《兩浙名賢録》《古今圖書集成醫部全録》皆有其傳。徐樞，字叔拱（一作叔供），錢

① 傅增湘：《藏園群書經眼録》，中華書局，2009，第 590 頁。
② 同上。
③ 同上。
④ 同上。

塘人(一作華亭人)。"其先宋濮陽太守煦,遇異人授以《扁鵲神鏡經》,頓有所悟,子孫遂世以醫名。洪武初,父神翁,元海鹽路醫學教授,遂家海鹽。樞少傳其術,兼學詩於會稽楊廉夫。會天下亂,晦迹田里。洪武初,以薦爲秦府良醫正,出丞棗疆,召爲大醫院御醫。累奏奇績,升院使。告歸展墓,宣宗親賦詩送之。年八十致仕,有《足庵集》行世。"[①]徐樞出自松江徐氏醫學世家,其父徐復曾治愈楊廉夫舊疾。徐樞及其子徐彪皆爲太醫,後世子孫亦業醫。推測《備急總效方》曾爲明代太醫徐樞所藏。

此書有季振宜、徐乾學藏書印,乃二人舊藏。繼季、徐之後,是書被收入清宮中的御藥房,清嘉慶四年(1780)三月至四月,御藥房核查藏書書目記有"《備全總效方》六套"[②],這正是被挖改後的《備急總效方》。1912—1925 年,故宮藏書外流現象嚴重,《故宮已佚書籍書畫目録四種》記載了這一時期宮內書籍書畫流失的部分目録,其中就包括宋刊本醫籍《黄帝内經素問》等多部,宋本《備急總效方》大略也是這一時期從宮内散出。

從宮中散出後,《備急總效方》由北京琉璃廠書商何培元購得。"何厚甫秘密收來,索值至六千元。"[③]何培元,字厚甫,光緒三十二年(1906)在琉璃廠文昌會館内開設書鋪"會文齋"。何氏精于版本,生平所見宋元舊本書不可勝數,其將所見古書的行格序跋詳細記録,積稿十餘册,名《經眼書目》,葉德輝《書林清話》中有多處引用此書内容。1920 年,何厚甫從前清内監處購得了已被篡改書名的《備急總效方》,孫殿起《販書偶記》、雷夢水《書林瑣記》、王文進《文禄堂訪書記》等諸書皆記載了此事,"(何厚甫)曾經由前清内監手中購得宋本《備全總效方》四十卷"[④]。"(何厚甫)曾收有宋刻本《備全總效方》,這是部醫書,流傳極少,不見諸家善本書目著録,實爲孤本。"[⑤]何氏收購此書後第二年即帶此書還鄉,一生珍藏,并未變賣。

至 1929 年,日本文獻學者長澤規矩也購得此書。長澤規矩也(1902—1980),字士倫,號静庵,神奈川人,日本漢學研究家、版本目録學家,曾任職于静嘉堂文庫,撰有《中華民國書林一瞥》《和漢書的印刷與它的歷史》《版本的鑒定》《和刻本文選》等著作,曾七次赴中國尋訪古籍。1927—1932 年間,長澤規矩也每年至中國爲静嘉堂文庫買書,同時也幫大倉洋行鑒定書籍。1929 年 4 月至 6 月留居北平期間,長澤規矩也購得《備急總效方》。在其回憶録《收書遍歷》中記述了此事:"其中最可貴重者當屬大倉男(爵)購得的《韓集舉要》,及武長購得的

---

① ［明］徐象梅:《兩浙名賢録》,書目文獻出版社,1980,第 1407 頁。
② 陳可冀:《清代宮廷醫話》,人民衛生出版社,1987,第 21 頁。
③ 傅增湘:《藏園群書經眼録》,第 590 頁。
④ 雷夢水:《書林瑣記》,載《學林漫録(九集)》,中華書局,1984,第 104 頁。
⑤ 中國人民政治協商會議河北省衡水市委員會:《衡水市文史資料(第 4 輯)》,河北人民出版社,1990,第 103 頁。

《備急總效方》……當時,正巧承蒙杏雨書屋的主宰者伊藤純一郎氏,轉告武長主人搜求珍本之意,認定此書爲天下孤本,故由北京寄回。"[1]此後,該書藏入杏雨書屋,保存至今。

三、《備急總效方》的序言與内容

《備急總效方》前有李朝正自序一篇,記載了李氏曾使用《證類本草》中的醫方"蜜煎升麻方"治愈了其女痘瘡危疾,是備急醫方的親歷者和受益者。"紹興之初,因季女患痘瘡,既愈而復發,須臾之間,赤泡周匝,痛不可忍,瀕於危殆。時檢《證類本草》,偶見'蟲部'有用白蜜並蜜煎升麻方,亟取用之。藥到痛止,不日而安。後聞里閈斃是疾者數人,乃知單方之可以濟緩急如此。"[2]此外,"肉桂之治失音,桑枝之治風痹,蒼耳之治丁瘡,消石之治頭痛,蘿葍子之治上氣嗽,漢防己之治目睛疼,烏臼木之治大腸關格,荆芥穗之治産後中風,皆已試之,效驗如神。則所未用者,觸類可知"。李氏親歷多種簡易單方治療急症頑疾之效驗,推己及人,感百姓稽疾不愈,念單方可濟緩急,"余昔鄉居,見村疃細民,醫藥難致,稽疾而橫夭者,何可勝數"。故萌生了編撰此書的想法:"庶使遐陬僻邑,雖藥物不備,隨所有以用之,咸得蠲其疾苦,而無橫夭之禍焉。"書名"備急"二字正合李氏編撰之旨。

李氏在其自序中也記載了《備急總效方》的醫方來源:"然《神農經》所注散漫篇秩中,倉卒難於檢尋。於是親加研究,編成門類,益以《衛生》《鷄峰》等方,及平昔所得經驗載之《耆域》者,與夫海上方士所傳秘之巾箱者,搜羅剔抉,聚爲一書,命曰《備急總效方》。"結合書中内容,可知書中醫方來源主要包括以下三方面。

一是"《神農經》所注"者,即宋代官修本草醫籍《證類本草》。《證類本草》是當時增補注録《神農本草經》最權威的官方醫書,李氏治療女兒危急病證的藥物即是從其中查閱而來。《證類本草》爲北宋唐慎微所撰,名《經史證類備急本草》,成書于宋元豐五年(1082),系統地收録了宋以前諸家醫藥本草著作,及經史傳記、佛書道藏等書中有關藥物的資料,集宋以前本草文獻之大成。此書後經大觀二年(1108)修訂,改稱《經史證類大觀本草》。政和六年(1116)又予修訂,改名《政和新修證類備用本草》。以上三種是李朝正生前所能見到的《證類本草》版本。又書中有"新訂本草"之語,則又以政和六年(1116)修訂的《政和新修證類備用本草》最有可能。李氏因感《證類本草》所載單方混雜于藥物形態、産地、功效等行文之中,不便查檢,故輯出單方,按病證分類列載,成爲《備急總效方》的主要組成部分。

---

① [日] 小曽戸洋:《宋版〈備急總效方〉的文獻研究》,《中華醫史雜志》2005 年第 3 期,第 132 – 137 頁。
② [宋] 李朝正:《備急總效方》(影印本),杏雨書屋,2005,第 1 頁。

　　二是“益以《衛生》《鷄峰》等方”。在類集《證類本草》醫方的基礎上，李朝正將《九籥衛生方》《鷄峰備急方》《中興備急方》《慈濟大師》《大智禪師必效方》《良方》六部醫書中的單方驗方分類收入其中。這六部醫書或成書于宋，或盛行于宋，但均未被《證類本草》收録。如《九籥衛生方》一書爲宋太宗五世孫趙士紆所撰：“趙士紆，宋徽宗時在世。宋宗室，太宗五世孫，官忠州防禦史。見《直齋書録解題》一三。”①“《九籥衛生方》三卷，宣和宗室，忠州防禦使士紆撰。”②此書部分内容亦可見于南宋《幼幼新書》和明代《永樂大典》，如治療小兒虚風慢驚的醫方“熏陸香圓”同時見于《永樂大典》③和《備急總效方》④中，皆注明來自《九籥衛生方》，比較二者所載，除《永樂大典》缺少方中乳香劑量，而《備急總效方》録爲“一分”外，其餘内容全同。這六部醫書，除《鷄峰備急方》《良方》外，其他四種皆已亡佚，其中《備急總效方》援引《中興備急方》佚文一百〇六條、《大智禪師必效方》佚文二十一條、《九籥衛生方》佚文十四條、《慈濟大師》佚文五條。⑤

　　三是“平昔所得經驗載之《耆域》者”與“海上方士所傳秘之巾箱者”。所謂“海上”，“蓋古代傳説東海中有三神山，神仙居之。海上方即仙方，取義於此”⑥。這部分醫方或來自李氏親驗親歷，或來自方士秘傳，皆平日細心搜集所得，其中《耆域》一書歷代書目未載。《備急總效方》引録《耆域》五百七十八條，約爲全書内容的十分之一，除記載親驗親歷醫方外，《耆域》中亦記載了十餘則宋代名士之醫事，不見于他書。如卷一“治身軟倒地，語澀，乃氣痓，似中風狀。楊介曾以此治劉器之，數日安”⑦。卷十“治老人不睡，精神恍惚，辰砂丹……劉器之晚年苦此，楊介傳此方，服之效”⑧。以上兩則是楊介治療劉器之所患中風和不寐的醫案。劉器之即北宋政治家、文學家劉世安，《宋史》有傳。楊介，宋代名醫，字吉老，泗州人，世醫，名聞四方，曾爲宋徽宗診愈腹疾，著有《傷寒論脉訣》《存真環中圖》等⑨。這兩則醫案當是李氏間接所得，記于《耆域》中。書中亦載有楊介治雀盲方一首，“煮鼠肝食之，近患者早食晚明”⑩。又卷一：“治因中暑作瘖疾。五苓散，多入朱砂服之。蘇養直之子得效。”⑪此方曾治

① 吕友仁、查洪德：《中州文獻總録（上册）》，中州古籍出版社，2002，第 482 頁。
② ［宋］陳振孫：《直齋書録解題》，第 391 頁。
③ ［明］解縉等：《永樂大典》（影印本），中華書局，2012，第 511 頁。
④ ［宋］李朝正：《備急總效方》（影印本），第 482 頁。
⑤ 武丹丹：《宋本〈備急總效方〉的文獻研究》，南京中醫藥大學碩士學位論文，2007，第 26 - 27 頁。
⑥ 尹占華：《唐宋文學與文獻叢稿》，天津古籍出版社，2014，第 616 頁。
⑦ ［宋］李朝正：《備急總效方》（影印本），第 11 頁。
⑧ 同上，第 123 頁。
⑨ ［日］岡西爲人：《宋以前醫籍考》，人民衛生出版社，1958，第 612 頁。
⑩ ［宋］李朝正：《備急總效方》（影印本），第 185 頁。
⑪ 同上，第 19 頁。

療蘇養直之子的中暑癇證,蘇養直即宋代詞人蘇庠。又"治眼生翳膜,黄魯直手疏"①。黄魯直即北宋書法家黄庭堅。此外,亦有進士鄭亮、彭侍郎、張道士等醫事記載。可知李氏編撰《備急總效方》時,引録了平日積累并記于《耆域》中的驗方。

四、李朝正《類集本草》與《備急總效方》

明代官修類書《永樂大典》中未見《備急總效方》,但録有《類集本草》一書,明代官修書目《文淵閣書目》、私家目録葉盛《菉竹堂書目》亦有載。《文淵閣書目》卷十五載:"《類集本草》一部一册(完全)。"②明代官修《永樂大典》《普濟方》二書中引録其内容,《普濟方》卷三百九十四明確記載此書編撰者爲李朝正,"平江所刊李侍郎朝正編《類集本草方》"③。現存《永樂大典》中載有《類集本草》佚文六條,未注撰者。可見,明代官修古籍時,雖未能獲得《備急總效方》,但多次引用了李朝正《類集本草》一書。

將僅存于《永樂大典》《普濟方》二書中的《類集本草》佚文輯出,其中《永樂大典》載方五首,《普濟方》載方一首,共計六首,皆爲單方治驗,體例與《備急總效方》相同。又將佚文與《備急總效方》核對,其中《永樂大典》所引録"治大風冷痰癖,脹滿諸痹等病。大附子一枚重半兩者,二枚亦得,炮之酒漬,春冬五日,夏秋三日。服一合,以差爲度,日再服,無所不治"④及"五尸之疰""尸注鬼注"三條内容與《備急總效方》所録完全一致。而"治補虚風濕痹方""治主風痹偏枯"兩條《備急總效方》未見。《普濟方》卷三百九十四"嬰孩吐瀉門"載"治小兒胃氣虛損"一條,與《備急總效方》所録略有差異:"治小兒胃氣虛損,因成吐奶。五倍子,一個生用,一個濕紙裹煨。右爲細末,每服一錢,米泔水調下,不拘時候。若禀受怯弱,用湯略蕩過。"⑤方後小字載:"平江所刊李侍郎朝正編《類集本草》方。"此方見于《備急總效方》卷三十七"小兒諸疾":"治小兒吐不定。五倍子兩個,一生一熟,甘草一握,用濕紙裹,炮過同搗末,每服米泔調下,半錢立差。"⑥

據此可知,《類集本草》亦爲李朝正所輯本草醫方著作,曾在平江刊行。因此書與《備急總效方》皆爲李氏著作,故二者有相同或相類的内容。從佚文來看,《類集本草》一書似乎更

① ［宋］李朝正:《備急總效方》(影印本),第 183 頁。
② 李茂如等:《歷代史志書目著録醫籍匯考》,人民衛生出版社,1994,第 439 頁。
③ ［明］朱橚:《普濟方》,人民衛生出版社,1982,第 1011 頁。
④ ［宋］李朝正:《備急總效方》(影印本),第 21 頁;［明］解縉等:《永樂大典》(影印本),第 6025 頁。
⑤ ［明］朱橚:《普濟方》,第 1011 頁。
⑥ ［宋］李朝正:《備急總效方》(影印本),第 488 頁。

偏于日常雜録，而《備急總效方》則經過統一的增删修訂，可互爲補充。《備急總效方》與《類集本草》的關係尚待進一步考查。

　　《備急總效方》是研究宋以前醫學的重要文獻，填補了宋代以前醫藥文獻的部分缺失，爲研究者提供了新的材料。書中載有較多已佚古籍文獻資料，可作輯佚和補輯之用。此書曾爲多位版本目録學家收藏，亦曾收入清宫内院，具有重要的文物價值。《備急總效方》爲現存孤本，八百年來難以得見，近年來始得窺其面貌，須深入研究，善加利用，方不負前人濟世之心。

　　　　　　　　　　　　　　　　　　　　　　　　張雪丹

　　　　　　　　　　　　　　　　　　　　　　　2021 年 10 月 9 日

凡例

（1）《備急總效方》現藏于日本武田科學振興財團杏雨書屋，爲此書唯一傳本。本次整理以杏雨書屋《備急總效方》影印本爲底本，1249 年張存惠晦明軒刻本《重修政和經史證類備用本草》、清道光八年（1828）汪士鍾翻刻南宋刻本《鷄峰普濟方》等爲參校本。運用中醫藥學、目録學、版本學、校勘學等各方面知識，對此書加以整理，力求最大限度地保存古籍原貌。

（2）凡底本中古體字、异體字、錯別字，當時俗寫字，如麤、顿、煑、妳、蔡等，均未作改動，保持古籍原貌。其中錯別字及影響原文閱讀或理解處，則出注。

（3）凡底本中的通假字皆保存原貌，不予改動。爲便于閱讀及理解原文，部分通假字出注解釋。

（4）底本中灸、炙二字字形相同，皆作"炙"，己、已、巳三字字形相同，皆作"巳"，整理本據原書文義加以區分改。

（5）本書中避諱現象較多，主要采用缺筆和改字兩種方法。其中缺筆避諱字改爲完整字體，包括"玄""痃""鏡""竟""驚""敬"。改字避諱字仍保持原書面貌，不予回改，如"玄"諱爲"元"、"貞"改"正"等。"日花子"一書本名《日華子本草》，李朝正避其父李華名諱而改"華"爲"花"，爲方便閱讀理解，此例回改爲"日華子"。

（6）凡底本中有衍奪處，或漫漶不清處，有旁校可核者，或補正或存疑，出注幫助；無據可核者，暫予仍舊；不能補入者，作脱文處理，以闕文符號"□"按所脱字數補入。

（7）生僻字詞，加以簡要注音釋義。注音采用漢語拼音，用括號標注于所注字詞後。釋義簡明扼要，言必有據，一般不出書證。一些歧義字詞或典故，則加書證。

（8）原書中不規範的中醫術語、病名、中藥名，爲保存古籍原貌，不予改動。

（9）原書中目録與正本不符，若正文正確而目録有誤，據正文訂正目録，目録出注。若目録正確而正文錯漏，據目録訂正正文，正文出注。

（10）原書中有部分封建迷信的内容，爲了保持原文獻的完整性，均予以保留，請讀者取其精華，去其糟粕，予以甄別。

目録

《備急總效方》序

① 攤緩：正文作"癱瘓"。

---

① 痹：正文作"痺"。

---

① 齆鼻：正文作"齆鼻瘜肉"。齆（wèng），鼻塞。

① 痢：正文作“利”。
② 瘭疽附：正文作“瘭疽”，“附”字或涉上而衍。
③ 丁瘡腫：原無，據正文補。

第二十八卷

第二十九卷

---

① 狐：原書作"孤"，據正文改爲"狐"。

---

① 誤吞金銀錢鐵針鈎物：正文作“誤吞金銀、錢鐵、針釘、鈎珠物”。
② 腹：原書作“腸”，據正文改作“腹”。

—— 第三十六卷 ——

① 中風：正文作"產前中風"。
② 利：正文作"痢"。
③ 生：正文作"產"。
④ 產後躁熱煩渴：正文作"燥熱煩渴"。

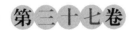

第三十七卷

① 利：正文作"痢"。
② 方：正文作"病"。

第三十八卷

第三十九卷

第四十卷

序

余昔鄉居，見村疃②細民③，醫藥難致，稔④疾而橫夭者，何可勝數？思所以濟其緩急⑤，而未知夫簡易之術。紹興之初，因季女患痘瘡，既愈而復發，須臾之間，赤泡周匝，痛不可忍，瀕於危殆。時檢《證類本草》，偶見“蟲部”有用白蜜并蜜煎升麻方，亟取用之。藥到痛止，不日而安。後聞里閈⑥斃是疾者數人，乃知單方之可以濟緩急如此。然《神農經》所注散漫篇秩中，倉卒難於檢尋。於是親加研究，編成門類，益以《衛生⑦》《雞峰⑧》等方，及平昔所得經驗載之《耆域⑨》者，與夫海上方士所傳秘之巾箱者，搜羅剔抉，聚爲一書，命曰《備急總效方》。非特檢尋之便，標目之廣則於疾無遺，品類之多則於藥易得。其間若肉桂之治失音，桑枝之治風痺，蒼耳之治丁瘡，消石之治頭痛，蘿菔子之治上氣嗽，漢防己之治目睛疼，烏臼木之治大腸關格，荊芥穗之治產後中風，皆已試之，效驗如神。則所未用者，觸類可知。其與求瘳於庸醫之手，烏喙、蝮蝎雜然并進，以僥倖一物之中者，固有間⑩矣。命工刊之，以廣其傳。庶使遐陬⑪僻邑，雖藥物不備，隨所有以用之，咸得蠲其疾苦，而無橫夭之禍焉。

紹興二十四年四月二十日，左朝奉大夫、知平江軍府事、提舉學事兼管內勸農使、溧陽縣開國男、食邑三百戶、賜紫金魚袋李朝正書。

① 《備急總效方》：原題《備全總效方》，“全”字乃“急”字挖改而成，當改作“急”。
② 村疃(tuǎn)：村莊。
③ 細民：平民。
④ 稔(rěn)：積久。
⑤ 緩急：指危急病證。
⑥ 里閈(hàn)：代指鄉里。元代辛文房《唐才子傳·徐凝》：“(凝)與施肩吾同里閈，日親聲調。”
⑦ 衛生：宋代趙士紆《九籥衛生方》，已佚。
⑧ 雞峰：宋代張銳《雞峰備急方》。
⑨ 耆域：李朝正所撰，未見書目著錄。
⑩ 間：差別。《淮南子·俶真》：“則美醜有間矣。”
⑪ 遐陬(zōu)：邊遠一隅。《宋書·謝靈運傳》：“內匡寰表，外清遐陬。”

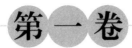

① 中風失音不語口噤：正文作"治中風失音不語口噤"。
② 攤緩：正文作"癱瘓"。

風

治風，身體如蟲行。《外臺祕要》

鹽一斗、水一石，煎減半，澄清，温洗三五度，治一切風。

治風，身體如蟲行，**雄黃圓**。《聖惠》

雄黃一兩，鍊成松脂三兩，同研如粉，煉蜜爲圓，如桐子大，每日空心及晚食前，**薄苛**①**湯**下十圓，**槐膠**②**湯**下亦得。

治卒得風，覺耳中恍惚③者。《肘後》

急取鹽五升，甑蒸使熱，布包，以耳枕之，冷復易。

治一切風。《千金》

五月五日午時，附地刈④取菜耳葉，洗，日乾爲末，酒或漿水服方寸匕，日三夜三。散若吐逆，可蜜和爲圓，準計一方寸匕也。風輕易治者，日再服。若身體有風處，皆作粟紋出，或如麻豆粒，此爲風毒出也，可以針刺潰去之，候黃汁出乃止。此草辟惡，省⑤病者便服之，令人無所畏。若時氣不和，舉家服之。若病胃脹滿、心悶、發熱即服之，并殺三蟲、腸痔，能進食，忌豬肉。

去風，補益。《陳藏器》

蒼耳子炒令香，擣去刺，微令破，浸酒服。

治風，《採萍時日歌》⑥。高供奉

不在山、不在岸，採我之時七月半，豆淋酒内下三錢，鐵幞頭上也出汗。

治諸風，**至寶丹**。《肘後》

草烏頭一斤、大豆二升、鹽四兩，入沙瓶内，煑三伏時⑦，令烏頭極爛爲度。其豆取出，埋入土中一尺許，只將烏頭入木臼内擣三百杵，拍作餅子，焙乾爲末，酒糊爲圓，如桐子大，每服二十圓至三十圓，空心食前，温酒或鹽湯下。

---

① 薄苛：即“薄荷”，下同。
② 槐膠：槐的樹脂。
③ 恍惚：隱約模糊，不可辨認。
④ 刈（yì）：割。
⑤ 省（xǐng）：察。
⑥ 《全唐詩》卷 880－21 有《本草采萍時日歌》（唐代高供奉作）：“不在山，不在岸，采我之時七月半。選甚癱風與緩風，些小微風都不算。豆淋酒内下三丸，鐵襆頭上也出汗。”
⑦ 三伏時：三晝夜。

治一切風疾，**烏术圓**。《耆域》

草烏頭五兩，去皮細切，鹽少許炒，蒼术十兩，米泔浸三日，去皮切炒，同爲細末，酒糊爲圓如桐子大，每服五圓至十圓，如覺麻即減圓數，食後茶酒任下。

治風，附子浸酒。《聖惠》

附子半斤大者，炮裂去皮臍，細剉，以生絹袋盛，好酒一斗，於瓷瓶中蜜封，浸七日，每服温飲一小盞，日再服，以差爲度。

治一切風，化涎，治肝臟①筋脉抽掣及急風口噤，或四肢不收，頑痺，或毒風，周身如蟲行，或破傷風，口眼歪斜，腰脊强硬。《新定本經》

槐膠任作湯、散、圓。煎，雜諸藥用之，及水煮，和諸藥爲圓，并作湯下藥。

治一切風疾。若能久服，輕健明目、黑髭駐顔，**南燭煎**。《聖惠》

南燭春夏取枝葉，秋冬取根及皮，揀擇，細挫②五斤，以水五斗，慢火煎取二斗，去滓，别於淨鍋中慢火煎如稀餳③，即以瓷瓶盛，每服以温酒調下一茶匙，日三服。

治風，立有奇效，天蓼浸酒。《聖惠》

木天蓼一斤，去皮細剉，以生絹袋盛，好酒二斗浸之，春夏一七日、秋冬二七日後開，每日空心、日午、初夜各温飲一盞，老小臨時加減。若長服，只可每朝一盞。此藥生山谷中，木高二三丈，如冬青不凋，三四月開花似柘花④，五月採子，子作毬形似檾，其毬子可藏作果噉之。

去老風及宿血。陳藏器

桑葉剉，大釜中煎如赤糖服之。葉椏者名雞桑，最妙。

治風，頭强不得顧視⑤。《千金》

穿地作坑，燒令通赤，以水沃之，令冷，内⑥生桃葉，鋪席其上卧之，令項在藥坑上，以衣着項邊，令氣上蒸，病人汗出，良久差。一方：以大豆一升，蒸令變色，内⑦囊中枕之。

治諸風，脚膝疼痛，不可踐地。《百一》

鹿蹄四隻，燖洗⑧如法，熟煮了，取肉於豉汁中著五味，煑熟空腹食之。

治風疾，益氣。《本經》

---

① 肝臟：《證類本草》作"肝臟風"。
② 挫：全書皆以"剉"表示藥物銼切，唯此處用"挫"。
③ 餳（xíng）：用米或雜糧加麥芽或穀芽熬成的糖。
④ 柘花：即山欎花。
⑤ 顧視：轉視。
⑥ 内：同"納"。
⑦ 内：同"納"。
⑧ 燖洗：用開水燙洗。

練鵲,冬春間取,細剉,炒令香,以袋盛,於酒中浸,每朝取酒温服之。似鸜鵒①小,黑褐色。

治風疾。《食療》

卜師②處鑽了龜板,塗酥炙,細羅,酒下二錢。

治風,氣壅併攻胷膈。陳士良

薄苛作茶,服之立效。俗呼爲新羅③茇藺。《日華子》云治中風失音吐痰,除雜風、頭風等。

治虚風,不二散。孫用和④

膩粉一兩,用湯煎五度如茶脚,慢火上焙乾,麝香半兩,細研如粉,每服一字⑤,温水調,但是風,臨時服半錢或一錢匕,看虚實加減。

治諸風,虚有熱,顛癇惡疾,耳聾目昏,**天門冬散**。《鶏峯》

天門冬不以多少,去心,焙乾爲細末,每服二錢,温酒調下,不以時候。

治賊風反折。《本經》

燒赤銅五斤,内酒二斗中百遍,服五合,日三服,甚驗。

治賊風,手足枯瘁,四肢拘攣,**茵芋酒**主之。胡洽

茵芋、附子、天雄、烏頭、秦芁、女萎、防風、防己、躑躅、石南、細辛、桂心各一兩,凡十二味切,以絹袋盛,清酒一斗漬之,冬七日,夏三日,春秋五日,藥成,初服一合,日三,漸增之,以微痺爲度。

治賊風,風痺,破血。陳藏器

鷄屎和黑豆炒,浸酒服之。

中風

治初中風,攤緩⑥。《譚氏小兒》

於一日内細研膽礬如麩,每使一字許,用温醋湯下,立吐出涎,漸輕。

治小中,**緑雲丹**。《經驗》

---

① 鸜鵒(qú yù):俗稱"八哥"。
② 卜師:亦稱"貞人",命龜與灼龜取兆之人。
③ 新羅:古代朝鮮地區的國家。
④ 孫用和:宋仁宗時期太醫,撰有《孫尚藥方》《傳家秘寶方》等醫書。
⑤ 一字:古代量詞,指占一個字的藥量。
⑥ 攤緩:亦名癱緩風、攤緩風,爲癱瘓之輕證。

生碌不計分兩,研如粉,醋麪糊,和圓雞頭大。每有中者,才覺便用薄苛酒磨下一圓,須臾便吐,其涎如膠,令人以手拔之,神效。初虞世①云中風無吐法,善醫者謂亦難執一②,須觀稟氣虛實、病勢緊慢斟酌之。

治中風,但腹中切痛。《肘後》

鹽熬令水盡,著口中,飲熱湯二升,得吐愈。

治中風,心煩恍惚,或腹中痛滿,或絕而復甦者③。

伏龍肝五兩擣碎,以水二大盞浸取清汁,不計時候溫服二合。《聖惠方》同。

又方。《聖惠》

殺羊角屑微炒,擣爲末,不計時候,溫酒調下一錢。

治中風不省人事、牙關緊急者。《簡要濟衆》

藜蘆一兩,去蘆頭,濃煎,防風湯浴過,焙乾,碎切,炒微褐色,擣爲末,每服半錢,溫水調下,以吐出風涎爲效。如人行三里④未吐,再服。

療危惡諸風,角弓反張,失音不語,牙關緊急,涎潮發畜⑤,目瞪直視,精神昏塞,**驅風妙應散**。《九籥衛生》

大天南星不拘多少,臘日或辰日以河水浸,露星宿下四十九日,候浸畢取出,米泔水洗去滑,焙乾,擣羅爲細末,每服大人用一錢,小兒半錢,并溫酒調下。如牙關緊急,以生姜、薄苛自然汁少許,溫酒調服。

療中風,不問輕重,便須吐涎,然後次第治之。《篋中》

羌活五大兩,以水一大斗,煎取五升,去滓,更入好酒半斤和之,以牛蒡子半升炒,擣,篩令極細,以煎⑥湯酒斟酌調服,取吐。如已昏眩,即灌之,更不可用下藥及繆⑦針灸,但用補治湯餌自差。

治暴中風。劉禹錫《傳信》

緊細牛蒡根,取時須避風,以竹刀刮去土,用生布拭了,擣,絞取汁一大升,和灼好蜜四大合溫,分爲兩服,每服相去五六里⑧。初服得汗,汗出便差。此方得之岳鄂鄭中丞。鄭

① 初虞世:字和甫,北宋醫家,約 1037—1100 年。
② 執一:固執一端,不知變通。
③ 此條原書缺引用書目,據《證類本草》,當出自《千金方》。
④ 人行三里:走三里路所需的時間。
⑤ 畜:許叔微《普濟本事方》引《九籥衛生》作"搐"。
⑥ 煎:《證類本草》作"前"。
⑦ 繆:錯誤。
⑧ 五六里:人行五六里所需的時間。

頃年①至潁陽,因食一頓熱肉,便中暴風,外生②盧氏爲潁陽尉,有此方,當時便服,得汗隨差,神效。

治中風涎盛,少氣不語,**附子湯**。《雞峯》

附子重半兩以上者,生去皮臍,剉如麻子大,每服秤一錢,水一盞半,入生薑秤二錢,和皮片切,煎至六分,去滓温服,不拘時候。

治中風及壅滯。《經驗後》

旋復花洗塵令淨,擣末,煉蜜圓如桐子大,夜卧以茶湯下五圓至七圓、十圓。

治中風掣痛,不仁不隨。《圖經》

乾艾斛許,揉團之,内瓦甑下,並塞諸孔,獨留一目,以痛處著甑目上,燒艾一時③久,知④矣。

治身軟倒地,語澁,乃氣疰,似中風狀。楊介⑤曾以此治劉器之⑥,數日安。《耆域》

人參,訶子生,不去核,等分爲末,米飲調下二錢,日三四服。

治急中風,目瞑牙噤,無門下藥,**開關散**。《經驗》

天南星擣爲末、白龍腦,二物等分研,須五月五日午時合,患者一字至半錢,以中指點末揩齒三二十揩,次揩大牙左右,其口自開,始得下藥。

治中風癱緩,手足軃曳⑦,口眼喎斜,語言蹇澁,履步不正,**神驗烏龍丹**。《梅師》

川烏頭去了皮臍、五靈脂各五兩爲細末,入龍腦、麝香研勻,滴水圓如彈子大,每服一圓,以生薑汁研化,次煖酒調服之,一日兩服,空心⑧、晚食前。治一人只三十圓,服得五七圓,便覺擡得手、移得步,十圓可以自梳頭。《雞峯方》去腦、麝。

治中風身直,不得屈伸反覆者。《百一》

槐皮黄白者切之,以酒或水六升煮取二升,去滓,適寒温稍稍服之。

治中風,四肢逆冷,吐清水,宛轉啼呼。《肘後》

桂二兩㕮咀,以水三升煮取二升,去滓,適寒温盡服。

治中風,口噤不開,涎潮,吐涎方。《簡要濟衆》

---

① 頃年:往年。
② 外生:即外甥。
③ 一時:一個時辰。
④ 知:愈。
⑤ 楊介:北宋醫家,字吉老,1002—1063 年,泗州人,撰有醫書《存真環中圖》。
⑥ 劉器之:宋代劉安世,字器之,1048—1125 年,河北魏縣人,世稱"元城先生"。
⑦ 手足軃(duǒ)曳:指手足筋脉弛緩無力,類似四肢不收。
⑧ 空心:空腹。

皂角一鋌①去皮，塗豬脂炙令黄色，爲末，每服一錢匕，非時②温酒服，如氣實脉盛，調二錢匕。如牙關不開，用白梅揩齒，口開即灌藥，吐出風涎，差。

治中風身直，不得屈伸，口僻眼急。《肘後》

枳木刮取青皮一升，酒二升漬一宿，服五合至一升，酒盡再做，良。或以微火煖，令得藥味。《聖惠方》："治風，口偏眼急，枳殼浸酒。枳殼刮用上面青末三斤，以微火炒去濕氣，酒二斗浸之，其藥瓶常令近火微煖，令藥味得出，七日後隨性飲之。"

治中風偏枯，積年不差，手足瘦細，口面喎僻，精神不爽，**松葉酒**。《雞峯》

青松葉一斤，擇淨細切，搗令汁出，清酒二斗漬二宿，近火一宿，去滓，日飲二三服，每服半盞或一盞，不以時候，以頭面汗爲效。《千金方》同。

治中風偏枯不遂，手足冷頑强硬，展縮不得，疼痛。《聖惠》

皂角一斤不蚛③者，寸截，鹽二斤相和，炒令熱，以青布裹，熨冷麻疼痛處，以差爲度。

治卒中風，昏昏若醉，形體惛悶，四肢不收，或倒或不倒，或口角似利，微有涎出，斯須④不治，便爲大病，故傷人也。此證風涎潮於上膈，痹氣不通，宜用**救急稀涎散**。孫用和⑤

豬牙皂角四鋌，須用肥實不蚛，削去黑皮，晉礬⑥一兩，光明通瑩者，二味同搗羅爲末，再研爲散。如有患者，可服半錢，重者三字匕，温水調灌下，不大嘔吐，只是微微稀涎冷出，或一升，或二升，當時惺惺⑦，次緩緩調治，不可大段⑧，恐過傷人命。累經效，不能盡述。

治忽中風，不省人事。《耆域》

以好麝香全臍取出，細研，更入生薑自然汁研，灌之，危甚者十救六七。又方：用麝香半錢研，以生油半盞調服，至妙。

治中風手足不隨，骨節煩痛，心燥，口面喎斜。《食醫心鏡》

烏驢皮一領⑨，燖洗如法，蒸令極熟，切，於豉汁中煮，五味和再煮，空心食之。

治因中濕而癱瘓者，與中風無異，**聖功散**。《得效》

---

① 鋌：指箭鏃下端没入箭杆的部分。《周禮·冬官考工記》："治氏爲殺矢，刃長寸，圍寸，鋌十之。"鄭玄注《治氏》引鄭衆語："鋌，箭足入槀中者也。"
② 非時：無規定的時間。
③ 蚛（zhòng）：蟲蛀。
④ 斯須：片刻，短暫的時間。
⑤ 孫用和：《證類本草》作"孫尚藥"。
⑥ 晉礬：即明礬。
⑦ 惺惺：清醒貌。陸游《不寐》："困睫日中常欲閉，夜闌枕上却惺惺。"
⑧ 不可大段：《證類本草》作"不可便大段吐之"。
⑨ 一領：表示數量。用于衣甲、席、氈等，猶言一件、一張。

細研真麝香煎五積散，不過一兩服，取效。每五積散一兩，須用細研麝香二錢，惟多爲妙。

治急中涎潮，久患風癎、纏喉風、嗄嗽①、遍身風癥等，此藥不大吐，只出涎水，小兒服一字。《經驗後》

瓜蔕不限多少，細研爲末，壯年一字，十五已下并老、怯人并半字，早辰②井花水下，一食頃③，含沙糖一塊，良久涎如水出，年深涎盡，有一塊如涎布水上如鑑④矣。涎盡，食粥一兩日，如吐多困甚，嚥麝香湯一盞即止，麝細研，温水調下。昔天平尚書覺昏眩，即服之，取涎有效。

治中緩風，四肢不收者。《肘後》

豉三升、水九升煑取三升，分爲三服，日二作。亦可酒漬之飲。

治中風失音不語口噤

口眼喎斜附

治風痱者，卒不能語，口噤，手足不隨而強直。《千金》

伏龍肝五升，以水八升和攪，取汁飲之，能盡爲善。《聖惠方》只用伏龍肝三兩，擣羅爲細散，以新汲水一大盞浸良久，澄取清，每服不計時候，温服二合。

治中風不語，喉中如拽鋸聲，口中涎沫。《經驗後》

藜蘆一分，天南星一箇去浮皮，却⑤於臍上剜一坑子，入陳醋二橡斗⑥，四面用火逼令黄色，同一處擣，再研極細，用生水、䴵爲圓如赤豆大，每服三圓，温酒。

治中風不語。《經驗後》

獨活一兩，剉，酒二升，煎至一升，大豆五合，炒有聲，將酒投入，蓋之良久，温服三合，未差再服。《聖惠方》治中風，口噤不開，亦用獨活一兩，擣碎，黑豆二合，炒熟，以酒二大盞煎至一盞二分，去滓，分爲三服，放温，不計時候，拗開口灌之。

治半身不遂，失音不語。《外臺祕要》

---

① 嗄嗽：即"嗄呷咳嗽"，指咳嗽時嗄呷有聲。《肘後備急方》卷三："久患嗄呷咳嗽，喉中作聲不得眠。"
② 早辰：即早晨。
③ 一食頃：吃一頓飯的工夫。
④ 鑑：鏡子。
⑤ 却：再。
⑥ 橡斗：橡實的殼斗。

萆麻子油一升,酒一斗,銅鉢盛油,著酒中一日煑,煑令酒油熟,服之。

治感風不能言,脉沉而口噤。《圖經》

黃耆、防風煎湯數斛,置於床下薰之。唐柳太后感此疾,許裔宗[1]曰:"既不能下藥,宜湯氣薰之,藥入腠理,周時[2]可差。"乃造此湯,置床下,氣如煙霧,其夕便得語。

治中風失音。《斗門》

桂心一兩,去麤皮,着人身體懷之,至兩時辰許,爲末,分作三服,每服用水二盞煎取一盞,服之,差。《聖惠方》同此藥,用之屢有神效。

治中風口噤,失音不語。《兵部》

飲淡竹瀝一升。

治男女中風,口噤不語,宜此法。《海藥論》

乳頭香研作細末方寸匕,酒煎蘇木,去滓調服,立吐惡物,差。《本草》:"乳香治中風口噤及婦人血氣,治風冷,止大腸泄。"

治卒風不得語。《肘後》

楮木枝葉剉,酒煑熟,候皮中沫出,隨多少飲之。

治中風不能語。《肘後》

茱萸、豉各一升,水五升煑取二升,稍稍服之。

治中風筋脉拘急,腰背强直,失音不語。《聖惠》

桂心一兩,亂髮一兩,燒灰,擣,細羅爲散,每服不計時候,以煖酒調下二錢,日四五服。

治失音。《耆域》

竹瀝、人乳各二合,相和服之,立差。

治中風失音,并一切風疾及小兒客忤、男子陰痒痛、女子帶下。《千金》

白殭蚕爲末,酒調方寸匕,立效。

治卒暗風,失音不語。孟詵

好生梨擣汁一合,頓服之,日再服,止。

治中風失音,立效方。《聖惠》

大豆二升,淘令淨,水五升,煑令爛,去豆,熬取汁如膏,少少含,嚥津,頻服效。《千金方》亦治卒風不得語。

---

① 許裔宗:即隋唐間名醫許胤宗,避宋太祖名諱而改。
② 周時:一晝夜。

又方。《聖惠》

豆豉煑取濃汁，放溫，稍稍服之。

治中風卒不得語。《肘後》

以苦酒①煑芥子，傅頸一周②，以帛包之，一日一夕乃差。

治卒中風不語，舌根强硬。《聖惠》

陳醬五合，三年者妙，人乳汁五合，二件相和研，以生布絞汁，不計時候，少少與服，良久當語。

治中風口噤，身體强直，**羌活紫湯**。《鷄峯》

羌活一兩，去蘆剉，以酒三升浸一宿，取黑豆一升，淘淨，炒令煙出，乘熱就鍋內以浸藥酒沃之，放溫去滓，每服半盞，日二三服，不以時。

治口噤卒不開。《千金翼》

擣附子末，內管中，撬開口，吹喉中，差。

治中風口噤，不知人。《千金》

朮四兩，酒三升，煑取一升，頓服。

治中風通身冷，口噤不知人。《千金》

獨活四兩，好酒一升，煎取半升，溫服。

治中風口噤不開。《聖惠》

獨活二兩，桂心一兩，擣碎，以酒、水各一大盞半，煎取兩盞，去滓放溫，不計時候，分爲五服，撬開口灌之。

治中風寒痙直，口噤不知人。葛氏

鷄屎白一升，熬令黃極熱，以酒三升和攪，去滓服。

治中風口面喎斜。《斗門》

以石灰水調，喎向右即於左邊塗之，向左即於右邊塗之，才正如舊，即須以水洗下，大妙。

治中風手臂不仁，口喎僻。《肘後》

空青末一豆③許，著口中漸入咽，即愈。《千金方》：治口喎不正，用空青一豆許，含之即效。

治中風口眼喎斜。《聖惠》

栝樓瓢絞取汁，和大麥麪搜作餅，炙令熱，熨正便止，勿太過。

---

① 苦酒：醋。
② 一周：一圈。
③ 一豆：古代量詞。《説苑辨物》："十六黍爲一豆。"

治中風吹著口偏。《聖惠》

蓖麻東西枝上子各七粒，研碎，手心中塗，用熱水一甆椀安在手心上，良久看口正便住。患左治右，患右治左。

治中風口面喎斜，肉桂熨法。《聖惠》

肉桂一兩半，去麤皮，擣羅爲末，用酒一盞調肉桂令勻，以慢火煎成膏，去火，良久用匙攤在一片帛上，貼在腮上，頻頻更用熱瓦子熨令熱透，專看正即去却桂膏，患左貼右，患右貼左。《千金方》：治中風，面目相引偏僻，牙車急，舌不可轉，用桂心以酒煑取汁，故布①蘸，檹②病上，正即止，左喎檹右，右喎檹左，常用大效。

治中風口喎。《聖惠》

巴豆七枚，去皮爛研，喎左塗右手心，喎右塗左手心，仍以煖水一盞安向手心，須臾即使正，洗去藥，并頻抽掣中指。

治卒中風口喎。《外臺祕要》

皂角五兩，去皮爲末，以三年大醋和，右喎塗左，左喎塗右，乾更傅之，差。

治中風口喎。《勝金》

以葦筒子長五寸，一頭刺在耳内，四面以麪密封塞不透風，一頭以艾灸之七壯，患右灸左，患左灸右。耳痛亦灸得。

治賊風口偏不能語者。孟詵

茱萸一升、清酒二升，和煑四五沸，冷服半升，日三服，得少汗差。《兵部方》治中風腹痛，子腸脱出，亦用茱萸三升、酒五升，煎取二升，分温三服。

治中風口眼喎斜。《聖惠》

木東南枝上蟬殼，七月七日收，不限多少，細研如粉，入寒食麪，用醋調爲糊，如左斜塗右口角，右斜塗左口角，候口正，急以湯洗去。

又方。《聖惠》

以蜘蛛子摩偏急處，叩齒，候正則止。亦可向火摩之。

又方。《聖惠》

鼈甲一兩、川烏頭一兩，以二味生用，擣羅爲末，以醋調塗之，欲正便拭去之。

治卒患偏風，口喎語澁。孫真人

取白衣魚摩耳下，喎向左摩右，向右摩左，正即止。衣中白魚，亦名壁魚。

---

① 故布：舊布。
② 檹（tà）：平放。

治一切風，口眼喎斜。《經驗後》

青荊芥一斤、青薄苛一斤，一處沙盆內研，生絹絞汁於甖器內，看厚薄煎成膏，餘滓三分①，去一分麤滓不用，將二分滓日乾爲末，以膏和圓桐子大，每服二十圓，早至暮可三服，忌動風物。

治口喎。《千金》

大豆麨三升炒令焦，酒三升淋取汁，頓服，日一服。

風痰

治痰涎朝②盛，卒中不語，備急大效，**碧琳丹**。《經驗》

生碌二兩淨洗，於乳鉢內研細，以水化去石，澄清，慢火熬令乾，取辰日辰時於辰位上修合，再研勻，入麝香一分同研，以糯米糊和圓如彈子大，陰乾。如卒中者，每一圓作兩服，用薄荷酒研下，癱緩、一切風，用朱砂酒研化下，良久吐涎出沫青碧色，或瀉下惡物。

吐風痰。《圖經》

綠青揀取上色精好者，先擣爲末，羅過，更用水飛，再研如麨。如風痰眩悶，取二三錢匕，用生龍腦三四豆許研勻，以生薄荷汁合酒溫調服，使偃卧③，須臾涎自口角流出乃愈，不嘔吐。其功速於他藥，今人用之比比皆效。綠青，石綠是也。

治風痰，心昏恍惚，不能言語，痰涎流溢。《聖惠》

薺苨半兩，防風半兩去蘆頭，以水一大盞煎至七分，去滓，入生薑汁半合，空心分溫二服服之，良久當吐，未吐再服。

治風痰，**銀白散**。《耆域》

附子一箇炮去皮臍，南星一兩炮，爲末，每服二錢、水一盞、生薑五片，煎至半盞，空心食前，日二三服。若瀉後虛風發搐，服此甚效，須加棗子同煎。

治風痰。《經驗後》

鬱金一分、藜蘆十分各爲末，和令勻，每服一字，用溫漿水一盞，先以少漿水調下，餘者水漱口都服，便以食壓之。

治膈壅風痰。《御藥院》

---

① 分：同"份"。
② 朝：《證類本草》作"潮"。
③ 偃卧：仰卧。

半夏不計多少,酸漿浸一宿,温湯洗五七遍去惡氣,日中曬乾,爲末,漿水搜餅子,日中乾之,再爲末,每二兩①入生腦子一錢研匀,以漿水濃脚②圓鷄頭大,紗袋盛,通風處陰乾,每一圓好茶或薄苛湯下。

治驚風墜涎。《經驗》

天南星一箇重一兩者,换酒浸七伏時取出,於新瓦上周回③炭火炙令乾烈,置濕地出火毒,候冷搗末,入細研朱砂一分同拌,每服半錢,荆芥湯調下,每日空心午時進一二服。

治一切風痰,**衮涎圓**。《耆域》

皂角十鋌不蛀者,黑豆半升同煑軟,去皮弦,酥炙令黄,却去子,爲細末,煑棗肉爲圓桐子大,十五至二十圓,食後臨臥熟水吞下。

治風痰。《勝金》

蘿蔔子爲末,温水調一匙頭,良久吐出涎沫。如是癱緩風,以此吐後用緊踈④藥服,踈後服和氣散,差。

風癇

暗風　癲邪附

治風癇,**驅風散**。《王氏博濟》

鉛丹二兩、白礬二兩爲末,用塼一口,以紙鋪塼上,以丹鋪紙上,次以礬鋪丹上,後用紙搘,却將十斤柳木柴燒過爲度,取出細研,每服一錢温酒下。

治風癇發作漸頻,嘔吐涎沫,不問長幼,宜服**黄丹圓**。《聖惠》

黄丹五兩,皂角五鋌,去皮塗酥炙,搗研爲末,和匀,以糯米粥和圓如桐子大,每服十圓,以粥飲下,不計時候。

治風癇精神不守,惡叫煩悶,吐沫嚼舌,四肢抽掣,宜服**太陰玄精圓**。《聖惠》

太陰玄精石三兩、鐵粉三兩,都研令細,以真牛乳一大盞相和,用文武火煎令乳乾,取出研令極細,鍊蜜和圓如梧桐子大,每服二十元⑤,以薄苛湯下,不計時。

① 二兩:《證類本草》作"五兩"。
② 脚:渣滓。
③ 周回:環繞。
④ 緊踈:急通。踈,"疏"的異體字,疏通。
⑤ 元:同"圓"。

治三二十年癇疾不差。《耆域》

安息香好者半兩,乳香一小塊,湯泡畧洗并研細,用渾白羊血和,旋入虢丹①研,可圓即圓如桐子大,每服一粒,煎青橘葉湯下。

治風邪癲癇,心煩驚悸,宜喫**苦竹葉粥**。《聖惠》

苦竹葉二握、粟米二合,以水二大盞半煑苦竹葉,取汁一盞五分,去滓,用米煑作粥,空腹食之。

治諸風癇。《耆域》

黃牛鼻隔半斤、白礬四兩,同剉碎,拌匀,入瓷瓶內,鹽泥固濟②,炭火燒令通紅,十分留三分性,去火,埋土中一宿,取藥研極細,每服一錢,麝香溫酒調服臨臥。

治風癇不問長幼,并是積熱風痰攻心所爲,宜服此。《聖惠》

蚰黃③二十枚小者,以槲木汁拌入,火斷④令通赤,取出,於淨地上一宿,出火毒,後細研如麪,又用狗膽一枚取汁相和,以粟米飯和圓如菉豆大,每服不計時候以煖酒下十五圓,三五日後當吐出惡痰涎,便愈。

又方。《聖惠》

於大蟲糞內取骨,酥炒微黃,并糞曬乾,一時⑤擣細,羅爲散,每服二錢,溫酒調下,空心服。近有只用虎糞曬乾,入麝香糊圓桐子大,每服數十圓,服之其效如神。

治因中暑作癇疾。《耆域》

五苓散多入硃砂服之。蘇養直⑥之子得效。

治暗風忽發,欲急醒。《耆域》

日照東壁上土爲細末,新汲水調下二錢,即效。

治暗風,癇病涎作,暈悶欲倒者。《圖經》

芭蕉油飲之,得吐便差,極有效驗。

治暗風,應風癇皆治。《耆域》

烏鴉一隻活,以川烏一大箇塞口中扎定,入瓷器中,以瓦蓋頭,鹽泥固濟,火中煆爲末,每服二盞,空心酒調下,服一料即終身不發。宋子榮得於賣藥家一嫗。李應之傳一

---

① 虢丹:即鉛丹。
② 固濟:密封。
③ 蚰黃:宋代羅愿《爾雅翼》"(蚰)冬輒含土入蟄,及春出蟄則吐之,其圓重如錫石,謂之蚰黃"。
④ 斷:疑"煆"之訛。
⑤ 一時:同時。
⑥ 蘇養直:即蘇庠,南宋初詞人,字養直,號眚翁,1065—1147年。

方，却用臘月①烏鴉一隻，不去皮毛等，用白礬二兩實口腹中，依前燒煆，至青煙欲盡，取出爲末，入麝香少許，研令匀，亦以酒下。吕純道云：烏鴉一隻，入射②一臍，極效。

又方。《肘後》

大酸石榴一箇，開一小窡，入白礬一棗大，以黄泥固濟，燒過爲末，每服二錢，米飲調下。

治癲癎。《斗門》

用艾於陰囊下、穀道正門當中間，隨年歲灸之。

治風癲引脇牽痛，發作則吐，耳如蟬鳴。《外臺秘要》

天門冬去心皮，曝乾擣篩，酒服方寸匕。

治癲癎瘈瘲。《千金》

飛鴟頭兩枚、鉛丹一斤爲末蜜圓，食後三圓，日三。瘲者，稍加之。

治風癲及百病。《千金》

麻人四升、水六斗，猛火煑令牙生③，去滓，煎取七升，旦空心服。或發或不發，或多言語，勿怪之，但人摩手足須定，凡進三劑愈。

治風邪。《聖惠》

伏龍肝細研，每服一錢水調下，日四五服。

又方。《聖惠》

商陸三十斤去皮細切，以水八斗於東向竈煎減至半，去滓更煎，令可圓即圓如梧桐子大，每服十圓，竹瀝湯下，不計時候。

癱瘓偏風

治癱瘓及丹石風毒，石熱發毒。明耳目，利腰膝。《食療》

牛蒡子末之，投酒中，浸經三日，每日飲三兩盞，隨性多少。

療癱緩風及諸風，手足不遂，腰脚無力。《廣濟》

驢皮膠炙令微起，先煑葱豉粥一升別貯，又以水一升煑香豉二合，去滓，内膠，更煑六七沸，膠烊如餳，頓服之，及煖喫前葱豉粥任意多少，如冷喫令人嘔逆，頓服三四劑即止，禁如藥法④。

---

① 臘月：即臘月，農曆十二月。
② 射：疑爲“麝香”。
③ 牙生：半熟。
④ 禁如藥法：遵守服藥禁忌。

治偏風手足不遂,皮膚不仁,宜服仙靈脾浸酒。《聖惠》

仙靈脾一斤好者細剉,以生絹袋盛於不津器①中,用無灰酒二斗浸之,以厚紙重重密封不通氣,春夏三日、秋冬五日後旋開,每日隨性煖飲之,常令醺醺,不得大醉,若酒盡再合服之,無不效驗,合時切忌雞犬見。

治除偏風汗。孟詵

薑屑末和酒服之。

療偏風半身不遂,冷癖痃。《外臺祕要》

附子一兩生咬咀,以無灰酒一升浸之,經一七日,隔日服一小合②,差。

治偏風及一切風。《外臺祕要》

桑枝剉一大升,用當年新嫩枝如箭幹大者,以水一大斗煎至二大升,夏月井中沉,恐酸壞,每日服一盞,空心服,盡又煎服,終身不患偏風。若預防風,能服一大升,佳。紹興癸亥,有浙商忽四肢不遂,但略能言,須人而後食,來求藥,試令取桑枝數升,炒煑一釜飲之,當日手足舉,至來日遂能自負荷。神妙!神妙!

治偏風半身不遂及癖痃。《外臺祕要》

桃人一千七百枚,去皮尖及雙人者,以好酒一斗三升浸,經二十一日出之,日乾,杵令細作圓,每服二十圓,還將浸桃酒服之。

治偏風半身不遂,兼失音不語。《外臺祕要》

生吞杏人七枚,不去皮尖,從一七漸加至七七枚,七七日周而復始,食後即以竹瀝下之,任意多少,日料一升取盡。

風寒濕痹

治一切風濕痹,四肢拘攣。《食醫心鏡》

蒼耳子三兩擣末,以水一升半煎取七合,去滓呷。

治風濕痹,身體手足收攝不遂,肢節疼痛,言語蹇澀。《聖惠》

躑躅花不限多少,以酒拌,蒸一炊久③取出,晾乾爲末,用牛乳一合、酒二合煖令熱,調下一錢。

---

① 不津器:不洇水的容器。
② 合(gě):容量單位,十合爲一升。
③ 一炊久:燒一頓飯的時間。

治大風、冷痰癖、脹滿、諸痹等病。《千金翼》

大附子一枚重半兩者，兩三枚亦得，炮之酒漬，春冬五日、夏秋三日服一合，以差爲度，日再服，無所不治。

治風痹，四肢攣急。《圖經》

五加皮根莖煑汁，釀酒飲之。

治風痹，手足不隨，筋脉攣急，及風客頭面，口目不正，痰多語澀，腸風瀉血，**烏荊圓**。《鷄峯》

川烏頭炮去皮臍一兩、荊芥穗二兩爲末，醋煑麪糊爲圓如桐子大，每服二十圓，不計時候，白湯下，日二服。

治癗癩風痹。《日華子》

葫蘆莖葉煎湯浸。

治風痹，榮衛不行，四肢疼痛。《聖惠》

麻黄五兩，去根節了秤，桂心二兩，擣細，羅爲散，以酒二升，慢火煎如餳，每服不計時候，以熱酒調下一茶匙，頻服，以汗出爲度。

又方。《聖惠》

川烏頭二兩，去皮切碎，以大豆同炒，候豆汗出即住，乾蠍半兩微炒，擣，羅爲末，以釅醋[①]一中盞熬成膏，可圓即圓如菉豆大，每服七圓温酒下，不計時候。

去風痹。《圖經》

桑葉以夏秋再生者爲上，霜後採之，煑湯淋渫[②]手足，殊勝。

治中風濕痹，五緩六急，骨中疼痛，不能踏地，宜喫烏雌鷄羹。《聖惠》

烏雌鷄一隻治如食法，煑令熟，細擘，以豉汁、薑椒、葱醬調和作羹，空腹食之。

癧瘍風

白虎風　風痛附

治厲風手指攣曲，節間痛不可忍，又理瘰裂漸至斷落方。杜壬

---

① 釅（yàn）醋：濃醋。
② 淋渫（xiè）：用藥物水煎後浸洗患處。

草麻仁一兩、黄連一兩，剉如豆，以小瓶子入水一升同浸，春夏三日、秋冬五日後，取草麻子一枚擘破，面東以浸藥水，平旦時一服，漸加至四五枚，微利不妨，瓶中水少更添。忌動風食，累用得效。

治癧瘤風，百節酸痛不可忍，如解。《外臺祕要》

松脂三十斤煉五十徧，不能，五十徧，亦可三十徧，煉酥三升，和松脂三升熟攪，令極稠，空腹以酒服方寸匕，日三，數食麶粥爲佳，慎血腥、生冷、酢物、果子，一百日差。又方：以松節二十斤、酒五斗，漬三七日，服一合，日五六服。

治癧瘤風。《千金》

松葉擣取一升，以酒三升浸七日，服一合，日三服。

治癧瘤諸風，百節疼痛，晝夜不可忍者。《聖惠》

松脂十斤，以桑柴灰汁煉二十徧，後以淡漿水煉十徧，候乾細研如粉，牛酥二斤煉過者相和令勻，每服不計時候，以溫酒調下一茶匙。

治癧瘤諸風，骨節疼痛，晝夜難忍。《圖經》

没藥半兩，虎脛骨三兩塗酥炙黄，先擣爲散，與没藥同研令細，溫酒調二錢，日三服，大佳。

治癧瘤風，百節疼痛不可忍。《聖惠》

虎頭骨一具塗酥炙黄，槌碎，絹袋盛，用清酒二斗浸五宿，隨性多少煖飲之，妙。

治白虎風，所患不以^①，積年久治無效，痛不可忍者。《斗門》

楓柳皮細剉焙乾，不限多少，用腦、麝浸酒常服，以醉爲度，即差。今之寄生楓木上者方堪用。

治白虎風，疼痛徹骨不可忍，宜用薰藥。《聖惠》

安息香二兩，精豬肉四兩薄切作片子，將肉裹香，即用一瓶子，内著灰火，火上著一銅片子隔之，即安香於上燒之，以瓶子口就痛處薰之，以衣遮蓋，勿令透氣，三兩上差。

治白虎風，走痓疼痛，兩膝熱腫。《經驗後》

虎脛骨塗酥炙，黑附子炮裂令通透，去皮臍，各一兩爲末，每服溫酒調下二錢匕，日再服。

又方。《聖惠》

騏驎竭一兩、硫黄一兩細研，擣羅爲散，研令勻，每服一錢，溫酒調下，不計時候。

---

① 以：通“已”，愈也。

治白虎風，疼痛徹骨髓不可忍者，宜用葱白熨方，兼治風毒腫。《外臺祕要》

釀醋五升，煎三五沸，切葱白二升，煑一兩沸即漉出，以布帛裹熱痛處，極效。此方曾用，神妙。

治骨髓風毒，疼痛不可運動者。《圖經》

大麻人水中浸，取沉者一大升漉出，暴乾，於銀器中旋旋①炒，直須慢火，待香熟調勻，即入木臼中，令三兩人更互②擣一二數，令及萬杵，看極細如白粉即止，平分爲十貼，每用一貼，取家釀無灰酒一大瓷湯椀，以砂盆、柳木槌子點酒研麻粉，旋濾取汁，又入酒研令麻粉盡，餘殼去之，煎取一半，待冷熱得所③，空腹頓服，日服一貼，藥盡全差。輕者，止於四五貼則見效，大抵甚者，不出十貼，必失所苦，其效不可勝記。

治風痛。《續傳信方》

天南星、躑躅花并生時同擣羅作餅子，甑上蒸四五過，以絺葛④囊盛之，候要即取，焙乾爲末蒸餅，圓桐子大，温酒下三圓。腰腳骨痛空心服，手臂痛食後服，大良。

又方。《耆域》

没藥末二錢，酒煎數沸，入乳香末一錢，再煎一沸，服之最妙。

治風走疰，疼痛。《聖惠》

地龍一兩微炒，麝香一分細研，并爲末，每服不計時候，以温酒下一錢。

大風疾

諸癩

治大風等病。《經效》

雲母一斤，拆開碎楺⑤，入一大瓶內築實，上澆水銀一兩封固，以十斤頂火煅通赤取出，拌香葱、紫引翹草二件，合擣如泥，後以夾絹袋盛，於大水盆內搖取粉，餘滓未盡，再添草藥，

---

① 旋旋：緩緩。
② 更互：交替。
③ 得所：適當。
④ 絺葛：葛布。
⑤ 楺：同“揉”。

重擣如前法,紙隔灰上滲乾,移入火焙焙之,細研,糊圓桐子大,遇有病者服之,無不效。知①成都府辛諫議②曾患大風,衆醫不較③,服此神驗。香葱,即山葱。紫引翹草,或云乃蕎麥也。

療大風疾,并壓丹石熱毒,熱風,手腳不遂。《圖經》

消石一大兩、生烏麻油二大升合內鐺中,以土堅④蓋口,以紙泥固濟,勿令氣出,細進火⑤煎之,其藥未熟時氣腥,候香氣發即熟,更以生麻油二大升和合,又微火煎之,以意斟量得所,即內不津器中。服法:患大風者,用火爲使,在室中重作小紙屋子,外然⑥火,令患人在紙屋中發汗,日服一大合,病人力壯,日二服,服之三七日,頭面疱瘡皆滅。若服諸丹石藥熱發,不得食熱物、著厚衣、臥厚床者,即兩人共服一劑,服法同前,不用火爲使,忌風二七日。若丹石發即不用此法,但取一匙內口中,待消嚥汁,熱除,忌如藥法。

治大風癩疾,骨肉疽敗,百節疼酸,眉鬢墮落,身體習習⑦痒痛。《聖惠》

馬先蒿,一名馬矢蒿,一名馬新蒿,細剉,炒爲末,每日空心及晚食前温酒調下二錢匕。《外臺祕要》云:“如更赤起,一年都差。”

治大風癩惡疾,**何首烏散**。《聖惠》

何首烏一斤,入白米泔浸一七日,夏日逐日換水,用竹刀子刮令碎,九蒸九曝,胡麻子四兩,九蒸九曝,擣細羅爲散,每服食前温酒調下二錢,荆芥薄苛湯茶調下亦得。

治大風疾,**狼毒散**。《聖惠》

狼毒三分,與油麻同炒,令黄色,即去油麻,秦艽三分去苗,擣細羅爲散,每服一錢,用温酒調下,空心及晚食前服。

治大風眉鬢墮落,皮肉頑痺,筋脉不利,**商陸釀酒方**。《聖惠》

商陸二十五斤切,麴十五斤擣碎,以水二斗拌漬,炊黍米一碩⑧,釀如常法,三醞⑨訖,封七日開,看酒熟澄清,隨性温服之。病重者服至三斗,輕者二斗,藥發得吐下佳,宜喫鹿肉羹臛。

主大顛癇,頭風濕痺,毒在骨髓。《本經》

---

① 知:主管。
② 辛諫議:即辛仲甫,字之翰,927—1000年,宋代名臣。
③ 較:痊愈。
④ 土堅:當作“土墼”,石灰窑中燒結的土渣。堅,《證類本草》作“墼”。
⑤ 進火:煉丹術語。在煉丹過程中將燃燒物送進爐中點火燃燒。
⑥ 然:同“燃”。
⑦ 習習:形容痛痒的感覺。
⑧ 一碩:一石。
⑨ 三醞:釀酒術語。漢代張衡《南都賦》:“酒則九醞甘醴,十旬兼清。”

蒼耳三月已後、七月已前刈，日乾爲末，酒服一二匕，若以糊爲圓，服二十圓至三十圓，滿百日病當出。如癇疥，或癢汁出，或班駁甲錯，皮起後乃皮落，肌如凝脂。

治大風，風痰鼻搨。《經驗後》

萆麻子不拘多少，去皮擘爲兩斤，用黄連等分搥碎，以水一處浸七宿後，空心日午、臥時只用浸者水吞下萆麻一片，水盡旋添，勿令乾，服兩月後喫大蒜、豬肉試驗，如不發動便是效也。若發動時，依前法再服，直候不發。如只腿脹，用針針出毒物，累有神效。

治大風疾，**天蓼粥**。《聖惠》

取天蓼刮去麤皮，碎剉四兩，以水一斗煎取一升，去滓，將汁煮糯米爲粥，空腹食之。如病在膈上即吐出，在中膈即汗出，在脚下①即轉出，宜避外風。

治大風疾，宜先服此宣瀉，**皂莢圓**。《聖惠》

皂莢二十鋌，一十鋌去黑皮，塗酥炙令黄焦，去子擣羅爲末，一十鋌去皮子搥碎，以水五升煎至一升，後以生布裹挼濾去滓，重煎成膏，和皂莢末圓如梧桐子大，每服空心以温酒下二十圓，得利後方可別服治大風圓散，即早見效。

治大風疾，**百靈藤粥**。《聖惠》

百靈藤四兩，以水一斗煎至二升，去滓，入粳米四合作粥，於温室中澡浴了服之，衣覆取汗，汗後皮膚風退如麩片。每隔日一服，五六十日後漸愈，毛髮即生。

療大風痿痹，其效。《唐本注》

八月斷槐大枝，使生嫩蘗②煮汁釀酒，如常法飲之。

治大風惡疾。《神仙感應傳》

皂角刺一二斤爲灰蒸，久曬研爲末，食上③濃煎大黄湯調一錢匕。崔言者，職隸左親騎軍，一旦得疾，雙眼昬，咫尺不辨人物，眉髮自落，鼻梁崩倒，肌膚有瘡如癬，皆爲惡疾，勢不可救，因爲洋州駱谷子歸寨使，遇一道流自谷中出，授其方，服一旬，鬢髮再生，肌膚悦潤，眼目倍明。

治大風疾，令眉鬢再生，**側栢葉圓**。《聖惠》

側栢葉九蒸九曝，擣羅爲末，煉蜜和圓如梧子大，熟水下五圓、十圓，日三夜一，百日即生。

治大風，頭面生瘡，眉髮髭脱落。《聖惠》

① 脚下：《聖惠》作“膈下”。
② 蘗(niè)：樹木砍去後從殘存莖根上長出的新芽。
③ 食上：食前。

桑柴灰，熱湯淋，取汁，洗頭面。以大豆水研，取漿，解澤灰味，彌佳，次用熱水入菉豆麪濯之，取淨，不過十度，良。三日一沐頭，一日一洗面。

治大風癩疾，肌肉頑痺，手足拘攣，久服輕身延年，好顏色，不老。《外臺祕要》

松脂煉投冷水中二十徧，蜜圓服二兩，飢即服之，日三。鼻柱斷離者二百日差，斷鹽及房室①。一方只用煉成松脂三斤，擣研如粉，以夾絹袋盛，每服空心及晚食前煖無灰酒調下二錢。

治大風疾，宜服此。《聖惠》

煉成松脂二兩，杏仁一升，湯浸去皮尖及雙人者。先將杏仁擣碎，漸入水研，絞取汁五升，入松脂，煎五七沸，承熱濾去滓，内瓷瓶中，更入酒五升，同封一宿，每於食前煖一小盞服之。

治大風疾，**松葉浸酒方**。《聖惠》

猪鬃松葉二斤切，麻黃五兩去根節細剉，以生絹袋盛，以清酒二斗浸，秋冬七日、春夏五日，日滿開取，每服温一小盞服，常令醺醺，以效爲度。

治大風疾，**摩勒香方**。《聖惠》

摩勒香一斤，乳頭②内揀光明者是，細研，入牛乳五升、甘草末四兩於瓷合③中盛，都攪令勻，以小卓子④臺⑤於庭中，安置卓⑥劍一口，夜於北極下禱祝，去合子蓋，露之一夜，來日却合了，入甑中蒸之，炊三斗米熟⑦即止，夜間依前禱祝，露之，又蒸，如此三遍，方可服之，每服抄一茶匙，以温酒調，空心及晚食前服。如體上有瘡者，以麩兩碩作一臥槽，令於内臥，服藥後倍有惡物出，至三日三夜當愈。

治大風緩急，四肢拘攣，或久癱緩不收攝，皆差。《唐本注》

龜肉炙汁，釀酒飲之。

治大風遍身生瘡，腹臟有蟲，眉鬃半落，語聲欲破，宜服此下蟲。《聖惠》

乾蝦蟇頭一兩，炙令黃爲末，皂莢一鋌，去皮塗酥，炙微黃，去子杵末，研令勻，以竹筒引入羊腸内，秖⑧可一尺，繫定兩頭，用麥麩二升裹，於飯甑中蒸熟，去麩，入麝香一錢和擣，圓

---

① 房室：房事。
② 乳頭：即乳頭香，亦稱乳香。
③ 合：同“盒”。
④ 卓（zhuō）子：桌子。
⑤ 臺：支也。
⑥ 卓（zhuó）：直立的。
⑦ 炊三斗米熟：此處指煮熟三斗米所用時間。
⑧ 秖：同“祇”，僅僅。

如梧桐子大，强壮者空心温酒下三十圓，劣弱者服二十圓，任意飲酒取醉爲度，專看大腸内有蟲下即差。

療大風熱痰。《圖經》

大老黄茄子不以多少，以新瓶盛貯，埋之土中，經一年盡化爲水，取出，入苦參末同圓梧子大，食已及欲卧時酒下三十圓，甚效。

治大風疾，惡瘡至甚，服**黑豆方**。《聖惠》

小粒黑豆揀取一升，四月採天雄、烏頭，淨去土，勿洗，擣絞取汁二升，漬豆一宿，早辰漉出曝乾，如此七度止，每服取豆三粒以温酒下，漸加至六粒，日三服。

治癩疾，遍體皆瘡。《圖經》

葎草一檐①，一名葛葎蔓，以水二石煮取一石，漬瘡，不過三作乃愈。葎草葉如蓖麻而小，蔓生有細刺，花黄白子，亦類麻子，俗名葛勒蔓。

治癩疾。《深師》

白艾蒿十束如升大，煮取汁，以麴及米一如釀酒法，候熟稍稍飲之，但是惡疾遍體、面目有瘡者皆可飲之。又取馬新蒿擣末，服方寸匕，日三，如更赤起，服之一年都差。

又方。《圖經》

苦參五斤切，以好酒三斗漬三十日，每飲一合，日三，常服不絕，若覺痺即差。取根皮末服之亦良。

又方。《圖經》

乾艾隨多少，以浸麴釀酒如常法，飲之，覺痺即差。

又方。《食療》

白蜜一斤，生薑二斤取汁，先秤銅鐺令知斤兩，即下蜜於鐺中消之，又秤知斤兩，下薑汁於蜜中，微火煎令薑汁盡，秤蜜斤兩在，即藥已成矣。患三十年癩者，平旦服棗許大一圓，一日三服，酒飲任下，忌生冷、醋滑、臭物。功用甚多，世人悉委，不能一一具之。

治風癩。《新注》

胡麻九蒸九曝，合蒼耳子爲散，服之。

治白癩風，**天麻煎**。《聖惠》

天麻一斤、天蓼木三斤剉如大豆粒，用水三斗，入銀鍋或石鍋中，煎至一斗二升，濾去滓，

---

① 檐：同"擔"。

却於慢火上煎如稀餳，每於食前用荆芥薄苟酒調下半匙。

又方。《聖惠》

馬鞭草不計多少，擣細羅爲散，於食前用荆芥薄苟湯調下一錢。

又方。《聖惠》

班猫二七枚，與糯米同炒令黃，大蝮虵一條，乾者并頭尾全用，炙微黃，以酒七升入瓷瓶中，用糠火煨酒及一升，濾去滓，收瓷合中，每取薄塗於白癩上。

治烏癩瘡①，殺蟲。《聖惠》

雌黄不限多少，細研如粉，以醋并鷄子黄攪令匀，塗於瘡上，乾即更塗。

治烏癩，蜂房釀酒。《聖惠》

露蜂房五兩、苦參四斤細剉，用水三斗煑取一斗二升，去滓，用浸麴四斤半，炊秫米三斗，入麴藥溲拌如常醞法，酒熟壓去糟，每於食前煖一小盞服之。

雜風

治三十六種風②，兼腹内血氣刺痛。 張仲景

紅花一大兩，分爲四服，以水一大升煎强半③，頓服之，不止再服。

治衆風，通十二經脉，朝服暮效。并治丈夫、婦人中風不語，手足不隨，口眼喎斜，筋骨節風、胎風、頭風、暗風、心風、風狂，傷寒頭疼，鼻清涕，頭旋目眩，白癜大風，皮膚風痒，大毒熱毒，風瘡勞疾，連腰骨節風、遶腕風，言語澁滯，痰積，宣通五藏，腹内宿滯，心頭痰水，膀胱宿膿，口中涎水，好喫茶滓，手足頑痺，冷熱氣壅，腰膝疼痛，久立不得，浮氣瘴氣，增寒壯熱，頭痛尤甚，攻耳成膿而聾，又衝眼赤等疾。 崔元亮《海上》

威靈仙一味，洗焙爲末，好酒和令微濕，入竹筒内牢塞口，九蒸九曝，如乾，添酒重洒之，以白飯④和圓如桐子大，每服二十圓至三十圓，湯酒下。

治血風久虚，風邪停滯，手足痿緩，肢體麻痺，及皮膚瘙痒，五痔下血。《鷄峯》

何首烏一斤，赤白各一半，芍藥二兩，赤白各一半，爲細末，麨麪糊爲圓如桐子大，每服三

---

① 烏癩瘡：病證名，麻風病的症狀之一。
② 三十六種風：《證類本草》作"六十二種風"。
③ 强半：大半。唐代杜牧《題池州貴池亭》："蜀江雪浪西江滿，强半春寒去却來。"
④ 白飯：《證類本草》作"白蜜"。

四十粒,空心米飲下。

治骨軟風,腰膝痛,行履不得,遍身瘙痒。《經驗》

何首烏大而有花紋者,同牛膝剉,各一斤,以好酒一升浸七宿,曝乾,於木臼内擣末,煉蜜圓,每日空心食前酒下三五十圓。

治肝腎風氣,四胑①麻痺,骨間痛,腰膝無力。《圖經》

豨薟,一名火杴,五月五日、六月六日、九月九日採葉,淨洗曝乾,入甑中,層層灑酒與蜜,蒸之又曝,如此九過,擣篩煉蜜圓桐子大,空心酒飲任下二三十圓。成訥爲江陵府節度使,進此方云:"臣有弟訢,三十一中風,床枕五年,百醫不差,有道人鍾針,因覩此患,曰'可餌豨薟圓,必愈。服至二千圓,所患忽加,不得憂,是藥攻之力,服至四千圓,必得復故,五千圓,當復丁壯'。臣依法修合,與訢服,果如其言。"又張詠知益州,進豨薟圓表云:"誰知至賤之中,乃有殊常之效。臣自喫至百服,眼目輕明,即至千服,髭鬚烏黑、筋力校健,效驗多端。本州有都押衙羅守一,中風墜馬,失音不語,臣與十服,其病立痊。又和尚智嚴,年七十忽患偏風,口眼喎斜,時時吐涎,臣與十服,亦便得差。"

治身熱體墮,汗出如浴,惡風少氣,名曰酒風。《素問》

澤瀉、术各十分,麋銜五分。麋銜,一名薇銜,叢生似充蔚,其葉有毛,莖赤。婦人服之,絕産無子,南人謂之吴風草。合以二指撮,爲後飯。飯後藥先,謂之後飯。

治徧體風痒乾燥,脚氣,四肢拘攣,上氣眼暈,肺氣咳嗽。消食,利小便,久服輕身,**桑枝煎**。《鷄峯》

桑枝如箭簳者細剉三升,入鍋内炒令黄,以水六升煎取三升,去滓,以重湯②再煎至二升,下白蜜一匙頭、黄明膠末一錢同煎成膏,每服一匙,湯化服之,食後、臨卧。

治風攣拘急偏枯,血氣不通利。《食醫心鏡》

鴈肪四兩煉濾過,每日空心煖酒一盃、肪一匙頭飲之。

① 胑(zhī):同"肢"。
② 重湯:隔水蒸煮。

第二卷

氣

主養氣。《食療》

小薊根葉搗取自然汁,服一盞,佳。

治脞氣。《耆域》

延胡索,瓦上焙乾爲末,二錢冷酒調下。

治心腹脹滿,短氣。《千金》

草豆蔻一兩,去皮爲末,以木瓜生薑湯下半錢。

治氣脹不下食,除惡氣。《雞峯》

木香、訶梨勒去核,各等分,爲細末,以沙糖水煑麪糊和,圓如桐子大,每服三五十粒温酒下,不以時候。

治元氣①重下,裏急痛甚,補氣元,**茴香散**。《耆域》

茴香一兩微炒,破故紙半兩微炒,並爲末,每服二錢,酒水共一盞,同煎七分,去滓,食前。

治久年氣積,名爲氣疝,謂氣之積聚也,於臍腹間發痛不可忍。《耆域》

大黄四兩爲細末,用米醋一大升,於銀石器内煑稠如糊,入桂末二兩,搜和桐子大,遇痛作時,每服十圓至十五圓,空心米飲下。

治氣不接續,氣短,兼治滑泄及小便數。王丞相②服之有驗。孫用和

蓬莪茂一兩、金鈴子去核一分,爲末,更入鵬砂一錢,煉過研細,都令勻,每服二錢,鹽湯或温酒調下,空心服。

治三膲氣不順,胷膈壅塞,頭昏目眩,涕唾痰涎,精神不爽,**利膈圓**。王氏《博濟》

牽牛子四兩,半生半熟,不蚛皂莢塗酥炙二兩,爲細末,生薑自然汁煑糊,圓如桐子大,每服二十粒,荆芥湯下。

治五膈氣,心胷噎塞,**訶梨勒散**。《經效》

訶梨勒四箇、大腹四箇,并半生半煨爲末,每服二錢,水一盞煎一兩沸,通口服。

治常患氣。孫真人

---

① 元氣:即"疝氣","疝"避諱改"元"。宋代《太平聖惠方·治疝癖諸方》:"疝者,在腹内近臍左右,各有一條筋脉急痛,大者如臂,次者如指,因氣而成,如弦之狀,名曰疝氣也。"

② 王丞相:指宋代王安石。

訶梨勒三枚，濕紙裹煨，紙乾即剝，去核細嚼，以生乳一升下之，日三服。

治一切氣，宿食不消。孫真人

訶梨勒一枚，入夜含之，至明嚼嚥。

治暴氣刺心切痛者。《百一》

研鷄舌香，酒服。

治脾元氣發歇，痛不可忍者。《經驗》

茱萸一兩、桃人一兩和炒，令茱萸焦黑後，去茱萸，取桃人去皮尖研細，葱白三莖煨熟，以酒浸，溫分三服。

治本臟氣。《斗門》

鷄心檳榔，小便濃磨半箇服，或用熱酒調一錢匕，效。

治本臟氣，奔衝心膈。《耆域》

檳榔一箇爲末，以木瓜一箇和皮細切，煎濃汁調下，頓服立愈。

治伏梁，氣在心下，結聚不散。《聖惠》

桃奴①三兩爲末，空心溫酒調下二錢匕。

治賁豚、伏梁氣，及内外腎釣，并癨亂轉筋。《日華子》

椒葉和艾及葱研，以醋湯拌醠②並得。

治男子女人久患氣心悶，飲食不得，因食不調，冷熱相擊，致令心腹脹滿。《斗門》

厚朴火上炙令乾，又蘸薑汁炙，直待焦黑爲度，擣篩如麪，以陳米飲調下二錢匕，日三服，良。亦治反胃，止瀉甚妙。

治一切風氣不順，走疰疼痛，立效。《耆域》

枳殼好者去白，每一箇大者用巴豆兩粒、小者一粒，去皮膜，入枳殼内合定，以麻縷繫定，用麩炒斷麻縷，焦黃爲度，取出，不用巴豆，放地上出火毒，以枳殼爲細末，一錢米飲調下。

治冷熱氣不和，不思飲食，或腹痛疞③刺。《博濟》

山梔子、川烏頭等分，生擣爲末，以酒糊圓如梧桐子大，每服十五圓，炒生薑湯下，如小腹氣痛，炒茴香葱酒任下二十圓。一方治膨脹亦用此藥，每服三圓熟水下。

治久患氣脹。《外臺祕要》

---

① 桃奴：癟桃干。
② 醠(ān)：發酵。
③ 疞(jiǎo)：腹中急痛。

烏牛尿空心溫服一升,日一服,氣散則止。

能下氣,主嗽,除風,去野鷄病①。《心鏡》

杏人一兩,去皮尖、雙人,搗碎,水三升研濾取汁,於鐺中煎,以杓攪,勿住手,候三分減二,冷呷之,不熟及熱呷即令人吐。

治一切氣,**橘香圓**。《耆域》

陳皮、茴香各六兩,剉碎,以肥好生薑六兩擦碎,淹三兩宿取出,瓦上焙乾爲末,煉蜜圓桐子大,三五十圓飲下。亦治脾疼。

治氣脱上喘,寬中利膈,**降氣湯**。《耆域》

陳皮二兩,不去白洗,五味子一分,並爲麤末,每服三錢、水一盞半煎八分,去滓,澄清服。

治三焦氣壅,大便祕澀。《鷄峯》

陳橘皮不去白,爲末三兩,杏人湯去皮尖、兩人者麩炒,研一兩一分,二味合研勻,煉蜜和如桐子大,每服五七十圓,熟水下,不以時候。

治氣。《外臺祕要》

小芥子一升搗碎,以絹袋盛,好酒二升浸七日,空心溫服三合,日二。

順氣,治風利腸。《聖惠》

紫蘇子一升微炒,杵,以生絹袋盛,内於三斗清酒中浸三宿,少少飲之。

治氣不升降,結痞膈悶。《九籥衛生》

半夏四兩七洗、青皮去白二兩、木香一兩爲末,薑汁煮麪糊,圓桐子大三十圓,米飲下。

治氣不調。《食醫心鏡》

馬齒莧作粥食之。

治下氣。陳藏器

赤小豆和通草煮食之,當下氣,無限。

上氣

治上氣喘急,遍身浮腫。《聖惠》

---

① 野鷄病:即"痔瘡"。避漢呂雉名諱而改。

甜葶藶一升，隔紙炒令紫色，擣令極細，用生絹袋盛，以清酒五升浸三五日後，每服抄一匙，用粥飲調下，日三四服。《圖經》方以此藥療上氣欬、長引氣，不得臥，或遍體氣腫，或單面腫、足腫，並主之。

治上氣喘促，時有咳嗽。《聖惠》

甘草炙微赤一兩，桂去麤皮一兩，擣篩爲散，每服三錢，水一中盞，入生薑半分，煎至六分，去滓，溫服不以時。

又方。《聖惠》

芥子二兩、百合二兩擣羅爲末，煉蜜圓如桐子大，新汲水下七圓，不以時。

治卒上氣喘鳴，息便欲絕。《肘後》

人參末服方寸匕，日五六服。

治積年上氣不差垂死者。《聖惠》

莨菪子一兩，水淘去浮者，水煑令芽出，候乾，炒令黃黑色，熟羊肺一具曬乾，擣羅爲末，以七月七日神醋拌令相着，夜不食，空腹以熱水調一錢服之，須臾若覺心悶者，可食白粥五七口止之，隔日服之，永差。

治久上氣，時唾痰涎，不得眠臥。《聖惠》

長大皂角一鋌，去黑皮，塗酥炙微黃焦，去子，擣羅爲末，煉蜜圓如桐子大，食後煑棗粥飲吞下五圓。

治上氣喘急，喉中作水鷄聲，無問年月遠近。《聖惠》

肥皂角五鋌、酥二兩，先將皂角刮去黑皮，旋旋塗酥，慢火炙令酥盡，候焦黃，去子，擣羅爲末，煉蜜圓如桐子大，食後粥飲下七圓。

又方。《聖惠》

臘月豬尾燒爲灰，細研，每服二錢，溫水調下，日三四服。

治大氣上奔，氣急不得臥，呼吸氣塞。《鷄峯》

桂去皮，取有味處剉碎，每服秤一錢，以水一盞煎至六分，去滓，溫服不以時。

治走馬奔喘①便飲冷水，因得上氣發熱。《聖惠》

竹葉五十片，陳皮一兩湯浸，去白瓤焙，以水一大盞煑取六分，去滓，分爲二服，溫溫②，

---

① 走馬奔喘：極速奔跑致呼吸喘促。
② 溫溫：不冷不熱。

相次①服之。

療上氣滿急，坐臥不得方。《楊氏産乳②》

鼈甲一大兩炙黃，細擣爲散，取燈心一結、水二升煎取五合，食前調服一錢匕，食後蜜水服一錢匕。

治小兒大人欬逆上氣。《千金》

杏人三升，去皮尖，炒令黃，杵如膏，蜜一升分爲三分③，内杏人杵，令得所，更内一分杵如膏，又内一分杵熟止，先食④含之嚥津。

卒上氣，鳴息便欲絕。《肘後》

擣韭絞汁，飲一升，愈。《中興備急》方同。

又方。《中興備急》

露蜂房水煑，服一盞。

又方。《中興備急》

吴茱萸、生薑各半兩，切薑作片，水五盞，煑取三盞，分二服。

又方。《中興備急》

蓬莪茂酒研，服之。

主上氣欬逆，治冷氣，及腰脚中濕風、結氣。《藥性論》

紫蘇子研汁，煑粥食。

結氣

散心胷鬱結氣。《别説》

貝母主之。凡用以糯米同炒，待米黃熟取出，其中有獨顆團、不作兩片、無皼者號曰丹龍精，不入用，若誤服，令人筋脉永不收。

下一切結氣，實心胷、擁⑤膈、冷熱氣。《藥性論》

---

① 相次：依照次第。
② 楊氏産乳：即唐代楊歸厚《楊氏産乳集驗方》。
③ 分：同"份"。
④ 先食：食前。
⑤ 擁：通"壅"，阻塞。

生薑汁、杏人汁同作煎，服之甚效。孟詵亦云："下一切結實，衝脣膈，惡氣，神驗。"《食療》亦著其功，云"或酒或水調服"。

治氣結。《食療》

郁李人四十九粒，酒服，更瀉尤良。又破癖氣，能下四肢水。

治氣結，化痰涎，寬膈，**逍遥圓**。《耆域》

檳榔一兩、半夏麴四兩並爲末，粟米飯圓菉豆大，每服二三十圓，生薑湯下。一方用半夏七兩，糊圓如桐子。

治久欬結氣。《本經》

鷄卵中白皮[①]，得麻黃、紫苑和服之，立已。

治心腹中結伏氣。孟詵

杏人、橘皮、桂心、訶梨勒皮爲圓，空心服三十圓，無忌。

冷氣

治一切冷氣，鬼邪毒氣，尤善去惡氣。《藥性論》

艾擣末，和乾薑、蜜圓桐子大，一服三十圓，飯壓，日再。田野人[②]尤與相當。又心腹惡氣，只用艾葉擣汁飲，亦佳。

治冷氣。《廣濟》

薏苡人細舂，炊爲飯，氣候欲匀，如麥飯乃佳，或爨粥亦好，自任無忌。

治冷氣。《食療》

熟艾，麪裹作小餛飩，爨食之。

治一切冷氣癥癖，并一切血氣。《本經》

蚶殼燒，以米醋三度淬後埋令壞，醋膏爲圓，服之。出海中，名瓦屋是也。

治下焦冷氣。孟詵

陳橘皮爲末，蜜圓，每食前酒下三十圓。

治腹臟間虛冷氣，脚氣衝心，心下結硬，悉主之。陳藏器

---

① 鷄卵中白皮：即中藥"鳳凰衣"。
② 田野人：指農夫。

陳橘皮一斤，和杏人五兩去皮尖炒，加少蜜爲圓，每日食前飲下三十圓。

治膈下冷氣及酒食飽滿，常服。《經驗後》

青橘皮四兩，鹽一兩分作四分，一分同湯浸青橘一宿，灑出去穰，又用鹽三分，一處拌匀，候良久，銚子内炒微焦爲末，每服一錢半，茶末半錢，水一盞煎至七分，放温常服。不入茶煎，只湯點亦妙。

下一切宿冷氣及脚濕風。《藥性論》

紫蘇子、高良薑、橘皮等分，蜜圓，空心下十圓。

治冷氣。《海上》

茅术四兩、硫黄二兩、橘皮一兩同爲末，糊圓桐子大，米飲下數十圓。

咳噫

治氣逆，咳噫①不止。《聖惠》

伏龍肝一兩、丁香半兩，二物搗細，羅爲散，不計時候，煎桃人醋湯調下一錢。

治咳逆。《耆域》

䕔、乾薑不以多少爲細末，一錢熱醋湯空心調下，妙。

治咳噫。《外臺祕要》

生薑四兩爛搗，入蘭香葉②二兩、椒末一錢匕，鹽和麪四兩裹作燒餅熟煨，空心喫，不過兩三度，差。

久患咳噫，連咳四五十聲者。《外臺祕要》

生薑汁半合、蜜一匙頭煎令熟，温服，如此三服，立效。

治咳噫大妙。劉涓子

江穀木葉焙乾秤一兩，丁香、炒訶子肉各一分爲末，每服一錢，米飲調下，不計時。兼理傷寒咳噫，并發背瘡，毒氣深沉，患人氣麤咳噫，極妙。

治咳噫不止及噦逆不定，傷寒有此，尤可用。《簡要濟衆》

丁香一兩、乾柿蒂一兩焙乾爲末，每服一錢，煎人參湯下，無時。

---

① 咳噫：即"呃逆"。
② 蘭香葉：即"佩蘭葉"。

治胃冷咳噫，厥不通。《聖惠》

丁香一分，陳橘皮一兩，湯浸，去白瓤焙。二物擣爲麤散，每服二錢，以水一小盞煎至四分，去滓，不計時候，熱服。

治寒氣攻胃咳噫。《聖惠》

吳茱萸半兩，湯浸七遍，焙乾微炒；青橘皮半兩，湯浸，去白瓤焙。二物擣篩爲散，每服三錢，以水一中盞，入生薑半分，煎至五分，去滓，不計時候，熱服。

又方。《聖惠》

草豆蔻一兩去皮，益智子一兩去皮，乾柿二兩，三物擣篩爲散，每服三錢，以水一中盞，入生薑半分，煎至五分，去滓，不計時候，熱服。

又方。《聖惠》

胡椒三十顆擣破，麝香一錢細研，用酒一中盞煎至半盞，稍熱服。

又方。《聖惠》

黑豆二合，於瓶子中以熱醋沃之，紙封，開一小孔子，令患人以口吸其氣，入咽喉中即定。

又方。《聖惠》

木瓜汁、生薑汁等分和勻，温服一合。

治諸咳噫。孫尚藥

橘皮二兩，湯浸去瓤，剉，以水一升煎之五合，通熱頓服。更加枳殼一兩，去瓤炒，同煎服，妙。

第三卷

虚劳

冷劳

骨蒸

盗汗

虛勞

治虛勞，脾胃久積冷氣，大腸泄痢，嘔逆，面色萎黄，宜服**硫黄圓**。《聖惠》

硫黄二兩、蛤粉五兩，用固濟了瓶子一箇，先以蛤粉一半鋪底，當心①作一坑②子，然後入硫黄末，後以餘者蛤粉蓋頭，慢火燒，莫令熖③起，直待硫黄鎔後取出，於淨地上出火毒一夜，二味一處細研，以粟米飯和圓如菉豆大，每服不計時候，以粥飲下七圓至十圓。

治虛勞煩熱，口乾舌燥，煩渴。《聖惠》

石膏半斤，擣碎綿裹，蜜半斤，以水三大盞，先煮石膏，取汁一盞半，去石膏，次下蜜相和煎取一盞，放冷，不計時候含嚥一茶匙。

又方。《聖惠》

麥門冬二兩去心，棗三十枚擘碎，用蜜和拌蒸之，候飯熟爲度，不計時候取棗三兩枚服之。

補虛勞，止驚悸，令人能食。《聖惠》

紫石英五兩，打碎如米豆④大，水淘一徧，以水一斗煮取二升，去滓，澄清細細服，或煮粥羹食亦得，服盡更煎之。

補虛勞，治肺勞，止渴，去熱風。《食療》

天門冬去皮心，入蜜煮之，食後服。若曝乾入蜜圓，尤佳。

治虛勞苦渴。《聖惠》

白羊肺一具去肥膩，於柳木砧上以竹刀細切，後於砂盆內以柳木槌研，傾於淨瓷器中，以冷熟水三升浸，經一日一夜取其汁，渴即旋旋⑤飲之，極效。

治虛勞，心肺熱，吐血，**地黄金粉散**。《聖惠》

地黄半斤取自然汁、飛羅麪⑥四兩同調成糊，攤於漆盤內，候乾取下，擣羅爲末，每服不計時候，以陳米粥飲調下貳錢。

治虛勞有熱，咳嗽膿血，口苦咽乾，胷滿短氣，**黄耆散**。《雞峯》

---

① 當心：正中間。
② 坑：同“坑”。
③ 熖：“焰”的訛字。
④ 米豆：豇豆的種子。
⑤ 旋旋：緩緩。
⑥ 飛羅麪：磨麪時飛落下來混有塵土的麪。

黃耆四兩去蘆，甘草一兩炙，二物爲細末，每服二錢，白湯點服，不以時候。

治諸虛不足，腹脅疼痛，失血少氣，不欲飲食，噏噏發熱，及婦人經病，月事不調，**萬病圓**。《雞峯》

熟乾地黃焙，當歸去苗切焙，二物等分，爲細末，煉蜜和如梧子大，每服二三十粒，食前白湯下。

療勞，國老散，治骨熱及去三焦壅滯，虛熱，不思飲食。《海上》

柴胡、秦艽各一兩，烏梅肉、炙甘草各二兩，爲末，食後湯點服。

治急勞，咳嗽煩熱。《聖惠》

桃人三兩，湯浸，去皮尖、雙人，童子小便五升，豬肺一枚，先取桃人於砂盆內研，入童子小便、豬肺以慢火煎，桃人爛、小便盡爲度，用木杵臼擣，入蒸餅同和，圓如桐子大，每服不計時候，溫水下三十圓。

治勞黃。《圖經》

秦艽一大兩細剉，作兩貼子，每貼好酒半升浸，絞取汁，去滓，空腹分兩服，或利便止，就中①好酒人易治。凡黃有數種，傷酒曰酒黃，夜食誤飡②鼠糞亦作黃，因勞發黃，多痰涕，目有赤脉，日益憔悴，或面赤惡心者是。崔元亮用之及治人皆得力極效。秦艽須用新好羅紋者。

治勞瘵。《證類》

蒬草，婺、台州皆有，惟婺州者可用，狀如茜草，又如細辛，每用一斤，淨洗爲末，入生蜜一斤，和爲膏，以器皿盛之，不得犯鐵器，九蒸九曝，日一蒸曝。病人五更起，面東坐，不得語，以匙抄藥如③粥服之，每服四兩，服已良久，用稀粟米飯壓之。藥冷服，粥飲亦不可太熱，或吐或下皆不妨。如久病肺損咯血，只一服愈。尋常咳嗽、血妄行，每服一匙可也。若小小血妄行，一啜而愈矣。

救急瘦疾。《外臺祕要》

甘草三兩炙，每旦以小便煮三四沸，頓服之，良。

治丈夫、婦人勞瘦。《斗門》

青蒿細剉，水三斗、童子小便五升同煎取二升半，去滓，入器中煎成膏，圓如梧桐子大，空心臨臥以溫酒吞下二十圓。

---

① 就中：其中。李白《憶舊遊寄譙郡元參軍》：“海內賢豪青雲客，就中與君心莫逆。”
② 飡：同“餐”。
③ 如：和。

治患勞人燒香法。《經驗》

玄参三斤、甘松六兩爲末，煉蜜一斤和匀，入甆瓶内封閉，地中埋窨①十日取出，更用炭末六兩，更煉蜜六兩和令匀，入瓶内封，更窨五日取出燒，令其鼻中常聞其香，疾自愈。

治五勞乾瘦，咳嗽，夢寐不寧。《雞峯》

阿魏一兩真者搥碎，以乳汁一盞浸軟，去沙石，研爲膏，重湯煮如餳，用炒熟白麪和如梧桐子大，每服十粒，食前煮羊肉湯下，忌食菜。

治五勞，肌體羸瘦，食少多汗，夢寐紛紜。《雞峯》

兒孩兒②胎衣一具，醋浸二日，弗③上炙乾，研爲細末，入麝香少許，同研匀，醋煮麪糊和如梧桐子大，每服三十粒，空心米飯下，日二三服。

治五勞七傷，陰萎羸瘦，精髓虛竭，四肢少力，**豬腎羹方**。《聖惠》

豬腎一對，去脂膜切，枸杞葉半斤，以豉汁二大盞半相和，煮作羹，入鹽醋、椒葱，空腹食之。

治久五勞七傷，**補益地黄煎**。《聖惠》

用地黄一斤絞汁，以漢椒三兩，去目及閉口者，焙出汗，附子三兩，炮去皮臍，擣羅爲散，入地黄汁中慢火煎成膏，盛甆合中，每服一匙，空腹時服，温酒下。

治熱勞。崔元亮

皂角長一尺，纘成者亦可，須無孔成實者，以土酥一大兩微微塗，於火上緩炙之，不得令酥下，待酥盡，即擣篩，蜜圓如梧子大，每日空腹飲下十五圓，漸增至二十圓，重者不過兩劑差。

治女勞疸，身目皆黄，發熱惡寒，小腹滿急，小便難，由大熱、大勞、交接④後入水所致。《肘後》

亂髮如鷄子大，豬脂半斤，煎令盡，分二服。

治虛勞，腰脚無力，久服令人强健。《雞峯》

麋角鎊⑤爲屑，入酥少許，慢火炒黄色，秤五兩，附子炮去皮臍半兩，爲末，酒煮，麪糊和如梧桐子大，每服五十粒，空心温酒下。

---

① 埋窨(yìn)：埋藏。
② 兒孩兒：男孩。
③ 弗(chàn)：烤肉時用來串肉的竹簽。唐代韓愈《贈張籍》詩："試將詩義授，如以肉貫弗。"
④ 交接：房事。
⑤ 鎊：《玉篇·金部》"鎊，削也"。元代《外科精義》："犀角，凡用生不曾見火者，即鎊錯爲末。"

治人病羸瘦,不生肌肉,水氣在脅下,不能飲食,四肢煩熱者,羊胃湯。張文仲

羊胃一枚、术一斤並切,水二斗煮取九升,一服一升,日三,三日盡,更作兩劑乃差。

治勞。《耆域》

豬脊骨帶肉一具,同秦艽、柴胡各半兩煮熟,任意喫之。

補勞治瘦,助氣止咳嗽,骨蒸羸弱。《新補本草》

慈鴉和五味①淹炙,食之良。慈鴉似烏而小,多羣飛,作雅雅聲者是,北土極多,不作膻臭也,今謂之寒鴉。

治虛勞吐血,**蝟皮散**。《聖惠》

蝟皮一兩燒灰,硫黃一分都研勻細,每服空心,以溫酒調下一錢。

補五臟虛損,久病罷瘵②。《圖經》

鰻鱺魚治如食法,和五味,以米煮食之。

治勞嗽,旦輕夕重,增寒壯熱,少喜多嗔,忽進忽退,面色不潤,積漸少食,**百勞煎**。

《鷄峯》

杏仁半斤,湯去皮尖、兩仁者,以童便二升,用小口垍缾③一隻浸杏仁七日,寫④出去小便,以溫水淘過,研如泥,別取一垍瓶,以小便三升煎之如膏,以炒白麪糊和如梧桐子大,每服十五粒,食後臨臥熟水下。

治虛勞,小便出血方。《聖惠》

生地黃汁五合,鹿角膠一兩,車前汁五合,煎二味汁,下膠令消盡,分溫三服。

治急勞。《聖惠》

蕘蓂取仁,黃連去須,烏梅肉微炒,以上各三兩焙乾,擣羅爲細末,用桃人一斤,於新瓦器內用童子小便一斗慢火煮,候小便盡,取出,去皮尖,細研如膏,入前件藥末和搜令勻,圓如桐子大,每日空心以溫水下十五圓,晚食前再服。

治虛勞,下焦虛熱,骨節煩疼,肌肉急,小便不利,大便數少,吸吸口燥,少氣,淋石熱。

《外臺秘要》

大麻人五合研,水二升煮去半分,服四五劑,差。

治虛勞羸弱,陽氣不足,陰萎,小便數,宜服此方。《聖惠》

① 五味:用于食物調和的甜、酸、苦、辣、鹹五種性味。
② 罷瘵(bà zhài):疲困。宋代蘇轍《送趙虵秘書還錢塘》詩:"清净安罷瘵,寬仁服暴强。"
③ 垍(jì)缾:堅硬的土瓶。
④ 寫:同"瀉"。

雄鷄肝一具、鯉魚膽一枚，二味陰乾，擣羅爲末，用雀卵和圓如小豆大，每服食前温酒下五圓。

又方。《聖惠》

鹿角屑四兩，炒令黃，天雄二兩，炮裂去皮臍，爲細末，煉蜜和擣三二百杵，圓梧桐子大，每服食前以煖酒下二十圓。

治虛極羸瘦，面色痿黃，咳嗽短氣，咯唾有血，尿即精出。《鷄峯》

黃明膠擣碎，慢火炒成珠子，爲細末，每服二錢，温酒調下，米飲亦可。

治虛勞精乏，小便白濁及忽出血。《聖惠》

車前葉、魏桑葉等分細研，取自然汁，每煖一合服，日二三服。

治虛勞，下元冷憊，風氣攻痓腰骻①，筋脉拘急，小便膿濁，色如米泔，**天雄圓**。《聖惠》

天雄一兩生用，去皮爲末，盆口朱半兩，都研令匀，用韮根汁和圓如菉豆大，每服七圓。別用刀豆殼蜜塗炙令熟，粟米炒熟，等分，爲細末，如茶點一錢吞下。

止勞劣，添精髓，助陽氣，煖小腸，止泄精。《日華子》

黃雌鷄空腹煮治食之。

治虛勞夢泄，立效。《聖惠》

韮子二兩微炒，桑螵蛸一兩微炒，擣爲細末，每服空心，以温酒調下二錢，晚食前再服。

又方。《聖惠》

白龍骨二兩、韮子二兩微炒，擣羅爲末，更研令細，每服空心及晚食前温酒調下二錢。

又方。《聖惠》

真珠六兩，以牡蠣六兩用水同煮一日，去牡蠣，只取真珠用，爲末，却入水於乳鉢內研，三五日後寬著水飛過，候乾，用蒸餅圓如梧桐子大，每服食前以温酒下二十圓。

治虛勞失精，羸瘦酸削②，少氣，惡聞人聲。《鷄峯》

韮子二兩微炒，擣羅爲細末，每於食前以温酒調下二錢。《聖惠方》以此治虛勞腎損、夢中洩精。

治虛勞失精。《聖惠》

棘針二兩、韮子一兩微炒，二物擣羅爲末，每服空心，以温酒調下二錢。一方：以稻米一合、韮子半兩微炒爲末，以水一大盞煮稀粥，空腹食之。

---

① 骻（kuà）：腰骨。《玉篇·骨部》："骻，腰骻。"
② 酸削：酸痛之極。

治虛勞少精。《聖惠》

鹿角末三兩，煉蜜和擣三二百杵，圓梧桐子大，每服食前以煖酒下二十粒。

冷勞

療寒勞不足，産後及身腹中有激痛。胡洽

當歸四兩、生薑五兩、羊肉一斤三味，以水一斗二升煑肉，取七升，去肉，内諸藥，煑取三升，一服七合，日三夜一。

治冷勞，大腸轉泄不止，**神效太一丹**。《聖惠》

禹餘糧四兩，火燒令赤，於米醋内淬，如此七徧後擣研如麫，烏頭一兩，冷水浸一宿，去皮臍焙乾，擣羅爲末，相和，用醋煑，麫糊和圓如菉豆大，每服食前以温水下五圓。

治冷勞，臍腹疼痛，或時泄痢，兼治婦人勞後癊下，**《必效》艾葉煎圓**。《聖惠》

艾葉四兩微炒，白頭翁一兩，擣羅爲末，用米醋三升，先熬藥末一半成膏，後入餘藥末相和圓梧桐子大，每服食前以粥飲下三十圓。

治冷勞久不差，**茆香花①圓**。《海上》

茆香花、艾葉并燒爲灰，各一兩細研，以粟米飯和圓如梧桐子大，初以虵床子湯下二十圓至三十圓，微吐不妨，吐了却用棗湯下，立有大效。

治冷勞及冷氣諸疾，**神效金髓丹**。《聖惠》

取吳茱萸三斤，以新汲水淘一百徧，日中曬乾，以濃酒五升煑茱萸，以酒盡爲度，以炭火燒地令赤，以酒二升淋地上，將茱萸攤在地上，以盆子合之，以灰四面培②之，勿令泄氣，一宿取出，以文火炒令乾，擣爲末，以醋煑棗肉和研，圓如菉豆大，每服空心及晚食前以生薑湯下二十圓加至三十圓。

治冷勞久不差，食少泄痢，諸藥無效，**羊肝圓**。《聖惠》

羊肝一具去脂膜切作片，白礬三兩燒令汁盡，以釅醋三升煑羊肝令爛，入砂盆内研，後入白礬和圓梧桐子大，每服空心及晚食前粥飲下二十圓，漸加至三十圓。

治冷勞氣，不能飲食，漸加黑瘦，宜服**桃仁方**。《聖惠》

① 茆香花：即香茅花。
② 培：壅土。

桃仁五百顆大者，吳茱萸三兩，相和入淨鐵鐺中，著微火炒經一炊久，取桃仁一顆，撚去皮，看似微黄色，即漸加火令極熱，鐺中微煙出，即乘熱取出，於新瓷瓶子盛，厚紙封口勿令泄氣，每日空心只取桃仁二十顆，撚去皮，爛嚼，以温酒下。至重者，服五百顆即差。

骨蒸

骨蒸，亦曰内蒸，所以言内者，必外寒内熱附骨也，其根在五臟六腑之中，或乾燥而無光，蒸盛之時，四肢漸細、足胅①腫者方。《外臺祕要》

石膏十分，研如乳法，和水服方寸匕，日再，以體涼爲度。

療骨蒸鬼氣。崔元亮

童子小便五斗澄過，青蒿五斗，八九月採帶子者最好，細到，二物相和，内好大釜中，以猛火煎取三大斗，去滓，淨洗釜令乾，再瀉汁安釜中，以微火煎可二大斗，即取豬膽十枚相和，煎一大斗半，除火待冷，以新瓷器盛，每欲服時，取甘草二三兩，熟炙擣末以煎和，擣一千杵，爲圓如桐子，空腹粥飲下二十圓，漸增至三十圓。

主勞瘦骨蒸，日晚②寒熱，咳嗽唾血。《心鏡》

生地黄汁二合，煑白粥，臨熟入地黄汁，攪令匀，空心食之。

治骨蒸勞，兩肋下有閃癖，漸上攻心，食少或不消化，腹内積聚不散，黄瘦久困，久痢或大便秘澀，小便赤黄色，**大黄圓**。《聖惠》

川大黄二兩，到碎微炒，鼈甲三兩，塗醋炙令黄，去裙襴，擣爲細末。以釅醋二升内鐺中，先煎令稠，下藥末更煎之，以柳木篦攪，勿住手，候可圓即圓梧桐子大，空心及晚食前，以粥飲下七圓，漸加至十圓，以溏利下膿血爛肉爲度，唯得食煑飯、葱涎汁、生薑而已，此外不得食之，老小以意加減，忌莧菜。

治骨節熱，積漸黄瘦。《廣利》

黄連四分碎切，以童子小便用五大合浸經宿，微煎三四沸，去滓，食上分兩服，如人行四五里，再服。

治骨蒸，傳尸鬼氣，**皂莢圓**。《聖惠》

---

① 足胅(dié)：脚踝。
② 日晚：傍晚。

取皂角并木白皮及棘刺各五七斤，各燒爲灰，水淋取汁，更於灰上再淋，如此三五徧，即煎成霜，取二兩，入麝香三分同細研，用軟飯和圓如小豆大，每服空心，以溫酒吞下七圓，瀉下勞蟲即愈，如未利，即加圓數服之，以利爲度。

治骨蒸勞，心煩不得眠臥。《聖惠》

酸棗仁二兩、水二大盞半，研絞取汁，下米二合煑粥，候熟下地黃汁一合，更微煑過，不計時候食之。

治骨蒸勞，顏色憔悴，不思飲食，四肢急强，翕翕發熱。《聖惠》

麝香半兩細研，天靈蓋三兩，塗酥炙令焦黃，爲細末，入麝香再研令勻，煉蜜圓梧子大，每服食前以粥飲下十圓。此藥亦治傳尸勞。

治骨蒸。《外臺祕要》

桃仁一百二十枚，去皮、雙仁，留尖，杵和爲圓，平旦井花水頓服令盡，服訖，量性飲酒令醉，仍須喫水，能多最精，鬲[1]日又服一劑，百日不得食肉。

治骨蒸勞，瘦弱，并傳尸勞。《聖惠》

取三年桃木一株并根，打去泥土，勿洗，及枝葉等細到，以水三石煑取一石已來[2]，即澄濾去砂土，還將藥汁重煎至三斗已來，即澄濾去砂土及滓，更煎令稠，可圓即圓如桐子大，每日空心以溫水下三十圓，晚食前再服。

盜汗

治盜汗，神妙。《海上》

朱砂研，水飛，白芷半之，爲末，和勻，臨臥酒調下二錢。此方屢用，甚者只兩服，效的的[3]可賴。

又方。《者域》

椒目不以多少，麩炒燋褐色，爲末，每一錢豬肉湯下。

又方。《本經》

---

① 鬲：同"隔"。
② 已來：餘，表約數。
③ 的的（dí）：實在。

故甑蔽①燒灰，水服。

又方。《藥性論》

麻黃根節并故竹扇杵末撲之，又牡蠣粉、粟粉、麻黃根末等分，生絹袋盛，盜汗出即撲之。

又方。《海上》

龍膽草四錢焙乾，肉桂一錢半，不見火，爲細末，二錢匕煎小麥湯調下，日午、夜卧，汗止即已。

又方。《耆域》

只以龍膽草爲末，蒸餅圓，温酒下。

治盜汗不止。《耆域》

豬腦切碎，以麥麩炒乾，末之，酒調下二錢。一方只以麩炒燋②，糊圓㷊湯下。

治盜汗。《藥性論》

牡蠣和杜仲爲末蜜圓，服三十圓，米飯下。主鬼交精出，病人虛而多熱，加牡蠣用之，兼用地黃、小草③。陳藏器云：“牡蠣擣爲粉，粉身，主大人小兒盜汗。”

治久患盜汗。孟詵

豉一升微炒令香，清酒三升漬，滿三日取汁，冷煖任人服之，不差更作三兩劑，即止。

治虛勞，盜汗不止。《聖惠》

小麥二合、麻黃根三兩，以水三大盞煎至一盞半，去滓，不計時候煖服一小盞。一方以麻黃根剉爲細末，每服三錢，煎麥麩湯調下。

治驚虛盜汗。《耆域》

遠志四兩寸剉，以水二升慢火熬至半升，去遠志，用綿濾汁，再熬成膏，候稠，入蜜少許和勻，次取朱砂研極細，以前膏搜圓菉豆大，煎竹茹湯下七粒至十粒。

---

① 故甑蔽：舊甑上的蓋子。
② 燋：同“焦”。
③ 小草：即遠志。

第四卷

補益虛損

補益虛損

精益法,煉朱砂。《耆域》

朱砂光明不夾石者一兩細研,水飛過,湯瓶頭上噓乾,乳香通明者半兩研末,一處和,更勻研,入楮木汁秤一分調勻,以薄磁器盛,飯甑上蒸,以飯熟爲度,取出候凝,可圓即圓如雞頭大,每服一粒,空心鹽酒、鹽湯任下。

靈砂丹,服之延年益壽,悦澤顏色,臟腑堅牢,腹脚壯盛,潤血固精,興健陽氣,多服神仙。
大智禪師

水銀四兩、硫黄一兩半,先鎔硫黄,即投水銀,以鐵匙炒作青沙子,秤重四兩,如重再炒,去盡硫黄即已,方用煅藥合子一箇口小者,入青沙在内,用新茶盞一隻淨厚底大者,盛新汲水七分,安沙合上,細羅赤石脂末,水和作泥,厚黏外縫令周密,合下坐熟火得所,微扇燖①之,盞中水耗,添令常有,約半日以來,令火自冷,取起盞,成靈砂臺,旋打下,以絹袋盛,水煮三五沸或浸半日,漉乾細研,水煮半夏,糊爲圓桐子大,每服一圓,空心,井花水下,直到中脘,旋下丹田,當覺温暖。忌羊血。

治虛損不足,羊肉中蒸石英,服餌。《聖惠》

白石英三兩,精羊肉一斤,取肉切作兩段,鑽作孔,内石英著肉中,還相合,即用荷葉裹,又將臘紙,又將布裹,於三斗米飯中蒸之,候飯熟即出肉,去却石英後取肉細切,和蔥、椒、薑等作䐣肉,空心食之。

治陽氣不興,夏月亦圍爐而不覺煖者。《耆域》

以陽起石火煅研細,取雀兒一箇,摻②陽起石末入腹中,用酒入椒煮,候雀兒爛熟食之,如此服三四枚,即效。

治腎臟冷極,補益精髓,**雲母圓**。《聖惠》

雲母四兩,用鹽花同擣如麥皮止,白礬四兩,和前藥一處擣令勻細,用磁合子盛,以炭火十斤燒,火盡爲度,打破瓶子取出,將藥准③前擣碎,用米醋半升拌藥作一毬,安新瓦上,更用火十斤燒,火盡爲度,取出擣碎,掘一地坑,可深一尺,將藥紙裹埋之,以盆合三日,取出曬乾,

---

① 燖(xié):烤。
② 摻(chān):搓。
③ 准:依照。

擣碎爲末,以粳米飯和圓如梧桐子大,每日空心以鹽湯下二十圓。婦人積冷,醋湯下十圓。妊娠勿服。

治腰膝,暖水臟,益顔色,其功不可具載,**通靈玉粉**。《聖惠》

硫黃半斤,以桑柴灰五斗淋取汁,煮三伏時,頻以鐵匙抄於火上試之,候伏火[1]即止,候乾,以火煅之,如未伏更煮,以伏火爲度,伏了即細研爲散,又穿地作坑深一尺二寸,投水於中,待水清取水,和硫黃末,不得多,於磁鍋内煎之,候欲乾,即取鐵鏊子[2]一所仰著,内細砂,砂上布紙,鏊下著微火,令鏊熱,即磁鍋内抄硫黃,於紙上滴之,自然如玉色,光彩射人,此號通靈玉粉,細研,以飯和圓如麻子大,每日空心以鹽湯下十粒。

治一切虛冷,**紫金丹**。《耆域》

針沙[3]二三斤,以火煅三四次,每次用釅醋焠,碾如魦,用橘皮不以多少,不去穰,煎濃汁,入少糯米粉煎成糊,圓如鷄頭[4],打擦令光透徹,每服一二粒,薑湯或酒下。

治冷,玉抱肚法。《耆域》

針沙四兩爲一劑,炒似煙出,入白礬半兩,硇砂、粉霜各半錢,拌令勻,以厚皮紙貼之。如使時,以新井水拌微濕,安懷中,令得煖氣發熱,置臍下并氣海、石門、開元穴中,大補本元,或有腹痛,使之汗出,立差。若以禦寒,分置靴履中。此藥燥即不熱,再以新水拌,安懷中,其熱如初,每一貼可使三十次,如藥力盡,即接開曝乾,再入白礬等,其熱如初。別一法:只用針沙四兩,依前炒,似煙出止,入硇砂半錢拌勻,餘並同。

治血衰精敗,面色痿黃,牙齒踈落,眼目昏暗,腰脚酸疼,四肢困乏,口苦舌乾,服此延年益壽,生血補精,悅澤顔色,明眼固牙,壯健腰脚,和順榮衛,血氣調勻,齒落再生,髮脱復長,飲食益增,行如奔馬,久服神仙,**石菖蒲圓**。《耆域》

石菖蒲九節,葉如劍脊,八月取根陰乾,不拘多少,米泔浸,竹刀刮去黑皮,約一斤,用淘洗黑豆一斗鋪蓋之,以水旋添,從早至晚蒸之,去豆,取菖蒲薄切,日乾,仍焙爲末,水浸蒸餅,搜藥杵熟,爲圓桐子大,每服四五十圓,空心,鹽酒、鹽湯吞下,惟忌羊血,服半年,諸效并見。一方:石菖蒲浸,去皮薄切日乾,杵爲末,旋入新汲水杵爲圓,空心,温酒、鹽湯下四五十圓,其效甚速。服之齒髮堅牢,陽道興壯,然恐太猛,如誤食羊血無妨,但減藥力耳。

治丈夫興陽,理腰膝冷。《食醫心鏡》

---

① 伏火:降除石藥中的火毒之氣。
② 鐵鏊(ào)子:一種鐵制的烙餅炊具,平面圓形,中間稍凸。
③ 針沙:即針砂。陳藏器云:“此是作針家磨鑢細末也,須真鋼砂乃堪用。”
④ 鷄頭:鷄頭米,即“芡實”。

淫羊藿一斤,仙靈脾是也,酒一斗浸經三日,飲之佳。

壯陽益氣。《耆域》

香附子一斤,治如常法,用鹽半斤同炒黑色,去鹽不用,以香附爲末,入炒茴香一兩,拌和同蒸五次,焙乾,酒糊圓桐子大,空心鹽酒、鹽湯任下。

冰臺圓,煖下元,治脚膝,能去臟腑滑泄、五痢,消積進食。《耆域》

艾不拘多少嫩白者,去梗,鹽摻令透,焙乾,擣羅爲末,川烏頭慢火炮裂,掘濕地坑子入烏頭,以椀合土封之一宿,去盡火毒,取出,去皮臍,杵羅爲末,二味等分,如畏烏頭,則倍用艾末蒸木瓜,去核研,爲圓桐子大,空心,鹽湯下十餘粒。服鍾乳、硫黄不效者,此藥有功。

烏髭鬢,駐顔色,壯筋骨,明耳目,除風氣,潤肌膚,久服令人輕健。《經驗》

蒼术不計多少,用米泔浸三兩日,逐日換水,候日滿,取出刮去黑皮,切作片子,暴乾,用慢火炒令黄色,細擣末,每一斤术用蒸過茯苓半斤煉蜜爲圓梧桐子大,空心,卧時溫熟水下十五圓,別用术末六兩、甘草末一兩拌和勻,作湯點之下藥圓,妙。忌桃李、雀鴿及三白①。

固陽丹。《經驗後》

菟絲子二兩,酒浸十日,水淘焙乾爲末,更入杜仲一兩蜜炙,用山藥末酒煮爲糊圓桐子大,空心,酒下五十圓。

補煖,**兔絲子圓**。《耆域》

兔絲子淨水淘洗控乾,以好酒浸,冬春七日,秋夏減之,取出蒸一飯久,入砂盆研,如乾,洒酒研令極細,焙乾小磨,磨之如粉,乾山藥末酒煮作糊,圓桐子大,空心,酒或鹽湯任下數十圓,只忌菌子。

補益神仙方。《修真》

兔絲子一斗,酒一斗浸,良久漉出暴乾,又浸,以酒盡爲度,每服二錢,溫酒下,日二服,後喫三五匙水飯②壓之,至三七日加至三錢匕,服之令人光澤,并治腰膝,去風。

補虛損,益顔色。《聖惠》

生山藥砂盆中細研,先以酥一大匙入銚中,熬令香,次下山藥,次旋添酒一盞煎,攪令勻,空心飲之。

主下焦虛冷,小便數,瘦損無力。《心鏡》

生山藥半斤,刮去皮,以刀切碎,研令細爛,於鐺中著酒,酒沸下山藥,不得攪,待熟着少

---

① 三白:指三白酒。
② 水飯:粥、稀飯。

鹽、葱白,更添酒,空腹飲一二盃,極妙。

大補益,壯陽,日御過倍,主赤白下,補精敗,面黑勞傷。《藥性論》

蓯蓉四兩,水煮令爛,薄切細研,分爲四度,入精羊肉,下米以五味煮作粥,空心食之。

溫補法。《圖經》

蓯蓉去鱗甲,以酒淨洗去黑汁,薄切,合山芋、羊肉作羹如常法,極美好,食之益人,勝服補藥。

補益,強筋健髓。陳藏器

蓯蓉、鱔①魚爲末,黄精酒圓,服之力可十倍,故《炮炙論·序》云:"强筋健骨,酒圓蓯鱔。"

治冷補虛,去風,**附子湯**。《耆域》

附子只去臍,不去皮,薄切,每用二錢,重②入生椒二十粒,揀去合口者,入生薑七片、水兩大盞煉至六分盞,極溫服。如成箇煎,准此加薑、椒,并增上水也。

附子粥,肥肌肉,長精神,藥力附之於粥,遍行經絡,至於髭髮脚手指甲,藥力皆流通,滋蔭神驗,不可盡述。《耆域》

附子炮令熟,去皮尖,每用半隻爲細末,拌和粥一處篩過,貴得藥與粥勻,然後用薑汁入溫湯,搜和煮熟,以雞羊之類爲汁,唯不可用猪肉汁,粥隨量所食多少。

補暖下元,**附子圓**。《聖惠》

附子半斤生用,硫黄二兩,細研飛過,以新汲水浸附子七伏時,每一伏時換水一徧,並不令見日氣,日數足,陰乾去皮臍,擣羅爲末,入硫黄攪令勻,羊腎三對,去筋膜研,以酒三升,煮令稠,和藥末,看硬軟得所,擣三百杵,圓如梧桐子大,每日空心以鹽酒湯下二十粒。

治虛冷,附子燒朱砂法。大智禪師

絕大③黑附子,剜令空,每箇入朱砂一錢,以胡餅劑④裹,燒焦黑爲度,取出,去粥不用,以附子等爲末,醋粥糊圓桐子大,每服一兩粒,溫酒或鹽湯空心食前服,亦能治寒瘧,累有效驗。

治陽氣衰絕,延年益氣,悦心明目,補添筋骨。《圖經》

破故紙十兩淨擇,溫水洗過,擣篩令細,用胡桃穰⑤二十兩,湯浸去皮,細研如泥,即入前

---

① 鱔:同"鱔"。
② 重:再。
③ 絕大:極大。
④ 劑:做饅頭或餃子等麵食時,從和好的麵上分出來的小塊兒。
⑤ 胡桃穰:即胡桃仁。

末，更以好蜜和攪令勻如飴糖，盛於磁器中，且日以煖酒二合調藥一匙服之，便以飯壓，如不飲人①，以煖熟水調亦可。唐鄭相國②自敘云："予爲南海節度，年七十有五，越地卑濕，傷於内外，衆疾俱作，陽氣衰絶，服乳石補益之藥，百端不應。元和七年，有訶陵國③舶主李摩訶，知予病狀，遂傳此方并藥。予初疑而未服，摩訶稽顙④固請，遂服之，經七八日而覺應驗，自爾常服，其功神驗。十年⑤罷郡歸京，録方傳之。服彌久則延年益氣，悦心明目，添補精髓，但禁食芸薹⑥、羊血，餘無忌。"

治男子女人五勞七傷，下元久冷，烏髭鬢，去一切風病，四肢疼痛，駐顏壯氣。《經驗》⑦

補骨脂一斤，酒浸一宿，放乾，却用烏油麻一升和炒，令麻子聲絶即播⑧去，只取補骨脂爲末，醋煮麪糊圓桐子大，早辰温酒、鹽湯下二十圓。

壯元益陽，健腰脚，黑髭髮，**青娥圓**。《耆域》

破故紙一斤，以黑油麻炒，聲絶篩去油麻，只以破故紙爲末，入胡桃瓤二十箇，逐旋擣，更加熟蜜，以可圓爲度。若欲理腰脚，更入去皮杜仲，炙焦黄，秤四兩爲末同擣，胡桃穰須去了皮，圓如桐子大，五六十圓空心酒下。

補元陽，益腰腎，去風濕。《耆域》

補骨脂四兩，微擣碎，以生地黄四兩，取自然汁漬一宿，肉蓯蓉二兩，以蝎一兩、酒一升煎蝎三分去二，以酒漬蓯蓉，炙令盡，二味爲末，别用蚾床子淨淘取三兩，水一椀煎至一小盞，去滓，入蜜三兩熬成膏，又用青州棗三十五枚，爛煮去皮核，胡桃肉四兩，去皮爛研成膏，一處搜和爲圓，每服二三十圓，温酒、鹽湯任下。

常服補益，及治風癬等疾。《耆域》

草烏半斤，水浸一宿，每箇切作兩塊，日乾，刮去皮，蒼术一斤，用油、鹽各三兩先炒草烏深黄色，次入蒼术再炒，入臼細擣爲末。此藥暖精氣，益元陽。

補下益陽。《圖經》

雀肉以蚾床子熬膏，和合衆藥，元⑨服，補下有效，謂之驛馬圓。此法起於唐，世云明皇

---

① 不飲人：不飲酒的人。
② 唐鄭相國：指唐代鄭絪，字文明，滎陽（今屬河南鄭州）人。
③ 訶陵國：即闍婆國。約在今印尼爪哇島的中部。
④ 稽顙（qǐ sǎng）：古代一種跪拜禮，屈膝下拜，以額觸地，表示極度的虔誠。
⑤ 十年：指元和十年（815）。
⑥ 芸薹：油菜。
⑦ 經驗：《證類本草》載此方引"經驗後"。
⑧ 播：同"簸"，簸動篩去。
⑨ 元：《證類本草》作"丸"。

服之。陶隱居亦云：“雀性利陰陽，故卵亦然，和天雄圓服之，令陽事不衰。”《食療》亦云：“卵白和天雄末、兔絲子末爲圓，空心酒下五圓，主男子陰痿不起，女子帶下，便溺不利，除疝瘕，決癰腫，續五藏氣。”

治腎衰漏精，精自出，患虛冷者能止之，止小便利。《藥性本經》

桑螵蛸火炮令熱，空心食之，以龍骨和爲圓，服之更良。

壯陽事，止泄精、尿血，暖水藏。《本經》

原鹽蛾①主之，任入藥用。

治虛勞傷憊、精血少，補五藏，理腰脚氣，益陽事，能消食。《本經》

淡菜②燒令汁沸，出食之。

壯陽，暖水藏，強陰止精。《本經》

蜻蛉③主之，當用青色大眼者爲良，去翼足炒，任入藥用。

益精氣，强志意，聰利耳目。《圖經》

鷄頭實三合，煑令熟，去殼研如膏，入粳米一合煑粥，空心食之。

治五藏虛損羸瘦，益氣力，堅筋骨。《聖惠》

巨勝蒸、曝各九遍，每取二合，用湯浸布裹挼去皮，再研，水濾取汁，煎飲和粳米煑粥食之。孫真人：“只以胡麻三升微熬杵末，下白蜜三升和調煎，杵三百下，圓梧子大，旦服三十圓，腸化爲筋，年若過四十已上，服之效。”《修真祕旨》：“以胡麻三斗淨淘，上甑蒸，令氣遍出，日乾，以水淘去末，却蒸，如此九度，以湯脱去皮，簸令淨，炒令香，杵爲末，蜜圓如彈子大，每溫酒下一圓，忌毒魚、生菜。能除一切痼病，至一年面光澤、不飢，三年行及奔馬，久服長生。”

---

① 原鹽蛾：晚鹽第一番出者。
② 淡菜：貽貝的乾製品。
③ 蜻蛉：即蜻蜓。

備 · 急 · 總 · 效 · 方

痼冷

大治元臟①，氣發久冷，腹痛虛瀉，應急大效，**玉粉丹**。《經驗》

生硫黃五兩、青鹽一兩，已上袞細研，以蒸餅爲圓如菉豆大，每服五圓，熱酒空心服，以食壓之。

主寒冷，**百病方**。胡洽

礜石鍊、乾薑、桂心、皂莢、桔梗各三兩，附子二兩，六物擣篩，蜜圓如梧子，五圓日三，漸增，以知爲度。

治元臟虛冷，氣攻臍腹疼痛。陳巽②

硇砂一兩，川烏生去皮臍，杵爲末，取二兩，硇砂生研，用纖霞草末二兩與硇砂同研勻，用一小砂罐子，不固濟，慢火燒通赤熱，將拌了者硇砂入罐子内，不蓋口，加頂火一秤，候火盡爐寒取出研，與烏頭末和勻湯浸，蒸餅圓如桐子大，每服三圓，熱木香湯或醋湯任下。

治元臟傷冷及開胃。《斗門》

附子炮過去皮臍，搗羅爲末，以水兩盞，入藥二錢，鹽蔥棗薑同煎，取一盞，空心服，大去積冷，暖下元，肥腸益氣，酒食無礙。

去一切冷氣，積年氣痢，甚溫暖。《藥性論》

莨菪子、石灰清③煑一伏時，掬出，去牙④曝乾，以附子、乾薑、陳皮、桂心、厚朴同爲圓，服之熱發，用菉豆汁解之。莨若生能瀉人。

心痛

治心痛。《千金》

取鐺⑤墨，以熱小便調下二錢匕。

---

① 元臟：腎臟。
② 陳巽：字公順，北宋德化（今江西九江）人，大中祥符八年（1015）進士。
③ 石灰清：生石灰入水中攪拌後的澄清液。
④ 牙：同"芽"。
⑤ 鐺：平底淺鍋。

治久心痛，時發不定，多吐清水，不下飲食。《聖惠》

雌黃二兩、好醋二升慢火煎成膏，用乾蒸餅圓桐子大，每服七圓，薑醋湯下。

救急，治心痛冷熱。《外臺祕要》

伏龍肝末煮水，服方寸匕，若冷，以酒服。

卒患心痛。《圖經》

嚼石菖蒲一二寸，熱湯或酒送，效。

治心痛。《祕要》

當歸爲末，酒服方寸匕。

治一切心痛，無問新久。《圖經》

以生地黃一味，擣絞取汁，隨人多少①，搜麪作餺飥②，或冷淘食，良久當利，出虫後不復患矣。劉禹錫亦紀其事云：“正元十年③，通事舍人崔抗④女患心痛，垂氣絶，遂作地黃冷淘食之，便吐一物，可方一寸已來，如蝦蟇狀，無目足等，自此遂愈，食冷淘，不用著鹽。”

主心痛徹背者。張仲景

烏頭一分、附子二分並炮，赤石脂、乾薑、蜀椒各四分，五物同杵末，以蜜和圓梧子大，先食服十圓，不知，稍增之。

治九種心痛，積年冷氣，痃癖癥塊，脹痛，女人血氣刺心，心痛不可忍。《藥性論》

木香爲末，酒服之。

治卒心痛。《外臺祕要》

乾薑爲末，米飲調下。

又方。《肘後》

白艾成熟者一升，以水三升煮取一升，去滓，頓服。若爲客氣所中者，當吐蟲物。

治心痛。《經驗後》

薑黃一兩、桂穰二兩爲末，醋湯下一錢匕。蜀人以薑黃治氣脹及産後敗血攻心，甚驗。蠻人生噉，云可以袪邪辟惡。

止心痛。《拾遺》序

---

① 隨人多少：《證類本草》作“隨人所食多少”。
② 餺飥（bó tuō）：又作餺飥，即湯餅，一種水煮面食。宋代朱翌《猗覺寮雜記》：“北人食麪名餺飥。”
③ 正元十年：即貞元十年(794)。“貞”因避諱改爲“正”字。
④ 崔抗：生卒不詳，博陵安平人，隋大理少卿崔世立之子。

延胡索爲末，酒服。故《雷公炮炙論》序云："心痛欲死，急①索延胡。"

治心痛不可忍，十年五年者。《兵部》

煎湖州茶，以頭醋和，服之良。

治九種心痛，妨悶②。《聖惠》

桂心二分爲末，以酒一大盞煎至半盞，去滓，稍熱服，立效。《肘後》治卒心痛，以桂八兩㕮咀，水四升煑取一升，分三服。

治九種心痛及腹脅積聚滯氣。《簡要濟衆》

筒子乾漆二兩，擣碎炒，煙出盡，細研，醋煑麪糊和，圓梧子大，每服五圓至七圓，熱酒下，醋湯亦得，無時。

治卒心痛。姚和衆

郁李仁三七枚，爛嚼，以新汲水下之，飯溫湯尤妙，須臾痛止，却煎薄鹽湯，熱呷之。

治卒心痛。《肘後》

東引桃枝一把切，以酒一升煎取半升，頓服，大效。桃仁七枚去皮尖，熟研，水一合，頓服，良，亦可治三十年患。

治醋心，每醋氣上攻如釅醋。《兵部》

茱萸一合、水三盞煎七分，頓服，縱濃亦須强服。近有人心如蜇破，服此方，後二十年不發。

治醋心。《梅師》

檳榔四兩、橘皮二兩爲散，空心，生蜜湯下方寸匕。

治卒心痛。孟詵

羊乳可温服之。

治卒心痛。孟詵

麋角可五寸截之，中破，炙令黄，香後末，和酒空腹服三錢匕，一服可立差。能補虚勞，填骨髓。

治五種心痛，云肝心痛，則顔色蒼蒼如死灰狀，而喘息大。崔元亮

野狐糞二升燒灰，薑黄三兩，擣研爲末，空腹酒下方寸匕，日再，甚效。

卒心痛，絞結連腰臍者。《食療》

---

① 急：原作"速"，避諱改"急"。
② 妨悶：煩悶。

驢乳三升，熱服之，差。

療蚘心痛。《外臺祕要》

熊膽如大豆，和水服，大效。

治心痛。《肘後》

雞卵一箇打破，頭醋二合，和攪令勻，煖過，頓服。

治暴心痛。《圖經》

桑上蠹蟲主之。

《必效》治蚘心痛。《外臺祕要》

鰻鱺魚淡炙令熟，與患人食一二枚，永差，飽食彌佳。

治卒暴心痛不可忍。《雞峯》

五靈脂不夾石者爲細末，每服二錢，熱酒調下，婦人醋湯服。

治心痛不可忍，十年五年隨手效，更不復發。《兵部》

小蒜、釅醋煑，頓服之，取飽，不用着鹽。

治心痛，無問冷熱。《塞上》

生油麻一合服。《肘後》治卒心痛，生油半合，溫服，差。

治四十年心痛不差。《經驗》

黍米淘汁，溫服，隨多少。

治心痛。《本注》

以淡醋和鶴虱末半錢匕服之，立差。

心腹痛

治心腹冷氣痛及血氣絞痛。陳藏器

竈中熱灰和醋熨，冷即易。

治心腹冷氣搊痛①者。《圖經》

取石菖蒲一二寸搥碎，同吳茱萸煎湯飲之，良。蜀人多用之。

---

① 搊（chōu）痛：劇痛。

治卒心腹煩滿，又冒脅痛者。葛洪

剉薏苡根濃煑汁，服三升乃定。陳藏器："和古老錢同煑。"

治心腹虫痛，脾胃虛冷氣，併及霍亂。《海藥論》

肉豆蔻爲末，以薑湯調服。

治卒惡心，腹中不安。《藥性論》

取茴香莖、葉煑食之，即差。

治心腹相連，常脹痛者。葛洪

狼毒二兩、附子半兩，擣篩，蜜圓桐子大，一日服一圓，二日二圓，三日三圓，再一圓，至六日又三圓，自一至三，用熱酒下，常服即差。

治一切寒冷，心腹疼痛，疝瘕痃癖，攻刺發渴，**聖功散**。《經效》

川烏頭炮去皮臍剉碎，每服秤一錢，水一大盞，入蜜半匙頭，慢火煎至六分，去滓，空心溫服。

治小腹疼，青黑或赤，不能喘。《子母秘錄》

苦參一兩、醋一升半煎八合，二服。

治五臟風冷，冷氣，心腹痛，吐清水。《食療》

胡椒以酒服之佳，亦宜湯服。若冷氣，吞三七枚。

治九種心腹①。《千金》

當太歲上取新生槐枝一握，去兩頭，水三大升煑一升，頓服。

治心腹俱痛。孫真人

以布裹椒，薄注上火熨，令椒汗出良。

治心腹内外痛。《千金》

茱萸一升、酒三升煎取半升，空心頓服之。

治心腹痛。孟詵

三月三日收桃花，曬乾杵末，以水服二錢匕，小兒半錢。

治腹内虛冷，久服駐顏。《斗門》

生椒擇去不拆者，除其黑子，用四十粒，以漿水浸經一宿，盡令口合，空心新汲水下，去積年冷，暖臟腑，令人思食，妙。

治心腹冷氣入心，撮痛脹滿，**吳茱萸粥方**。《聖惠》

---

① 腹：《證類本草》作"痛"。

吴茱萸半两,汤浸七遍,焙乾微炒擣末,粳米二合,以葱豉煮粥,候熟下茱萸末二錢,攪令匀,空腹食之。

卒心腹脹痛,短氣欲死或已絕。《中興備急》

桂二兩剉,水一椀煎半椀,頓服。乾薑亦得。又以布裹鹽如彈元,燒令赤,置一盏酒中化服,得利即愈。

治果菜所傷,腹脹氣急,心腹刺痛。《雞峯》

桂去皮,取有味處剉碎,每服二錢、水一盏同煎六分,去滓温服,不以時候。

卒患冷氣,心腹痛。《食療》

榆人醬①食之,差。

臍下絞痛。孟詵

木瓜一兩片,桑葉七片,大棗三箇碎之,以水二升煮取半升,頓服之,差。

治冷氣心腹痛,妨脹不能下食,**紫蘇粥**。《聖惠》

紫蘇子一合微炒,桂心末二錢,先擣碎紫蘇子,以水二大盏絞濾取汁,入米二合煮粥,候熟入桂末,食之。

治腸痛如打。《肘後》

黑豆半升熬令焦,酒一升煮之令沸熟,取醉。又治腰脅卒痛、背痛,以大豆二升、酒三升煮取二升,頓服。

治秋夏之交,露坐夜久,腹中痞,如群石在腹。《經驗》

大豆半斤、生薑八分、水二升煎取一升已來,頓服,差。

治心脾疼不可忍,**香附散**。《經效》

高良薑去蘆炮一兩,香附子去毛炒一兩,爲末,每服二錢,入鹽,米飲調下。

治心脾痛。《十全》

高良薑細剉,微炒杵末,米飲調下一錢匕,立正。

胷痺

治胷痺,強急疼痛。《聖惠》

---

① 榆人醬:即榆仁醬,榆樹的榆莢仁與麵粉等製成的醬。

雄黄半兩細研，巴豆一分，去皮心研，紙裹壓去油，二物同研令細，用軟飯和圓如菉豆大，每服以生薑橘皮湯下五圓。

治胷膈痛徹背，心腹痞悶，氣不得通，及治痰嗽。杜壬

大栝樓去穰，取子熟炒別研，和子皮①，麫糊爲圓梧子大，米飲下十五圓。

治卒患胷痹痛。《圖經》

取大栝樓實一枚切，薤白半升，以白酒七升煑取二升，分再服。一方加半夏四兩，湯洗去滑，同煑服，更善。

治胷痹，心痛逆氣，膈中飲不下，**小草元**②。范汪

小草、桂心、蜀椒去汗、乾薑、細辛各三分，附子二分炮，六物合擣，以蜜圓大如梧子，先食米汁下三圓，日三，不知稍增，以知爲度，禁猪肉、冷水、生葱菜。

治胷痹，胷背引痛。《雞峯》

半夏湯洗七遍，切，焙乾，桂去皮剉碎，等分拌勻，每服二錢，水一盞，入生薑五片同煎至六分，去滓溫服，不以時候。

治胷痹偏緩急③者，**薏苡人附子散**。張仲景

薏苡人十五兩，大附子十枚炮，二物杵末，每服方寸匕，日三。

治胷痹，胷中愊愊④如滿，噎塞如痒，咽喉中澁唾沫。《聖惠》

陳橘皮二兩，湯浸去白穰焙，枳殼二兩，麩炒微黄去穰，二物擣篩爲散，每服三錢，以水一中盞，入生薑半分同煎至六分，去滓，溫溫頻服。

治胷痹，心背痛，惡氣所攻，音聲閉塞。《聖惠》

檳榔一兩、桂心半兩，二物擣細，羅爲散，不計時候，煎生薑、童子小便調下一錢。

治胷痹，氣壅滿，心膈不利。《千金》

枳實二兩，麩炒微黄爲末，非時⑤以清粥飲調下二錢。《聖惠方》同。葛洪："治卒胷痹痛亦用此，每服一方寸匕，日三夜一。"

治胷痹，心中痞堅，留氣結胷，胷滿，脅下逆氣搶心，**枳實薤白湯**。張仲景

陳枳實四枚、厚朴四兩、薤白半斤切、栝樓一枚、桂一兩，以水五升煎枳實、厚朴取二升，

---

① 子皮：栝樓子和栝樓皮。

② 元：《證類本草》作"丸"。

③ 緩急：危急、緊急。

④ 愊愊（bì bì）：鬱結貌。

⑤ 非時：不時。

去滓,内餘藥於湯中,煎三兩沸,分温三服,愈。

治胷痹已差,復更發者。《聖惠》

薤根二斤,淨洗去土,擣絞取汁,温服一小盞,立愈。一方：治胷痹,心中急痛如錐刺,不得俛仰,自汗出,或痛徹背上,不治至①死,却②用生韭或根五斤洗,擣汁嚾③少許,即吐出胷中惡血。

---

① 至：必。
② 却：《證類本草》作"取"。
③ 嚾：《證類本草》作"灌"。

第六卷

脾胃

翻胃附

治脾胃進食。《經驗後》

茴香二兩、生薑四兩同擣令勻,淨器内濕紙蓋一宿,次以銀石器中文武火炒令黄焦爲末,酒膏圓桐子大,每服十圓至十五圓,茶酒下。

治脾胃虚弱,飲食减少,易傷難化,無力肌瘦,**膠餳**①**煎**。《雞峯》

乾薑炮烈爲細末,以白餳剉如櫻桃大,以新水過,入鐵銚子,灰火中煨令溶,和薑末如梧桐子大,每服三十粒,空心米飲下。

治脾胃虚冷,不下食,積久羸弱成瘵者。《圖經》

温州白乾薑一物,漿水煮令透心,潤濕取出,焙乾擣篩,陳廩米②煑粥飲圓桐子大,一服三五十圓,湯使任下,其效如神。

治脾胃,進飲食,**粟附圓**。《耆域》

大附子一箇,不去皮臍,粟米三合,同煑成粥,取附子去皮臍,切作片子,同粟米粥焙乾爲末,只留少粟粥和藥作圓桐子大,十五至二十圓飲下。

治脾胃冷熱虚滯,積氣疼痛,**硇附圓**。《經效》

黑附子大者一箇,從臍下剜如甕,留二分,厚填硇砂在内,須是築滿,却用剜出末碾細秤得多少,用白麪與前末一般③,水搜作餅片裹附子,硇砂先飛過,用炭三四斤,於平地生火令地赤熱,却攤周圍七寸,安附在中,時時轉動,令裹者藥麪焦赤皆勻,入於木臼杵半日,麪、附皆細,然後入木香末半錢、陳橘皮末半錢,旋旋滴水杵和勻,圓如小梧桐子大,每服五圓,空心及晚食前用淡薑湯放温下,久服更無疼痛、嘔酸之類。

補養脾胃。《耆域》

附子炮切一箇,百合乾者四十九片爲末,好木瓜一箇去皮瓤,切下蓋,將此二味蜜和勻,納木瓜中九蒸,令極爛,更曝之,入山藥粉,搜和桐子大三四十圓,空心,鹽湯或温酒下,服之

---

① 膠餳:稠厚的飴糖。
② 陳廩米:即陳倉米。
③ 一般:一樣。

甚有效。

治久患脾胃不和,吐逆瀉等,**人參半夏散**。《耆域》

齊州[1]半夏四兩,去臍不切,蘿蔔四箇,切作小塊,二物銀器中,水二大椀同煑令乾,擘破半夏無白心即止,爲末,每服一錢,入人參末一錢,薑煎七分服,小兒最宜服。

治脾胃冷氣,虛勞羸瘦,不能下食,**高良薑粥**。《聖惠》

高良薑二兩剉,羊脊骨一具槌碎,以水一斗煑二味取五升,去骨等,每取汁二大盞半,用米二合,入葱椒鹽作粥食之,或以麪煑、䬪飥作羹並得。

治脾胃氣不和,消去宿食,**訶梨勒粥**。《聖惠》

訶梨勒二枚煨,用皮,擣羅爲末,粟米二合,以水二大盞煎取一大盞,下米煑粥,入少鹽,空心食之。

治脾肺氣冷,上攻胷膈,嘔吐酸水,不思飲食,腹脇虛脹。《聖惠》

檳榔二兩,陳橘皮一兩半,湯浸去白瓤焙,二物擣細,羅爲散,不計時候,以生薑蜜湯調下一錢。

治脾胃有留積,壅礙疼痛,灸臍餅子。《耆域》

巴豆七粒,去皮膜研細,入甘草末和令得所,爲餅子如小錢大,當臍上,灼艾灸之,壅礙膈間氣不轉甚者,灸三五壯,立效。

治久患脾胃氣泄不止。《傳信》

蕪荑五兩擣末,以飯圓,每日空心、午飯前各用陳米飲下三十圓,增至四十圓。久服去三尸,益神駐顏。云得之章鐐,曾得力。

治脾胃有蟲,食即痛,面黄無色,疼痛無時,必效。《千金》

石州蕪荑人二兩,和麪炒令黄,爲末,非時米飲調二錢匕,差。

治脾心痛,則腹脹如錐刀刺者。崔元亮

吳茱萸一升、葱花一升,以水一大升八合煎七合,去滓,分三服,立效。

治脾胃氣冷,食入口即吐出。《心鏡》

羊肉半斤,去脂膜,切作生[2],以蒜薑、五辣、醬醋空腹食。

治脾胃氣冷,喫食嘔逆,下赤白痢如麪糊,腰臍切痛。《心鏡》

豬腎一對研,着胡椒、橘皮、鹽醬、椒末等,搜麪以常法作餛飩,熟煑,空腹喫兩椀,

---

① 齊州:北魏置,治歷城,即今之濟南。《本草圖經》:"半夏,生槐里川穀,今在處有之,以齊州者爲佳。"
② 生:此處指生羊膾。

立差。

治脾胃虚熱。《圖經》

猪脾以橘紅、生薑、人參、葱白切細，合陳米水煮如羹，去橘皮等，空腹食之。

治脾胃氣虚，食即汗出。《心鏡》

猪肝一斤薄起，於瓦上曝令熟乾，搗篩爲末，煮白粥，布絞取汁，和衆手圓如桐子大，空心飲下五十圓，日五服。

治脾胃氣虚冷，羸瘦不下食，**羊脊羹**。《聖惠》

羊脊骨一具槌碎，以水一斗煮取五升，米二合，取汁二大盞半，着米及薑、鹽、葱作羹或作粥，空心食之。

治脾胃氣冷，不能下食，虚弱無力，**鶻突羹**。《心鏡》

鲫魚半斤細切，起作鱠，沸豉汁熱投之，着胡椒、乾薑、蒔蘿①、橘皮等末，空腹食之。

治脾疼，并脾瘧。《耆域》

東壁受日土炒良薑，去土，爲末，二錢陳米飲下。

治脾疼，一服效。《耆域》

蓬莪茂濕紙裹煨熟，爲末，每服二錢，入酒、醋各少許，并水一盞同煎七分，去滓，通口服。

治久患脾痛，衆藥不能療，**妙薑散**。《耆域》

良薑四兩剉細，巴豆一兩去殼，同炒黄色，只揀良薑一味爲末，一錢温酒調下，飲亦得。

治脾疼不可忍，此藥大能止疼，疼止却服調脾胃藥。《耆域》

蚌粉入少白礬末，以温米泔調，冷呷三兩呷，疼即時便止。

治脾熱。《耆域》

香白芷、山梔子去皮，等分爲末，一大錢茴香湯調下，食後。

治脾熱嘔逆，不立食。《耆域》

人參不以多少爲末，黄芩末三分之一，米飲、熟水任調下，不以時。有患嘔逆，服人參、丁香輩藥愈甚，一名醫謂脾熱，令服此藥，便能立食，一向安康。

治脾積冷氣及婦人血刺不可忍者。《耆域》

良薑并赤芍藥二物，剉如麻豆大，慢火炒焦黑，搗細爲末，二錢温酒下。婦人用水一盞，

① 蒔蘿：即小茴香。

入醋二三滴，同煎七分，服。一方：良薑以麻油炒，亦甚妙。

治脾氣虛，體腫遍身，痿黃，喫食不得，心胷滿悶，**黑虎丹**。《耆域》

不蚛皂角醋炙令焦，去皮子，用一條，巴豆七粒，去皮膜、出油，爲末，以醋磨好墨和，圓麻子大，每服三粒，食後以橘皮湯下，日三服，隔一日加一粒，如氣弱，只服一粒，以利爲度。

飯虎圓，大壯脾元，進飲食，久服大有奇功。《耆域》

厚朴極好厚者，去麤皮剉細，或半斤、一斤爲率，就砂鉢或銀銚內，以厚朴一重，次鋪大黑腰棗一重，疊疊而起，然後研生薑自然汁浸没一寸已上，文武火煮，薑汁乾盡爲度，取出去棗核，焙乾擣，羅爲細末，别用棗煑肉①，爲圓桐子大，早辰、日午三十粒，加至四五十粒。

壯補脾元，**金粟膏**。《耆域》

丁香一兩，以硇砂一分細研，水一盞入銚內煑，以水乾爲度，又炒令燥，爲末，更入硇砂一分，細研如麪和勻，用乾柿二枚剉碎，入蜜二兩煑令爛，入木臼中杵成膏，每用兩皂皂大，爛嚼，鹽湯下。

治脾虛，腹肚薄②，食不消化，面上黑點，久服甚良。孟詵

乾柿二斤、酥一斤、蜜半升，先和酥、蜜，鐺中消之，下柿煎十數沸，不津器貯之，每日空腹服三五枚。

正胃。《經驗後》

半夏二兩、天南星二兩，爲末，用水五升，入壜③子內，與藥攪勻浸一宿，去清水焙乾，重碾令細，每服水二盞、藥末二錢、薑三片同煎至八分，溫服，至五服效。

治胷膈壅滯，去痰開胃。《斗門》

半夏淨洗爲末，以生薑自然汁和爲餅子，濕紙裹煨香，熟水兩盞，用餅子一塊如彈圓大，入鹽半錢煎取一盞，溫服。能去胷膈壅逆，大壓痰毒，及治酒食所傷，其功極驗。

治胃氣冷，喫食即欲得吐。《圖經》

白豆蔻子三枚，擣篩更研細，好酒一盞，微溫調之，併飲三兩盞，佳。

胃氣虛，風熱不能食。《食療》

薑汁半雞子殼④、生地黃汁少許、蜜一匙頭，和水三合頓服，立差。

治胃弱，吐逆不止，癨亂等。《耆域》

① 肉：指棗肉。
② 薄(bó)：弱。
③ 壜(tán)："罈"的異體字。
④ 半雞子殼：指薑汁用量。

附子半兩炮,藿香一分,爲末,每服二錢,水一盞薑棗煎,熱服。

治大人小兒不飲食,和氣去痰。《經驗後》

人參四兩、半夏一兩,生薑汁熬一宿,曝乾爲末,糊圓菉豆大十圓,食後生薑湯吞下。

主胃逆。《食療》

蝟皮細剉炒令黑,入藥圓中。

治胃中熱,去身腫,除痹,消穀止脹。《秘要》

大豆一升,熬令熟,杵末,飲服之。

治翻胃,羸弱,不欲動。《兵部》

母薑①二斤爛擣,絞取汁,作撥粥服,作時如葛粉粥法。

治翻胃。《斗門》

附子一箇最大者,坐於塼上,四面着火漸逼,淬入生薑自然汁中,又依前火逼乾,復淬之,約生薑汁可盡半椀許,擣羅爲末,用粟米飲下一錢,不過三服,差。《經驗》一方:用大附子一箇,生薑一斤,細剉,煑研如麪糊,米飲下之。

治翻胃嘔吐,大半夏湯。張仲景

半夏三升,人參三兩,白蜜一升,以水一斗二升煎,揚之一百二十徧,煑取三升半,溫服一升,日再。亦治膈間支飲。

療翻胃嘔吐無常,粥飲入口即吐,困弱無力垂死者。《兵部》

上黨人參二大兩,擘破,水一升,煑取四合,熱頓服,日再,兼以人參汁煑粥與啖。李直方②司勳③於漢南④患反胃兩月餘,諸方不差,遂與此方,當時便定,差後十日餘,發⑤入京。絳⑥每與名醫持論此藥,難可爲儔⑦也。

正胃散,治翻胃吐逆,藥食俱不下,結腸,三五日以至七八日大便不通,如此者必死之疾,無藥可醫。此方十救八九。大智禪師

白水牛喉一條,去兩頭節,淨去筋膜脂肉,節節取下,片如阿膠,黑牛喉即不可用,以此喉節用好法醋⑧一大盞浸,頻翻令勻,微火炙,又蘸醋又炙,以醋盡焦黑爲度,存性,不得大傷,

---

① 母薑:薑之宿根。
② 李直方:唐宗室子,生卒不詳,郡望隴西成紀,世居長安,《全唐詩補編》中收其詩。
③ 司勳:官署名。二十四司之一,爲吏部所轄之第三司,掌賞賜功勳事務。
④ 漢南:漢水以南。
⑤ 發:出發。
⑥ 絳:指唐代醫著《兵部手集方》編撰者李絳。
⑦ 儔(chóu):相比。
⑧ 法醋:陳醋。

通碾爲末，發時用温陳米飲調下一錢，空心食前日午，輕者只一服。

主反胃。《圖經》

牛口中涎主之，亦主噎。

治反胃。《外臺祕要》

取驢小便服之。昔幼年曾經患此疾，每服食餅及羹粥等，須臾吐出。正觀①中，許奉御②兄弟及柴、蔣等家時稱名醫，奉勑令治，罄竭③，所患竟不能療，漸羸憊，候絶朝夕。忽有一衛士云：服驢小便極驗。日服二合，後食唯吐一半，晡時又服二合，人定④時食粥，吐即便定。迄至今日午時，奏知之。大内中五六人患反胃，同服，一時俱差。此藥稍有毒，服時不可過多，盛取尿，及熱服二合，病深七日以來服之良，後人療人並差。

治膈氣，久吐如翻胃。《耆域》

五靈脂一塊、酒半合，磨入少生薑汁，重湯，頓服訖，以白粥半盞厭之。

治翻胃吐食，除心胷痰水。《本經》

爛蜆殻燒爲白灰飲下，唯陳久者妙。

治胃反，朝食暮吐，暮食朝吐，旋旋吐者。《梅師》

以甘蔗汁七升、生薑汁一升相和，分爲三服。

療翻胃，不下飲食，罌粟粥法。《唐食醫》⑤

罌粟米二合，人參末三大錢，生山芋五寸長細切研，三物以水一升二合煑取六合，入生薑汁及鹽花少許攪勻，分兩服，不計早晚食之，亦不妨別服湯圓。

治翻胃，吐食上氣。《千金》

小芥子日乾爲末，酒服方寸匕。

治翻⑥胃，食即吐。《千金》

擣粟米作粉，和水圓梧子大，七枚爛煑，内醋中細吞之，得下便已，麨亦得用之。《食醫心鏡》：“主脾胃氣弱，食不消化，嘔逆反胃，湯飲不下，亦以粟米杵，和水圓梧子，煑令熟，點少鹽，空心和汁吞下。”

---

① 正觀：即“貞觀”，避宋仁宗趙禎名諱而改。
② 許奉御：即許胤宗（約536—626），隋唐間名醫，常州義興（今江蘇宜興）人，《舊唐書》有傳。
③ 罄竭：盡心竭力。
④ 人定：時辰名。21～23時。
⑤《唐食醫》：《南唐食醫方》的簡稱。
⑥ 翻：《證類本草》作“反”。

霍亂

轉筋附

治霍亂。《經驗》

取鍋底墨煤少許，只半錢已下，又於竈額①上取少許，以百沸湯一盞，投煤其中，急攪數十下，用椀蓋之汗出，通口微呷一兩口，吐瀉立止。

救人霍亂，若有神效。《兵部》

漿水稍醋味者，煎乾薑屑呷之，夏月腹肚不調，煎呷之，差。

治霍亂吐瀉，冷氣攻心，腹痛，四肢逆冷，汗出。《聖惠》

硫黃一兩，細研如麪，以熱酒調下一錢。

治霍亂，**鹽湯方**。《靈苑》

鹽大匙熬令黃，童子小便一升，二物溫和服之，少頃吐下即愈。唐柳柳州②云："元和十一年十月得乾霍亂，上不可吐，下不可利，出冷汗三大斗許，氣即絕。河南房偉傳此湯，入口即吐，絕氣復通。"

治乾霍亂，不吐不利，胷膈煩渴，心腹脹痛。《聖惠》

鹽二錢、亂髮灰二錢，以水一中盞煎鹽至六分，放溫，調髮灰，頓服，良久再服。

治乾霍亂，不吐不瀉，腹脹如鼓，心胷痰壅。《聖惠》

鹽二兩，生薑一兩切，二味炒令轉色，以童子小便一大盞煎至六分，去滓，分爲二服，溫溫服之。

霍亂蠱毒，宿食不消，積冷，心腹煩滿，鬼氣。《中興備急》

用極鹹鹽湯三盞，熱服一盞，刺口中令其吐，宿食使盡，不吐更服，吐未盡更服，令吐盡即止。

治霍亂吐利、腹痛等。《聖惠》

良薑一兩剉，以水三大盞煎取二盞半，去滓，下粳米二合煑粥，食之。

---

① 竈額：即竈突，竈上烟囪。
② 柳柳州：即唐代柳宗元。

《備急》①癨亂吐利方。《外臺祕要》

火炙高良薑令焦香,每用五兩,打破,以酒一升煮三四沸,頓服。亦治腹痛氣惡。

治癨亂,洞下不止。《外臺祕要》

艾一把、水三升,煮取一升,頓服。

治癨亂後洞下不止。《聖惠》

艾葉一兩,訶梨勒一兩,煨用皮,以水二大盞煎至一盞,去滓,分溫三服,如人行五里,溫溫再服。

治癨亂。《經驗》

山豆根末,橘皮湯下三錢。

治癨亂吐瀉,煩渴心躁。《聖惠》

蘆葉一兩到,糯米半兩,以水一大盞,入竹茹一分,煎至六分,後入蜜半合、生薑汁半合,更煎三兩沸,去滓,放溫,時時呷之。

卒得癨亂,氣息危急者。《圖經》

蘆花取一大把,濃汁,頓服二升,差。

治癨亂吐不止,欲死。《聖惠》

生薑三兩切,牛糞三合,以水三大盞煎至一盞半,去滓,分溫三服。

治冷氣相攻,癨亂少吐多利,腹痛如刀刺,宜服此方。《聖惠》

母生薑一片大如手者,以炭火燒令皮黑色,熱搥碎,以新汲水一大盞浸之良久,漸漸服之。

治胃痺癨亂,心中痞堅,留氣結胃,胃滿,脅下逆氣搶心,治中湯。張仲景

人參、術、乾薑、甘草各三兩,四味以水八升煮取三升,每服一升,日三。如臍上築者,爲腎氣動,去術加桂四兩;吐多者,去術加生薑三兩;下多者,復其術;悸者,加茯苓二兩;渴者,加術至四兩半;腹痛者,加人參至四兩半;寒者,加乾薑至四兩半;滿者,去術加附子一枚。服藥後如食頃,飲熱粥一升許,微自溫,勿發揭衣被。此方晉宋②以來至唐名醫治心腹病者,無不用之,或作湯,或蜜圓,或加減,皆奇效。

又方,**四順湯**。《圖經》

---

① 《備急》:《肘後備急方》的簡稱。
② 晉宋:指東晉到南朝劉宋這一時期。

人參、附子、炮乾薑、甘草各二兩切，以水六升煎取二升半，分四服。若下不止，加龍骨二兩；若痛，加當歸二兩。

主癨亂。《本經》

煎枏①木汁服之。

治癨亂。《斗門》

黃杉木劈開作片子，一握，以水濃煎一盞，服之差。

治乾癨亂不吐不下方。《千金》

丁香十四枚末之，以熟湯②一升和之，頓服，不差再作。

治乾癨亂不吐不利，煩悶不知所爲。《聖惠》

巴豆一枚，去皮心，以熟水研，服之當快利三五行，即以漿水粥止，立定。

治癨亂腹痛吐利，宜服此方。《聖惠》

楠木一兩、樟木一兩細剉，以水二大盞煎至一大盞，去滓，分爲三服，不計時候，溫服。

又方。《聖惠》

乾薑一兩炮烈，剉，擣細羅爲散，每服以熱酒調下一錢。

又方。《聖惠》

蘆葉一握剉，以水一大盞煎至五分，去滓，頓服。

治癨亂，胃氣虛，乾嘔不止。《聖惠》

丁香一分，人參一分，去蘆頭，擣細羅爲散，分爲二服，每服以牛乳三合煎三五沸，和滓溫服，如人行五里，再服。

又方。《聖惠》

生薑汁半合、牛乳一合，二味煎一兩沸，頓服之。

治癨亂，**厚朴湯**。《陶隱居》

厚朴四兩炙、桂心二兩、枳實五枚、生薑三兩，四物切，以水六升煎取二升，分三服。

治癨亂煩躁。《祕要》

厚朴去麤皮，塗生薑汁炙令香熟，擣細羅爲散，不計時候，以新汲水調下二錢。

治癨亂乾嘔。《聖惠》

厚朴一兩，去麤皮，塗生薑汁炙令香熟，枳殼一兩，麩炒微黃，去瓤，擣篩爲散，每服三錢，

---

① 枏（nán）：同“楠”。

② 熟湯：即百沸湯。

以水一中盞煎至六分，去滓，不計時候，稍熱服。

治癨亂，吐瀉不定方。《聖惠》

桑葉一握、篇竹一握細剉，以水二大盞煎至一大盞，去滓，溫溫分爲三服，如人行三二里，再服。

治癨亂已吐利後，煩渴不止。《聖惠》

桑葉一握切，以水一大盞煎至五分，去滓，不計時候，溫服。

治癨亂吐瀉，心煩悶亂。《聖惠》

竹葉一握，以水一大盞煮取汁五分，分溫二服。

治癨亂困篤。孫真人

童女月經衣和血燒灰，和酒服方寸匕。

治癨亂煩躁。《祕要》

燒亂髮如鷄子大，鹽湯三升和服之，不吐，再服。

治癨亂吐利不止，心煩，四肢逆冷。《梅師》

用黃牛屎一升，以水二升煎取一升，以綿濾過，去滓，頓服。

治癨亂腹痛吐利。《祕要》

桃葉三升切，以水五升煮取一升三合，分溫二服。

治癨亂不吐瀉，氣急煩渴。《聖惠》

木瓜一枚切，以水二大盞煎至一盞二分，細飲之。

治癨亂心煩躁。《聖惠》

棗十五枚、生薑一兩切，用水二大盞煎至一盞，去滓，分溫二服。

又方。《聖惠》

桂心一分末，人參半兩，去蘆頭，以水一大盞至七分，去滓，分溫二服。

又方。《聖惠》

蘆根三兩剉，麥門冬一兩去心，以水二大盞煎至一大盞，去滓，分溫五服。

療癨亂吐利不止。孟詵

藊豆①末和醋服之。

治癨亂後煩躁，臥不安穩。《梅師》

---

① 藊（biǎn）豆：即扁豆。

蔥白二十莖、大棗二十枚,以水三升煎取二升,分服。《聖惠方》同。

主癨亂乾嘔不息。韋宙《獨行①》

取薤一虎口,以水三升煮取半,不過三作即已。如卒得胷痛,差而復發者,取根②五斤擣絞汁飲之,立止。

治癨亂困篤,不識人。《聖惠》

鷄蘇三兩剉,以水三大盞煎至一盞半,去滓,分溫三服。

治癨亂心腹脹滿,未得吐下。《肘後》

小蒜一升哎咀,以水取三升煮取一升,頓服。《食醫心鏡》云:"主癨亂腹中不安,消穀理胃氣,溫中,除邪痺毒氣,歸脾腎,煎湯服之。"

治癨亂心悸,熱心煩渴。《梅師》

糯米水清③研之,冷熟水混取米泔汁,任意飲之。《楊氏產乳方》:"療癨亂心煩悶亂,渴不止,亦用糯米三合,以水五升細研,和蜜一合研,濾取汁,分兩服。"

治癨亂吐利,心煩壯熱。《聖惠》

黑豆一合揀擇④緊者,拭令淨,生薑半兩,以漿水一大盞煎至六分,去滓,分溫二服。

治癨亂吐下後,大煩渴,飲水不足。《聖惠》

黃米一合,以水一大盞煮令熟,放溫,飲清汁,頻服之。《中興備急方》:"治癨亂吐利後,大渴多飲則殺人,用黃米半升、水五椀煮三椀,澄清,稍稍與飲之,更勿與餘物飲也。"

治癨亂,手足轉筋。《新補本草》

以銅器若⑤瓦器盛湯熨之,亦可令蹋器使腳底熱徹,亦可以湯捋之,冷則易,用醋煮湯,更良。煮蓼子及吳茱萸汁亦好,以綿絮及破氈角腳⑥,以湯淋之,貴得熱徹。

治癨亂注痢不止,轉筋入腹欲死。《外臺祕要》

生薑三兩擣碎,以酒一升煮三四沸,頓服。《肘後》:"治癨亂,心腹脹痛,煩滿短氣,未得吐下。生薑一斤切,水七升煮取二升,分三服。"《梅師》:"治癨亂吐下不止,欲死。生薑五兩,牛兒屎一升,切薑,以水四升煎二升,分溫服。"

主癨亂轉筋。陳藏器

① 獨行:指韋宙《獨行方》。
② 根:指薤根。
③ 清:《醫心方》作"漬"。
④ 揀擇:挑選。
⑤ 若:或。
⑥ 角腳:將腳包裹成角狀。例如"角髮",束髮如角狀。

麻鞋底燒令赤，投酒煑粟穀汁中，服之。

治癨亂轉筋垂死。《聖惠》

敗蒲席一握細切，漿水一盞煑取六分，去滓，温温頓服。

癨亂轉筋。《中興備急》

桑葉研汁服一盞，冬月濃煑乾者。又蓼一把，去兩頭，水三盞煑二盞，頓服。用蓼乘熱擦轉筋處。又生薑，或乾薑，或高良薑，或蘇枋木煎濃汁服。

治癨亂轉筋，心腹脹痛。《肘後》

濃煑竹葉湯五六升，令灼^①止^②轉筋處。

治癨亂脚轉筋。《日華子》

吳茱萸和艾，以醋湯拌盦，妙也。

治癨亂心腹脹痛，煩滿短氣，未得吐下，若轉筋。《肘後》

梔子二七枚燒，研末，熟水調服。《圖經》："治癨亂轉筋，燒梔子三枚服，立愈。"

治癨亂轉筋。《梅師》

皂莢末吹一小豆入鼻中，得嚏便差。

治癨亂轉筋。《經驗後》

先以煖物裹脚，然後以栢木細剉煑湯淋之。

治癨亂吐利不止，兼轉筋。《聖惠》

棠梨枝一握、木瓜二兩，細剉和勻，分爲四服，每服以水一中盞，入生薑半分，煎至六分，去滓，不計時候，熱服。

治癨亂吐瀉轉筋。《聖惠》

木瓜一枚大者四破^③，倉粳米一合，以水二大盞煎至一盞半，去滓，時時温一合服之。

治癨亂轉筋。陶隱居

香薷煑飲服之，無不差。若四肢煩冷，汗出而渴者，加蓼子同切煑飲。

治癨亂轉筋，腹痛不止。《聖惠》

小蒜一分、鹽一分爛擣，內少許於臍中，上以艾灸七壯，立效。

治吐利后轉筋。孟詵

---

① 灼：炙。
② 止：停留。
③ 四破：剖開成四份。

藊豆葉一把生擣，以少酢浸汁服之，立差。

治癨亂轉筋。《藥性論》

取蓼子一把，香豉一升，先切葉，以水三升羹取二升，内豉汁中更羹取一升半，分三服。《古今録驗》：“只取蓼子一手把，去兩頭，以水二升半羹取一升半，頓服之。”陳藏器：“治癨亂轉筋。多取蓼子羹湯，及熱捋脚。”

治癨亂吐利轉筋，心膈煩悶，宜服此方。《聖惠》

豌豆三合、香菜三兩，以水三大盞煎至一盞半，去滓，分爲三服，温温服之，如人行五里，再服。

治癨亂轉筋不止。《聖惠》

釅醋二三升煎五七沸，看緊慢用故綿浸釅醋裏患處，微冷即換之，勿令傷冷。

又方。《聖惠》

陳橘皮二兩，湯浸去白瓤，焙，以醋漿水一大盞煎至五分，去滓，稍熱頻服。

又方。《聖惠》

雞屎白一分微炒，以水一中盞煎至五分，去滓，温服，勿令病人知。

又方。《聖惠》

桂心一兩，半夏一兩，湯洗七遍去滑，二味擣羅爲末，每服煎生薑酒調下一錢，如人行十里，再服。

又方。《聖惠》

燒蜈蚣，研爲末，醋調成膏，摩轉筋處。

嘔逆

治吐逆立效，**碧霞丹**。《經驗》

北來黄丹四兩篩過，用好米醋半升，同藥入銚内煎令乾，却用炭火三秤就銚内煅透紅，冷取研細爲末，用粟米飯圓如桐子大，煎酵湯①下七圓，不嚼，只一服。

治吐食不止。《耆域》

---

① 酵湯：宋代周密《癸辛雜識續集·宋彦舉針法》有“嘗治消渴者，遂以酒酵作湯，飲之而愈”。

以杓揚水數百過,名甘爛水,取以煑粥,食之安。

治乾噦,若手足厥冷,宜食生薑,此是嘔家聖藥。又治心下痞堅,不能食,胃中嘔噦。《千金》

生薑八兩細切,以水三升煑取一升,半夏五合,洗去滑,以水五升煑取一升,二味再合煑取一升半,稍稍服之。

治嘔吐,百藥不差。《心鏡》

生薑一兩切如菉豆大,以醋漿七合於銀器中煎取四合,空腹和滓旋呷之。

治卒乾嘔不息。《肘後》

擣葛根絞取汁,服一升,差。

主嘔逆,穀不得下,眩悸,**半夏加茯苓湯**。仲景

半夏一升、生薑半斤、茯苓三兩,切,以水七升煎取一升半,分溫服之。

治久積冷,不下食,嘔吐不止,冷在胃中。《簡要濟眾》

半夏五兩洗過爲末,每服二錢、白麪一兩,以水搜和切作碁子①,水煑麪熟爲度,用生薑醋調和食之。

治吐逆不定,欲生風者,宜**天南星粥**。《雞峯》

天南星大者一枚生,擣羅爲細末,每服一錢,研粟米汁三盞慢火煑成稀粥,放溫,煖服之。

療嘔噦。葛洪②

蘆根切,水煑,頓服。《必效方》:"以童子小便煑,服不過三升,差。"《千金方》:"治乾嘔噦,若手足厥冷,以蘆根三斤,煑濃汁飲。"《金匱玉函方》:"治五噎,心膈氣滯,煩悶吐逆,不下食,以蘆根五兩剉,水三大盞煑取二盞,去滓,不計時溫服。"

治嘔而胸滿者,**茱萸湯**主之。張仲景

茱萸一升、棗二十枚、生薑一大兩、人參一兩,以水五升煎取三升,每服七合,日三。乾嘔吐涎沫而頭痛者,亦主之。

療脾勞熱,有白蟲在脾中爲病,令人好嘔者。《刪繁》

取東行③茱萸根大者一尺、大麻子八升、橘皮二兩,凡三物咬咀,以酒一斗浸一宿,微火上薄④煖之,三下絞去滓,平旦空腹服一升,取盡,蟲便下出,或死或爛或下黃汁。凡作藥法,禁聲,勿語道作藥,蟲便下。

① 碁子:指棋子樣的塊狀物。碁,"棋"的异體字。
② 葛洪:當爲"葛洪"。
③ 東行:向東伸展。
④ 薄:稍微。

治嘔吐。孫真人《食忌》

白檳榔一顆煨、橘皮一分炙，爲末，水一盞煎半盞，服。

治嘔逆，不能食。《廣濟》

訶梨勒皮二兩，去核熬，爲末，蜜圓桐子大，空心服二十圓，日二。

治嘔吐。《耆域》

藿香半兩，丁香、人參各三錢，並剉，細水三椀煎至盞許，濃如膠餳，量多少服，湯侵①亦可，大人小兒皆可服。

治熱吐，奇效。《耆域》

好臘茶②末一錢，生腦末半錢，同研匀，以百沸湯點服，無時。

主噦。《圖經》

牛口中齝③丑知切草，絞汁服。

主乾嘔。《千金》

羊乳一盃，空心飲之。

療無故嘔逆酸水不止，或言三五口食後如此。《兵部》

羊屎十顆、好酒兩合，煎取一合，頓服即愈。如未定，更服，看大小加減服之，六七歲即五顆。

治卒乾嘔不息。葛氏

破鷄卵去白，吞黄數枚差。

治丈夫婦人吐逆，連日不止，粥食湯藥不能下者。《經驗》

五靈脂不夾土石揀精好者，不計多少，擣羅爲末研，狗膽汁和，爲圓如鷄頭④大，每服一圓，煎熱生薑酒摩令極細，更以少生薑酒化以湯，湯藥令極熱，須是先做下粥，温熱得所，左手與患人藥喫，不得嗽口，右手急將粥與患人喫，不令太多。

主嘔啘⑤，風氣，又吐後轉筋。《食療》

木瓜煮濃汁，飲之甚良。

治卒嘔啘不止，不欲食。《食療》

---

① 侵：進。
② 臘茶：茶的一種。臘，取早春之義。以其汁泛乳色，與溶蠟相似，故稱。
③ 齝(chī)：牛反芻。
④ 鷄頭：鷄頭米，即芡實。
⑤ 啘(yuē)：同"噦"，乾嘔。

枇杷葉去毛，煮汁飲之。

治卒乾嘔不息。《肘後》

甘蔗汁溫①令熱，服半升，日三。又以生薑汁一升服，並差。

治嘔。《外臺祕要》

麻人三兩杵，熬熟，以水研取汁，著少鹽喫，立效。李諫議嘗②用，極妙。

《近效》治嘔。《祕要》

白油麻一大合、清酒半升，煎取三合，看冷熱得所，去油麻，頓服之。

治嘔噦。《食醫心鏡》

麪、醋和作彈圓二三十箇，以沸湯煮，別盛漿水二斗已來，彈圓湯內漉出，於漿中看外熱稍減，乘熱吞三兩箇，其噦定即不用吞餘者，加至七八圓尚未定，晚後飯前再作吞之。

五噎膈氣

治胷中氣噎，不下食，喉中如有肉塊。《聖惠》

昆布二兩，洗去鹹味，小麥二合，以水三大盞煎，候小麥爛熟，去滓，每服不計時候喫一小盞，仍揀取昆布，不住③含三兩片子，嚥津，極妙。

治氣膈食噎。《聖惠》

川大黃一兩，剉碎微炒，訶梨勒皮一兩半，二物擣羅爲末，鍊蜜和圓如桐子大，每服不計時候以粥飲下十圓。

快胷膈，香連圓。《耆域》

黃連二兩切如豆，以生薑六兩取自然汁，拌令勻，候滲乾，炒作紫色即止，次用南木香半兩碎切，入黃連同炒過，爲末糊圓麻子大，食後二三十圓臘茶下。

治膈氣嘔逆，不能下食。《聖惠》

桑葉末一兩，半夏一兩，洗七遍去滑，二物擣細羅爲散，每服一錢，以醋漿水一中盞煎至六分，入生薑汁少許，不計時候，稍熱并滓服。

---

① 溫：加熱。
② 嘗："嚐"的異體字。
③ 不住：不停。

治膈氣，心胷中氣逆，時復①疼痛，**枳實散**。《聖惠》

枳實一兩，麩炒微黃，桂心一兩，二物擣細羅爲散，每服不計時候以熱酒調下一錢。

治久患氣膈，心腹痞滿，咽喉噎塞，不下食飲。《聖惠》

枳殼一兩，麩炒微黃去瓤，訶梨勒皮一兩半，二物擣細羅爲散，每服不計時候，煎生薑橘皮湯調下一錢。

治噎病，胷膈積冷，飲食不下，黃瘦無力，川椒麪拌粥。《聖惠》

川椒一百粒，去目，白麪二合，以醋淹椒令濕，漉出於麪中拌令勻，便於豉汁中煮，空心和汁吞之。

治噎。《藥性論》

頭垢以酸漿水煎膏，用之立愈。

治卒噎。《聖惠》

左右傍人可與輕解衣帶，勿令噎者知，則愈。

治噎病。《聖惠》

用狼喉結曝乾杵末，入半錢於飯內食之，妙。

治五噎立效。《聖惠》

杏人三兩，去皮尖、雙仁，麩炒微黃，桂心二兩，二物擣羅爲末，鍊蜜和圓如酸棗大，不計時候含一圓，嚥津。

治五膈五噎，飲食不下，肌體羸瘦，**橘皮圓**。《雞峯》

橘皮不以多少，只揀陳久者，不去白，爲細末，研大蒜和爲膏如櫻桃大，每服一二粒，白湯嚼下，不以時候。

治卒食噎。《聖惠》

陳橘皮一兩，湯浸去白瓤，焙乾擣末，以水一大盞煎取半盞，稍熱頓服。《心鏡》方同。

又方。《聖惠》

鷄毛燒灰五兩、滑石末三兩，相和令勻，不計時候，煎榆白皮湯調下一錢。

治噎病不下食。《聖惠》

老牛噍②沫如棗許大，置稀粥中飲之，終身不噎矣，勿令患人知。

---

① 時復：時常。
② 噍(jiào)：咀嚼。

治卒食噎。《聖惠》

鸕鷀喙，當噎時以銜之則下。孫真人、《外臺祕要》同。

又方。《聖惠》

羚羊角屑一兩，擣細羅爲散，每服不計時候以粥飲調服一錢。亦可以角水磨，塗咽喉外。《祕要》方同。

治膈氣，咽喉噎塞，飲食不下。《聖惠》

碓觜①上細糠，蜜圓如彈子大，不以時含一圓，細細嚥津。陶隱居：主卒噎，亦用杵頭細糠刮取含之。《日華子》治噎用此煎湯呷。

治噎不能下食，咽喉壅塞，心胷煩悶。《聖惠》

春杵頭糠細羅，以老牛涎和圓如彈子大，不計時候含一圓嚥津。

治胷膈氣滯，食噎不下。《聖惠》

春杵頭細糠一合，昆布洗去鹹，爲末一兩，老牛涎一合、生百合汁一合，二味以慢火煎，入少蜜攪成膏，搜前二味圓如鷄頭大，不計時候含一圓，細嚥津。

---

① 碓（duì）觜：春米的杵。末梢略尖如鳥嘴，故名。觜，鳥嘴。

第七卷

癥積

瘕癖附

脹滿

癥積

痃癖附

治癥瘕積聚，去三尸，益氣延年，却老。《千金》

雄黄二兩細研爲末，九度水飛過，却入新淨竹筒内盛，以蒸餅一塊塞口，蒸七度，用好粉脂一兩爲圓如菉豆大，日三，服酒下七圓至十圓。

療心腸宿癥，卒得癥。《外臺祕要》

硃砂細研，搜飯令朱多，以雄雞一隻，先餓二日，後以朱飯飼之，著雞於板上，收取糞，曝燥爲末，温清酒服方寸匕至五錢，日三服。若病困者，晝夜可六服。一雞少，更飼一雞，取足服之，俟愈即止。

治食魚鱠及生肉，住胷膈中不消化，吐之不出，多成癥。《聖惠》

川朴消半兩、川大黄一兩，剉碎微炒，擣羅爲麤散，每服三錢，以酒一中盞煎至六分，去滓，空腹温服，當下利即差。

治卒暴癥，腹中有物堅如石，痛欲死。《外臺祕要》

萠藋根一小束，洗瀝去水細擘，以酒二升漬三宿，煖温服五合至一升，日三。若欲速得服，於熱炭中温令藥味出，服之。此方無毒，已愈十六人，神驗。藥盡復作服之。

治卒暴癥，腹中有物硬如石，痛刺晝夜，若不治之，百日内死。《外臺祕要》

虎杖根，勿令影臨水上，可得石餘許，洗乾擣作末，秫米五斗[①]炊飯内攪之，好酒五斗漬封，候藥消飯浮，可飲一升半，勿食鮭魚、鹽，癥當出。亦可但取其一斗乾擣，酒漬飲之，從少起，日三，亦佳。此治癥乃勝諸大藥。

治癥瘕及主皴腹滿。《祕要》

三稜草切一石、水五石煑一石，去滓，更煎取三斗汁，銅器中重金煎如稠糖，出，内窑器中，旦服一匕，酒一盞調之，日二，飢乃服之。

食魚鱠及生肉，住胷膈不化，必成癥瘕。《千金》

馬鞭草擣汁，飲之一升，生薑水亦得，即消。

---

① 斗：“斗”的俗字。

主癥癖血瘕，久瘧破血。陳藏器

馬鞭草作煎如糖，酒服。

治腹脹，積聚癥瘕。《千金》

葶藶子一升熬，以酒五升浸七日，日服三合。

卒暴癥，腹中有物如石，痛刺啼呼，若不治，百日死。《千金髓》

多取商陸根擣令碎，蒸之，以布藉①腹上，安藥勿覆，冷復易，晝夜勿息。

治卒暴癥，腹中有如石刺，晝夜啼呼。《肘後》

牛膝二斤、酒一斗漬，密封，熱灰火中温令味出，服五合至一升，量力服之。

又方。《聖惠》

鹽砂一斗、桑柴灰一斗，以水三斗往復淋之五六度，取生鱉長一尺者一枚，内灰汁中煮之爛熟，取出擘去甲及骨，於砂盆中研令細，更入灰汁中煎熬，候可圓，即圓梧桐子大，每於食前以温酒下二十圓。

治久積癥癖及痃氣急痛。《聖惠》

川烏頭二兩，炮烈去皮臍，川椒一兩，去目及閉口者，微炒去汗，擣羅爲末，用雞子白和圓如麻子大，每服不計時候以温酒下十圓。

治鱉癥。《千金》

藍菜②一斤擣，以水三升絞取汁，服一升，日二。

治因食鱉，復食莧菜，腹中縈縈如鱉狀。《海上》

馬屁字爲末，水下。馬字爲末頗難，法用磁椀片同擣，傾水中，水面上略取之。竹園中者良。

治食魚鱠及生肉，胷膈中不化，吐之不出，便成癥瘕。《聖惠》

厚朴一兩去麤皮，塗生薑汁炙令香熟，川大黄二兩，剉碎微炒，二味細剉，分爲二服，每服以酒一大盞煮取六分，去滓，放温盡服，良久再服，立消。

熨癥癖。《聖惠》

吳茱萸一升、川烏頭三兩擣碎，用醋拌炒令熱，分作二包，更番③熨之。

《集驗》熨癥法。《外臺祕要》

---

① 藉(jiè)：墊。
② 藍菜：即甘藍。
③ 更(gēng)番(fān)：輪流調換。

茱萸三升碎之，以酒和煮熟，布裹熨癥上，冷更炒三升，更番用之，癥移走，逐熨之，候消乃止也。

治肉癥，思肉不已，食訖復思。《千金》

白馬尿三升，空心飲，當吐肉，肉不出即死。

主癥癖，及主皷脹滿。《千金翼》

黑牛尿一升，微火煎如稠糖，空心飲服一大棗許，當轉①病出，隔日更服之。

主鱉癥，及心腹宿癥，及卒得癥。《集驗》

白雌雞屎無多少，小便和之於器中，火上熬令燥，末服方寸匕，多服不限度，以膏熬飯飼，彌佳。

主癥瘕，久痼冷。《本注》

雀屎以蜜和圓飲服，或和少乾薑服之，大肥悦人。

治米癥，其人常②欲食生米，常吐酸水，若食米則胷中清水不止，宜服此。《聖惠》

雞糞半合，白米半合，二味合炒，取米燋爲度，擣羅爲散，用水一中盞調，頓服取盡，少時即吐，吐出病如米末也。

治癥癖病。《藥性論》

鱉甲、訶梨勒皮、乾薑末等分爲圓，空心下三十圓，再服。

治癥瘕痃癖。陳藏器

鱉一頭，治如食法，以桑灰汁煎如泥，和諸癥瘕藥重煎，堪圓衆手捻成，日服十五圓，癥瘕痃癖無不差者。

治食癥。《聖惠》

以青州棗兩枚去核，每箇入膩粉一錢，以白麵裹燒，麪熟即去麪，空心以棗爛嚼煖水下之，即瀉下癥塊。

治鱉瘕。孟詵

新熟赤黍米淘取泔汁，生服一升，不過三兩度，愈。

治髮癥，欲得飲油。《祕要》

油一升，香澤③煎之，大沙鑼貯，安病人頭邊，口鼻臨油上，勿令得飲，及傅之鼻面並令香

---

① 轉：轉移。
② 常：《太平聖惠方》作“恒”，避宋真宗趙恒諱改爲“常”。
③ 香澤：潤髮所用有香味的油。

氣，叫喚取飲不得，必當疲極眠睡，髮癥當從口出，煎油人等守視之，并石灰一裹，見癥出，以灰粉手捉取癥抽出，須臾抽盡，即是髮也。初從腹出，形如不流水中爛菜，隨髮長短，形亦如之，無忌。《外臺祕要》："治脅喉間覺有癥蟲上下，偏聞葱豉食香，此是髮蟲，用油煎葱豉令香，二日不食，張口而臥，將油葱豉致口邊，蟲當漸出，徐徐以物引去之。"

治蛟龍病，三月、八月近海及水邊，因食生芹菜，爲蛟龍子生在芹菜上，食入腹變成龍子，須慎之。其病發似癲，面色青黃，小腹脹壯如懷姙，宜服寒食餳[1]。《聖惠》

寒食餳三斤，每服五合，一日三服，吐出蛟龍，有兩頭。開皇六年[2]，霸橋[3]有人吐出蛟龍，大驗。

治米癥久不瘥，羸瘦，宜服此。《聖惠》

葱白一握切，烏梅十五枚，搥去核，以水一大盞浸一宿，去滓溫煖，分爲二服，當吐出米末爲度，未吐即再服之。

治久厭食，令自消化。《聖惠》

膩粉半錢、硫黃半錢同研細，以棗一箇去核，內藥入棗內，用麪裹，灰火內燒，候麪熟爲度，取去麪，用棗藥，空心以溫水嚼下。

治五般積氣成聚。王氏《博濟》

黑牽牛一斤，生擣八兩，餘滓於新瓦上炒令香熟，放冷再擣，取四兩，生熟末共十二兩拌勻，鍊蜜圓桐子，患積氣至重者，三五十圓，煎陳橘皮生薑湯下，臨臥空心服之。如二更至三更已來藥行時，效應未動，再服，與三十圓投之，轉下積聚之物，常服十圓至十五圓，行氣甚妙。小兒十五已下至七歲已上，服五圓至七圓，年及五十已上不請服。

治腹中有實積，疼痛不可忍，以手按之痛不止者，乃實痛也。《耆域》

草烏去皮貳兩末之，巴豆去皮，以紙襯火上焙裂，自然殼去，別研令細，秤一兩，方入烏頭末同研令勻，二物和勻，醋糊圓桐子大，晾[4]令水脉[5]乾，用麥麩炒，直候麩焦黑色，藥透乾乃止，每服一圓，百沸醋湯空心食前。如欲圓，先以黃連煎湯洗手，免傷剥[6]也。一名積氣圓，屢用神驗。

治酒毒積黃，**鐵刷圓**。《耆域》

---

① 寒食餳：寒食日所做米糖。
② 開皇六年：公元586年。"開皇"爲隋文帝楊堅年號。
③ 霸橋：一作"灞橋"，位於陝西省西安市東二十里處的灞水上。
④ 晾（làng）：曝曬。
⑤ 水脉：水痕。宋代黃庭堅《和答梅子明王揚休點密雲龍》："五除試湯飲墨客，泛甌銀粟無水脉。"
⑥ 傷剥（bāo）：嚴重損傷。

生薑一斤切作片子，石灰淹三日取出，焙乾爲末，陳米飲圓如梧桐子大，鹽湯下十五圓。兼大利脅膈，化涎。

宣一切宿滯，治肺氣、水氣。《日華子》

續隨子日服十粒，瀉多，以酸漿水并薄醋粥喫，即止。

治積聚，宿食不消，虛羸腹脹。《聖惠》

吳茱萸二兩，湯浸七次，焙乾微炒，巴豆半兩，去皮心，研如膏，紙裹壓去油，二味先擣羅吳茱萸爲末，以釅醋一大椀浸吳茱萸末一宿，至來日於銀鍋内熬，候茱萸似膏，即入巴豆膏更熬，候可圓即圓如菉豆大，空心以温酒下三粒，如氣散惡物下，即住服。

神枳圓，消積滯，温脾胃，空膈快氣。《耆域》

枳殼成箇，湯浸去穰，取出眼六七乾，每枳殼兩箇，入巴豆肉一箇在内，以麻纏定，米醋浸滿，炭火上煑乾，取出巴豆不用，只將枳殼細切焙乾，每成熟末壹兩，入木香一分以來，米醋糊圓菉豆大，煑枳殼中有餘醋，亦入糊内，每服五七圓，服取次①湯水下。亦治癥癖，久服自消。

治五積，**平氣圓**。《耆域》

陳橘皮六兩，入硇砂一兩、河水二升一處同煑，候水盡，焙乾爲末，麪糊圓菉豆大，每服十五圓至二十圓，茶酒任下。

消食化氣，**橘皮圓**。《耆域》

陳橘皮一斤、巴豆四兩一處拌匀，用盆盛藥，沸湯潑，用物蓋一伏時，就内淘淨取出控乾，入倉陳米一升同炒，候橘皮乾取出，揀去巴豆，以陳橘、倉米爲末，滴水圓如梧桐子大，每服任便，湯使下三五圓。

治積塊及婦人血瘕。《圖經》

山蒜，似大蒜臭，山人以苦醋摩服，多效。

主疝癖。陳藏器

取蓼子一握，煑服之。

治疝癖不差，脅下痛，硬如石。《聖惠》

生商陸根汁一升，杏仁一兩，湯浸去皮尖，研杏仁令爛，以商陸根汁相和，研濾取汁，以火煎如餳，每服取棗許大，空腹熱酒調下，漸加，以利惡物爲度。

治疝癖，氣不消。《聖惠》

---

① 取次：任意，亦作"取此"。

　　京三稜一兩微煨剉，川大黃一兩剉，擣羅爲末，用醋熬如膏，每日空心以生薑橘皮湯調下一茶匙。

　　治積冷痃癖氣，不思飲食，四肢羸困，宜服此。《聖惠》

　　莨菪子三分，水淘去浮者，大棗四十九枚，以水三升相和煑，水盡即取棗，去皮核，每於食前喫一枚，粥飲下亦得，覺熱即止。

　　療癖方。《外臺祕要》

　　大黃十兩杵篩，醋三升和勻，白蜜兩匙煎，堪圓如梧子大，一服三十圓，生薑湯吞下，以利爲度，小者減之。

　　療癖氣。韋宙《獨行》

　　生芋子一斤壓破，酒五升漬二七日，空腹一杯，神良。

　　治酒癖，痰吐不止，兩脅脹痛，氣喘上奔，不下食飲。《聖惠》

　　舐甂一兩，神麴末半兩微炒，擣羅爲末，每服以葱白酒調下二錢。

　　治膜外氣①及氣塊方。《勝金》

　　延胡索不限多少爲末，猪胰一具，切作塊子，炙熟，蘸藥末食之。

　　療癖。《必效》

　　車下李人②微湯退去皮及並人者，與乾麪相拌，擣之爲飲③，如猶乾，和淡水如常搜麪作餅，大小一如病人掌，爲二餅，微炙使黃，勿令至熟，空腹食一枚，當快利，如不利，更食一枚或飲熱粥汁，以利爲度。若至午後利不止，即以醋飯止之，利後當虛。病未盡者，量力一二日更進一服，以病盡爲限，小兒亦以意量之，不得食酪及牛馬肉等，無不效。但病重者後服，亦任量力。累試神驗。

　　治寒癖宿食，久飲不消，大便祕。《千金》

　　巴豆仁一升、清酒五升煑三日三夜，研令大熟，合酒微火煎之，圓如胡豆大，每服一圓水下，欲吐者服二圓。

　　主腹中水癖、水腫。孟詵

　　黃雌雞一隻，治如食，和赤小豆一升同煑，候豆爛即出，食之其汁，日二夜一，每服四合。補丈夫陽氣，治冷氣瘦著床者，漸漸食之良，又先患骨熱者不可食之。

---

① 膜外氣：病證名，水氣病一種。
② 車下李人：即鬱李仁。
③ 飲：《證類本草》作“餅”。

主痎癖，諸塊伏梁。陳藏器

雀屎和乾薑、桂心、艾等爲圓，入腹能爛痎癖。

治痎癖氣。《藥性論》

鱉甲可醋炙黃爲末，每服一匙，牛乳一合同和，可朝朝服之。

破冷痎癖。《日華子》

栗楔①，日生喫七箇。

治痎癖氣，心腹疼痛，肌膚瘦弱，面無顏色，及男子元氣、婦人血氣，並宜服此，桃仁煎。《聖惠》

桃人二千箇，浸湯去皮尖、雙仁，細研爲膏，以酒二斗淘濾取汁，於淨鐺中以慢火煎成膏，每於食前以煖酒調下一茶匙。

治痎氣發歇，衝心疼痛，不識人。《聖惠》

桃人一兩，湯浸去皮尖、雙人，吳茱萸三兩，二物相和，以慢火熬，桃人色稍黃即取出，用合器盛之，密蓋定，待冷擇去茱萸，留桃人，每日空心爛嚼二七顆，以熱酒下，晚食前再服。

脹滿

治心腹脹堅，痛悶不安，雖未吐下，欲死。《梅師》

鹽五合、水一升煎令消，頓服，自吐下食出即定，不吐更服。

治食物過飽不消，遂成痞膈。《經驗》

馬牙硝一兩碎之，吳茱萸半升陳者，煎取茱萸濃汁，投消②，乘熱服，良久未轉，更進一服，立愈。竇群③在常州，此方得效。

食狗肉不消，心下堅，或膜脹口乾，忽發熱忘語。《梅師》

蘆根煑汁飲之。

治腹滿，不能服藥。《梅師》

煨生薑，綿裹内下部中，冷即易之。

---

① 栗楔（xiè）：唐代醫者陳士良云“栗有數種，其性一類，三顆一球。其中者，栗楔也，理筋骨風痛”。
② 消：指馬牙硝。
③ 竇群：763—814年，字丹列，扶風平陵（今陝西咸陽西北）人，以工詩稱，代宗朝官至左拾遺。

治大人小兒喫雜果子，多腹脹氣急。《經驗後》

肉桂碾末，飯圓菉豆大，大人十圓，小兒五圓，熟水下，未痊再服。

主脹滿穀脹。《食療》

鼠李肉，牛李是也，和麪作餅子，空心食之，少時當瀉。

療腹滿癖堅如石，多年不損者。《必效》

白楊木東南枝，去蒼皮，護風①細剉五升，熬令黃，以酒五升淋訖，即以絹袋盛淬，還內酒中密封再宿，每服一合，日三。

療腹脹滿，欲瘦病者。崔元亮

豬牙皂角相續量長一尺，微火煨去皮子，擣篩，蜜圓桐子。欲服藥，先喫煑羊肉兩臠②，呷汁三兩口，後以羊肉汁下藥十圓，以快利爲度，覺得力更服，以利清水即停，差後一月已來不得食肉及油膩。

治食氣，遍身黃腫，氣喘，食不得，心膂滿悶。《經驗》

不蛀皂角，去皮及子，塗好醋炙令焦，爲末一錢匕，巴豆七枚去油膜，二件以淡醋及研好墨爲圓麻子大，每服三圓，食後陳橘皮湯下，日三服，隔一日增一圓，以利爲度。如常服，消酒食。

治心腹俱脹痛，短氣欲死或已絕。《肘後》

烏梅二七枚、水五升煑一沸，內大錢二七文，煑取二升半，強③可頓服，羸人可分之再服。

治腹內諸氣脹滿，**小芥子酒**。《聖惠》

小芥子半升擣碎，以生絹盛，用好酒五升浸七日，每於食前溫一小盞子服。

治心腹脹。《祕要》

蔓菁子大一合，揀淨，擣熟研，水一升更合研，濾取汁，可得一盞，頓服之，少頃自得轉利或自吐，腹中自寬，或得汗愈。

治腹滿不能服藥，導之方。《梅師》

取獨頭蒜煨令熟，去皮，綿裹內下部中，冷即易。

治小腹堅大如盤，膂中滿，能食而不消。《千金》

麴末服方寸匕，日三。

---

① 護風：避風。
② 臠（luán）：小塊的肉。
③ 強：身體強壯的人。

主食過飽，煩悶，但欲臥而腹脹。《肘後》

熬麵令微香，服方寸匕。以大麥生麵佳。無麵，以糱亦得。

因食菱多，令人腹脹滿。_{孟詵}

煖酒和薑飲一兩盃，即消矣。《食療》云："菱發冷氣，含吳茱萸，嚥津液，消其腹脹矣。"

治食鴨肉成病，胷滿面赤，不下食。《聖惠》

秫米泔服一中盞。

第八卷

痰飲

嗽

喘滿

肺疾

痰飲

治痰壅及心肺煩熱。《圖經》

服柳絮礬[①]，甚佳。

療胷中多痰瘀癖。《祕要》

礬石一兩，以水二升煑取一升，内蜜半合，頓服取吐。須臾未吐，當飲少熱湯。

治痰飲吐水無時節者，其源以冷飲過度，遂令脾胃氣羸，不能消於飲食，食入胃則皆變成冷水，反吐不停口，**赤石脂散**主之。《千金翼論》

赤石脂一斤擣篩，服方寸匕，酒飲自任，稍稍加至三匕，服盡一斤，則終身不吐痰水，又不下痢，補五臟，令人肥健。人有痰飲，服諸藥不效，用此方遂愈。

治痰盛，**代赭圓**。《耆域》

丁頭代赭石[②]醋淬五七次一兩、旋復花二兩爲末，以薑汁煑半夏末作糊和圓桐子大，十五至二十圓薑湯或熟水下。

治頭痛如破，非中風冷所得，是胷膈中痰厥氣上衝，名爲痰厥頭痛。《聖惠》

竈下墨一兩，附子三分，炮裂去皮臍，擣細羅爲散，每服二錢，温水調下，不以時。

治痰厥頭痛。《聖惠》

旋復花一兩、牛蒡子一兩微炒，擣細爲末，每服一錢，臘面茶清調下不以時。

又方。《聖惠》

附子半兩生用、半夏半兩生用，擣細爲散，每用一錢，以水調和如膏，以紙看大小涂藥，貼在太陽穴上，藥乾疼止，立效。

治痰厥頭痛，往來寒熱。《聖惠》

常山一兩、雲母粉二兩，擣羅爲散，每服一錢，鹽湯調下，不以時，得吐爲效，若吐不盡，即更一服。

治痰眩。《耆域》

香附子微炒爲末，蜜圓彈子大，白湯下。

治痰癖飲結，兩脇滿脹，羸瘦，不能飲食，食不消化，喜唾乾嘔，大小便或澀，或利，或赤

---

① 柳絮礬：礬石之輕而白者。
② 丁頭代赭石：代赭石之上有浮漚如丁形者。

白，腹内有熱，唇口乾焦，好飲冷水，卒起頭眩欲倒，脇下疠痛。《聖惠》

赤茯苓三兩，吳茱萸一兩，湯浸七遍，焙乾微炒，擣羅爲末，煉蜜和如圓桐子大，每服二十圓，粥飲下，日三服。一方：治痰飲，等分爲圓。

治懸飲，腹滿脇痛。《聖惠》

牽牛子二兩微炒、皂角子二兩微炒，擣羅爲末，煉蜜圓桐子大，每服十五圓，生薑湯下食前，取下痰滯爲度。

治痰癖，氣不散，可思飲食，宜服此方。《聖惠》

生薑二兩，附子一兩，炮裂去皮臍，細剉，分爲三服，以水一大盞煎至五分，去滓，不計時候溫服。《千金》：“主痰癖，用生薑八兩，附子四兩生用，四破之，二物以水五升煮取二升，分再服。亦主卒風。禁豬肉、冷水。”

治留飲，宿食不化，**桑耳圓**方。《聖惠》

桑耳①一兩，巴豆半兩，去心皮研，紙裹壓去油，擣羅爲末，用棗肉圓如麻子大，食前以溫水下二圓，如人行十里，其病當下，如未下，服三圓，病下即止。

治痰，**化痰圓**。《耆域》

半夏七洗、五靈脂研，二物等分爲末，薑糊圓桐子大，每服三十圓，薑湯下。

半夏滌涎圓，治一切風痰。《耆域》

半夏不拘多少，湯洗七遍，爲末，將皂角搥碎，水浸一宿，揉取汁，入白麪，慢火熬成膏，圓如桐子大，朱砂爲衣，每服二三十圓，茶酒任下。

消痰涎，**墜痰圓**。《耆域》

半夏七洗略炒，白礬通明者，等分爲末，糊圓桐子大，薑湯下十五圓。

千緡②湯，治一切痰壅喘急，眠臥不得。《良方》

齊州半夏事持③了，剉如麻豆大，如十兩半夏即入甘草一兩，每服五大錢，水三盞，薑七片炙，皂角一寸，去皮子，同煎至一盞，去滓溫服，日三服。

治胃虛有痰，欬嗽嘔吐。《耆域》

半夏半斤，薑汁製作麪，白麪二兩，水和爲圓桐子大，每服三十至五十圓，用水一盞半、生薑三片，先煮數沸，次下藥，煮令藥浮爲度，入蜜少許，匙抄④服之。若嘔吐，加生薑煎。

---

① 桑耳：桑樹上的木耳。
② 千緡(mín)：比喻昂貴、貴重。古代將銅錢穿成串，便於攜帶，稱之爲緡，一千銅錢爲一緡。
③ 事持：整理乾净。
④ 抄：取。

鐵刷散，治痰飲，膈膈不快，不思飲食，頭眩惡心，但是膈上有痰欬嗽等。《耆域》

半夏一斤、生薑六兩，先將半夏擣篩爲末，研薑汁作餅子，焙乾爲末，每服一錢、水一盞半、生薑三片，煎七分，溫服。要作圓，即以薑汁煮糊，圓桐子大二十圓，薑湯下，名鐵刷圓。丹陽慈濟："以皂角挼汁煮半夏極熟，乾爲末用。"

治痰實膈中，結聚不散。《聖惠》

半夏五兩、皂角五鋌打破，同於大鼎子内用水煮一日，去皂角，只取半夏，曬乾擣細，羅爲散，每服一錢，以水中盞，入生薑半分、葱白七寸，煎至六分，去滓溫服，不以時。

又方。《聖惠》

皂角三十鋌不蚛者，去黑皮，搥碎，水五升浸一宿，揉取汁，去滓，於鍋内以慢火熬，令可圓即圓如桐子大，每服十圓，鹽漿水下，食後。

又方。《聖惠》

密陀僧一兩、醋一中盞、水一中盞，煎令醋水俱盡，候乾，細研爲散，每服一錢，以水一小盞、酒一小盞煎至一盞，和滓，不以時溫服，如人行一二里當吐出痰涎爲效。

治風痰，頭疼肌熱，目眩心煩。《耆域》

南星、石膏等分爲末，糊圓桐子大，以煅寒水石粉入，龍腦爲衣，濃煎生薑荆芥湯下十五圓。

治一切痰飲涎唾，膈滿汪洋，食已嘔逆等疾，**衮金圓**。《耆域》

南星四兩生用，枳殼去穰，麩炒二兩，爲末，糊圓桐子大，金箔爲衣，每服二三十圓，薑湯下。

治風痰頭痛。《經效》

南星炮裂、荆芥穗等分爲末，生薑自然汁煮糊，爲圓桐子大，每服二十圓，食後薑湯下。

半星圓，治痰。《經效》

南星、半夏各四兩，爲細末，爛薑半斤研，擣半、星爲圓，以楮葉①裹縛，却於草中罨②之，如罨麴狀，候乾，入去皮香附子四兩，爲末，薑汁麪糊爲圓桐子大，每服三四十圓，食後薑湯下。

治痰飲，**天南星圓**。《耆域》

天南星不拘多少，先燒一地坑令通紅，以酸醋潑之，置南星於内，以物覆其上，又以泥土

---

① 楮葉：桑科植物構樹的葉子。
② 罨（yǎn）：覆蓋。

泥合，勿令泄氣，經一夕取出，去赤皮爲末，再以半夏末、以薑汁爲糊，圓南星如桐子大，每服三四十粒，食後生薑湯下。

治痰，下氣。《耆域》

天南星絕大者十箇，香附子大者千枚，二物同炒，以微香爲度，取天南星片切，香附杵去皮令淨，共秤之，對①用生薑細擦②，淹拌經宿，焙乾末之，麫糊圓桐子大，薑湯下百粒，不以時。

治心下有水，支飲。《梅師》

白术三兩、澤瀉五兩剉，以水三升煎取一升半，分服。

真宗③賜高相國④，去痰清目，進飲食，**生犀圓**。《御藥院》

川芎十兩緊小者，粟米泔浸三日換，切片子，日乾爲末，作兩料，每料入麝、腦各一分，生犀半兩，重湯煮，蜜杵爲圓小彈子大，茶酒嚼下一圓。痰，加朱砂半兩；膈壅，加牛黃一分水飛、鐵粉一分；頭目昏眩，加細辛一分；口眼喎斜，加炮天南星一分。

療膈間支飲，其人喘滿，心下痞堅，面鼇⑤黑，其脉沉緊，得之數十日，吐下之乃愈，**木防己湯**主之。《深師》

木防己二兩，石膏二枚鷄子大，碎，綿裹，桂心二兩，人參四兩，四物以水六升煮取二升，分再服，虛者便愈，實者三日復發汗，至三日復不愈者，宜去石膏，加芒消三合，以水六升煮三味取二升，去滓，內芒消，分再服，微下利則愈，禁生葱。

治冷痰飲，惡心。《聖惠》

蓽撥一兩爲末，食前清粥飲調半錢服。

治支飲久不差，大腹水腫，喘促不止。《聖惠》

甜葶藶三兩，隔紙炒令紫色，擣如膏，每服圓彈子大，以水一中盞，入棗四枚，煎至五分，去滓，非時溫服。

治積聚痰飲，不下食，嘔逆，及腹內諸疾。《蜀本》

續隨子研碎，酒服之，不過三顆，當下惡物。

治痰。《耆域》

---

① 對：相等。
② 擦：刨擦。
③ 真宗：宋真宗趙恒。
④ 高相國：或爲宋代大理高氏。
⑤ 鼇：疑爲鼃之訛字。

枳殼去穰麩炒，白术薄切焙乾，等分爲末，每服一二錢，白湯點服，不以時。

治心下堅大如盤，水飲所作。張仲景

枳實七枚、术三兩，以水一斗煎取三升，分三服，腹中軟即稍減。

治痰涎。《御藥院》

檳榔爲末，白湯點一錢。

治膈痰吞酸。《圖經》

皂筴核炮，取中黄心嚼餌之。

五靈脂圓，主痰氣停積脅下，妨悶。《耆域》

五靈脂一兩碎炒，青蛤粉一兩微炒，二味爲末，用麪糊作兩處圓，並如菉豆大，每服各用五圓，温水下，食後臨卧服。

嗽

治久近嗽至咯血，不能止。《耆域》

雌黄、雄黄二物等分，用黄臈少許鎔汁，投二黄末作膏，用紙如膏藥塗之，於香爐上卷作卷子，燒一頭，留上一頭吸煙，每吸一兩口，用米飲嚥下，至盡一服，良已。

治久嗽、暴嗽、勞嗽、**金粟圓**。《勝金》

葉子雌黄①一兩研細，用紙筋泥②固濟小合子一箇，令乾，勿令泥厚，將藥入合子内，水調赤石脂封合子口，更以泥封之，候乾，坐③合子於地上，上面以未入窑瓦坏泥彈子大擁④合子，令作一尖子，上用炭十斤簇定，頂上著火，一熨斗⑤籠起，令火從上漸熾，候火消三分去一，看瓦坏通赤則去火，候冷開合子取藥，當如鏡面光明，紅色，入乳鉢内細研，湯浸，征餅心爲圓如粟米大，每服三圓五圓，甘草水服，服後睡良久，妙。

治欬嗽，用藥薰方。《聖惠》

以爛青布廣⑥四寸鋪熟艾，其艾上又布少白礬末，礬上又布少薰黄末及少鹽，又布少豉

---

① 葉子雌黄：與雄黄同類，出于山之陰者爲雌黄。葉子者，文理層疊也。
② 紙筋泥：加入了草料的石灰泥，可以增加黏性和韌性。
③ 坐：放置。
④ 擁：遮掩。《集韻·鍾韻》：“擁，遮也。”
⑤ 熨斗：即火斗，一種斗狀的舊式火器。
⑥ 廣：寬。

末,急捲之,以火燒令著①,内乾罐子中,以紙縵②罐子,上面開一小孔子,以口吸取煙嚥之,以吐出痰涎爲度,若心悶時略歇,煙盡乃止,日一二度,作不過三五度差,三七日慎油膩物。

治哮嗽。《耆域》

甆椀片火煆,擣羅爲末,用豬肉切開,入藥在内,煨熟,細嚼下,隨後喫糯米粥少許。亦治小兒嗽,甚效。

治老嗽。《本經》

故茆屋③上塵,取多年煙火者,拂取上塵,和石黄④、款冬花、婦人月經衣帶爲末,以水和,塗于茆上待乾,内竹筒中,燒一頭,以口嗡入咽喉,數數嚥之,無不差也。

治咳嗽,上氣喘急,嗽血吐血。《靈苑》

人參好者爲末,每服三錢匕,鷄子清調之,五更初服便睡去,枕仰臥,只一服愈,年深者,再服。忌醒⑤鹹鮓醬麪等,并勿過醉飽將息⑥,佳。

治虛中有熱,欬嗽膿血,口舌咽乾,又不可服涼藥。席延賞

好黄耆四兩、甘草一兩爲末,三錢如茶點,羹粥中亦可服。

治欬嗽上氣喘急方。《聖惠》

甜葶藶一兩,隔紙炒令紫色,桑根白皮一兩剉,擣細羅爲散,每以水一中盞,入燈心一棗大,棗五枚,煎至六分,去滓,每於食後調下散藥二錢。

治嗽,**含膏圓**。《篋中》

曹州⑦葶藶子一兩,紙襯熬令黑,知母一兩,貝母一兩,三物同擣,以棗肉半兩,別銷⑧沙糖一兩半,同入藥中和爲圓如彈圓,每服以新綿裹一圓含之,徐徐嚥津,甚者不過三圓。今醫亦多用。

治上氣欬嗽,呷呀⑨息氣,喉中作聲,唾黏。《梅師》

藍實⑩葉水浸良久,擣絞取汁一升,空腹頻服,須臾以杏人研取汁,煑粥食之,一兩日將

---

① 著（zháo）：同"着"，燃燒。
② 縵（màn）：裹。
③ 茆屋：即茅屋。
④ 石黄：即"雄黄"。
⑤ 醒：用同"腥"。
⑥ 將息：休息。
⑦ 曹州：菏澤，古稱曹州，位於山東省西南部。
⑧ 銷：溶化。
⑨ 呷呀：《醫宗必讀》"呷者，口開；呀者，口閉。開口閉口，盡有音聲。呷呀二音，合成哮字，以痰結喉間，與氣相擊，故呷呀作聲"。
⑩ 藍實：即蓼藍。《本草逢原》："蓼藍，即大青。"

息，依前法更服，吐痰盡方差。

治積年痰嗽。《海上》

南星、牽牛二物並生，等分爲末，每服一錢、水一盞煎至一呷①許，入生油三四點，空心日午服之，不過三四日，決效。

治欬嗽。《十全博救》

天南星一箇大者，炮令裂，爲末一大錢，水一盞、生薑三片，煎至五分，温服，空心日午、臨卧各一服。

治嗽神效。《耆域》

半夏四兩淨洗，生薑一斤研自然汁，光明白礬二兩，研爲細末，和半夏於鉢内慢火煮，令半夏爛爲度，未爛更添少湯煮至爛，温湯洗，用竹刀子薄切，焙令乾，擣篩爲細末，洪州②蛤粉四兩火斷，瓦盆蓋，出火毒，二物和勾，煉蜜圓桐子大，每服三十圓，空心茶清③下，日午蜜湯下，夜卧薑湯下。

治冷熱嗽，**猪肺散**。《耆域》

半夏四兩，以生薑四兩取汁浸，以盡爲度，猪肺四兩，切作小塊子，百沸湯内淬過，一處杵臼内擣成膏，取出攤陰處淨壁上，候乾取下，甘草二寸劈作兩片，慢火上炙令黄色，與餅子一處羅成細末，臨卧虀汁④調下二錢，大治肺損。

治遠年日近一切咳嗽，**南烏圓**。《耆域》

草烏一兩，去皮尖生用，天南星一兩，去皮臍生用，二物爲末，麨糊圓桐子大，微眼一二分乾，用麥麩炒黄褐色，篩去麩，再入油數點拌和重炒，油乾爲度，每服一粒至二粒，甚者三粒，臨卧薑汁下。

治哮嗽。《耆域》

金燈花根⑤不拘多少，切片日乾，爲末半錢，淡茶清調下，空心服，吐涎即安，不吐再一服，吐不住，以甘草湯過口。

治久年咳嗽，不愈者。大智禪師

附子一箇煨熟，新水浸一時，去皮，焙乾爲末，每服一錢，入白沙蜜二錢、水一盞煎至七

---

① 一呷（xiā）：一小口。
② 洪州：江西南昌古稱。
③ 茶清：茶湯的上清液。
④ 虀（jī）：“齏”的異體字，切成細末的薑、蒜、韭菜等。《本草從新》“此乃作黄虀菜水也”。
⑤ 金燈花根：即山慈菇。

分,通口服。

療久欬逆上氣,體腫,短氣脹滿,晝夜倚壁不得臥,常作水鷄聲者。《深師》

白前二兩,紫菀、半夏各三兩,大戟七合切,四物以水一斗漬一宿,明旦①煑取三升,分三服,禁食羊肉、餳,大佳。

治久患暇呷欬嗽,喉中作聲,不得眠。《梅師》

白前爲末,温酒調二錢匕服。

治乾嗽久不較者。《耆域》

萆麻葉炙乾爲末,每服二錢,豬肉四兩,切開摻藥,炙喫,次用小麥湯下。一方:治暴嗽,用藥末在手心中,以煨蘿蔔片子搵藥喫下,肥豬肉搵下亦得。

治嗽甚效。《耆域》

五味子百粒搥碎,水一盞煎至六分,去滓,入四味理中圓②一圓,煎化服之。神效,不過三服。

治勞嗽。《耆域》

白藥子五兩,小便浸三日,却用河水浸兩日,焙乾,入甘草一兩同爲末,每服三錢,黃臘一小塊同煎服。

治痰嗽,喘急不定。《簡要濟衆》

桔梗一兩半,擣羅爲散,用童子小便半升煎取四合,去滓温服。

治卒嗽。葛洪

百部根、生薑二物各絞汁,合煎,服二合。《千金》:"療三十年嗽,百部根二十斤,擣絞取汁,煎之如飴③,服方寸匕,日三,驗。"《續十全方》治暴嗽,亦用百部藤根擣自然汁,和蜜等分,煎成膏,嚥之。

治欬嗽積年不差,胷膈痛不利。《鷄峯》

欵冬花爲末,煉蜜和如彈子大,燒令煙出,以口吸煙,嚥之。

療久嗽,薰法。崔知悌

每旦取欵冬花如鷄子許,少蜜拌花使潤,内一升鐵鐺中,又用一瓦椀鑽一孔,孔内安一小竹筒,筆管亦得,其筒稍長,作椀、鐺相合,及插筒處皆麪塗之,勿令漏氣,鐺下着炭,少時欵冬

---

① 明旦:早晨天亮的時候。
② 四味理中圓:理中圓去人参,增紅曲。
③ 飴:飴糖,即麥芽製成的糖。

煙自從筒出，則口含筒吸煙嚥之，如覺少悶，須舉頭，即將指頭捻筒頭，勿使漏煙，使盡止，凡如是五日，日一爲之，待至六日，則飽食羊肉飥飥一頓，永差。

又方。《聖惠》

擣艾令極熟，薄布於一張紙上，復以少許硫黄末薄布於艾上，以蘆一枝與紙相當者捲之，先以火燒其下，煙從蘆孔中出，吸取煙嚥之，若吐即止，後食粥，明朝復薰之如前。若吸煙得吐，即爲效也。

止嗽消痰，潤心肺。《日華子》

貝母爲末，沙糖圓，含化。

療久嗽不差，此方甚佳。《圖經》

紫苑去蘆頭、欵冬花各一兩，百部半兩，三物爲末，每服三錢匕，生薑三片、烏梅一箇同煎湯調下，食後、欲臥各一服。

治久嗽不止，**紫苑散**方。《聖惠》

紫苑三兩，去苗土，欵冬花三兩，擣麤羅爲散，每服三錢，以水一中盞，入生薑半分，煎至六分，去滓溫服，不計時候，日三四服。

治嗽出血。《耆域》

甘草一兩，用豬膽七箇取汁，塗炙令盡，爲末，每服二錢，糯米粥飲調下，五更初服。

治咳嗽令氣結脹。《集驗》

乾薑爲末，熱酒調半錢服。兼治頭旋眼眩，立效。

治一切嗽并上氣者。《傳信》

乾薑須是合州至好者，皂莢炮去皮子，取肥大無孔者，桂心紫色辛辣者削去皮，三物別擣下篩了，各秤等分，和合後更擣篩一遍，煉白蜜和，又擣一二千杵，每飲服三圓，圓稍加大如桐子，不限食之先後，嗽發即服，日三五服，禁食葱油、鹹腥、熱麪，其效如神。劉禹錫在淮南與李亞同幕府，李每與人藥而不出方，或譏其吝，李乃情話①曰：凡人患嗽，多進冷藥，若見此方用藥熱燥，即不肯服，故但出藥，多效。試之信然。

治熱嗽。《耆域》

生薑切片子，以少百藥煎②、白礬末逐片摻，揍③成塊，紙裹煨熟，臨臥爛嚼下，甚效。

---

① 情話：由衷的話。陶淵明《歸去來兮辭》：“悦親戚之情話，樂琴書以消憂。”
② 百藥煎：用五倍子、甘草、桔梗、芽茶、酵糟做餅釀造而成，色暗黄，印作方塊曲形。
③ 揍：打。

治寒嗽，**川薑①圓**。《經效》

川薑炮過爲細末，鎔②餳爲圓如彈子大，含化，其效如神。

治痰嗽，**利膈膈方**。楊文蔚

栝樓肥實大者，割開，子净洗槌破，和皮細切，焙乾，半夏四十九箇，湯洗十遍，槌破焙乾，擣羅爲末，用洗栝樓熟水并瓤同熬成膏，研細爲圓梧子大，生薑湯下二十圓。

治氣嗽，嗽久者亦主之。《經驗》

生訶梨一枚，含之嚥津，差後口爽③，不知食味，却煎檳榔湯一椀，服之立便有味。《外臺祕要》："治痰風霍亂，食不消，大便澀，訶梨三枚擣取皮，和酒頓服，三五度良。"

治咳嗽，奇妙。大智禪師

緊實訶子不拘多少炮熟，去核爲末，每發時，用猪白胰一箇，去脂膏，劈開，挑藥末二錢摻，并打破烏梅一箇入胰中合定，以蕉葉角④之，外以濕紙數重裹，煨令香熟，去烏梅，將胰慢嚼喫，日二三服，以效爲度。

治積嗽。《耆域》

皂角取出子，每眼入去皮巴豆一粒，換盡，以火燒及八分取出，細乳⑤，如上件末二錢，入白礬一錢，棗肉圓桐子大，每服十粒，以生油塗，臨卧服。

治欬嗽久不差，神驗方。《聖惠》

皂莢五鋌不蛀者，去黑皮，塗酥炙令黃焦，去子，擣羅爲末，煉蜜和圓如梧桐子大，每於食後以桑白皮湯下十圓。孫真人止用皂莢燒灰，每服二錢，豉湯下。

療上氣欬嗽，腹滿羸頓⑥者。《圖經》

楸葉三斗，以水三斗煮三十沸，去滓煎，堪圓如棗大，內下部中，立愈。

治欬逆短氣，胷中吸吸⑦，嗽出臭膿。《兵部》

用淡竹瀝一合，日三五服，大人一升。

治卒欬嗽，肺壅痰滯，上焦不利方。《聖惠》

松木屑一兩，皂莢二兩，去黑皮，酥塗炙微黃焦，去子，擣羅爲末，煉蜜和圓如梧桐子大，

---

① 川薑：出川中，屈曲如枯枝，味最辛辣，絕不類薑形，亦可入食料用。
② 鎔：烊化。
③ 口爽：口舌失去辨味的能力。
④ 角：包成角的形狀。
⑤ 乳：研磨。
⑥ 羸頓：瘦弱困頓。
⑦ 吸吸：呼吸急促貌。《宋書·謝莊傳》："利患數年，遂成痼疾，吸吸惙惙，常如行尸。"

每服以粥飲下十圓，日三四服。

治嗽血并肺損。《耆域》

再生北枝桑葉，焙乾爲末，阿膠炒爲末，每服桑葉末二錢、阿膠末一錢，煎糯米飲調下，不以時，神妙。

治欬嗽甚者，或有吐血紅鮮。《經驗》

桑根白皮一斤，米泔浸三宿，淨刮上黃皮，剉細，入糯米四兩，焙乾，一處擣爲末，每服米飲調下一兩錢。

治嗽。《耆域》

阿膠，以桑白皮煎濃湯略浸少時，以臘糟①糟②食之。

治上氣喘急，欬嗽。《聖惠》

豬胰三具，去脂細切，以棗三十箇，去皮核，好酒三升同浸，秋冬七日、春夏三日，布濾去滓，隨性煖服之。

治欬嗽，喉中呀呷作聲，積年不差者。《聖惠》

水牛鼻尖，以慢火炙令乾，擣細羅爲散，每服用茶清調下一錢，不過五服差。

又方。《聖惠》

蟬殼七枚碾末，以粥飲調服之。

治欬嗽不差者。《食療》

黃明膠炙令半焦，爲末，每服一錢匕、人參末二錢匕，用薄豉③湯一盞八分、葱少許，入銚子煎一兩沸，後傾入盞，遇欬嗽時呷三五口，依前温暖，却准前嗽時再喫之。

主瘦病欬嗽。陳藏器

取豬膽，和小便、生薑、橘皮、訶梨勒、桃皮煑服。

治老嗽。《食療》

鴝鵒④臘日採之，五味炙食之，或作羹、爲散、白蜜爲圓並得。臘月臘日者良，非臘日得者，不堪用。

治久欬嗽上气十年二十年，諸藥治不差方。《百一》

蝙蝠除翅足，燒令焦，末，飲服之。

---

① 臘糟：冬日釀酒的酒糟。
② 糟：以酒糟醃漬。
③ 薄豉：即淡豆豉。
④ 鴝鵒：俗稱八哥。

治哮嗽吐涎。《耆域》

白殭蚕一箇直者、甜瓜蔕三箇爲末,臨發時以一字,生薑汁三五滴、沸湯一茶脚調服,吐出頑涎立差,不可多服,多即不吐也。

治卒得欬嗽不止。陳藏器

白蜆殻不計多少,擣研極細,每服米飲調下一錢匕,日三四服,妙。

又方。《聖惠》

浮石二兩,擣羅爲末,煉蜜和圓如梧桐子大,每服以粥飲下十圓,日三四服。

治卒得咳嗽。《肘後》

生龜三枚,治如食法,去腸,以水五升煑取三升,以漬麴釀米四升如常法,熟飲二升令盡,此則永斷。

治咳嗽。孫真人

枇杷葉去毛,煎湯服之。

治傷中,筋脉急,上氣欬嗽。《聖惠》

棗二十枚去核,以酥四兩微火煎,入棗肉中泣[①]盡酥,常含一枚,微嚼嚥之,極效。

又方。《聖惠》

稀餳三合,杏人二兩湯浸,去皮尖、雙人,熬研成膏,相和得所,每取一匙攪粥半盞,不以時食之。

治卒得欬嗽。《肘後》

桃人三升,去皮杵,着器中密封之,蒸一次,日乾,絹袋盛,内二斗酒中六七日,可飲四五合,稍增至一升。《心鏡》:治上氣咳嗽,胷膈妨滿,氣喘,亦用桃人三兩,去皮尖,以水一升研取汁,和粳米二合煑粥食之。

治久嗽。《耆域》

每夜臨睡,以杏人一枚,用針劄定,去尖,燈火上瘰焦熟,呪[②]云"法早流傳心",呪已,吹氣杏人上,如此者三,爛嚼,冷水送下,不計功程,服之取效。

治久嗽,**二聖圓**。《耆域》

杏人四十九粒,去皮尖,一半燒灰存性,一半生研,訶子六箇,四箇炮去核,兩箇燒存性,爲末,皂角五鋌,揉取汁,熬成膏,爲圓桐子大,每服五七粒,烏梅煎湯吞下。亦治飲酒後呼吸

---

① 泣:化成液體。
② 呪(zhòu):禱告。

冷風，傷肺脘。

治卒欬嗽，日夜不止方。《聖惠》

杏人五兩湯浸，去皮尖、雙人，麩炒微黃，生薑二兩去皮切，入煉了蜜和，熟擣①，圓如梧桐子大，每服以粥下二十圓，日四服。

治嗽，**補肺圓**。《傳信》

杏人二大升，擇去雙人及陳損者，以童便一斗浸之，春夏七日、秋冬二七日，并皮尖於沙盆研濾取汁，煠令魚眼沸②，候軟如麪糊即成，仍時以柳篦③攪勿令着底，後即以馬尾羅④或麤布下之，日暴，通圓即圓，服之時，食前後總須服三十圓、五十圓，任意茶酒下，忌白水粥，只是爲米泔耳。自初浸至成，當以紙蓋之，以畏塵土也。《千金》治欬嗽，旦夕加重，增寒壯熱，少喜多嗔，忽進退，面色不潤，積漸少食，狀若肺脉强緊浮者，亦以杏人半斤，去皮尖入瓶，童便二斗浸七日了，漉出，去小便，以煖水淘過，於沙盆內研成泥，別入瓷瓶中，以小便三升煎之如膏，量其輕重，食上熟水下一錢匕，室女⑤、婦人服之更妙。

卒欬嗽。孟詵

梨一顆刺作五十孔，每孔內椒一粒，以麪裹，熱灰中煨令熟，出，停冷，去椒食之。又崔元亮方：“取好梨去核擣汁一茶碗，着椒四十粒煎一沸，去滓，內黑餳一大兩消訖，細細含嚥，立定。”

又方。孟詵

梨肉內酥中煎，停冷食之，或擣汁一升，下酥一兩、蜜一兩、地黃汁一升，緩火煎，細細含嚥。凡治嗽皆須待冷，喘息定後方食，熱食食之反傷矣，令嗽更極不可救，如此者，可作羊肉湯餅，飽食便卧少時。

主積年上氣，欬嗽多痰，喘促，唾膿血。予痰嗽六七年，百醫不效，夢中若有告以此藥者，閱方合服，遂失病之所在，神哉神哉。《心鏡》

蘿蔔子一合研，煎湯，食上服之。《勝金》：“治肺疾咳嗽，以蘿蔔子半升，淘擇淨，焙乾，炒黃熟爲末，以炒糖圓如彈，綿裹含之。”

治上氣欬嗽，胷膈妨痛，氣喘，**粳米桃人粥**。《聖惠》

---

① 熟擣：搗爛。
② 魚眼沸：煮汁水沸騰至冒出的泡泡如魚眼。
③ 柳篦：柳枝條。
④ 馬尾(yǐ)羅：古時篩麵的工具。
⑤ 室女：未出嫁的女子。

粳米二合，桃人一兩湯浸，去皮尖、雙人，研，相和煑粥，空腹食之。

治丈夫、婦人久患嗽疾或勞嗽，經年不效者，皆治之。《耆域》

用遺盆子①一箇，有白者②水洗淨，入豆豉三五兩，用慢火炒令蒼赤色，不住攪之，爲末，一半滴水圓桐子大，一半作散，每服二錢，臈茶或好茶半錢同點吞下圓子，空心臨卧服，忌油膩、濕麪、醶酸。

喘滿

治年深日近喘息欬嗽妙方。《海上》

雌黃一錢、雄黃一兩同研，鎔黃臈圓彈子大，每服一圓，於半夜時，熱煑糯米粥，乘熱以藥投在粥内，攪轉和粥喫。

治喘。《海上》

麻黃、訶子等分爲末，每服抄二錢，入臈茶末一錢、桂末一字上下，以水一盞煎七分，服，甚效。

又方。《海上》

肥田草末二錢、半夏麯末一錢和勻，以童子小便、好酒并水各一盞，煎至一盞，通口服，甚效。肥田草，村人謂之沃陳菜是也。

定喘化涎。《經驗後》

豬蹄甲四十九箇，淨洗控乾，每箇指甲内半夏、白礬各一字，入罐子内封閉，勿令煙出，火煅通赤，去火細研，入麝香一錢匕，人有上喘欬嗽，用糯米飲下，小兒半錢，至妙。

肺疾

治肺勞咳嗽。《斗門》

雌黃一兩，入瓦合内，不固濟，坐合子於地上，用灰培之周匝令實，可厚二寸，以炭一斤簇

① 遺盆子：即溺盆，受小便之器。
② 白者：指人中白，《丹溪心法》："人中白，即溺盆白垽，秋石也。"

定,頂以火煆之三分去一,退火待冷出,研如麪,用蟾酥爲圓粟大,每日空心杏人湯下三圓,差。

治肺痿久咳,涕唾多,骨節煩悶,寒熱。《廣利》

甘草十二分炙,擣爲末,每日取小便三合、甘草末一錢匕,攪令散服。

治肺疾,唾膿血。《梅師》

薏苡人十兩杵碎,以水三升煎取一升,入酒少許服之。

治肺寒,卒欬嗽方。《聖惠》

細辛半兩擣爲末,杏人半兩,湯浸去皮尖、雙人,麩炒微黃,研如膏,於鐺中鎔蠟半兩,次下酥一分,入細辛、杏人圓如半棗大,不計時候,以綿裹一圓,含化嚥津。

又方。《聖惠》

桂心半兩,附子一兩,炮裂去皮臍,擣羅爲末,煉蜜和圓如半棗大,不計時候,以綿裹一圓,含嚥津。

治肺氣虛損不足,氣乏,胷中煩悶。《聖惠》

陳橘皮去瓤焙,麻黃去根節,各二兩爲末,每服三錢、水一中盞、小麥五十粒,煎六分,去滓,不以時温服。

治肺癰得吐。《聖惠》

黃耆二兩,杵爲細末,每服三錢、水一中盞煎至六分,温服,日三四服。《梅師方》:"補肺排膿,用黃耆六兩剉碎,水三升煎取一升,去滓服。"

治肺痿,咯血多痰。初虞世

防己、葶藶等分爲末,糯米飲調下一錢。

治肺癰,喘不得臥。張仲景

葶藶炒黃,擣末爲圓彈子大,每服用大棗二十枚、水三升煎之取二升,然後内一彈圓更煎,取一升頓服之。支飲[1],不得息,亦主之。《雞峯》方:"治肺癰,喘嗽不得臥,欲變成水,胷脇脹滿,一身面目浮腫,鼻清涕,不聞香臭,用苦葶藶一兩,炒令紫色,擣研如脂,蒸棗肉和如彈子大,每服一粒、水一盞煎至七分,去滓,食後臨臥温熱服。"

療胷中滿而振寒,脉數,咽燥不渴,時時出濁唾腥臭,久久吐膿如粳米粥,是肺癰,治之方。《集驗》

---

[1] 支飲:病證名,水飲病一種。症見咳逆倚息短氣,不得臥,其形如腫,謂之支飲。

桔梗、甘草各二兩炙,以水三升煑取一升,分再服。朝暮吐膿血則差也。

治肺欬上氣,脉沉者。 張仲景

澤漆三斤,以東流水五斗煑取一斗五升,然後用半夏半升、紫參、生薑、白前各五兩,甘草、黃芩、人參、桂各三兩,八物㕮咀之,内澤漆汁中煎取五升,每服五合,日三,至夜服盡。

治肺氣喘嗽。《簡要濟衆》

馬兜零二兩,只用裏面子,去却殼,酥半兩入椀内,拌和勻,慢火炒乾,甘草一兩炙,二味爲末,每服一錢、水一盞煎六分,温呷,或以藥末含嚥津亦得。

療肺氣、水氣、脚氣,兼癮腫風氣。《近效》

桑條二大兩,細切如豆,以水一大升煎取三大合,如欲多造,準此增加,先熬令香,然後煎,每服肚空時喫,或茶湯或羹粥,每服半大升,亦無禁忌也。桑枝不冷不熱,可以常服。

胷心甲錯,是爲肺癰,**黃昏湯**主之。韋宙《獨行》

夜合皮①掌大一枚、水三升煑取半分,兩服。

治一切肺病,欬嗽膿血不止。《心鏡》

好酥五斤,鎔三遍,停取凝,當出醍醐,服一合差。

治肺痿,上氣氣急。《心鏡》

煎成猯②豬膏一合,煖酒和服。猯,一名獾㹠,極肥也。

主肺痿上氣,咯血欬嗽。《海藥》

蛤蚧,圓、散使用並宜,凡用炙令黃熟。

潤肺氣,助五臟津。孟詵

石蜜,乳糖也,和棗肉及巨勝末圓,每食後含一兩圓。

治肺雍,風熱嗽,多是初寒秋暮發,因飲水或喫熱湯或飲熱酒,致令肺雍,或因初着綿衣,熱氣所衝,或脱衣成熱嗽。《耆域》

蚌粉不拘多少,飛淘去脚③,取輕細精英者,日乾研細,生猪膽研和爲圓如小豆大,每服二十圓,臨卧先嚼生薑一片,後入藥在口内微嚼,破藥後用温薑汁下。圓藥時須急着手,恐蘇④難圓。

治肺熱悶不止,胷中喘急悸,客熱往來欲死,不堪服藥,泄胷中喘氣。《集驗》

---

① 夜合皮:即合歡皮。
② 猯(tuān):同"貒"。
③ 脚:渣滓。
④ 蘇:同"酥",鬆脆而易碎。

桃皮、芫花各一升，二物以水四升煑取一升五合，去滓，以故布手巾内汁中，薄①胷，温四肢，不盈②數刻即歇。

治久患肺氣喘急，至效。《勝金》

杏人去皮尖二兩，童子小便浸，一日一換，夏月一日三四換，浸半月，取焙乾爛研令極細，每服一棗大、薄苛一葉、蜜一鷄頭大、水一中盞，同煎取七分，食後温服，甚者不過一劑差，永不發動，忌腥物。

治肺癰，心胷甲錯者。韋丹

淳苦酒煑薏苡人令濃，微温頓服之。肺有血，當吐愈。

---

① 薄：覆、被。《尚書·益稷》："外薄四海。"
② 不盈：不滿。

第九卷

腰脚

　　脚氣附

筋骨

腰脚

脚氣附

治臋腰①，腰中冷痛，宜用此。《聖惠》

硫黄一兩半，細研，針沙二兩，都研於銚子中，略熬過，以冷水拌令得所，用紙裹，纏腰中冷痛處，須臾腰中如火，即差。

治腎虛腰疼。《耆域》

大附子去皮臍，斫②作兩片，剜一孔，入朱砂半錢重合定，以醋麴裹，火煨麴焦熟，取出爲末，以硫黄、水銀結砂子③秤半錢，和前藥，其元④剜出附子亦炒熟入之，以羊腎爛煑，研成膏爲圓桐子大，百餘粒鹽湯、酒任下，服一兩劑，必效。

治臋腰腫痛，展轉不得。《聖惠》

附子一枚，炮裂去皮臍，羌活一分，擣細羅爲散，分爲二服，每於空腹以冷茶調服，良久覺腰中煖爲效。

治臋腰，疼痛不可忍。《聖惠》

縮砂一兩，去皮爲末，入釅醋二合，攪令勻，熬令稠，次入茶末，酌量拌和得所，圓如梧桐子大，每服於空腹以醋湯下三十粒，晚食前再服。

治脾腎虛腰疼，**川烏頭散**。《耆域》

川烏小者兩箇，用灰襯銚子内炮去皮臍，爲末，入麝香少許，煨葱酒調下二錢，只三兩服效。

治風氣攻腰疼痛。《耆域》

草烏頭、芥菜子各一兩爲末，薑汁搜，攤油紙上，隨痛處貼。

治腰痛，備急。《耆域》

金毛狗脊燒去毛，不拘多少切，炒香爲度，碾作末，發時陳米飲調下二錢，兩服愈。

治腰痛，腰間重。《耆域》

---

① 臋（guì）腰：《諸病源候論·腰背病諸候》"卒然傷腰致痛，謂臋腰"。
② 斫（zhuó）：劈。
③ 結砂子：一種炮製方法，同炒製成砂狀。
④ 元：原。《春秋繁露·垂政》："元，猶原也。"

澤瀉二兩煎湯,調"理中圓"治之,減七分。與《千金》"腎着①"相似。

治腰疼。《海上》

蒼耳子、栝樓根等分爲末,每服二錢,入鹽點,食前。

治臂腰痛,久治不差。《聖惠》

爵牀三兩,鹿角膠一兩擣碎,炒令黃燥,擣麤羅爲散,每服三錢,以水一中盞煎至五分,去滓,入酒二合更煎三兩沸,每於食前溫服。

治久腰痛及脚膝疼。《聖惠》

牛膝三兩去苗、何首烏三兩,二味細剉,以酒三升浸三日,後焙乾擣細羅爲散,每於食前溫酒調下二錢。

治腰痛。《斗門》

大黃半兩,更入生薑半兩,同切如小豆大,於鐺內炒令黃色,投水兩椀,至五更初頓服,天明取下腰間惡血物,用盆器盛,如雞肝,痛止。

治腰痛。《祕要》

葫蘆葉火燎厚鋪床上,趁②熱卧眠於上,冷復易之,冬月取根春碎,熬令熱,準前用。并治風溫、濕冷痺,及産婦患傷冷,腰痛不得動,亦用。

治腰痛,坐卧不安。《耆域》

威靈仙不計多少,生爲末,空心臨卧溫酒調下二錢。

治積年久疹③腰痛,有時發動。《肘後》

六七月取地膚子,乾末,酒服方寸匕,日五六服。

治臂腰痛。葛洪

取生葛根嚼之,嚥其汁,多益佳。

治腰疼,神驗。《經驗後》

破故紙爲末,溫酒下三錢匕。

治急引腰脊痛。《祕要》

白蒺藜擣末,蜜和圓,酒服如胡豆大二圓,日三服。

治卒腰痛,熨法。《聖惠》

---

① 腎着:病名,亦作"腎著"。因寒濕附著腎經而見腰部寒冷沉重的病證。
② 趁:同"趂"。
③ 疹:病。

芫花半斤、羊躑躅花半斤，二味以醋拌令濕，炒令熱，用帛①裹，分作兩包，更番熨痛處，冷即復炒，熨之。

治五種腰痛不止。《聖惠》

吴茱萸一兩、芸薹子一兩，二物擣羅爲散，每用三錢，生薑一兩同研令匀，鋪薄紙上，貼於痛處。

治冷氣攻刺腰間，疼痛俛仰②不得，**吴茱萸圓**。《聖惠》

吴茱萸一升，用生絹袋盛，以醋三升浸，一復時③取出，掘一地坑，可深尺餘，以一秤炭火燒令地通紅，去火，以火筯④繫茱萸子懸於坑内，上以瓦盆子蓋，四畔⑤以土擁之，經宿後取出，擣羅爲末，煉蜜和擣三五百杵，圓如梧桐子大，每日空心及晚食前以温酒下三十圓。

又方。《聖惠》

虎脛骨二條，塗酥炙微黄，擣碎，以絹袋子盛，以酒二斗置於磁瓶中，安絹袋子在内，然後以糠火⑥微煎，一炊久即止，任性飲之，當有微利便差。

治腎腰，疼痛不可忍，熁⑦腰。《聖惠》

桂心一兩，附子半兩，去皮臍生用，擣細羅爲散，以薑汁調如稀糊，塗紙上，貼腰中，立效。

治反腰⑧，有血痛。《肘後》

擣桂，篩三升許，以苦酒和，塗痛上，乾復易。

治卒腰痛，至甚起坐不得，宜用熁藥方。《聖惠》

附子、吴茱萸、虵床等分爲末，每用半兩，生薑自然汁調如膏，攤故帛上，於痛處貼。

主腰痛，**補腎湯**。《篋中》

杜仲一大斤、五味子半大斤，二物細切，分十四劑，每夜取一劑，以水一大升浸，至五更煎三分減一，濾取汁，以羊腎三四枚切，下之，再煑三五沸，如作羹法，空腹頓服，鹽酢和之亦得。此亦見崔元亮方，但崔方不用五味子耳。

治腰背痛。《肘後》

---

① 帛：絲織品。
② 俛仰：指身體的屈伸。
③ 一復時：一晝夜。
④ 火筯：火筷子。
⑤ 四畔：四周。
⑥ 糠火：用稻、麥等穀物皮殼作爲燃料，火勢微而持久。
⑦ 熁(xié)：烤。此指一種熱性的外敷方法。
⑧ 反腰：同“腎腰”。

杜仲一斤切，酒二升漬十日，服三合。《耆域》方：治腰痛，坐臥不安，亦用杜仲二兩淨洗，剉，控乾，用好酒三二升浸，空心常温三二合服之，隨其酒量加減。

治腰痛不可忍，俛仰不得。《耆域》

椶櫚不拘多少，燒灰存性，研細，發時温飯飲調下二錢，空心日午。

主氣壅腎腰痛，轉動不得。《食醫心鏡》

煎茶五合，投醋二合，頓服。

治臂腰，連小腹膀胱痛。《聖惠》

巴豆半顆去皮，猪腎一隻，去心中筋膜，將巴豆入腎中，以濕紙裹，入於煻火[1]中煨令熟，去巴豆，放冷，空腹服盡，須臾呷熱茶湯投之，利下惡物，當日見效。

治腰重痛。《斗門》

檳榔爲末，酒下一錢。

治腰痛。《祕要》

黃狗皮炙，裹腰痛處，取煖徹爲度，頻即差。徐伯玉方同。

治卒腰痛，暫轉不得。《梅師》

鹿角一枚長五寸，酒二升，燒鹿角令赤，内酒中浸一宿，飲之。《楊氏産乳》："以鹿角熬令黃赤，研，酒服方寸匕，日五六服。"

治臂腰疼痛，連腹中冷氣滯。《聖惠》

羊腎一對，切作兩片，去心中筋膜，入胡椒末一錢，濕紙裹煨令熟，空心食之，後喫一中盞温酒下之。

治腰疼，不得俛仰。《肘後》

鼈甲一枚，擣末，服方寸匕。

治腰腎間風濕痺，常如水洗者。孟詵

鰻鱺魚和米五味羹，空腹食之，甚補益，濕脚氣人服之良。

治腰痛不可忍。《集驗》

橘核炒爲末，每服一錢、酒一盞煎至七分，和滓空心服。

治卒腰痛，神效。《聖惠》

芸薹子一兩，擣羅爲末，醋塗於蠟紙上，貼痛處，覺熱極即去之，痛止。

---

① 煻火：熱灰中的火。

治挫着腰痛，動不得者。 大智禪師

神麯一塊如拳大，燒通赤，用好酒二大盞焠，候酒溫即時飲盡，仰臥，少頃差。

治卒腰痛，連脚膝疼。《聖惠》

胡麻三合新者，附子一兩，炮裂去皮臍，先熬胡麻令香，擣細羅爲散，每於食前以溫酒調下二錢。

治丈夫腰膝積冷痛，或頑麻無力。《經驗後》

菟絲子洗，秤一兩，牛膝一兩，同浸銀器内，用酒過一寸，五日，暴乾爲末，將元①浸酒再入少醇酒作糊，搜爲圓桐子大，空心酒下二十圓。

治腎臟風壅積，腰膝沉重。《集驗》

葳靈仙末蜜圓如桐子大，初服溫酒下八十圓，平明②微利惡物如青濃桃膠，即是風毒積滯也。如未動，夜再服一百圓，取下後喫粥，藥補之一月，仍常服溫補藥。孫兆③謂之**放杖圓**。

治風濕痺，腰膝疼痛。《聖惠》

牛膝葉一斤切，以米三合，豉汁中相和煮作粥，和鹽醬空腹食之。

治風麼④，并腰膝痛不可忍。《續傳信》

海桐皮二兩，牛膝、芎藭、羌活、地骨皮、五加皮各一兩，甘草半兩，薏苡人二兩，生地黃十兩，内⑤地黃以蘆刀子切，餘八物淨洗焙乾細剉，用綿一兩包，入二斗無灰酒内浸，冬二七日、夏十日候熟，空心、食後，日午、晚臥時時一盃，長令醺醺，合時不得添减，禁毒食。唐⑥筠州刺史王紹顏⑦云："頃年，予在姑熟⑧日，得腰膝痛，不可忍，醫以腎臟風毒攻刺，諸藥莫療。因覽《傅信方》備有此驗，立製一劑，便减五分，步履便輕，故録之耳。"

治腰膝疼痛傷敗。《續千金》

鹿茸不限多少，塗酥炙紫色，爲末，溫酒調下一錢匕。

治腰膝筋急痛。《食療》

煮木瓜令爛，研作漿粥搡，用裹痛處，冷即易，一宿三五度，熱裹便差。煮木瓜時，入一半酒同煮之。

---

① 元：同"原"。
② 平明：天剛亮的時候。
③ 孫兆：北宋醫家，河陽（今河南孟州人），曾任尚藥奉御丞，官至殿中丞。
④ 麼（jué）："蹶"之异體字，僵也。《吕氏春秋·盡數》："處足則爲菱，爲蹶。"
⑤ 内：《證類本草》作"生"。
⑥ 唐：《證類本草》作"南唐"。
⑦ 王紹顏：五代南唐人，生平見《資治通鑒》《南唐書》，撰有《續傳信方》《軍書》等。
⑧ 姑熟：又作姑孰、南洲（南州），即今安徽省當塗縣，因臨姑孰溪得名。

治腰膝疼痛久不已。孫真人

糟底酒①摩腰脚及痛處、筋攣處，差。

療丈夫腰脚痺，緩急行李②不穩者。《廣利》

萆薢二十四分，合杜仲八分擣篩，每旦温酒和服三錢匕，增至五錢匕，忌食牛肉。

治腰脚冷風氣。崔元亮

大黃二大兩，切如棊子，和少酥炒，令酥盡入藥中，切，不得令黃焦，則無力，擣篩爲末，每日空腹，以水大三合，入生薑二片如錢，煎十餘沸，去薑，取大黃末二錢，以薑湯調，空腹頓服，如有餘薑湯，徐徐呷之令盡，當下冷膿及惡物等，病即差止。古人用毒藥攻病，必隨人之虛實而處置，非一切而用也。姚僧坦③初仕，梁武帝因發熱欲服大黃，僧坦曰："大黃乃是快藥，至尊年高，不可輕用。"帝弗從，幾至委頓。元帝常有心腹疾，諸醫咸謂宜用平藥，可漸宣通。僧坦曰："脉洪而實，此有宿妨，非用大黃無差理。"帝從而遂愈。以此言之，今醫用一毒藥而攻衆病，其偶中病便謂此方之神奇，其差誤乃不言用藥之失，如此者衆矣，可不戒哉！

治風腰脚冷痺疼痛，宜用貼熁④，**烏頭散方**。《聖惠》

川烏頭三分去皮臍，生擣細羅爲散，以釅醋調塗，於故帛上傅之，須臾痛止。

治腰脚疼痛，攣急不得屈伸，及風壅氣盛，宜服此。《聖惠》

牛蒡子二升，輕擣，簸去麤皮，微炒，砂盆中研，以無灰酒五升攪和濾汁，又取滓再研，取前酒攪和，又濾去滓，又研，如此經三徧，以綿濾去滓，將酒盛於甆瓶中，臘紙封頭，候七日，隨性取煖服之。

治腎臟風冷，腰脚疼痛，**婆羅粥方**。《聖惠》

牛膝一兩，去苗剉碎，酒浸一宿，白麴四兩，將牛膝於麴中拌，作婆羅粥，熟煑十沸，漉出，則以熟水淘過，空腹頓食之。

治腰脚疼痛，拜跪艱難，宜服此。《聖惠》

玄參一兩、熟乾地黃一兩，擣羅爲末，每用藥末三錢、鹽一錢，麴兩匙相和，水搜，擀作飥飥，每日空心煑食之。

治腰脚痛。《聖惠》

取不著子皂角木上刺五兩燒灰，擣細羅爲散，每於食前以温酒調下二錢。

---

① 糟底酒：經過三年的臘糟下酒。
② 李：《證類本草》作"履"。
③ 姚僧坦：即姚僧垣，"垣"避諱改"坦"。南北朝時期醫家，字法衛，浙江錢塘人，《北史》有傳。
④ 貼熁(xié)：外治法之一。又稱貼熁藥、敷貼、箍圍藥、敷藥等。

治腰脚不覆地。孫真人

取皂角子一千二百箇,淨洗令乾,入少酥熬令香,爲末,蜜圓桐子大,空心以蒺藜子、酸棗仁湯下三十圓。

治腎臟虛冷,腰脚疼痛不可忍,**桂心酒粥**。《聖惠》

桂心半兩末,好酒一升,煖酒和桂心末,空腹分爲二服,攪粥食之。

浸腰脚拘攣。《聖惠》

皂莢半斤,長一尺不蚛者,搥碎生用,川椒四兩,去目生用,以水五斗煎取四斗,去滓,看冷煖於盆中坐,添至臍已來,冷即添換,如湯少,更依此方分兩處作,每日浸之,經三日止,每浸後以衣覆出汗,切避風冷。

治腰脚疼痛,宜用蒸藥。《聖惠》

荆葉不限多少,蒸令極熱,置於瓮中,其下著火温之,以病處就於葉中,剩著熱葉蓋之,須臾當汗出,如飢即就藥中喫飯,稍倦即止,便以綿衣蓋,避風,仍喫葱豉及豆淋酒並得。

治腎虛,腰脚無力。《經驗後》

生栗袋盛懸乾,每日平明喫十餘枚,次喫豬腎粥。

治腰脚疼痛,不可轉側,**梅實人粥**。《聖惠》

梅實仁半兩,研令細,米二合,煮米令半熟,即下實梅人相和攪令匀,候熟,空腹食之。

治腰脚疼痛攣急,不得屈伸,及腿膝冷麻。《聖惠》

杏人二兩湯浸,去皮尖、雙人,麩炒微黃,桃人二兩湯浸,去皮尖、雙人,麩炒微黃,同研爲膏,鍊蜜和圓如梧桐子大,每日空心以温酒下三十圓,晚食前再服。

又方。《聖惠》

虎脊骨一具,脛骨兩莖,用酥徧塗,以慢火匀炙令黃熟,都搥碎,投於無灰酒三斗中,密封浸一七日,每日空腹及晚食前温酒隨性多少飲之。

治腰脚,大佳。崔元亮

韭子一升揀擇,蒸兩炊已來,暴乾,簸去黑皮,炒令黃,擣成粉,安息香二大兩,水煑三百沸訖,緩火炒令赤色,二物相和擣爲圓,如乾,入蜜亦得,每日空服以酒下二十圓,然後以少飯壓之,妙。

治腰脚風,血積冷,筋急拘攣疼痛者。《圖經》

茄子根五大斤,細剉淨洗訖,以水五斗煑取濃汁,去滓,更小鐺器中煎至一升,入生粟粉同煎,稀稠得所,取出搜和,更入研了麝香、朱砂末同圓梧桐子大,每旦用秫米酒送三十圓,近暮再服，一月乃差，男子、女人通用皆驗。

治出汗不溜①，瘦却腰脚并耳聾。《經驗後》

米醋浸荆三稜，夏四日、冬六日，杵末，醋湯調三錢匕。

治腰脚疼痛，筋脉攣急，不得屈伸，宜用此。《聖惠》

大黑豆五升煮令熟，以兩箇布袋盛之，更互②罨③病處，冷即易之，切須避風，仍取白楊皮濃煎汁，洗濯之，甚佳。

治腰脚疼痛，筋急，行履不得。《聖惠》

黑豆不限多少，著新手巾淨拭，洒水如生蘖法，數令人看之，芽不得令苦長，纔半寸便住，不得令豆皮落，便曝乾，炒令熟，擣細羅爲散，每於食前溫調下二錢。

治脚膝風濕，産汗少力，多疼痛，及陰汗。《御藥院》

燒礬作灰，細研末，一匙頭，沸湯投之，淋洗痛處。《耆域》一方，治脚汗，只用此搽。

治風軟脚。蕭炳

丹參酒浸服之，可逐奔馬，故名奔馬草，曾用有效。

治脚痛成瘡。《集驗》

水蓼煮湯，令溫熱得所，頻頻淋洗，瘡乾自安。

治脚弱。陶隱居

釀松節酒飲之，皆愈。

治脚軟。《斗門》

樟柳④根細切如小豆大，煮令熟，更入菉豆同爛煮爲飯，每日如此修事⑤服餌，以差爲度，其功最效。

治風毒，脚膝攣急，骨節痛。《心鏡》

豉心五升，九蒸九暴，以酒一斗浸經宿，空心隨性緩飲之。

治氣滯風壅，手臂、脚膝痛。《耆域》

炒醋糟⑥，裹之，三兩易當差。

治脚氣。《耆域》

---

① 不溜：不順暢。
② 更互：交替。
③ 罨（yǎn）：覆盖。
④ 樟柳：即商陸。
⑤ 修事：炮製。
⑥ 醋糟：米、麥、高粱等釀醋後所餘殘渣。

新瓦一片擣爲末，以樟柳根切碎，更同擣，俟成塊，團如拳大，逐日曬令極乾乃止，每用一兩塊，入湯內煎過，淋煠。一方止用千葉木、芙蓉葉煎湯淋洗，亦效。

治脚氣衝心。《千金翼》

白礬二兩，以水一斗五升，煎三五沸，浸洗脚，良。

治脚氣。《藥性論》

鹽和槐白皮蒸熨。

除脚氣、惡瘡腫。《唐本注》

蘢古①根莖煮濃汁漬之，多差。此藥曾用，神效。

治脚氣連腿腫滿，久不差方。《簡要濟衆》

黑附子一兩去皮臍，生用，擣爲散，生薑汁調如膏，塗傅腫上，藥乾再調塗之，腫消爲度。

治病足不履地者，數十年莫能療，服此數日能步履。《圖經》

葳靈仙採得，陰乾月餘，擣篩，溫清酒和二錢匕，空腹服之。如人本性殺藥②，可加及六錢匕，利過兩行則減之，病除乃停服，其性甚善，但惡茶及麪湯。

治風毒脚氣，若腫已滿，捻之没指者。《肘後》

牽牛擣，蜜圓如小豆大，每服五粒，生薑湯下，取令小便利亦可止。

治嶺南脚氣，從足至膝腫滿，連骨疼者。《千金》

草麻子葉切，蒸，薄裹，二三易即消。

主脚氣頑痺，虛腫，小腹急，小便赤澀。《本經》

蓨草③合赤小豆煮食之，勿與鹽。

治嶺南脚氣，從足至膝，脛腫骨疼者。《千金》

蒴藋根剉碎，和酒糟三分、根一分，合蒸熱，封裹腫上二三日即消。亦治不仁④。

治風毒脚弱，痺滿上氣，殊佳。《圖經》

菝葜釀酒飲之。

治脚氣，風毒濕痺，筋脉攣急疼痛，宜服**附子酒方**。《聖惠》

附子五兩炮烈，去皮臍，獨活五兩細剉，以酒五升漬五六日，後每於食前隨性煖服之。

治脚氣，**神應散**。《耆域》

---

① 蘢古：即天蓼。
② 殺藥：有耐藥性。
③ 蓨草：一名“蓨蔓子”。《左傳》：“一薰一蕕，十年尚猶有臭。”
④ 不仁：麻木。

連珠甘遂半兩截斷，水洗淨，川芎半兩細剉，就地上安頓甘鍋子①，將川芎在內燒，上薰甘遂令黃，候煙絕，爲細末，每服三錢，用猪腎子一箇，批開摻藥在內，紙裹燒熟，細嚼，温酒下。左用左腎，右用右腎，只一服，忌風毒物。

治脚氣。《耆域》

川烏頭，每四枚共重一兩者方可用，以半斤不去皮尖，用大豆一升、水三升旋添煮，候烏頭軟透心，即去大豆不用，切作薄片，焙乾爲末，入宣木瓜乾者四兩，同爲細末研勻，糊圓桐子大，焙乾，盛甆器中，空腹酒或鹽湯下三十圓至五十圓，日三，半月見效。

又方。《耆域》

赤小豆半升許，沙瓶煎湯五升以上，取赤汁盛沙木桶中，通手淋煠，早與晚侵②用。

治乾、濕脚氣。《耆域》

烏藥、蒔蘿③等分爲末，乾脚氣用酒調下，濕脚氣用川練一箇、漿水一盞煎至半盞，調下二錢。

療脚氣浮腫，心腹滿，大小便不通，氣急喘息者。韋宙《獨行》

郁李人十二分，擣碎，水研取汁，薏苡人擣碎如粟米，取三合，以汁煮作粥，空腹飡之，佳。

治脚氣痞絕，脅閒有塊。《圖經》

杉木節一大升，橘葉切一大升，北地無葉，以皮代之，連皮大腹④、檳榔各七枚，合子碎之，童子小便三大升，共煮取一升半，分兩服，若一服快利，即停後服。唐柳柳州元和十二年二月得脚氣，夜半痞絕，脅有塊大如石，且死，因大寒不知人三日，家人號哭，滎陽⑤鄭絢美⑥傳此，服坐⑦食頃，大下三下，氣通塊散。

治脚氣、十二風痺，不能行，衆療不得力，服此不過兩劑。《千金》

松葉六十斤細剉，以水四石煮取四斗九升，以釀五斗米，如常法，別煮松葉汁漬米并饙飯⑧，泥釀封頭，七日發澄，飲之取醉，得此酒力者甚衆。

治乾、濕脚氣。《耆域》

山梔子生，附子炮去皮臍，等分爲末，三錢、水兩盞、薑七片煎至九分盞，微熱服，五更初

---

① 甘鍋子：即坩堝，耐高熱。
② 侵：同“浸”。
③ 蒔蘿：即小茴香。
④ 連皮大腹：即“連皮大腹子”，檳榔之別産而大腹者。張璐《本草逢原》：“大腹子偏入氣分，體豐濕盛者宜之。夫檳榔偏主血分，腹滿多火者宜之。時珍謂大腹與檳榔同功，似未體此。”
⑤ 滎陽：疑爲“滎(Xing)陽”之訛。滎陽位于河南省鄭州市西部、黃河南岸，因在古滎澤之北而得名。
⑥ 鄭絢美：《證類本草》作“鄭洵美”。
⑦ 坐：《證類本草》作“半”。
⑧ 饙(fēn)飯：蒸熟的飯。

服訖，令人扶行，良久，臟腑通即愈。

脚氣衝心。孟詵

茱萸和生薑汁煑飲之，甚良。

治脚氣，非冷非熱，老人、弱人脹滿者。《祕要》

檳榔人爲末，以檳榔殼汁，或茶飲，或豉汁中調服方寸匕，甚效。《廣利方》：“治脚氣衝心，煩悶亂，不識人，以白檳榔十二分爲末，分三貼，空心，暖小便五大合調服，日再。”《斗門方》：“以白檳榔一箇雞心大者，爲末，用童便、薑汁、温酒共半盞調，只作一服，無時。”

治乾脚氣，上攻心胷，壅悶，宜服此，**訶棃勒圓方**。《聖惠》

訶棃勒皮二兩，以少酥緩火炒令黄，檳榔二兩，擣羅爲末，鍊蜜和圓如梧桐子大，每於食前以温酒下三十圓。

治濕脚氣，上攻心胷，喘促悶絶，宜服此方。《聖惠》

檳榔二兩，吳茱萸三分，湯浸七遍，焙乾炒，擣細爲散，每服用童子小便一小盞，入生薑汁一茶匙，煖令温，不計時候調下二錢。

治脚氣，痰壅嘔逆，心胷滿悶，不下飲食，宜服。《聖惠》

樟木一兩，塗生薑汁炙令黄，擣細羅爲散，每服不計時候以粥飲調下一錢。

治脚氣及風寒濕痺，四肢攣急，脚腫不可踐地，牛膝煑鹿蹄。《聖惠》

鹿蹄一具治食法，牛膝四兩去苗，以豉汁同煑令爛熟，入葱椒調和，空心食之。

凡患脚氣。蘇恭

每旦任意飽食牛肉，後少食，日晚不食，如飢可食豉粥。若暝不消，欲致霍亂者，即以高良薑一兩剉碎，以水三升煑取，頓服盡即消，待極飢乃食一椀薄粥，其藥唯極飲之良。若卒無良薑，母薑一兩代之，以清酒一升煑令極熟，去滓食之，雖不及良薑，亦大效。

療脚氣，小腹脹，小便澁。楊炎

烏特牛[1]溺一升，一日分服，腹消乃止。《肘後方》：“治風毒脚氣，若脛已滿，捻之没指，勤飲烏特牛尿二三升，以銅器取新者爲佳，純黄牛亦可用，小便利消。”《脚氣論》：“治脚氣腫毒，水腫浮氣，以沙牛尿一盞，磨檳榔一枚，空心煖服。”

治脚氣腫滿，大效。《聖惠》

以黑驢糞三斗、鹽四兩相和，水拌令濕，即於甑上蒸一炊久，取炊湯淋濃汁，稍候熱氣定

---

① 特牛：公牛。《説文》：“特牛，牛父也。”

即淋蘸脚，切宜避風。

又方。《聖惠》

五加皮一斤、猪椒①莖葉二斤細剉和勻，每度用藥半斤，以水三斗煮取二斗，去滓，看冷煖，於避風處淋蘸。

治脚氣、風氣，并下大小便、壅塞氣。孟詵

鱧魚作膾，食之效。又，大者洗去泥，開肚，以胡椒末半兩、大蒜三兩顆切，内魚腹中縫合，并和赤小豆一升煮之，臨熟下蘿蔔三五顆如指大、切葱一握煮熟，空腹食之，并豆等强飽盡食之，至夜即洩氣無限，三五日更一頓，下一切惡氣。

治乾脚氣。《耆域》

宣木瓜兩箇，當頭上切如礶②口，去穰，用猪石子③兩箇，去筋膜，雀兒兩箇，去腸肚，每箇木瓜内安石子、雀兒各一箇，却將元切下木瓜蓋子蓋定，次用線縛，和酒一瓶，於砂盆内炭火熬，酒盡爲度，用乾山藥爲末作衣，圓桐子大，每服二十至三十圓，茶酒任下，食前服。

治濕脚氣及腰腎、膀胱宿水，并痰飲不下食，宜服**桃花散**方。《聖惠》

桃花陰乾，細羅爲散，每服不計時候以温酒下二錢，以利爲度。

治脚氣及風寒濕痹，四肢攣急，脚腫不可踐地。《聖惠》

紫蘇子二兩杵碎，水二升研取汁，粳米二合煮作粥，和葱豉薑椒食之，空心。

治乾脚氣，心腹妨悶，脚膝疼痛，宜服此方。《聖惠》

蘿蔔子一兩微炒、羌活一兩同擣，麤羅爲散，每服四錢，以水一中盞煎至六分，去滓，每於食前温服。

治脚氣，頭面浮腫，心腹脹，小便澀少。《聖惠》

以馬齒菜和少粳米、醬汁煮作羹食之，日三服。

治脚氣上氣，心腹妨悶，宜服此方。《聖惠》

大麻仁三合，檳榔一兩爲末，先研麻仁成膏，入檳榔末研令勻，鍊蜜和圓如梧桐子大，每服不計時候煎童子小便下二十圓。

又方。《聖惠》

檳榔二枚，杏仁二七枚湯浸，去皮尖、雙仁，麩炒微黃，擣碎，以水一大盞煎至七分，去滓，

---

① 猪椒：即蔓椒。
② 礶（guàn）：同“罐”。
③ 猪石子：牡猪外腎。

分爲二服,相去如人行七八里,再服。

治脚腫滿,轉上入腹殺人。《心鏡》

大豆一升、水五升,煑令豆極熟,去豆,適寒温浸脚,冷即重煖之。《廣利方》:"治脚氣衝心,煩悶亂,不識人,以大豆一升、水三升濃煑取汁,頓服半升,如未定,可更服半升即定。"

治瘴毒脚氣,及和腰脚,除濕痺,去心神煩悶,嶺南常服,極效,**豉酒方**。《聖惠》

香豉三升,以酒一斗漬三宿,後每日隨性煖飲之,效。

治脚氣衝心悶,洗脚漬脚湯。《祕要》

糜穰①一石,内釜中多煑濃汁,去滓,内椒目一斗,更煎十餘沸,漬脚三兩度,如冷,温漬洗,差。

筋骨

治肝風虚,轉筋入腹。《聖惠》

以鹽半斤水煑少時,熱漬之,佳。

治轉筋入腸②中,欲轉者。《肘後》

釜底墨末和酒服之,差。

食生脯臘③過多,筋痛悶絶。孫真人《食忌》

煑細漿水粥,以少鷹糞末攪和,頓服三五合,鷂糞亦得。

治筋脉拘攣,久風濕痺,下氣,除骨中邪氣,利腸胃,消水腫,久服輕身,益氣力。《心鏡》

薏苡人一升擣爲散,每服以水二升煑兩匙末作粥,空腹食之。

散肢節、筋骨煩熱毒。《食療》

取鼠粘子三七粒熟挼,食前吞之,十服後甚良。

治手足不能運動,筋骨拘攣,皆由風氣攻疰,此藥主之。《耆域》

地松,一名火炊草,酒洒蒸,蒸而復曝,凡九次,末之,酒糊圓桐子大,隨意用湯水下數十粒。

---

① 糜穰:禾本科植物稷的莖。
② 腸:疑爲"腹"之訛。
③ 脯臘:乾肉。

治手足身體上筋縮起皮，間纍纍然隱起，骨節疼痛，此是寒濕氣流入經絡中所致。有病此者，衆醫者皆不能曉，有一王醫以此方與之，即驗。《耆域》

桂去淡、芍藥等分爲末，糊圓桐子，每服五七十圓，熟水、溫酒任下。蓋桂行血而燥，芍藥止疼，所以見效。

治身體手足攣急，痛不可忍，此筋病也。《耆域》

松節不以多少剉碎，盛銀器中，入水重湯煑如餳，濾得一二升許，即入乳香末一二升許，蜜一二兩，再煑十餘沸，每服一二匙，酒下、溫水或抄喫皆可。孫尚藥一方："脚轉筋疼痛并筋攣急，以松節一兩細剉如米粒，乳香一錢，同於銀器内慢火炒令焦，只留一分性，出火毒，研細，每服一錢至二錢，熱木瓜酒調下，應筋病皆治之。"

治轉筋入腹，痛欲死者。《中興備急》

使四人捉手足，灸臍左邊二寸，十四壯。

又方。《中興備急》

生薑一兩擘碎，酒五盞煑濃，頓服。

又方。《中興備急》

醋煑衣絮令徹，溫裹轉筋處。

治肝風虛，轉筋入腹。《肘後》

雞屎白乾末，熱酒調一錢匕。

治脚氣轉筋兼暴風，通身水冷如癱瘓者。《傳信》

蠟半斤，以舊帛、絁絹[①]並得，約闊五六寸，看所患大小加減闊狹[②]，先銷蠟塗於帛上，看冷熱但不過燒人，便乘熱纏脚心，便着襪裹脚，待冷即更易之。亦治心躁驚悸，如覺是風毒，兼裹兩手心。

治轉筋。《祕要》

取故綿，以釅醋浸、甑中蒸，及熱裹病人脚，冷更易，勿停，差止。

治脚轉筋。《耆域》

宣州木瓜刮去皮，用一箇，切作片子，以白蜜三兩同入銚子内煑令極熟，空心喫十餘片，即愈。

治肝虛轉筋。《聖惠》

---

① 絁（shī）絹：粗綢。
② 闊狹：寬窄。

赤蓼莖葉切三合、水一盞、酒三合，煎至四合，去滓，温分二服。

治筋骨攣急。孟詵

秫米一石、麯三斗、地黄一斤、茵蔯蒿一斤，炙令黄，一依釀酒法服之。

治躄①筋急。張仲景

白酒和桂末塗之。

治風毒，骨髓疼痛。《經驗後》

芍藥二分、虎骨一兩炙爲末，夾②絹袋盛，酒三升漬五日，每服二合，日三。

治骨髓疼痛，風毒流灌臟腑及至骨肉者，**虎骨酒**。《雞峯》

虎骨炙令黄色，刮削令淨，槌碎如米粒大，每骨一升，以酒三升漬五宿，每服一盞，空心温服。《聖惠》：“治毒風攻注，骨髓疼痛，日夜難忍，以虎骨一具，塗酥炙令微黄，擣碎，以生絹袋盛，清酒三斗，於甕瓶中浸，密封，春夏七日、秋冬二七日後開取，每日隨性稍稍飲之，其酒旋取旋添，以差爲度。”

治臂脛痛，不計淺深，皆效。《兵部》

虎脛骨二大兩，龘擣熬黄，羚羊角一大兩屑，新芍藥二大兩切細，三物以無灰酒浸，春夏七日、秋冬倍日，每旦空腹飲一盃，冬中③速要服，以銀器盛，火爐中暖養之三兩日，即可服也。

---

① 躄（bì）：跛脚。
② 夾：雙層的。
③ 冬中：冬日里。

第十卷

心膽
狂悸

心膽

治心臟風邪，恍惚狂言，意志不定，宜服此方。《聖惠》

金箔二百片、膩粉半兩，以新小鎗子中先布金箔，重重①以粉隔之，然後用牛乳一小盞子，以文武火煎至乳盡、金箔如泥即成，便以火上焙乾，研爲末，用蒸餅和圓如小豆大，每服食後用新汲水下五圓。

治心臟不安，驚悸善忘，上膈風熱化痰。《簡要濟衆》

白石英一兩、朱砂一兩同研爲散，每服半錢，食後夜臥金銀湯調下。

治心風②，秘。《經驗後》

水銀一兩，藕節八箇，先研藕節令細，次入水銀同研成砂子，圓如鷄頭大，每服二圓，磨刀水下，一二服差。

治心虛風邪，精神恍惚，健忘。《經驗後》

以經使鏵鐵③四斤於炭火内燒令通赤，投醋中，如此七遍，即堪打碎如棋子大，以水二斗浸經二七日，每於食後服一小盞。《本經》：“鎮心，主癲癇、發熱、急狂走，服鐵漿妙。取諸鐵於器中，以水浸經久，青沫出是也。”

治老人不睡，精神恍惚，**辰砂丹**。《耆域》

辰砂四兩研，水飛過極細，次用猳猪血兩椀、水三斗，砂石鍋内同辰砂一處煮，候水只有一二升，去火取出，用水洗蕩，去猪血令淨盡，日乾，用桃木上膠圓如小豆大，臨臥用人參湯吞下三圓至五圓。劉器之晚年苦此，楊介傳此方，服之效。

神仙靈砂，治失心癲狂，吼叫打人，不辨尊卑，出言醜惡，巫術不能治，但下此砂立愈，仍須尊仰。大智禪師

好朱砂一兩細研，用新銚一隻闊六七寸許，入藥在内，撥匀，用淨椀一隻覆蓋，以濕紙厚塞縫，勿令透氣，坐火爐上猛火微扇令炎迫之，椀底頻着冷水，令滿一時辰久，取起椀，刮下煙，在厚紙中紐出水銀。凡取得一兩，用硫黄三錢入別鐵銚鎔開，入水銀，以鐵匙炒取青砂，取出依前秤一兩，細研，紫色，每一兩分爲五服，各入桑木中白蛀蟲一箇，至誠④和研細，以淡

---

① 重重（chóng chóng）：層層。
② 心風：病名，五臟風之一。《證治要訣·癲狂》：“心風者，精神恍惚，喜怒不常，無語，時或錯亂，有癲之意，不如癲之甚。”
③ 鏵鐵：犁上用來破土的鐵片。
④ 至誠：極爲誠懇。

薑湯調下，如難喫，着意①强服，一服效，忌羊血，仍食素三五日。

蜜煉朱砂，鎮心臟、安神，治驚厭②恍惚，癲狂怔忪，小兒亦可服。《耆域》

好朱砂以生絹袋盛之，約用四兩，用蜜一斤許，以朱砂懸蜜罐中，勿著底，恐力不匀，坐重湯中煮七日七夜，洗去蜜，研細，煮棗肉爲圓桐子大，每服三五圓，煎金銀湯下，夜卧服，小兒一圓。心氣久虚者可常服，益神、輕身、延年。

治心狂及中暑。《耆域》

臘月雪水浸豬糞成塊實硬者，罐子內密封，就床東脚上繫定，埋入地一半，每用清汁入少龍腦飲之，妙。

治心包絡有痰，恍惚及心風、癲邪皆可治，**南朱圓**。《耆域》

天南星二斤，掘地作坑深一尺許，先以熟炭火五斤煅地令紅，以酒一椀烹之，入南星，急以瓦蓋、黃土覆之，一伏時取出，事持令淨，每南星一斤入朱砂一兩，水浸蒸餅圓梧桐子大，每服三二十圓，食後臨卧薑湯下。

不二散，治男子久虚損，怔忪。大智禪師

何首烏、細辛二物等分爲末，每一大錢，用蜜水一大盞煎七分，温冷，和滓只一服，立效。

開心，肥健人。《千金》

人參一分、豬肪③十分酒拌和，服一百日，滿體髓溢，日誦千言，肌膚潤澤，去熱風痰。

治人心孔④惛塞，多忘喜誤。《肘後》

丁酉日，密自至市買遠志，着巾角中還，爲末服之，勿令人知。

補心虚，治健忘，令耳目聰明。《聖惠》

麻勃⑤一升，取七月七日者，人參去蘆頭二兩，擣羅爲散，蒸一炊久，夜欲卧時以温粥飲調下一錢。

又方。《聖惠》

甲子日，取一寸九節菖蒲，擣細爲散，每於食前以温酒調下一錢。《千金方》："治好忘，久服聰明益智，七月七日取菖蒲，酒服方寸匕，飲酒不醉，好事者服而驗之，不可犯鐵，若犯之，令人吐逆。"

---

① 着意：着力。
② 厭：惡夢。
③ 豬肪：豬脂。
④ 心孔：心竅。杜甫《奉先劉少府新畫山水障歌》："小兒心孔開，貌得山僧及童子。"
⑤ 麻勃：即大麻花。

主人心愲塞，多忘喜誤。《圖經》

商陸花取陰乾百日，擣末，日暮水服方寸匕，卧思念於所欲事，即於眼中自覺。

治心脅煩熱，不得安定，**甘露散**。《聖惠》

甘草半斤、不灰木①半斤，須是臘月内預辦修合，取雪水浸過陰乾，又投入水中，如此三二十度，後陰令極乾，擣細羅爲散，每服一錢，新汲水調下，不計時候。

治心中客熱，膀胱間連脇下氣妨悶，常日憂愁不樂兼心忪②者。《圖經》

莎草根③二大斤切，熬令香，以生絹袋盛，貯於三斗無灰清酒浸之，春三月浸一日即堪服，冬十月後即七日，近煖處乃佳，每空腹服一盞，日夜三四服，常令酒氣相續，以知爲度。若不飲酒，即取根十兩，加桂心五兩、蕪荑三兩，和擣爲散，以蜜爲圓杵千下如梧桐子大，每空腹以酒及薑蜜湯飲汁等下二十圓，日再，漸加至三十圓，以差爲度。

治振悸④，不得眠。胡洽

酸棗人二升，茯苓、白朮、人參、甘草各二兩，生薑六兩，六物切，以水八升水煑取三升，分四服。

治心虛驚悸不定，羸瘦。《千金》

荆瀝二升，以火煎至一升六合，分服四合，日三夜一。《集驗方》同。

治心圓，治心氣不足，大能益心安神。《耆域》

白茯苓四兩爲細末，朱砂一兩研極細，二物煉蜜圓彈子大，空心，度⑤喫粥多少以意盛，置藥一圓在椀底，喫粥及八分，攪轉藥與粥相乳入⑥，食之大妙。

治好忘，久服聰明益智。《千金》

龍骨、虎骨、遠志等分爲末，食後酒服方寸匕，日三。

治心熱風癇。《廣利》

爛龍角濃研汁，食上⑦服二合，日再。

治心熱風癇。《廣利》

黑驢乳，食上煖服三大合，日再。

---

① 不灰木：《本草綱目》"色白，如爛木，燒之不燃，以此得名"。
② 心忪（zhōng）：心悸。
③ 莎草根：即香附子。
④ 振悸：黃元御《金匱懸解》"汗亡血中温氣，木鬱風動，搖蕩不寧，則生振悸"。
⑤ 度：依據。
⑥ 相乳入：相融合。
⑦ 食上：飯前。

治風毒攻心,煩躁恍惚。《心鏡》

大豆半升淘淨,以水二升煑取七合,去滓,食後服。

治膽虛,睡臥不安,心多驚悸。《聖惠》

酸棗人一兩,炒令香熟,擣細爲散,二錢,竹葉湯調下,不以時。一方:治夜不眠睡,以酸棗人半兩炒黄,研末,以酒三合浸汁,先以粳米三合煑作粥,臨熟下棗人汁更煑三五沸,空心食之。

治膽風毒氣,虛實不調,昏沉睡多。《簡要濟衆》

酸棗人一兩生用,金鋌臘茶二兩,以生薑汁塗炙令微焦,擣羅爲散,每服二錢、水七分煎六分,無時温服。

治嗜眠喜睡。《肘後》

馬頭骨燒灰末,水服方寸匕,日三夜一。

治人喜眠嗜睡。《肘後》

父鼠①目一枚,燒作屑,魚膏②和,注目眥則不眠,兼取兩目縫囊帶之。

狂悸

治日昃③則笑歌啼號若狂疾,而足不能履地。《雜録④》

雲母粉,湯調服。開元中有紀朋⑤者,觀人顏色談笑,知病淺深,帝召披庭⑥中看一宮人,每日昃則笑歌啼號若狂疾,而足不能履地,朋曰:“此必因飽而大促力,頓仆於地而然。”飲以雲母湯,令熟寐,覺而失所苦。問之乃言,因太華公主載誕⑦,宮中大陳歌吹,宮人乃主謳,懼聲不清且長,食狔蹄羹飽而當筵歌大曲,曲罷覺胷中甚熱,戲於砌臺上墜下,久而方甦,遂病。

治癲狂不識人。《千金翼》

以水服伏龍肝末方寸匕,日進三服。

① 父鼠:牡鼠。
② 魚膏:魚脂、魚油。
③ 日昃:太陽偏西,約下午二時。
④ 雜録:指《明皇雜録》。
⑤ 紀朋:唐代開元年間以醫名于世,吳郡(今屬江蘇蘇州)人,嘗受秘術于隱士周廣,善于望診。
⑥ 披庭:宮嬪所居處所。
⑦ 載誕:誕辰。

治狂邪發無常，披頭大叫欲殺人，不避水火。《千金》

苦參以蜜圓桐子，每服十圓，薄苛湯下。

治癲狂疾。《肘後》

防葵末，温酒服一刀圭，至二三服，身潤，有小不仁爲候。

治癲狂方。《小品》

莨菪三升作末，酒一升，漬數日出，擣之，以浸酒汁和絞去滓，湯上煎令可圓，服如小豆三圓，日三，當覺口面急，頭中如有蟲行，額及手足有赤色處，如此并是差候，未知，再服取盡，神良。

主風狂[1]，憂愁不樂，能安心氣。《心鏡》

驢肉一斤切，於豉汁内煮，五味和，腌臘食之，作粥及炙并得。

治卒狂言鬼語。《秘要》

燒蝦蟇杵末，酒服方寸匕，日三。《聖惠》："治風邪，蝦蟇燒灰、朱砂等分，每服一錢，水調下，日三四服。"

療風癲邪祟。《百一》

蠶紙作灰，酒水任下。凡狂發欲走，或自高貴稱神，皆應備諸火灸，乃得永差耳。若或悲泣呻吟者，比爲邪祟，以此服之。

---

[1] 風狂：病症名。《扁鵲心書》："此病由于心血不足，又七情六欲損傷包絡，或風邪客之，故發風狂，言語無倫，持刀上屋。"

第十一卷

傷寒

天行① 瘟疫 時氣 熱病 勞復附

傷寒時氣瘟疫，頭痛壯熱，脉盛，始得一二日者。《外臺秘要》

朱砂一兩，以水一斗煮取一升，頓服，覆衣被取汗。

治傷寒三日，頭痛壯熱，四肢不利。《圖經》

太陰玄精石、消石、硫黃各二兩，硇砂一兩，四物都細研，入磁瓶子中固濟，以炭火半斤於瓶子週一寸煬②之，約近半日，候藥青紫色住火，待冷取出，用臘月雪水拌令匀，濕入磁罐子中，屋後北陰下陰乾，又入地埋二七日，取出細研，以麪糊和爲圓雞頭大，先用熱水浴後，以艾湯研下一圓，以衣蓋汗出爲差。

治傷寒小腹脹滿，小便不通。《聖惠》

石燕子擣羅爲末，不計時候蔥白湯調半錢，得通爲度。

治傷寒下痢不止，便膿血者。仲景

赤石脂一斤，一半末用，一半全用，乾薑一兩，粳米半升，以水七升煮之，米熟爲准，去滓，每飲七合，内赤石脂末一方寸匕，日三，愈止後服，不尔③盡之。

治傷寒下痢不止，心下痞鞕，或利在下焦者。仲景

赤石脂、禹餘糧各一斤，並碎之，以水六升煮二升，去滓，分再服。

主一切傷寒。孫真人《食忌》

甘草如中指長，炙，細剉，取童子小便一升和，煎取七合，空心服，日再。

傷寒脉結代者心悸動方。孫真人

甘草二兩、水三升煮取一升半，服七合，日二。《傷寒類要》治傷寒二三日，咽痛者，亦以甘草二兩炙、水三升煮取一升半，服五合，日三。

治傷寒毒攻咽喉。《傷寒類要》

真藺茹爪甲大，内口中嚼汁嚥，當微覺爲佳。

---

① 天行：疫病的别稱。《三因極一病證方論》："一方之内，長幼患狀率皆相類者，謂之天行。"
② 煬：同"爀"，烤。
③ 不尔：不如此。

治傷寒有數種,庸人不能分別,今取一藥兼治天行,若初覺頭痛內熱,脉洪,起至二日,治之。《傷寒類要》

葛根四兩、水三升,内豉一升煑取半升服,擣生根①汁尤佳。《聖惠方》:"治時氣,頭痛壯熱,生葛根汁取一大盞、豉一合煎至六分,去豉,不計時候分作二服,汗出即差,未汗再服,若心熱,加梔子人十枚同煎。"《梅師方》以小便煎。

治太陽傷寒。《勝金》

栝樓根二兩、水五升煑取一升半,分二服,小便利即差。

治陰陽二毒、傷寒證候不明,下藥錯悮,致患人困重垂死,七日以後、十日以來,可服此破證奪命湯。傳者云:千不失一,只一服,不逾時見效,汗自鼻上出盡是應。《經效》

好人參一兩爲麤末,如麥皮麤,以水一升,磁瓶或鍋中煎至一盞,以新水沉之取冷,一服而盡汗,不自它處出,只在鼻梁上涓涓如水矣。

治傷寒四五日,頭痛壯熱,胷中煩痛。《梅師》

苦參五兩、烏梅二十枚細剉,以水二升煎取一升,分服。

治傷寒及時氣瘟病,頭痛壯熱,脉盛。《肘後》

乾艾葉三升,以水一斗煑取一升,去滓頓服,取汗。

治陽毒入胃下血,頻疼痛不可忍。孫用和

鬱金五箇大者,牛黄一皂子,別細研,二味同爲散,每服一二錢,用醋漿水一盞同煎三沸,溫服。

治陰盛隔陽傷寒,其人必躁熱而不欲飲水是也,宜服**霹靂散**。《孫兆口訣》

附子一枚燒爲炭存性,爲末,蜜水調下,爲一服而愈。此逼散寒氣,然後熱氣上行而汗出,乃愈。

治陰毒傷寒,煩躁迷悶,不主悮②人,急者。《續傳信》

大附子一箇可半兩者,立劈作四片,生薑一大塊,立劈作三片,如中指長,糯米一撮,三味以水一升煎取六合,去滓,如人體溫,頓服,厚衣覆之,或汗出或不出,候心神定,即別服水解散、太白通關散之類,不得與冷,如渴,更將滓煎與喫,今人多用有效。

治陰毒傷寒。《斗門》

烏藥子一合,炒令黑煙起,投於水中煎取三五沸,服一大盞,候汗出回陽,立差。

---

① 根:代指"葛根"。
② 悮:《證類本草》作"悟"。

治陰毒傷寒,手足逆冷,脉息沉細,頭疼腰重,兼治陰毒咳逆等。《孫兆口訣》

川烏頭、乾薑等分爲麤末,炒轉色,放冷再擣爲細末,每一錢、水一盞、鹽一撮煎取半盞,溫服。

治陰毒傷寒。孫真人《食忌》

煑百合濃汁服一升,良。《聖惠方》治傷寒腹中滿痛,亦用百合一兩炒黄色,擣爲散,不以時粥飲調下二錢。

治傷寒後卒胷膈悶①痛。《濟衆》

枳實一味剉,麩炒黄爲末,二錢米飲調下,一日二服。

治陰毒傷寒,四肢逆冷。《聖惠》

茱萸一升,酒和勻,濕絹袋一隻盛,蒸令極熱,熨脚心,候氣通暢,勻②暖即停熨,累用驗。

療傷寒熱病,口瘡。《深師》

黄蘗皮削去上麤皮,取裏好處薄削,以崖蜜③漬之一宿,唯欲令濃,含其汁良,又吐更含。若胷中熱,有瘡時,飲三五合,尤佳。《聖惠》同。

傷寒時氣瘟病,毒攻手足腫,疼痛欲斷,亦治毒攻陰腫。《肘後》

黄蘗五斤細剉,以水三升煑,漬之。《傷寒類要》同。

治傷寒咳癔,日夜不定者。《圖經》

蓽澄茄、高良薑等分爲末,每服二錢,水六分煎十餘沸,入少醋攪勻,和滓如茶熱呷。

治傷寒下痢後更煩,按之心下耎者,虛煩也。孫尚藥

栀子十四枚擘、豉四合二味,以水四升煎栀子取二升半,内豉更煎取一升,去滓,分再服,得吐,餘勿服。嘔有癰膿者不可服,嘔膿盡乃愈。

傷寒熱毒下血。《食療》

羚羊角爲末,服之即差,又療疝氣。

治少陰病,下痢咽痛,胷滿心煩。《聖惠》

豬膚一斤,以水一斗煑取五升,去滓,加白蜜一升、粉④五合熬香,和勻相得,溫分六服。

治病人齒無色,舌上白,或喜睡眠,憒憒⑤不知痛痒處,或下痢,可急治下部,不曉此者但攻其上,不以下爲意,下部生蟲,蟲食其肛門,爛見五臟便死。《肘後》

---

① 悶:同“閉”。
② 勻:遍。
③ 崖蜜:即“石蜜”。
④ 粉:《傷寒論》作“白粉”。
⑤ 憒憒:心智昏亂。

燒馬蹄作灰末，猪脂和，傅綿上導①下部，日數度，差。

又方。《肘後》

燒艾於管中，熏下部，令煙入，更少入雄黄，良。《聖惠》："治傷寒狐惑，毒蝕下部，肛外如䘌②，痛痒不止，以雄黄一味，瓶子中燒熏。"

療傷寒已八九日至十餘日，大煩渴，熱盛而三焦有瘡，䘌者多下③，或張口吐舌呵吁，目爛，口鼻生瘡，吟語不識人，除熱毒，止痢。《秘要》

龍骨半斤碎，以水一斗煑取四升，沉之井底令冷，服五合，漸漸進之，恣意飲，尤宜老少。

治傷寒下部生䘌瘡。《聖惠》

烏梅肉三兩炒令燥，杵末，錬蜜圓梧子大，以石榴根皮煎湯，食前下十圓。

治天行後，兩脇脹滿，小便澀。《秘要》

熬鹽熨臍，下④。

主天行。孫真人《食忌》

生牛蒡根擣取汁五大合，空腹分爲兩服，服訖，取桑葉一大把炙令黄，水一斗煑取五合，去滓頓服，煖覆取汗，無葉用枝。《聖惠方》亦用此治時氣餘熱不退，煩躁發歇⑤，四肢無力，不能飲食。

天行病，心悶。《本經》

船底苔擣絞汁服。

治天行病四五日，結胷滿痛，壯熱，身體熱。《外臺秘要》

苦參一兩剉，以醋二升煑取一升二合，盡飲之，當吐即愈。天行毒病非苦參、醋藥不解，及湛⑥覆取汗愈。

療天行毒病七八日，熱積聚胷中，煩亂欲死，起人死搨⑦方。《千金》

芫花一斤，以水三升煑取一升半，漬故布薄胷上，不過再三薄，熱則除，當温四肢、護⑧厥逆也。

---

① 導：《説文》"引也"。導法是中醫治法之一，通過直腸給藥，類似現代栓塞劑。
② 䘌(nì)：蟲食病。
③ 下：指下部。
④ 下：指小便下。陳藏器："人卒小便不通，炒鹽内臍中即下。"
⑤ 發歇：時發時止。
⑥ 湛：厚。《證類本草》作"温"。
⑦ 搨(tā)：同"揚"，濕敷。
⑧ 護：救助。

治天行熱盛，口中生瘡。《傷寒類要》

虵莓自然汁一斗，煎取五升，稍稍飲之。

《近效①》：天行後，兩脅脹滿，臍下如水腫。《秘要》

楮枝汁隨意服，愈。

治天行毒病衄鼻，是熱毒，血下數升者。《秘要》

好墨末之，鷄子白圓如桐子，用生地黄汁下一二十圓，如人行五里，再服之。

療天行嘔吐，不下食。《必效》

臘月兎頭並皮毛燒令煙盡，擘破作黑炭，擣羅之，以飲汁服方寸匕則下食，不差更服，燒之勿令火耗，頻用皆效無比。

主天行熱秘腸結。《圖經》

麻油服一合則快利。

辟瘟。《外臺秘要》

上等朱砂一兩細研，以白蜜和圓如麻子大，常以太歲日平旦，一家大小勿食諸物，面向東各吞三七圓，永無疫疾。

治瘟氣病欲死。《傷寒類要》

苦參二兩，以水二升煑取一升，頓服，吐則愈，或汗愈。

治天行病，辟瘟方。《傷寒類要》

松葉切如米，酒服方寸匕，日三，辟五年瘟。

辟瘟疫。《肘後》

馬蹄屑二兩縫囊帶之，男左女右。

治瘟病食勞。《傷寒類要》

杏人五兩、酢二升煎取一升，服之取汗，差。

凡天時疫癧。《傷寒類要》

常以東行桃枝細剉，煑湯浴，佳。

治瘟令不相染方。《傷寒類要》

桃木蟲矢末，水服方寸匕。

辟瘟病。《肘後》

---

① 近效：指唐代方書《近效方》。

小豆新布囊盛之，置井中，三日出，舉家服，男十枚、女二十枚。

治時氣頭痛不止。《聖惠》

川朴消二兩擣羅爲散，用生油調塗於頂上。

又方。《聖惠》

石膏五兩擣細羅爲散，研令極細，每服不計時候以臘面茶調下二錢。

又方。《聖惠》

以冬瓜爛擣揭於疼痛處，神效。

治時氣熱毒，心神煩躁。《聖惠》

藍澱半大匙，以新汲水一盞服。

治時氣嘔逆，不下食。《聖惠》

半夏半兩湯浸，洗七遍去滑，生薑一兩，同剉碎，以水一大盞煎至六分，去滓分二服，不以時溫服。

治時氣瘴疫。《聖惠》

社①中西南栢木東南枝取，暴乾爲末，以水調下一錢匕，日三四服。《肘後方》同。

治時氣二三日，壯熱，頭痛甚者宜服此。《聖惠》

不蚛皂莢一鋌去皮、子，以濕紙裹煨令焦黑，擣細羅爲散，每服二錢以熱酒調下，衣覆取汗，仍先以白礬湯密室中浴，後服之。

治時氣五六日，心神躁不解。《千金》

竹瀝半盞、新水半盞相和令勻，非時服。《肘後方》只服瀝，厚覆取汗。

治時氣煩渴。《聖惠》

生藕汁一中盞，入生蜜一合令勻，分爲二服。

治時行熱病，亦堪發汗，甚有功。《圖經》

浮萍草一兩四月十五日者，麻黄去節、根，桂心，附子炮裂去皮、臍，各半兩，擣細篩，每服二錢，以水一中盞，入生薑半分煎至六分，不計時候和滓熱服，汗出乃差。

治熱病，頭痛發熱進退方。《聖惠》

栝樓一枚大者取瓤細剉，置磁椀中，用熱酒一盞沃之，蓋却良久，去滓，不計時候頓服，未效再服。

---

① 社：古代祭祀土地神的地方。

天行熱病，若發赤黑斑如疿①。《傷寒類要》

青木香二兩、水二升煑取一升，頓服之，效。

熱病狂語及諸黄。《聖惠》

川大黄五兩剉，炒微赤，擣爲末，以臘月雪水五升煎如膏，每服不計時候以冷水調下半匙。

治熱病吐、下水及下痢，身冷脉微，發躁不止。《經驗後》

附子一枚去皮、臍，分作八片，入鹽一錢、水一升煎半升，温服，立效。

治時疫傷寒，毒攻手足，腫疼痛欲斷方。《肘後》

虎杖根剉，水煑，適寒温以漬手足，令踝上有水尺許止之。《傷寒類要》同。

療熱毒病攻手足，腫疼痛欲脱方。《秘要》

蒼耳汁漬之。

療毒熱病攻手足，腫疼痛欲脱方。《千金翼》

豬膏和羊屎塗之，佳。《肘後》：“以豬蹄一具合蔥煑，去滓，内少許鹽以漬之。”

治傷寒時氣毒腫，攻手足，腫疼痛欲斷。《肘後》

牛肉裹腫處，止。《外臺秘要》同。

治毒熱足腫，疼欲脱。《集驗》

酒煑苦參以漬之。

主傷寒後，毒氣攻手足，及身體虛腫，**豉酒方**。《簡要濟衆》

豉五合微炒，以酒一升半同煎五七沸，任性稍熱服。

治天行熱病，手腫欲脱者。《傷寒類要》

稻穰灰汁漬之，佳。

治熱病，下部䘌蟲生瘡。《梅師》

熬鹽，綿裹熨之，不過三度，差。

治熱病有䘌，上下蝕人。《梅師》

豬膽一枚、苦酒一合同煎三兩沸，滿口飲之，蟲立死，即愈。

治熱病後下痢，膿血不止，不能食。《經驗》

白龍骨末，米飲服方寸匕。

---

① 疿：《玉篇》“瘡也”。

治熱病後下部生瘡。《梅師》

桃白皮①濃煑如稀餳，内少許熊膽研，以綿蘸藥，内下部瘡上。

治篤病②新起③，早勞，飲食多，致復欲死方。《肘後》

水服胡粉少許。《傷寒類要》同。

治傷寒婦人得病雖差，未滿百日，不可與交合，爲陰陽之病，必拘急、手足拳欲死，丈夫病名爲陰易，婦人名爲陽易，速當汗之可愈，滿四日不可療。《傷寒類要》

乾薑四兩爲末，湯調頓服，衣被，出汗得解，手足伸遂愈。《肘後》："治身體重，小腹急熱，必衝胷膈，頭重不能舉，眼中生瞖，膝脛拘急，亦用此方。"

治傷寒勞復，身熱，大小便赤如血色者。《圖經》

胡黃連一兩、山梔子二兩去皮，入蜜半兩拌和，炒微焦，二味爲末，猪腸汁和圓桐子大，每服用生薑二片、烏梅一箇、童子小便三合浸半日，去滓，食後煖小便令温下十圓，臨卧再服，甚效。

治熱病新差，早起及多食復發。《肘後》

梔子十枚、水三升煎取一升，去滓温服，卧令微汗，若食不消，加大黄三兩。

治交接④勞復，卵腫，腹中絞痛，便欲死。《傷寒類要》

刮青竹皮一升，以水三升煑五沸，絞去滓，頓服。《梅師方》同。

傷寒病欲令不勞復及治勞復。《外臺秘要》

頭垢燒，水圓桐子大，飲服一圓。

治陰陽易傷寒。《扁鵲》

燒婦人月經衣，熟水服方寸匕。

主陰易病。《本經》

婦人裩襠⑤當陰上割取燒末，服方寸匕，童女裩益佳，若女患陰易，即須男子裩也。陰易病者，人患時行病起後，合陰陽便即相着，甚於本病，其候小便赤澀，寒熱甚者，服此便通利。

大病後不足，病虚勞，補虚。《秘要》

---

① 桃白皮：桃樹的白皮部分。
② 篤病：重病。
③ 新起：初愈。
④ 交接：房事。
⑤ 裩襠：即裈襠。

七歲已下、五歲已上黃牛乳一升,水四升煎取一升,如人飢,稍稍飲,不得多,十日服,不住,佳。

傷寒勞復。《深師》

雞子空殼碎之,熬黃黑,擣篩,熱湯和一合服之,温臥,汗出愈。

治篤病新起,早勞,食飲多,致復欲死。《肘後》

燒鼈甲,服方寸匕。

治勞復。《秘要》

鼠屎頭尖者二十枚、豉五合、水二升煑取一升,頓服。

治交接勞復,陰卵腫或縮入腹,腹絞痛或便絶。《百一》

蚯蚓數條絞取汁,服之良。

治傷寒飲食勞復。《傷寒類要》

麴一餅,煑取汁飲之。

暑濕

治中暑,**水浸丹**。《耆域》

虢丹一錢,炒令變色,巴豆五箇,去皮膜,各研細,拌和令勻,鎔黃臘看多少,揉和圓如桐子大,每服二圓,先以新水浸,少刻①別用新水下,食後、臨臥。

中暑暍死。《本經》

道中熱塵土,取積②死人心,仍灌蓼汁。

消暑毒,**清暑圓**。《耆域》

香附子水淘淨,以新草鞋於沙盆內擦去皮,切碎,以薑汁浸,炒令香熟,爲細末,以沙糖圓彈子大,熟水下。

治中熱,不能食。《藥性論》

擣生薑汁,和蜜服之。

解暑毒,黑散子。《耆域》

---

① 少刻:不多時。
② 積:堆集。

不蛀皂角不拘多少，燒煙絕，以盆合秤四兩，甘草一兩炙，爲末，新汲水調下一錢，甚者加一錢。一方只用皂角燒成炭，末之，用水調，甚效。蓋中暑人痰塞關竅，皂角能疎利去痰故也。

治伏暑煩躁，頭痛惡心，四肢倦急。《雞峯》

陳橘皮不去白，甘草炙，各等分爲麤末，每服三錢，水一大盞，入生薑七片同煎至六分，去滓溫服不以時，氣虛寒冷人以乾薑代生薑。

治夏月暍死。《祕要》

取赤蓼濃煑汁，三升灌之。《聖惠方》治熱暍心悶，亦煑濃蓼汁一大盞，分二服飲之。

《得效》治暑毒，**救生散**。《耆域》

新好芝麻不以多少，鍋内炒令黑色，取出盤内攤冷，細爲末，每服三錢，用新汲水調下，甚妙。《經驗後》亦用此方，或圓如彈子，新水化下。凡着熱，外不得以冷物逼，外得冷即死。

治風濕身煩疼，日晡劇者。張仲景

麻黃三兩，杏人三十枚，甘草、薏苡人各一兩，四物以水四升煑取二升，分溫再服。

疸

諸黃附

主傷寒時氣，黃疸煩熱。陳藏器

土消湯淋取汁，頓服之。蚯蚓轉圓是也，彌久者佳。

療膀胱急，小腹滿，身盡黃，額上黑，及足下熱，因作黑疸，大便必黑，腸臚①脹滿如水狀，大便溏者，女勞得之，非水也，腹滿者難療。張仲景

消石熬黃，礬石燒令汁盡，二物等之合，袂②絹篩，大麥粥汁和服方寸匕，日三，重衣覆取微汗，病隨小便去，小便正黃，大便正黑也，大麥用無皮者。《千金方》消石用二分，礬石用一分。

治肉癉，其人小便白。《傷寒類要》

---

① 腸臚：《證類本草》作"腹臚"。《急就篇》載"寒氣泄注腹臚脹"。
② 袂："夾"的異體字，兩層的。

凝水石主之。

治女勞癉，身目俱黄，惡寒發熱，小腹滿急，小便艱難，**滑石散**。《聖惠》

滑石一兩半，白礬一兩，燒令汁盡，擣細羅爲散，每服不計時候，以大麥粥飲調下二錢，小便出黄水爲度。

又方。《聖惠》

亂髮如雞子大，猪脂半斤，二味同於鐺中，以微火煎令髮消盡，不計時候，以温水調下半雞子殼，以小便利爲度。

治黄疸。孫尚藥

柴胡一兩去苗、甘草一分，都細剉，作一劑，以水一椀、白茅根一握同煎至七分，絞去滓，任意時時服，一日盡。

治黄疸有多時不差者，令人煩悶不食，四肢俱痛。《聖惠》

茵蔯五兩擣篩爲散，每服四錢，以水一中盞煎至六分，去滓温服，日三四服。

治酒疸，心懊痛，足脛滿，小便黄，飲酒面發赤黄班，由大醉當風入水所致。《肘後》

黄耆二兩、木蘭一兩爲末，酒服方寸匕，日三。

治脾疸，溺赤出少，惕惕①若恐。《傷寒類要》

栝樓主之。

治黑疸多死。《聖惠》

急用土瓜根一斤擣絞汁六合，頓服，當有黄水隨小便出，如未出，更服。《肘後》：黄疸變成黑疸，醫所不能治，亦以土瓜根汁頓服一小升，平旦服食後須病汗，小便出愈，不尔再服。

治腎疸，唇乾。《傷寒類要》

蓁蘼主之。

主酒疸，黄色通身者。《本經》

萱草根擣絞汁服，亦取嫩苗煑食之。《聖惠方》亦用此治時氣發黄，並治黄疸，精神昏亂，不食，言語倒錯。

治黄疸内傷，積熱毒發，出於皮膚，宜服麻黄湯發汗。《聖惠》

麻黄一兩去根節，擣碎，以水一大盞煎至五分，去滓温服，以汗爲效，如人行十里汗未出，即再服。

---

① 惕惕（tì tì）：恐懼貌。

治黄疸病。《傷寒類要》

麻黄一把去節綿裹，以酒五升煑取半升，去滓頓服。又治傷熱表發疸，宜汗之則愈，冬月用酒、春宜用水煑之，良。

治黄疸，皮膚眼睛如金色，小便赤。孫真人

秦艽五兩、牛乳三升煑取一升，去滓，内芒消一兩，服。

治黄疸，心膈躁熱，小便赤澀。《聖惠》

茅根三握細切，豬肉半斤細切，先以水三大盞煎茅根至二盞，去滓，入肉合作羹，盡一服，愈。

治黄疸，熱毒結在脊膈，上壅煩悶，目赤口乾，宜服**藜蘆散**吐之。《聖惠》

藜蘆一兩，炮令小變色，擣細羅爲散，每服以溫水調下半錢，以吐爲效。《百一方》亦用此治黄疸。

治膏疸，其人飲少、小便多。《傷寒類要》

秦椒一分出汗①，瓜蒂二分，爲末，水服方寸匕，日三。

治黄疸，熱毒在内，悶亂，坐卧不安。《聖惠》

亂頭髮燒灰細研，不計時候以新汲水調下二錢。《肘後》並《傷寒類要》同云"秘方"。

疸病有五，有黄疸、穀疸、酒疸、黑疸、女勞疸，黄汗，身體四肢微腫，脊滿，不得汗，汗出如黄檗汁，由大汗出卒入水所致。《肘後》

豬脂一斤令溫熱，盡服之，日三，當下，下則稍愈。《傷寒類要》療男子、女人黄疸病，醫不愈，耳目悉黄，食飲不消，胃中脹熱，生黄衣，在胃中有乾屎，使病爾，亦用豬脂一小升，溫熱頓服之，日三，燥屎下去乃愈。

治黄疸，百藥不差，宜服此。《聖惠》

驢頭一枚煑熟，以薑虀啖之，并隨多少飲汁，即效。《傷寒類要》同。

療髓疸日脡②深，嗜卧。《傷寒類要》

牡礪、澤瀉主之。

治黄疸，身眼皆如金色。《傷寒類要》

取束引桃根切細如箭，若釵股以下者，不可使婦人、雞犬見，用一握，以水一大升煎取一小升，適溫空腹頓服，後三五日，其黄離離如薄雲散，唯眼最後差，百日方平，復身黄散後，可

---

① 出汗：中藥炮製的一種方法。

② 脡(tǐng)：直的。

時時飲一盃清酒，則眼中易散，不飲則散遲，忌食熱麵、豬魚等肉。此是徐之才家秘方。

主急黃疸及内黃，腹結不通。陳藏器

蕪菁子擣爲末，水絞汁服，當得嚏，鼻中出黃水及下痢。孫真人《食忌》治黃疸，皮膚、眼睛如金色，小便赤，亦用蕪菁子末，熟水調下方寸匕。《傷寒類要》云：“候顏色黃，精神急，用之效。”

治黃疸，大渴煩悶。《聖惠》

苦瓠白瓤及子三兩，炒令微黃，擣細羅爲散，不計時候以温粥飲調下一錢。

治傷寒鼻塞，黃疸。陳藏器

苦瓠煎取汁滴鼻中，出黃水。《傷寒類要》：“取苦葫蘆瓤如大棗許，以童子小便二合浸三兩，食頃，取兩酸棗許分置兩鼻中，病人深吸氣，及黃水出，良。”

治黃疸。《海上》

瓜蔕七箇，丁香母一箇，黃黍米四十九粒，如無，即以糯米二十一粒代之，爲末，滿口含水，畜少許兩鼻中，即黃水滴出，便差。此方屢效，救人極多。

治熱病，毒熱通貫臟腑，深入骨髓之間，或爲黃疸、黑疸、赤疸、白疸、穀疸、馬黃等疾，喘急須臾不絶。《聖惠》

瓜蔕二七枚擣碎，以水一中盞煎至五分，去滓温服。

治黃疸，毒氣鬱蒸，面目盡黃，寒熱發渴。《聖惠》

小麥苗擣絞取汁飲半盞，晝夜五七度飲之，愈。孫真人治酒黃，并治黃疸，皮膚、眼睛如金色，小便赤，亦用此方。

治急黃。《經驗》

山豆根末，空心以水調下二錢匕。治五般急黃。

主心急黃。《食療》

百合蒸過，蜜和食之，作粉尤佳，紅花者不堪用。

療急黃病。《傷寒類要》

大黃麤切二兩，水三升半漬一宿，平旦煎絞汁一升半，内芒消二兩絞服，須臾當快利。

治陰黃，眼睛黃，汗染衣，涕唾黃色。《聖惠》

川大黃五兩，飯下蒸一炊時，取出曝乾，擣羅爲散，每服以温水調下一錢，日三四服，常要大小便微利爲效。

治立黃。《聖惠》

茅根五兩剉，白术半兩，擣篩爲散，每服五錢，以水一大盞煎至五分，去滓，不計時候溫服。

治黑黃。《聖惠》

鬼臼一兩剉，以水一大盞煎至八分，去滓，分爲二服，如人行五里，再服。

治熱黃。《藥性論》

取萹蓄汁頓服一升，多年者再服之。

療時疾發黃，心狂煩熱，悶不認人者。崔元亮

取栝樓大實一枚黃者，以新汲水九合浸淘取汁，下蜜半大合、朴消八分合攪令消盡，分再服，便差。

治雞黃[①]。《聖惠》

生地黃五兩剉，小雌雞一隻，去毛羽、腸胃、頭足，都以水五升煑至一升半，去滓，分爲三服，一日服盡。

治内黃，身體面目皆黃，宜服此。《聖惠》

柳枝二兩剉，以水一大盞煎至八分，去滓，不計時候分溫二服。

治發黃。仲景

栀子、茵蔯、香豉、甘草四物作湯飲，古今諸名醫多用之。

治急黃欲死。陳藏器

以雀屎細研，水溫服之。

治急黃及心黃，狂走煩躁不解。《聖惠》

生雞子二枚去黃用白，川朴消半兩細研，相和熟調，頓服之，效。

治氣黃。《聖惠》

苦葫蘆子人一兩微炒，擣細羅爲散，不計時候以溫水調下一錢，以得吐爲度。

治遍身如金色。《圖經》

瓜蒂四十九箇，須是六月六日收者，丁香四十九箇，用甘鍋燒盡煙爲度，細研爲末，小兒用半字吹鼻内及揩牙，大人只用一字吹鼻内，立差。

治急黃，心上堅硬，渴欲飲水，喘麤眼黃，但有一候，則宜服此，**瓜蒂散**。《聖惠》

瓜蒂一合、赤小豆一合，二味擣細羅爲散，每服以燖漿水調下二錢，須臾當吐，如人行五

---

① 鷄黃：《聖惠方》"雞黃者，遍身爪甲并青黃，多語，夢寐或見鬼神，時自言笑"。

里未吐，即再服。若病輕者，吹鼻中二三豆粒大，當鼻中黃水大出，即效。

治腎黃①。《聖惠》

萵苣子一合細研，以水一大盞煎至五分，去滓，不計時候。

又方。《聖惠》

蔓菁子一合，研令極爛，入熱湯一小盞，去滓，不計時候温服。

治諸黃。《傷寒類要》

大麥苗杵汁服之。

療五種黃。《食療》

翹搖②生擣汁，服一升，日二，差。

---

① 腎黃：《聖惠》"腎黃者，面色青黃，腰背疼痛，耳中颼颼，百般聲響，脚膝無力，多唾嘔逆，不能下食，悲而不樂，若兩脚浮腫、齒黑如大豆者難治"。
② 翹搖：植物名。幽州人謂之苕搖。《爾雅》云柱夫、摇車，俗呼翹車。

第十二卷

積熱

金乳石毒發熱附

治積熱煩躁，**絳雪散**。《耆域》

朱砂一錢細研，朴消二錢細研，消石亦得，爲末，水調一錢立止，乾喫亦得。

療熱壅涼膈上，驅積滯。《傳信》

蜀朴消成末，每一大斤，冬用蜜十三兩、春夏秋用十二兩和令勻，便入新青竹筒隨小大者一節，著①藥得半筒已上即止，不得令滿，却入炊甑中，令有藥處在飯內其虛處，出其上不妨，候飯熟取出，乘熱綿濾入一甆鉢中，以竹篦攪勿停手，令至凝即藥成，收入合中，如熱月即於冷水中浸鉢，然後攪，每食後或欲臥時含一匙半，漸漸咽之。如要通轉②，亦得。

治上焦有熱，口舌、咽中生瘡，嗽有膿血。杜壬

桔梗一兩、甘草二兩爲末，每服二錢、水一盞煎至六分，去滓溫服，食後細呷之，亦治肺壅。

治膈上盛熱及鼻衄。孫兆

乾地黃、龍腦、薄苛等分爲末，冷水調下。

治人身體重，小腹急熱上衝胷，頭重不能舉，眼中生瞙③，膝脛拘急欲死。《肘後》

藍一把，水五升，鼠矢兩頭尖者二七枚，煑取二升，盡服之，溫覆取汗。

治諸熱毒，**地黃膏**。《耆域》

生地黃汁二盞、生藕汁一盞同入銀石器內，慢火熬成膏，更入白砂蜜少許再熬，放冷入甆罐中，不得犯生水，以紙密封，每服一匙溫酒下，熟水亦得。

壓一切熱毒，孕婦勿服。《藥性論》

暑月以虎杖和甘草煎色如琥珀，嘗之甘美，瓶置井中令冷徹如冰，白甆器及銀器中盛，似茶啜之，呼爲冷飲子。

① 著(zhù)：同"貯"，聚積。
② 通轉：腑通積消。
③ 瞙(miè)：眵也。

治熱毒下血，或因喫熱物發動。《梅師》

生葛根擣汁一升，并藕汁一升相和服。

治熱，椹膏。《耆域》

黑桑椹榨取汁，銀器内以文武火熬如餳，甆瓶貯之，勿犯生水，埋地中一宿取出，如極熱、心躁、風壅，每服一大匕，頭有熱瘡，作膏藥傅之，小兒服尤良。

下心肺、五臟熱毒氣。《食療》

苦竹根細剉一斤，水五升煑取汁一升，分三服。苦竹茹即下熱壅。

治大人、小兒發熱。《食療》

雞卵三顆、白蜜一合相和服之，立差。

主胷中伏熱，下氣、消痰、化食。《心鏡》

橘皮半兩微熬作末，如茶法煎呷之。

治胷中痞塞熱結者。孟詵

好生梨食之，即通。

治熱氣結滯，經年數發。《必效》

胡荽半斤，五月五日採，陰乾，水七升煑取一升半，去滓分服，未差更服，春夏葉、秋冬根莖並用，亦可預備之。

治胷中伏熱，心煩躁悶，口乾氣逆，宜喫**玉屑飯**。《聖惠》

梁米飯一盞，菉豆粉四兩研，將飯散於粉内，拌令匀，入湯内煑令熟，用豆豉和食之。

治乳石發動，躁熱煩渴不止。《聖惠》

滑石半兩細研如粉，以水一中盞絞如白飲，頓服之，未差再服。

服丹石人有熱瘡，疼不可忍。《兵部》

用紙環圍腫處，中心填消石令滿，匙抄水淋之，覺不甚熱，疼止。

治乳石發動，煩悶及諸風熱。《聖惠》

朴消鍊成者半兩，細研如粉，每服以蜜水調下一錢匕，日三四服。

治金石毒熱發。《勝金》

黑鉛一斤，以甘鍋中鎔成汁，投酒一升中，如此十數回，候酒至半升，去鉛，頓服之，差。

主發熱口乾，小便溢澁。《秘要》

萎蕤五兩，煑汁飲之。

金石藥毒發熱。《圖經》

麥①門冬去心六兩、人參四兩、甘草二兩炙，爲末，蜜圓桐子大，每服三四十圓飲下，日再。

治服諸藥石後，或熱噤，多向冷地臥，又不得食諸熱麪酒等方。《秘要》

五加皮二兩，以水四升煑取二升半，候石發之時便服，未定更服。

乳石發動，癰熱心悶，吐血。《聖惠》

生刺薊擣取汁，每服三合，入蜜少許，攪勻服之。

治乳石發動，小便淋澀不通，心神悶亂。《聖惠》

船底青苔如半雞子大，以水一盞煎五分，去滓溫服，日三四。

丹石熱發。《食療》

茭首②和鯽魚煑作羹，食之三兩頓，即便差耳。

石藥過劑熱發。《百一》

白鴨屎末和水調服之，差。

主乳石發動，頭痛煩熱，口乾，便旋③赤少者。《圖經》

露蜂房二分炙，以水二升煑取八合，分溫再服，當利小便，諸毒隨便出。《經驗方》以蜂房、甘草等分麩炒黃色，去麩爲末，水二椀煎至八分一椀，令溫頓服，臨臥至明日取下惡物。

風熱

治風熱，心躁口乾，狂言，渾身壯熱，及中諸毒，**龍腦甘露圓**。《經驗》

寒水石半斤燒半日，淨地坑內盆合，四面濕土擁起，候經宿取出，入甘草末、天竺黃各二兩，龍腦二分，糯米膏圓彈子大，蜜水磨下。

解風熱，踈積熱風癰，消食化氣導血，大解癰滯。《經驗後》

大黃四兩，牽牛四兩，半生半熟，爲末，鍊蜜圓梧子大，每服十圓，如要微動，喫十五圓，冬月中最宜服，並不搜攪④人。

去風熱。《藥性論》

---

① 麥：當爲"麥"之訛。
② 茭首：茭白。
③ 旋：頻。
④ 搜攪：擾亂、攪動。此處概指擾亂脾胃而致腹痛腹瀉等。

以地膚煑湯沐浴。

治風熱上攻頭目，昏眩及偏正頭疼，**一品圓**。《經效》

大香附子去皮毛，用水煑一時辰，細切焙乾爲末，鍊蜜爲圓如彈大，每服一圓，水一盞煎至八分，通口服，婦人用醋湯煎服。

治風熱煩悶，口乾多渴，煑天門冬。《聖惠》

天門冬二斤去心，蜜二合，以水五升煑天門冬十餘沸，漉出，以新汲水淘三五徧，瀝乾，又以水三升和蜜，又煑三五沸，和汁收於不津器中，逐日喫三兩枚及飲汁一合，立效。

治風熱多睡，頭痛煩悶，**木通粥**。《聖惠》

木通二兩剉，粳米二合，水二大盞，煑木通取汁一大盞半，下米煑粥，溫溫食之。

治風熱，解丹石諸毒，蒸牛蒡。《聖惠》

牛蒡嫩葉一斤，洗如法，好酥隨多少，先煠牛蒡葉熟，更洗去苦味，重以酥及五味蒸炒食之，兼堪下飯，秋冬用根佳，春夏用葉。

又方。《聖惠》

茅根擣絞取汁一大盞，食後分爲四服。

治風熱，衝項熱悶。《秘要》

訶梨大者一枚，芒硝同於醋中攪令消，摩傅熱處。

治風熱攻心，煩悶恍惚，神思不安，煑梨湯。《聖惠》

梨三枚切、沙糖半兩、水一大盞煎至六分，去滓，食後分溫二服。

煩悶

煩熱附

治熱風，汗出心悶。《千金翼》

水和雲母粉服，不過再服，立差。

治心悶汗出，不識人。《千金》

新汲水和蜜飲之，甚妙。

治熱渴心悶。《聖惠》

地漿①飲一盞,其妙。

療煩悶。《千金》

白术末,水調服方寸匕。

治熱攻心,煩躁恍惚。《心鏡》

牛蒡根擣汁一升,食後分三服,良。

夏月熱,煩悶不止。《食療》

擣小薊葉,取汁半升,服之立差。

心腹煩悶。《本經》

冷水研乾苔如泥,飲之。

止煩悶。陶隱居

以藍汁塗五心②。陳藏器云:"解諸物毒、天行煩毒、小兒煩熱、丹毒,並水漬取汁飲。"

治肺臟壅熱煩悶。《聖惠》

新百合四兩、蜜半盞,和蒸令軟,時時含一棗大嚥津。

治心癉煩,心中熱。《傷寒類要》

茜根主之。

治中③大熱,狂失心,躁悶。《藥性論》

楝實作湯浴。

除熱涎,頭腦、心胷間熱風煩悶,風眩欲倒,心頭吐涎如醉,瀁瀁④如船車上者。陳藏器

槐房⑤折取,陰乾煑服。

大熱心悶。《傷寒類要》

槐子燒末,酒服方寸匕。

理心煩悶,益氣力,止渴。《心鏡》

苦笋熟煑,任性食之。

治膈上煩熱多渴,通利九竅,**滑石粥**。《聖惠》

滑石二兩剉,粳米二合,水三大盞煎滑石至二盞,去滓,下米煑粥,温温食之。

---

① 地漿:即地漿水,掘黄土地作坎,深二尺許,灌水攪混,俟其沉澱,取上面清液,即爲地漿水。
② 五心:指手足心及心臟五處。
③ 中(zhòng):傷。
④ 瀁瀁(yǎng yǎng):形容搖晃不穩。
⑤ 槐房:含槐子的槐莢。

治胷中煩熱，或渴、心躁，**葛粉粥**。《聖惠》

葛粉四兩，粟米半升，水浸粟米經宿，來日漉出與葛粉同拌令勻，煑粥食之。

療心煩熱，口乾，皮肉皆黃。《正元廣利[①]》

秦艽十二分、牛乳一大升同煑，取七合，去滓，分温再服，差。此方出許仁則[②]。

治心臟煩熱，躁渴，不得睡臥，**酸棗仁粥**。《聖惠》

酸棗仁一兩擣爲末，粳米二合，煑米作粥，臨熟下酸棗仁末半兩，攪勻食之。

去心中煩熱，頭風旋，目眩，心頭漾漾欲吐，卒失音。陳藏器

牡荆木取莖，截於火上燒，以物承取瀝飲之。

治煩熱少睡，多渴。《聖惠》

小麥作飯，水淘食之。

治心臟煩熱，止渴，除口乾，散積血，極效。《聖惠》

藕半斤去皮，絞取汁，蜜一合，相和服之。

---

① 正元廣利：指唐德宗李適御纂《貞元廣利方》，一名《貞元集要廣利方》。“貞”避宋仁宗諱而改爲“正”。
② 許仁則：唐代醫家，生平不詳，著有《子母秘錄》十卷。

第十三卷

瘧疾

瘧疾

治瘧，無問新久，必效方。《聖惠》

黃丹四兩、麪塵①二兩二味，五月五日午時面東不語，研獨顆蒜和圓如雞頭實大，男左女右於臂上以緋絹系一圓，欲發時即取以醋湯下之。

治瘧。《本草》

黃丹、百草霜等分細研，每服二錢匕，於發日空心米飲調服，不過兩服愈。

治瘧疾寒熱，或逐日，或間發，久患不差，無藥可治。《耆域》

丹砂、磠黃二味各研，各一錢匕，好酒一盞，重湯煎至七分，空心通口服。如發寒多時，增磠黃減朱砂，如熱多時，多用朱砂少用磠黃。此方久用，極有神效。

治瘖瘧②連年不差，服三七日定差。《聖惠》

朱砂一分細研、常山末三分，研令勻，鍊蜜和圓如菉豆大，於發日平明以溫水下五圓，至夜然③，後食④之。

治鬼瘧，連年不差。《聖惠》

砒霜一分、蜘蛛三枚同研，爲圓桐子大，每用綿裹一枚，男左女右内耳中。

治瘧寒多者，**琥珀砒**。《耆域》

砒二兩如水晶者，鉛一斤溶淨者，先於新甘鍋内溶鉛，如鏡面了，成塊投砒在内，候溶煙絶，却傾在淨銅器中，候冷自分胎，取砒細研，以麪糊圓桐子大，每服一粒，候發日新汲水吞下，須空心，忌熱物半日，并油膩不便物。

治痁疾⑤。孫尚藥

砒二兩別研如粉，寒水石三兩別搗爲末，用一生鐵銚子先鋪石末一半，後堆砒末在上，又以石末蓋頭，然後取厚盞蓋之周回，醋糊紙條子密封約十重，以炭火一斤已來安銚子在上，候紙條子黑，取出置冷地上，候冷取開盞子淨刮，取砒、石末一處入乳鉢内細研，以軟粟米飯和

---

① 麪塵：宋代俗語，即麵粉。
② 瘖瘧：發作無時的老瘧。
③ 然：如此，此代指“以溫水下五圓”。
④ 後食：飯後服。
⑤ 痁（shān）疾：瘧疾。《說文解字·疒部》：“痁，有熱瘧。”

圓如梧桐子，更別作小圓子一等①以備小兒服，以飛過辰砂爲衣，候乾入甓②合收。每人服時，於發日早冷水下一圓，臘茶清亦得，一日內不得喫熱物。合③時，先掃洒一淨室中合之，不得令婦人、貓犬、雞鼠等見，收時亦如此。若婦人患，則男子拈著在口中。此藥曾施，百發百中。

治久患勞瘧。《聖惠》

常山一兩爲末，朱砂一兩細研，都研令勻，以鍊蜜和如桐子大，未發前以溫水下三圓，臨發時又服三圓，以差爲度。

治温瘧痰壅，發歇寒熱。《聖惠》

常山二兩剉，香豉二合炒乾，擣羅爲末，以粟米飲和如梧桐子大，每服三十粒，溫酒下不以時。

治瘧，無問新久必差方。《聖惠》

常山一兩爲末，葎草一握去兩頭，俗名葛勒蔓，秋冬用乾者，二物以淡漿水二大盞浸，藥於星月下，上橫一刀，經宿，明日早辰煎取一盞，去滓，空腹分爲二服，如人行七八里，再服，當快吐痰涎爲效，忍飢過午時已來，即漸食粥。

治瘧病。《肘後》

常山三兩擣末，以雞子白和爲圓桐子大，空腹三十圓。《外臺秘要》："用常山三兩剉碎，以漿水三升浸經一宿，煎取一升，欲發前頓服，微吐。"

治瘧，無問新久必差方。《聖惠》

巴豆一粒，剝去皮心，合着，取一顆澤蒜劈開，內巴豆於中，濕紙裹，燒之令熟，病欲發時，只取藥蒜吞之，立便不發。

治瘧，自汗不止者。《經效》

草果子以麪裹，煨香熟，去麪并皮，爛搥碎，每平胃散二大錢，入草果一枚、水一盞同煎至七分，去滓，通口服，至效。

治瘧疾寒多，**既濟**④**丹**。《耆域》

附子一兩炮，去皮臍，朱砂半兩研，並爲細末，以半夏麪末打糊圓如桐子大，發日面東取

---

① 一等：一種。
② 甓：《證類本草》作"瓷"。
③ 合：配製。
④ 既濟：《易》卦名。意指皆濟，已完。

氣一口，以井花水吞下七圓，想藥至丹田。

治久瘧。《耆域》

大附子一箇重六錢者，去皮，一半生、一半炮熟，甘草二寸炙，好棗七箇，水一椀半，煎至一小盞，遇發時，先將棗去皮喫，次煖藥服。兼治吐瀉甚妙。

治瘧寒多。《耆域》

附子一枚，以臘茶末一錢點三分，將附子炮裂搵①入茶內，却將附子炙乾再炮，又搵入茶內，以茶盡爲度，去皮㕮咀，以水三盞、棗七箇、薑十片煎至一盞，去滓温服，更以棗去皮食之，尤妙。

治寒瘧久不差，食少羸瘦，及臟腑滑泄。《雞峯》

乾薑、炮良薑等分爲細末，酒煑麪糊圓桐子大，每服三十粒，空心米飲下。《秘要》②以二物爲末，每服三錢，水一中盞煎七分，服。

治老瘧久不斷者。葛洪

取牛膝莖葉一把，切，以酒三升漬，服令微有酒氣，不即斷，更作，不過三劑，止。崔元亮《海上方》以水煑牛膝，未發前服，治凡瘧。

治瘧疾。《斗門》

荊蘸一大握，炙令黃色，以水濃煎一盞，欲發前服。

治瘴瘧，渾身熱，連背項蕤③。孫真人

茴香子擣取汁服。

主痎瘧及邪熱。《圖經》

白葵花陰乾末服之，午日取花挼④手亦去瘧。

治瘧往來寒熱，發歇無時。《聖惠》

蜀漆末，每服一錢，温水調下。

治瘧最要，**蜀漆散**。仲景

蜀漆、龍骨、雲母粉等分杵末，患者至發前以漿水和半錢服之，温瘧加蜀漆半分，臨發時服一錢匕。

---

① 搵（wèn）：浸没。
② 《秘要》：即《外臺秘要》。
③ 蕤（ruí）：下垂貌。
④ 挼（ruó）：揉搓。

治鬼瘧①，進退不定。《聖惠》

阿魏一分細研，野狐肝一具并膽收於新瓦罐内貯，陰乾爲末，都研令匀，用醋煮麪糊和如雞頭實大，男左女右手把一圓，如未差，即以緋帛②繫中指上，不住嗅之。

又方。《聖惠》

桃心③一大握，擣絞取汁，分爲二服，於發日早朝以井花水半盞調服，臨發再服。

治勞瘧時久不斷。《聖惠》

馬鞭草汁五合，以酒一小盞相和，煖令溫，欲發前頓服。

又方。《聖惠》

桃花一兩擣細爲散，食前以水調服二錢，日二服，差。

又方。《聖惠》

豉心一兩炒乾，生砒一錢，研令匀，入鍊蜜和圓如麻子大，每欲發時，先以溫豉湯下三圓，立定。

主瘧。陳藏器

取燕屎方寸匕，令患者發日平旦和酒一升攪調，病人兩手捧椀當鼻下承取氣，慎勿入口，毒人。

治瘧。《圖經》

接骨木葉研，絞汁飲之，得吐乃差。大人七葉，小兒三葉，不可多也。

治瘧，無問新久，發作無時。《聖惠》

童子小便一升、蜜三匙相和，煎三四沸，溫溫頓服之，每發日平旦即一服，直至發時勿食，重者不過三服。

又方。《聖惠》

蝟皮一兩燒灰，研令極細，未發前以溫酒調下一錢，正發又服一錢。

溫瘧。《耆域》

端午日，取猪心血同飛羅麪圓菉豆大，朱砂爲衣，每服七圓，桃、柳枝各七箇，新汲水嚼下藥。

治鬼瘧，進退不定。《聖惠》

---

① 鬼瘧：瘧疾發作無常，或惡夢、恐懼者，亦稱"夜瘧"。
② 緋帛：一名絳帛，紅色之綢，"煎茜根及蘇木染之爲正"。
③ 桃心：桃樹的嫩葉。

猢猻頭骨一枚，燒灰爲末，空心温酒調一錢匕，臨發再服。

治老瘧。《肘後》

龍骨末方寸匕，先發一時，酒一升半煑取三沸，及熱盡服，温覆取汗。

治多年瘧。孟詵

驢脂和烏梅爲圓，未發時服三十圓。

治瘧。《經驗後》

麝香少許研墨，書額上，去邪辟魔。

又方。《海上》

川山甲燒爲末存性，每服二錢匕，臨發一時辰前熱酒調下，云極驗。

治五瘧。《簡要濟衆》

夜明沙擣爲末，每服一大錢，冷茶調下，立效。

主瘧。陳藏器

取正發日，以虵蛻皮塞兩耳，臨發又以手持少許，并服一合鹽醋汁，令吐也。

治久患勞瘧瘴等。《聖惠》

鱉甲三兩，塗酥炙令黄，去裙爲末，臨發時温酒調下二錢匕。

治瘧。《本草》

桃人一百箇去皮尖，於乳鉢中細研成膏，不得犯生水，候成膏，入黄丹三錢，圓如桐子大，每服三圓，當發日面北用温酒吞下，如不飲酒，井花水亦得。五月五日午時合，忌雞犬、婦人見。

治瘧神效。《耆域》

陳橘皮去穰，不以多少細切，用生薑自然汁浸過兩指，銀器盛，重湯煑乾，爲末，用隔年青州棗十枚、水一椀煑至半椀，未發前一時辰，以煑棗湯調藥末三大錢服之，却剥棗去皮食之，一服效。

療勞瘧劣弱者。《圖經》

烏梅十四枚，豆豉二合，桃、柳枝各一虎口握，甘草三寸長，生薑一塊，以童子小便二升煎七合，温服。

治瘧。《本草》

蒜不拘多少研極爛，和黄丹少許，以聚爲度，圓如雞頭大，候乾，每服一圓，新汲水下，面東服至妙。《聖惠方》治寒瘧，手足鼓顫，心寒面青，亦以獨顆蒜一顆、黄丹半兩相和，五月五日午時同擣一千杵，圓如黑豆大，候發時以温茶下二圓。

　　主痎瘧寒熱，邪氣泄痢，陰氣不足，止渴，及病酒頭痛①。《心鏡》

　　小豆花②豉中煮，五味調和作羹食之。

---

① 酒頭痛：因飲酒過量，氣血逆亂所致頭痛。
② 小豆花：豆科植物赤小豆的花，具有清熱解毒、止渴醒酒的功效。

第 十 四 卷

痘瘡

痘瘡

治傷寒發豌痘瘡,未成膿。《梅師》

研芒消,用豬膽相和塗瘡上,立效。

治痘瘡瘢、面䵂。《譚氏小兒》

蜜陀僧細研,水調夜塗之,明旦洗去,平復矣。

治時氣,病骨中熱,生疱瘡、豌痘瘡。《梅師》

飲鐵漿,差。

治豌痘瘡。《藥性論》

東壁土一蜆殼①,細末,傅之。

治小兒熱毒發胗②痘瘡初愈,宜塗瘡瘢。《聖惠》

胡粉一兩、膩粉一分相和研令勻,入鍊了豬脂拌和如膏,薄薄塗瘢上,每夜塗之,至明以漿水洗之。

又方。《聖惠》

牡礪三兩、土瓜根一兩,擣細羅爲散,每夜取二錢,用白蜜調塗面及瘡瘢,旦以煖漿水洗之。

凡斷乳嬰孩、童子患胗痘疾候③,初覺多似傷寒,面色與四肢俱赤,壯熱頭痛,腰背疼,足多瘀冷,眼睛黃色,脉息但多洪數,絕大不定,小便赤少,大便多秘。纔覺四肢色候及脉息,雖是胗痘疾,未攻皮毛穴出者便可以服餌,勻和臟腑,疎泄逐下。若胗已結在皮毛,穴處微微似出,即不可疎泄也。或胗出大盛,竇穴④濃水者,却可疎利也。或未與疎轉,即且急服**紫草飲子**。《聖惠》

紫草二兩細剉,以百沸湯一大盞泡,便以物合定,勿令紫草氣出,放令人體⑤,量兒大小,溫溫服半合至一合,服此藥瘡子雖出,亦當輕爾。《經驗後》方同。

治時氣熱毒攻表,發豌痘瘡。《聖惠》

---

① 一蜆殼:一個蜆殼的藥量。
② 胗(zhěn):同"疹",皮膚上的小疙瘩。
③ 候:證候。
④ 竇(dòu)穴:孔穴。
⑤ 人體:《證類本草》作"如人體溫",宜是,此脱"溫"字。

苦參二兩細剉，以水二大盞煎至一盞，去滓，分爲二服，日三四服。

治瘡疹出後，喘急發熱。《耆域》

馬屁孛①末，入蕢苛②、生薑自然汁，水調服。

比歲③有病天行發斑瘡，頭面及身，須臾周匝，不治數日必死。《秘要》

升麻水煑取汁，以綿霑④洗之，苦酒煑彌佳，但躁痛難忍也。《聖惠方》治小兒斑瘡及痘瘡，心躁，眠臥不安，亦用川升麻不計多少細剉，水一盞煎濃，去滓取汁，以綿霑汁拭瘡瘢上。

治時氣發豌豆瘡，出後疼痛，心神煩悶。《聖惠》

黃連二兩去鬚，擣麤羅爲散，每服三錢，以水一中盞煎至五分，去滓，不計時候，温服之。

治瘡子入眼。《經驗》

仙靈脾、葳靈仙等分爲末，食後米湯下二錢匕，小兒半錢匕。

治瘡皰⑤漿出。《博濟》

牛蒡子炒令熟，杵爲末，每服一錢，入荆芥二穗、水一盞同煎至七分，温服。如瘡漸已出，更服亦妙。

天行，瘡子不出。《本草》

紅籃花⑥子吞數顆。

治患麩痘等瘡。《經驗》

水研山豆根，服少許。

治傷寒發豌豆瘡，未成膿。《梅師》

波斯青黛大棗許，冷水研服。《聖惠方》治小兒斑瘡及胗痘瘡，心神煩躁，眠臥不安，亦用青黛半兩細研爲散，每服半錢，煖磨刀水調下，日三服，更量兒大小加減服之。

治瘡子倒靨。《雞峯》

生龍腦少許，滴小豬兒尾尖血一兩點，以新汲水調下。《經驗後方》治時疾，發豌豆瘡及赤瘡子未透，心煩狂躁，氣喘妄語，或見鬼神，亦用龍腦一錢細研，旋滴豬心血和圓雞頭肉大，每服一圓，紫草湯下，少時心神便定，得睡，瘡復發透，依常將息取安。

① 馬屁孛：即馬勃。
② 蕢苛：即薄荷。
③ 比歲：連年。《管子‧樞言》："一日不食，比歲歉；三日不食，比歲饑；五日不食，比歲荒。"
④ 霑（zhān）：浸濕。
⑤ 皰（pào）："疱"的異體字。
⑥ 紅籃花：當爲紅藍花，即紅花。

主傷寒時行熱毒瘡,今之豌痘瘡也。王琨《傷寒身驗》

樺皮濃煑汁,冷飲特良。

治痘瘡後生白漿,須臾身爛,名赤瘤。《海上》

栢葉洗淨剉碎,研極細塗之,神妙。

治瘡疹不出。《耆域》

郁李仁爲膏,酒調下,甚妙。

治小兒斑瘡、豌痘瘡。《子母秘錄》

髮灰飲汁服三錢匕。

治痘瘡濕痛。《耆域》

黃牛糞燒灰摻,應手即乾,仍不作瘢痕。

治豌痘瘡。《藥性論》

臘月兎毛煎湯洗及毛傅,良。

療豌痘瘡。《譚氏小兒》

猪肉爛煑,取汁洗之。乾脯亦得。

治小兒胗痘瘡,并滅瘢痕。《聖惠》

羊同骨髓一兩鍊之,入輕粉一分研成白膏,於甆合内盛,用塗瘡上,滅瘢極效。

治時氣發豌痘瘡如爪甲大,赤黑色者。《聖惠》

羊膽七枚取汁、羊脂三兩,二味相和,於銀鍋中煎五七沸,待冷摩傅瘡上,日四五次用之。

比歲有病天行斑發瘡,頭面及身,須臾周匝,狀如火,瘡皆戴白漿,隨決隨生,不即療,數日必死,差後瘡瘢黯,一歲方滅,此惡毒之氣。世人云,建武中南陽擊虜生此瘡,仍呼爲虜瘡。諸醫參詳療之方。《外臺秘要》

取好蜜通磨瘡上,更以蜜煎升麻,數數拭之。此藥常用神效,未見其比,瘡透後生赤瘤,用此亦效。

治痘瘡已出者,服之無瘢痕,未出者,服之瀉下。《譚氏小兒》

黃明膠一兩,慢火炙熟,爲末,每服一錢,溫酒調下。一方:用桃膠湯熬成膏,溫酒調。

治痘瘡差後面臁。《耆域》

橄欖肉研細擦面,臨卧擦,平旦洗去。

治時氣發瘡瘮不出者。《圖經》

蒲桃①研,酒飲之,甚效。

治痘瘡瘢痕。《海上》

乾荷葉爲細末,清水調塗,數上立乾。

又方。《海上》

蜆子湯洗,絕佳。

治傷寒熱毒發豌痘瘡,差後滿面瘢痕。《聖惠》

雞子七枚,煮熟用黃,亂髮一兩剪碎,二味同於銚子内炒,候髮消盡成油,用薄綿濾入甆合中盛,夜卧時塗摩之。

療豌豆瘡。《肘後》

馬齒莧燒灰傅瘡上,根須臾逐藥出,若不出,更傅,良。

治小兒傷寒熱毒班瘡、胗痘瘡,差後滅瘢。《聖惠》

馬齒莧自然汁一升,鍊成豬脂三兩相和,以慢火煎成膏,日夜塗瘡瘢上。

又方。《聖惠》

豬脂一斤、天鼠②二枚細研,入銚子内煎鍊令天鼠焦,絞濾取膏,日夜摩塗瘡瘢上。

又方。《聖惠》

黃檗二兩細剉,以水二升煎取一升,去滓,摩拭瘡上。

治小兒斑瘡出不快者。《雞峯》

開花蘿蔔煎汁,時時與飲之。

又方。《雞峯》

白芍藥爲細末,每服一錢或半錢,温酒調下。如只欲止痛,以熟水調下。

天行斑瘡,須臾遍身,皆戴白漿,此惡毒氣。永徽四年③,此瘡自西域東流於海内。《秘要》

但煮葵菜,以蒜虀啖之則止。《聖惠方》:"治小兒發斑,散惡氣,以生葵菜葉絞取汁,少少與服之。"

治豌痘瘡。《肘後》

蔓菁根擣汁,挑瘡破,傅上,三食頃根出。

治小兒痘瘡,欲令速出。《經驗後》

---

① 蒲桃:即葡萄。
② 天鼠:即蝙蝠。
③ 永徽四年:即唐高宗永徽四年,公元 653 年。

胡荽三二兩切,以酒二大盞煎令沸,沃①胡荽,便以物合定,不令洩氣,候冷去滓,微微從項已下噴一身令遍,除面不噴。

治小兒臟腑伏於熱毒,未成瘡痘疾,候四肢微覺有熱,食物似減,頭髮乾豎,或時額多微熱,宜服生油。《聖惠》

生油一小盞,似人體熟水一小盞,旋旋傾熟水入油盞內,不住手以杖子打攪,直候入熟水盡,更打令勻,如蜜即止。夜臥時,三歲前至百日及一晬②內每服二蜆殼,五歲至七歲每服三蜆殼,十五歲已前每服三大蜆殼至半合,直至大人每服一合至二合,量大小增減與服之,服後良久令臥少時。服三五服,大小便利,四肢熱退,胗痘不生也。《肘後方》:“治豌痘瘡,服麻油一升,須利,即不生白漿。”

治天行時氣,病豌痘瘡方。《千金》

濃煮黍穰汁洗之,一莖是穄則不差。瘡若黑者,杵蒜封之,亦可煮乾芸薹洗之。《聖惠》方同。

治小兒斑瘡、豌痘瘡。《子母秘録》

熟煮大豆,取汁服之,佳。

---

① 沃(wò):浸泡。
② 一晬(zuì):一周歲。

第十五卷

頭風　頭疼　頭眩　腫裂

治頭風頭疼，如破不可忍者，近十餘日不食，無藥可療，服之可立愈。《耆域》

舶上硫黄二兩研，細硝石一兩研，水圓指面大，空心食前臨茶清下一粒。

治頭風。《耆域》

馬牙硝、鵝不食草爲末，温酒服方寸匕。

治風頭痛。《聖惠》

川烏頭一兩擣細羅，以醋調如膏，塗於頂上腦角①、太陽穴、風府之上，須臾痛止。

治頭風頭痛。《秘要》

臘月烏頭一升，炒令黄，末之，絹袋盛，酒三升浸，温服。

治頭風至驗。《修真秘旨》

附子一簡生，去皮臍，用菉豆一合同入銚子内，煮豆熟爲度，去附子，服豆，立差。每簡附子可煮五服，後爲末服之。

治一切頭風。《耆域》

香附子、殭蠶等分，一半生，一半炒令熟，爲末，點好茶一合，將藥一錢摻茶上呷服，忌動風物。

治頭風。《千金翼》

擣葶藶子，以湯淋取汁洗頭，止。

又方。《千金》

蒴藋根二升、酒二升煮服之。

治頭風化痰。《經驗後》

川芎不計分兩，用淨水洗浸，薄切片子，日乾或焙，杵爲末，鍊蜜爲圓如小彈子大，不拘時候，茶酒嚼下一圓。《斗門方》：“治偏正頭疼，用京芎細剉，酒浸服之，佳。”

治風頭痛及腦掣痛不可禁者。《篋中》

牛蒡莖葉擣取濃汁二升，合無灰酒一升、鹽花一匙頭，煻火煎令稠成膏，以摩痛處，風毒散自止。亦主時行頭疼，摩時須極力令作熱，乃速效。冬月無苗，用根代之亦可。

① 腦角：左右頂骨外上方突起的頂結節。

清頭目。《海上》

香附子去鬚皮，生用，川芎半之①，爲末，一錢，好茶清調下食前。

主頭風，明目補腦。《圖經》

槐嫩房角，作湯以當茗。

治頭風頭痛。《秘要》

荆瀝不限多少服。《集驗》同。

主頭風，沐頭。《千金翼》

茱萸二升、水五升煑取三升，以綿染拭髮根，良。

治風頭痛，百醫不差，枕頭方。《聖惠》

食茱萸葉細剉，洒酒拌勻，以絹袋盛之，於甑中蒸熟，承熱分兩苞子，更換枕之，差爲度。

治風頭痛，每欲天陰風先發者。《聖惠》

苦葫蘆子擣細羅，吹半字於鼻中，其痛立止，逐左右用之。

治頭風白屑。《秘要》

截楮木作枕，六十日却易新者。

又方。《聖惠》

瓦松日乾燒，灰淋汁，熱洗頭，不過七度。

又方。《經驗》

擣山豆根末，油調塗之。

又方。《耆域》

羊蹄根日乾爲末，羊膽汁調塗頭上，永除根本。

治風頭痛，眼瞤鼻塞，眼暗冷淚。《聖惠》

杏仁半升擣碎，以水一斗煑三二十沸，看冷熱洗頭，如汗出，避風洗三度，差。《千金方》亦用此治頭面風。

又方。《聖惠》

熟煑大豆內飯甕中作漿，日日温洗頭，良。

治頭風目眩。孟詵

以清酒煑水蘇一升服。水蘇，鷄蘇也。

---

① 半之：指川芎的用量爲香附子的一半。

治頭風頭疼。《千金》

大豆三升炒令無聲，先以盛一斗二升瓶一隻盛九升清酒，乘豆熱即投於酒中，密封泥及七日，温服之。

治頭風痛。孫真人

豉湯洗頭，避風即差。

治偏頭疼，**至靈散**。《博濟》

雄黄、細辛等分研極細，每用一字已下，左疼吹入右鼻、右疼吹入左鼻，立效。

治頭偏痛，**通頂散**。《聖惠》

消石一分、滑石一分，二味於銚子内炒令黄色，候冷細研爲末，每用少許吹入鼻中，差。

又方。《聖惠》

箆麻子一兩，去皮爛研，絞取汁，於頭偏痛處塗之。

治偏頭疼。《耆域》

好雄黄一分、連子①心四十九箇，兩味同細研，滴羊膽爲圓菉豆大，每服一圓，如左邊疼即右鼻孔滴入，右痛即左入，仰面以兩手按太陽穴動摇，覺苦水自鼻中流出，即愈也。

大附圓，治偏正頭疼，氣虚發痛不可忍，欲倒卓②者。《耆域》

大附子一箇炮裂，去皮臍，爲末，葱汁和爲圓菉豆大，發時煨葱白茶下十圓，加至十五圓，立效。

治偏頭疼絶妙。《經驗後》

蓽撥爲細末，令患人口含温水，左邊疼令左鼻吸一字，右邊疼令右鼻吸一字，大效。

治偏正頭痛。《集驗》

穀精草一兩爲末，用白麪調，攤紙花子③上貼痛處，乾又換。

治頭偏痛不可忍。《聖惠》

蓖麻子半兩去皮，棗十五枚去核，都擣令熟，塗在紙上，用篦一隻卷之，去篦内在鼻中，良久取下清涕。

治頭風，偏正頭疼，**立輕圓**。《耆域》

川烏去皮臍，生擣爲末，再碾過，用生韭汁爲圓如小豆大，每服五圓，食已荆芥湯下。一

---

① 連子：即蓮子。
② 倒卓：猶倒立。
③ 紙花子：秦腔頭飾，以麻紙製作。

方只用草烏、生葱同擣爲圓如小豆,五圓葱茶下。

治頭偏痛,**烏金圓**。《聖惠》

皂莢二兩燒灰細羅,石膏二兩細研水飛過,都研令勻,以軟飯和圓如梧桐子大,每服以薄荷湯下十五圓。

治偏正頭疼,并夾腦風連兩太陽穴疼痛。《聖惠》

白殭蠶細研爲末,用葱茶調服方寸匕。《耆域》:"治頭風,用殭蠶、川芎等分爲末,臈茶或草茶調下二錢。"

治偏頭痛。《聖惠》

苦葫蘆子一合、郁金一顆擣羅爲末,用白絹子裹藥末一錢,於新汲水內浸過,滴向患處鼻中,得黃水出即差。

治偏頭疼。《本草》

生蘿蔔汁一蜆殻,仰臥注之,左痛注左,右痛注右,左右俱注,亦得神效。

治夾腦風及頭偏痛。《聖惠》

芸薹子一分、川大黃三分擣細羅爲散,每取少許吹鼻中,後有黃水出,其疾永差。如有頑麻,以釅醋調塗之,亦效。

頭痛欲死。陳藏器

鼻內吹消末,愈。《雷公炮炙論・序》云:"腦痛欲亡,鼻投消末。"

治頭痛不止。《聖惠》

伏龍肝一兩,附子半兩炮裂,去皮臍,擣細羅爲散,每服以冷水調下二錢。

又方。《聖惠》

胡粉半兩、硫黃一分同研令細,以軟飯和圓如梧桐子大,當頭痛發時,以冷水下五粒,良久再服之。

又方。《聖惠》

川烏頭一枚炮裂,去皮臍,擣令碎,生薑一分切,以水一中盞煎至五分,去滓,入蜜半合相和服之。

去頭痛。《藥性論》

石膏和葱煎,去滓服之。

治頭疼。《耆域》

石膏、荆芥等分爲末,食後茶調下二錢。

又方。《耆域》

草烏不去皮尖、玄參等分爲末，河水圓蘿蔔子大，三圓茶吞下。

治頭痛。《孫兆口訣》

附子炮、石膏煅，等分爲末，入腦麝①少許，茶酒下半錢匕。

治頭痛，往來寒熱，心膈痰壅，宜服**常山散**。《聖惠》

常山一兩，擣羅爲末，雲母粉一兩，相和研令勻，每服以温水調下一錢，良久當吐，如吐未快，即再服。

治頭疼欲裂。《秘要》

當歸二兩、酒一升，煑取六合服，仍，再服。

治卒頭痛如破，非中冷、非中風，其病是胷膈有痰，厥氣上衝所致，名爲厥頭痛，吐之即差。《秘要》

煑茗作飲二三升，適冷煖飲一二升，須臾吐，吐畢又飲，能如此數過，劇者須吐膽汁乃止，不損人，待渴即差。

治頭痛不可忍，是多風痰所致。《兵部》

梔子末和蜜濃傅唇上，吐即止。

治風頭痛，每欲天陰風先發者。《聖惠》

桂心一兩爲末，以酒調和膏，用傅頂上并額角。

治卒頭痛。《斗門》

皂角末吹入鼻中，令嚏則止。

治頭痛鼻塞，頭目不利。《聖惠》

牛酥三分、川朴消一兩細研，二味同研令勻，頻用少許點鼻內。

又方。《聖惠》

附子一枚生，去皮臍，地龍一分，擣羅爲末，每用一字，以生薑汁調塗兩眼角及頂上。

治中風頭眩，心肺浮熱，手足無力，筋骨煩疼，言語似澀，一身動搖。《食醫心鏡》

烏驢頭一箇，燖洗如法，蒸令極熟，細切，更於豉汁內煑，著五味調，點少酥食。

治痰厥頭痛。《聖惠》

以烏梅十箇取肉、鹽二錢、酒中盞合煎至七分，去滓，非時温服，吐即住服。

---

① 腦麝：龍腦與麝香的并稱。

治一切風虛常惡，頭痛欲破者。《千金》

杏人去皮尖，暴乾爲末，水九升研濾，如作粥法，緩火煎令如麻腐①起，取和羹粥，酒內一匙服之，每食前不限多少，服七日後大汗出，慎風冷豬魚鷄蒜。大作一劑後，諸風減差。春夏恐酸，少作服之，秋九月後煎之。此法神奇，可深秘之。

治頭痛不可忍。《聖惠》

蒜一顆去皮，研取自然汁，令病人仰臥垂頭，以銅筯點少許瀝入鼻中，急令畜入腦，眼中淚出差。

治丈夫婦人久患頭風眩悶，頭髮乾落，膈中痰結，每風發即頭旋、眼昏暗，不覺欲倒者，是其候也。《圖經》

先灸兩風池二七壯，并春末夏初收白菊軟苗陰乾擣末，空腹取一方寸匕，和無灰酒服之，日再，漸加三方寸匕，若不飲酒者，但和羹粥汁服之亦得。秋八月合花收，暴乾切取三大斤，以生絹囊盛貯，浸三大斗酒中，經七日服之，日三，常令酒氣相續爲佳。

治頭風目眩，膈中洶洶②，目淚出，風痹骨肉痛。《食醫心鏡》

甘菊切，作羹、煑粥并生食並得。

治風眩，變白不老，益顏色。陳藏器

菊花和巨勝、茯苓蜜圓服之。

治風毒上攻，頭昏眼暈，**菊花散**。《雞峯》

菊花、川芎等分爲細末，一二錢食後臨臥茶清調下。

療忽頭眩暈，經久不差，四體漸羸，食無味，好食黃土。《秘要》

术三斤、麴三斤擣篩，酒和搜圓桐子大，日乾，飲服二十圓，忌桃李雀蛤，日三服。

令人好顏色，不老，主頭眩。陳藏器

茯苓合白菊，以成鍊松脂和，每服如雞子一圓。

治頭風目眩。《食療》

鷗頭燒灰，以飲服之。

治頭風目眩。《本經》

鶡鵰③煑炙食之，頓盡一枚，至驗。今江東俚人呼頭風爲瘇頭，先從兩項邊筋起，直上入

---

① 麻腐：芝麻和綠豆粉的加工製品。
② 洶洶：動亂不寧。
③ 鶡鵰：鳥名，似山鵲而小，短尾，有青毛冠，多聲，也稱鶡鵃、鶡鳩。

頭，目眩頭悶者是。大都此疾是下俚①所患。

治風頭旋。《聖惠》

蟬殼二兩，微炒爲末，非時温酒下一錢匕。《御藥院》治頭風目眩方，只以飲湯下。

治頭面或身體動掣。《耆域》

細辛爲末，蓤苛②茶調下。

治頭上皮虛腫，薄如蒸餅，狀如裹水。《梅師》

口嚼芻傅之，差。

主卒中風，頭面腫。《千金》

杵杏仁如膏傅之。

治風頭旋，腦皮腫痺，**松花浸酒方**。《聖惠》

松花并臺，春三月取五六寸如鼠尾者不計多少，蒸，細切一升，用生絹囊貯，以酒三升浸五日，每服空腹煖飲五合，晚食前再服。

主腦裂，人大熱，發頭熱者，令腦縫裂開。《本經》

取黑虱三五百枚，搗碎傅之。

黯黬　雀斑　粉刺　皵皰

治黯黬班點方。《聖惠》

蜜陀僧細研，以人乳調塗面，每夜用之。《秘要》云：“能令人面光，兼治皵鼻皰。”

治黯黬面不淨。《聖惠》

朱砂一兩細研，以白蜜和，臨臥塗之，旦以醋漿水洗之。

治卒得面皰方。《聖惠》

胡粉半兩，水銀一兩合胡粉，入少水研令星盡，以臘月猪脂一兩同研令勻，夜臥時薄塗之。

治面黑，令人好顏色，潔白如雪。《聖惠》

黃丹二兩，炒令紫色，研，女苑③二兩，搗羅爲散，每服以温酒調下二錢，日再服，黑色當

---

① 下俚：鄉下人。
② 蓤苛：即薄荷。
③ 女苑：即紫苑。

隨大便中出。

治黯黷班點，兼去瘢痕。《聖惠》

雲母粉一兩，杏人一兩，湯浸去皮尖，細研，入銀器中，以黃牛乳拌，略蒸過，夜臥時塗面，旦以漿水洗之。

又方。《聖惠》

桃花一升、杏花一升，以東流水浸七日，相次洗面三七徧，極妙。

《救急》去黑子方。《秘要》

夜以煖漿水洗面，以布揩黑子令赤痛，水研白檀香，取濃汁以塗之，旦又復以漿水洗面，仍以鷹糞粉黑子。

治面上忽生皰瘡。《聖惠》

黃連二兩去鬚，牡礪粉二兩，擣羅爲末，研令勻細，以水和如泥傅瘡上，妙。

治面上皰子。《聖惠》

鷹糞白半兩、胡粉一分細研，以蜜和傅面上。

治少年面上起細皰。《聖惠》

挼浮萍草盦①之，亦可飲少許汁，良止。

治面皯②白癜。《日華子》

千兩金葉汁傅之。續隨子葉是也。

治粉刺、面黯、黑白斑駁。《聖惠》

益母草不限多少燒灰，以醋漿水和作團，以大火燒令通赤，如此可五度，即細研，夜臥時如粉塗之。《丹房鏡源③》方：“治面上風刺④，燒益母草灰，䴵湯搜，燒之，亦製硫黃。”

又方。《聖惠》

以白礬灰細研，酒和塗之，日二三度易之。

拭面，去黯黷。《唐本注》

白术以苦酒漬之，塗面。

療面上痱瘰⑤子用之，仍得光潤皮急⑥。葛氏

① 盦(ān)：覆蓋。
② 皯(gǎn)：皮膚黧黑枯槁。
③ 丹房鏡源：隋唐時期煉丹方士獨孤滔所撰。
④ 風刺：粉滓。
⑤ 痱瘰：隱疹。
⑥ 急：緊。

土瓜根擣篩，漿水勻和，入夜先漿水洗面，傅藥，旦復洗之，百日光彩射人。

治面斑神效。《圖經》

菟絲子苗生研，絞汁塗之。《肘後》治面上粉刺亦用此方。

治風刺、粉刺。《耆域》

刺榆四十九葉，三月中旬東南枝上者，木虌三箇，黑小是雄者，大而肉黄色是雌者，粉刺用雌，風刺用雄，二味細研，入生腦少許再研勻，於合内收，每用少許，以兒孩兒妳①汁調塗，每取去一刺，塗藥少許，已後不生，仍不作黑點子。

治面上黑痣，令永除根本。《聖惠》

櫟木炭五斤燒，淨爐上消爲灰，石灰三合，二味相和，以水淋取濃汁一大盞，即於小鐺内煎至三分，以甆合盛之，用小竹針子取藥點於痣上，乾即又點之，三日不洗面，痣剥去盡，勿食酸鹹、油膩、生薑等，即無瘢痕。

治面皯皰，及産婦黑皰如雀卵色。《聖惠》

白茯苓爲末，蜜和傅之。《肘後》云：“療黑黯，塗上滿七日即愈。”

令面光悦。《圖經》

黄蘗三寸、土瓜三枚、大棗七枚和膏，湯洗面，乃塗藥四五日，光澤。

治黚黶斑點。《聖惠》

皂莢子末半兩，杏人半兩，湯浸去皮尖，研如膏，都研令勻，每夜用津唾調塗之。

去面上靨②。《千金》

人精和鷹屎白傅之，三日愈，白蜜亦得。

老人令面光澤方。《千金翼》

猪蹄一具洗淨，理如食法，煑漿如膠，夜以塗面，曉以漿水洗面，皮急矣。

療年少氣盛，面生皰瘡。《肘後》

塗麋脂即差。《聖惠方》同。

令面不皺，光澤可愛。孟詵

鹿茸漿水中研爲泥，塗之。

治面黑黯黶，皮皺皵皵③。《聖惠》

---

① 妳：“奶”的异體字。
② 靨(yǎn)：痣。
③ 皺(cūn)皵(què)：粗糙坼裂。

殺羊膽二枚、牛膽一枚並取汁，以醋二合和，煎二三沸，夜臥塗之。《肘後》療面多皯䵟如雀卵色，亦用殺羊膽一枚、酒二升合煎三沸，以塗拭之，日三度，差。

又方。《聖惠》

杏人一兩，湯浸去皮尖，研成膏，膩粉半兩，以雞子白和匀，夜用傅面，經宿拭去，甚妙。

令面光白膩潤，去䵟䵟面皺。《聖惠》

牡礪三兩燒爲粉，土瓜根一兩末，都研令匀，以白蜜和，夜後塗面，旦以溫漿水洗之。

主黑皯，令人面色好。《斗門》

白殭蠶并黑牽牛、細辛等分爲末，如澡豆①用之。又浴小兒胎穢，甚良。

治面皯皰，及産婦黑皰如雀卵色。《聖惠》

七月七日取露蜂子於漆椀中，以少酒漬取汁，重濾過，以胡粉相和塗之。

又方。《聖惠》

桃花、冬瓜人各一兩，擣羅爲末，以蜜調傅之。

塗面展皺。孟詵

栗子薄皮研，和蜜塗之。

治面䵟䵟黑子方。《心鏡》

李核中人三兩，湯浸去皮細研，以雞子白和如稀膏，每夜塗面，至曉以淡漿水洗之，便塗胡粉，不過五六日，有效，慎風。《聖惠方》同。

又方。《聖惠》

白附子三兩生用，擣羅爲末，以酒和，臨臥塗之。又一方：以白附末用水調塗之，亦治面上皰子。

出繡②點䵟，洗黑皯。《本經》

冬瓜藤燒灰主之。

治血䵟面皺。《千金》

取蕪菁子爛研，入常用面脂③中，良。

治面及鼻病酒皻④。《肘後》

馬藺子花杵傅之，佳。

---

① 澡豆：古代用豆粉混合藥料製成的洗沐用品。
② 繡：花紋或文字。
③ 面脂：潤面的油脂。
④ 皻(zhā)：臉上或鼻上凸起的暗紅色小瘡。

治肺風瘡、酒皶,神效。《耆域》

揀老山梔不拘多少,焙爲末,鎔黄臘等分,圓如彈子大,空心茶酒任下一圓,半月効,忌炙物。

治鼻面酒皶。《聖惠》

木蘭皮半斤剉,醋一升三年者,二味相和浸二七日,取焙乾,擣細羅爲散,每於食後以温酒調下一錢。《秘要》用此治面上皺皴皯黷。

治鼻面酒皶皰。《聖惠》

鸕鷀糞一合細研,以臘月猪脂和,每夜薄塗之。

治酒皶。《耆域》

枇杷葉不拘多少,布巾拭去毛,焙乾爲末,一二錢如茶點,日兩三服。

瘢痕

治瘢痕、黶①記、薑瘢之類。《耆域》

朴消、芸薹子等分爲末,入熊白②爲膏,磁合收,火燒瀝汁化開,每日不計次數塗之。

滅瘢膏。崔元亮

黄礬石燒令汁出,胡粉炒令黄,各八分,唯須細研,以臘月猪脂和,更研如泥,先取生布③揩令痛,即用藥塗五度。

又方。《海上》

鷹糞白、鸎窠中草燒作灰等分,和人乳塗之,其瘢自滅,肉平如故。

治一切瘡差後赤黑,瘢痕不滅,時復痒不止。《聖惠》

禹餘糧一兩,半夏一兩生用,擣羅爲散,以雞子黄和如膏,先以新布拭瘢上令赤,以塗之,勿見風,二十日差。

又方。《聖惠》

鷹糞白二兩半,白殭蠶二兩,擣羅爲末,每用時以蜜和如稀餳,塗於瘢上,日三上用之。

---

① 黶(yè):面黑子。
② 熊白:即熊脂,熊背上的白脂。
③ 生布:未使用過的乾净布。

滅瘢痕，無問新舊必除。《聖惠》

雞子五七枚熟煮，取黃於鐺中炒如黑脂成膏，以布先揩破瘡瘢，然後塗膏，日三兩度，自然瘢滅，與舊肉無別。

治瘢痕凸出。《聖惠》

鷹糞白一兩、書中白魚二七枚，研令細，用蜜和，塗於凸上，日三五度。一方：用鷹糞白一兩、白附子一兩爲末，酥調，塗凸上，日數次。

治瘡，滅瘢疵。《圖經》

衣中白魚、鷹屎白、殭蠶爲末，面膏和，塗瘡，瘢疵便滅，等分用。

第十六卷

皮膚

治身有赤疵①。《千金翼》

常以銀揩令熱,不久漸漸消。

治皮膚麻痺。《日華子》

莽草濃煎,湯淋。

治諸處皮裹面痛。《經驗》

何首烏末,薑汁調成膏,痛處以帛子②裹之,用火炙鞋底熨之,妙。

治皮間習習③如蟲行。《藥性論》

牛蒡取汁,夏洗浴,洗了慎風。或煑根汁,夏浴之。

治皮肉痒痛。《食療》

酒二升、水五升、茱萸子半升煎取三升,去滓,微煖洗之,立止。

治中風煩熱,皮膚瘙痒。《海上》

醍醐四兩,每服酒調下半匙。

治風氣客於皮膚,瘙痒不已。《集驗》

蟬蛻、薄荷等分爲末,酒調一錢匕,日二服。

又方。《集驗》

蜂房炙過、蟬蛻等分爲末,酒調一錢匕,日三二服。

癮瘮

白癜　白駁　紫癜　瘑瘍

治風瘮遍身,百計治不差者。《千金》

---

① 赤疵:《千金翼》《證類本草》皆作"赤疵"。《諸病源候論》卷三十一:"面及身體皮肉變赤,與肉色不同,或如手大,或如錢大,亦不癢痛,謂之赤疵。"
② 帛子:手絹。
③ 習習:形容痛癢等感覺。

煆雲母粉,以清水調服之,看人大小,以意酌量多少服。

治一切瘊。《梅師》

水煑芒消塗之。

治忽遍身風瘊瘙癢。《雞峯》

白礬不以多少研細,以冷水調塗之,乾即再塗。

又方。《雞峯》

樺皮燒灰研細,以蜜水調服之二錢,日數服。

治風瘙瘊,百計不差,神效方。《聖惠》

白礬五兩擣爲末,以酒三合、小便一升煎如稀膏,以綿蘸藥於上輕手揩之,令熱徹入皮膚,其風疹須臾消散。

治風腫及瘊瘊。《聖惠》

白礬一兩、石灰一兩合,和研令勻,以生薑自然汁調如稀糊,薄塗患處,日二上,效。

治風瘊,**凌霄散**。《耆域》

大附子半兩炮裂,去皮臍,凌霄花一兩去心,新瓦上焙爲末,研令勻,每服一錢,用熱酒調下,日進二服,甚妙。

治風瘊遍身。陳藏器

側子冷酒調服。雷公云:"側子是附子傍有小顆附子,如棗核者是,宜生用,治風瘊神妙也。"《炮炙論·序》云:"遍體瘊風,冷調側子。"

治風瘙瘊瘊,徧身皆癢,搔之成瘡。《聖惠》

茵陳五兩生用,苦參五兩細剉,用水一斗煑取二升,温熱得所,蘸綿拭之,日五七度,差。

治風瘊癢不止。《聖惠》

蛇蛻一條,以水一升煎取半升,以雞翎一莖,湯熱時蘸藥揩上,即差。

治風瘙瘊瘊。《千金》

牛膝末,酒服方寸匕,日三。并主骨疽[1]、癩病[2]及痞瘰[3]。

治丹瘊瘊。《外臺》

白芷及根葉煑,洗搵之,效。

---

[1] 骨疽:《證類本草》作"骨疽"。
[2] 癩病:即癩風。
[3] 痞(pèi)瘰(lěi):小瘡腫。

治一切癬。《梅師》

煑蒴藋湯,和少酒塗,無不差。《姚氏方》同。

治赤癬,赤癬者由冷濕搏於肌中,甚即爲熱,乃成赤癬,得天熱則劇,冷則減是也。《圖經》

蛇銜草擣令極爛,傅之,差。生土石上或下、濕地,一莖五葉或七葉,古今諸丹毒、瘡腫方通用之。

治皮膚風熱,遍身生癮癗。初虞世

牛蒡子、浮萍等分,以薄荷湯調下二錢,日二。

治癮癗風毒,腳腫。《圖經》

大戟煑水熱淋,日再三便愈。《聖惠》:"治風癮,百計不差,用大戟末五兩,以水二升煑取一升,塗之。"

治風癮癗,淋洗方。《聖惠》

黄連三兩、川朴消三兩、凌霄花□□□□□①,煑取三升,去滓,浸綿拭之。

主大人小兒風瘙癮癗,心迷悶。《千金》

巴豆二兩槌破,以水七升煑取三升,以帛染②拭之。《聖惠》:"治風腫及癮癗,以巴豆五十枚去皮,以水三升煑取一升,以綿浸湯中,適寒温,以拭病上,隨手而退,神効。"

患風瘙痒痛。孟詵

茱萸一升、清酒五升和煑,取一升半,去滓,以汁煖洗。《千金翼》治大人小兒風癮,亦用此方。

療癮癗痒。《本經》

楮莖煑,洗浴。

治風瘙痒癮癗,大効。《唐本注》

柳木中蟲屑,可爲浴湯浴之。

塗風癮。《外臺》

枳實以醋漬令濕,火炙令熱,適寒温用,熨上即消。《梅師方》:"治一切癮,以水煑枳殻爲煎塗之,乾再塗。"

治風癮,痒不止。《聖惠》

枳殻三兩,麩炒微黄,去穰,擣細羅爲散,每服三錢,以水一中盞煎至六分,不計時候

---

① 據《太平聖惠方》卷二十四"治風癮疹諸方"補"二兩,水七升"。

② 染:沾著。

温服。

又方。《聖惠》

苦參五兩剉，擣羅爲末，鍊蜜和圓如桐子大，每服三十粒，以温水下食後。

又方。《聖惠》

白蜜一合、酒二合，二味和煖，空腹服之。

療丹癮疹。《千金翼》

酪五合、鹽一兩，煎湯以摩之，手下消。

治風瘙癮疹。《本經》

胡燕窠内土末，以水和，傅之。

治風瘙癮疹，遍身痒，成瘡。《聖惠》

鹽沙一升、水二斗煑取一斗二升，去滓，温熱得所洗之，宜避風。

治風遍身癮疹，痛成瘡。《聖惠》

白殭蠶焙令黄色，細研爲末，用酒調一錢服之，立差。

治風癮疹。《梅師》

水煑蜂房，取二升，入芒消，傅上，日五度，即差。

治風癮疹頑痒，宜用杏葉煎揩拭。《聖惠》

杏葉切五升，萌藋根切一升，以水一斗半煑取二升，去滓，用綿浸藥汁揩拭所患處，日三兩度，效。

治赤遊疹。陳藏器

芸臺葉擣傅之。一方：治風疹，用芸臺子爲末，酒調塗之，立效。

治風疹入腹，身體腫强，舌乾燥硬。《聖惠》

蔓菁子三兩，擣羅爲末，每服一錢，以温酒調下。

治白癜風，徧身斑點，瘙痒，**白斂散**①。《聖惠》

白礬半兩、硫黄半兩，二味同研如粉，以醋調和塗之，即差。一方：加黄連，以生薑自然汁調塗。

治白癜風，**白礬散**。《耆域》

白礬并砒各少許爲末，用孫蒻自然汁調塗，自早至晚，下以水洗却，如不退，更加一次。

---

① 白斂散：此方乃《太平聖惠方》“白斂散”後所附“又方”，故方名與藥方不符。

治白癜風如雪色。《聖惠》

礬黄一兩半、香墨一兩半，二味同研如粉，以生布揩癜上微傷，用醋和如膏，塗之作瘡，未差更塗之。

治白癜風。孫真人《食忌》

白蒺藜子生擣爲末，作湯服之。

又方。《外臺秘要》

以蘿摩草白汁，一名芄蘭，幽州謂之雀瓢，傅上，揩之令破再傅，三度差。《聖惠方》："治白癜風，以蘿摩白汁，先用生布揩之令微破，塗之不過三上，差。"

又方。《聖惠》

生胡麻油，每服以温酒調半合服，日二服。

又方。《聖惠》

楸木白皮五斤細剉，以水五斗煎取五升，濾去滓，却於慢火上再煎如稠膏，用不津器收，每取膏摩於所患處，日二三上，效。

又方。《聖惠》

驢尿、生薑汁等分相和，洗拭所患處。

治白駮①。《聖惠》

川烏頭一兩去皮臍，礬黄一兩研入，擣羅爲細散，以醋調塗之。

又方。《聖惠》

取木孔中水温熱洗之，然後擣桂心、牡礪等分爲末，以面脂調，傅白駮上，日三夜一，效。

治白駮。《外臺秘要》

以蛇皮熟摩之數百遍，訖棄皮於草中。《聖惠方》："用蛇蜕燒末，醋調傅。"

治頭項及面上白駮浸淫漸長，有似癜但無瘡，可治。《集驗》

鰻鱺魚脂，先洗拭駮上揩令燥痛，以魚脂塗一上便愈，甚者不過三度。《聖惠》同。

治紫癜風。《聖惠》

硫黄二兩細研，先以氊布揩患處令傷，用面脂調硫黄末如膏，日三度塗。

又方。《耆域》

蝎五枚，頭、足、尾作一處，先以身炒令香熟，次入頭、足、尾略炒，乾蜈蚣一條，依上法炒，

---

① 白駮：即白癜風。

爲末,羊蹄根汁同麝香酒調下一字。

治癧瘍風。《外臺秘要》

酢磨硫黄,傅之止。

治身癧瘍風,斑駁方。《聖惠》

蒴藋二斤、木防己半斤,二味並燒灰,以水淋取釅汁,洗癧瘍,訖後用醋研木防己,塗之即愈。

又方。《聖惠》

附子半兩去皮臍,硫黄半兩細研,二味同研爲散,用米醋調如膏,先以布揩癧瘍令赤痛,即塗之。

治癧瘍風,**蒼耳圓**。《聖惠》

蒼耳葉不計多少陰乾,擣羅爲末,用五兩,取粟米二合煑作粥,即研粥如膏,即用莨菪子淘去浮者,炒令黄黑色,擣細羅爲末,用一兩,都相和令勻,圓如菉豆大,每日空心以温酒下二十圓,晚食再服。

又方。《聖惠》

青胡桃皮三箇、硫黄一分細研,二味爛擣研之,入少許醬汁調令相入,先以泔清洗之,然後塗於患上。

又方。《聖惠》

烏賊魚骨以三年醋研磨如糊,先將生布揩肉赤,即塗於上。《外臺秘要》方同,治癧瘍風及三年者。

又方。《聖惠》

用自死①蜣蜋擣爲末,先以布揩瘍上熱,傅之一宿,差。《外臺秘要》同。

疣目

治面上及身上生疣目方。《聖惠》

蠟紙一片炙令熱,上以硫黄末少許摻令勻,緊卷以火燒,點疣目上,待有沸聲便撥却,已

---

① 自死:自然死亡。

去根也。

又方。《聖惠》

膩粉一兩、巴豆一枚去皮，二味相和細研，以針輕撥破疣目，上點之，成瘡自落，後用黃連末傅之便乾。

治手足忽發疣。《肘後》

取梁①粉，鐵鐺熬令赤以塗之，以衆人唾和，塗上厚一寸，即消。

治手足忽生疣目。《肘後》

以鹽傅瘡上，令牛舐之，不過三度。

又方。張文仲

蒴藋赤子按使壞，疣目上令赤，塗之差。

治疣子。《耆域》

金燈②花根擦之即消。

治疣目及痣。《聖惠》

糯米五十粒，於濕石灰裏埋之，以米爛爲度，用針撥破疣目，傅之經宿自落。

治疣目。《外臺》

蜘蛛網絲遶纏之，自落。

---

① 梁：《證類本草》作“粱”。
② 金燈：段成式《酉陽雜俎》“金燈，一日九形，花葉不相見，俗惡人家種之，一名無義草”。

第十七卷

目疾

洗眼。《耆域》

石緑、白墡①停②用爲末，半錢湯泡，并入鹽一捻，候温洗。年深者，於左右肘兩骨間，捻骨縫酸處灸三壯。

又方。《海上》

空心以鹽揩牙，少時吐水洗眼，夜見小字，良。

治目疾，洗眼方。《耆域》

荆芥、盆消③煎湯洗之，冷即再煎洗，以效爲度。

治目，駐景④圓。《圖經》

車前子、菟絲子二物蜜圓，食下服，古今爲奇方。

治眼，黄連圓。《勝金》

黄連不限多少槌碎，用新汲水一大椀浸至六十日，後用綿濾過取汁，入元椀内，却於重湯上熬，不住以匙蕩攪，候乾爲度，即穿地坑子可深一尺，以瓦鋪底，將熟艾四兩坐在瓦上，以火然⑤如灸法，然後以藥椀覆上，四畔封泥，開孔令煙出盡即止，取出刮下，圓如小豆大，每服十圓，甜竹葉湯下。

治目，羊肝圓。劉禹錫

黄連末一大兩，白羊子肝一具去膜，同於砂盆内研令極細，衆手捻爲圓如梧子大，每食以煖漿水吞二七枚，連作五劑差。但是諸眼目疾及瘴瞖⑥、青盲皆主之，禁食猪肉及冷水。有崔承元者，出一死囚活之，因後數年以病死，一旦崔爲内障所苦，喪明逾年，後半夜欸息獨坐時，聞階除⑦間悉窣之聲，崔問爲誰，曰是昔所蒙活者囚，今故報恩至此，遂以此方告訖而没，崔依此合服，不數月眼復明，因傳此方於世。

治目疾，神光圓。《耆域》

---

① 白墡(shàn)：亦名“白堊”“白善”。
② 停：平均。
③ 盆消：即芒消。
④ 駐景：駐顏。
⑤ 然：同“燃”。
⑥ 瘴瞖：即障翳。
⑦ 階除：庭階。

桑條灰四兩別研,苦參一斤爲末,豺糊圓桐子大,每服二十圓,第二米泔①下。

古方,明目黑髪。《千金》

槐子於牛膽中漬,陰乾百日,食後吞一枚,十日身輕,三十日白髪黑,百日内通神。

明目,使髪不落。扁鵲

十月上巳②日取槐子去皮,内新罌③中封口三七日,初服一枚,再二枚,至十日十枚,還從一枚始,大良。

《千金》洗眼法。《耆域》

每晨朝④含黄檗一爪甲許,使津置掌中拭目,訖以水洗之,至百日眼明。此法乃可終身行之,永除眼疾。

點目。《唐本注》

人乳浸胡黄連點目,甚良。

明目。《藥性論》

鷹眼睛和乳汁研之,夜三注眼中,三日見碧霄⑤中物。

治眼疾,老幼皆可服。《耆域》

以黄牛膽實⑥黑豆在内,緊緊定,掛當風處,候乾取出,或欲圓則爲末,別用黄牛膽汁圓桐子大,三十圓竹筋泔水下,空腹不拘時候,只將豆看軟硬逐日服亦可,唯冬日可合。《藥性論》鎮肝明目,亦用臘月牡牛膽中滿盛黑豆,後一百日開取,食後、夜間吞二七枚。

明目。孟詵

兎肝和決明子作圓服之。

赤眼疼痛

治眼赤痛。《聖惠》

---

① 第二米泔:第二次的淘米水,亦稱"淅二泔"。
② 上巳:舊時節日名。此指第一個巳日。
③ 罌(yīng):盛水酒的瓦器。
④ 晨朝:清晨。
⑤ 碧霄:天空。
⑥ 實:填塞。《廣雅·釋詁三》:"實,塞也。"

硝石研令極細，每夜臨卧，以銅筯取如黍米大，點目眥頭，至明旦以鹽漿水洗之。

點赤眼。《海上》

朴消不以多少，同龍腦少許研細，點眼。

截赤眼水膏子①，至妙。《耆域》

端午日，艾灰以臘月雪水淋灰汁，每一椀，用黄連一兩槌碎，一處熬至六分，用絹濾過，入龍腦細研，盛甆器内，點之。

治暴赤眼。《耆域》

酒煎四物湯，只一兩服，效。

治赤眼疼痛不可忍。《耆域》

赤芍藥、黄連各半錢槌碎，以無油碗一隻，古文錢十文，艾炷灸之，和灰②并藥等以沸湯浸，少時將錢蘸洗，覺口苦爲度，再温，日三次。

治眼赤痛。《耆域》

冬青葉、黄連煎濃湯，入朴消洗眼，甚妙。

療胎赤眼③。《千金》

槐木枝如馬鞭大，長二尺，作二段齊頭，麻油一匙置銅鉢中，且④使童子一人以其木研之，至瞑⑤止，令仰卧以塗向眼眥，日三度，差。

治目赤眥痛，如刺不得開，肝實熱所致，或生障翳。《梅師》

苦竹瀝五合，黄連二分綿裹，入瀝内浸一宿，以點目中數度，令熱淚出。

治赤眼及睛上瘡。《外臺》

秦皮一兩，清水一升，於白椀中浸，春夏一食時⑥以上，看碧色出，即以筯頭纏綿，仰卧點所患眼，仍先從大眥中滿眼著，微痛不畏，良久，三五飯間，即側卧瀝却熱汁，每日十度已上著，不過兩日，差。

治眼赤痛，後生膚翳，遠視不明，痒澁。《聖惠》

龍腦二錢、烏賊魚骨一錢入銅器中研如粉，每日三四度，以銅筯取少許點之。

療目赤痛，多淚。《唐本注》

---

① 水膏子：稠汁狀的藥物。
② 灰：指艾炷灸古文錢之灰。
③ 胎赤眼：病證名，亦稱“眼胎赤”。
④ 且：《證類本草》作“旦”。
⑤ 瞑：通“眠”，打瞌睡。
⑥ 一食時：一頓飯的時間。

首生男乳點之，若和雀屎，即去目赤努[1]肉，赤脉貫瞳子上者，即消。《肘後方》療目熱生膚，赤白膜，亦用雀屎細直者，以人乳和傅上。

理目熱赤痛，如隔紗縠[2]，看物不分明，宜補肝氣益睛。《心鏡》

青羊肝一具細起薄切，以水洗，漉出瀝乾，以五味醬醋食之。

治一切赤眼，**金絲膏**。《耆域》

蜜二兩，黃丹半兩，先將蜜煎數沸，次入黃丹再煎數沸，候紫黑色爲度，每用黑豆[3]一塊，熱湯化破洗之。

治風赤眼。《聖惠》

地龍十條炙乾爲末，夜臥以冷茶調下二錢匕。

除目中赤及熱毒痛。《食療》

鯉魚膽點之，良。《肘後方》："療雀目，鯉魚膽并腦傅之，燥痛即明。"

治眼暴赤，熱腫痛澀。《聖惠》

鯉魚膽十枚取汁，膩粉一錢，二件相和令勻，甆合中盛，每取少許點眼。

治暴赤眼，疼痛磣[4]澀。《聖惠》

薺菜根汁點目中。

治眼睛如針刺，疼痛通頂，**抽風散**。《聖惠》

消石二兩，以新甆瓶内盛消石，漸以火鎔成汁，以生蘿蔔子時時投三二十粒入於消内，候煙出盡，又投，直候蘿蔔子、消石無聲，消已伏火，去火放冷，敲破瓶出，取研如粉，用蘿蔔子一兩，去皮揀淨，只取半兩，麝香半錢，合研令細，每用半字，内筆管中，猛用力吹入鼻内，隨左右痛處當有清涕水出，其痛立止。

治睛痛如劄[5]不可忍。《耆域》

光明朱砂一兩水飛，漢防己四兩爲末，和勻，熱酒調下，立愈，此藥神效。《九籥衛生方》只用防己一味爲末，溫酒調下二錢，若吐血，以生藕蘸藥不拘時候喫。

治目痛及眯忽中[6]，復[7]因有熱瞑[8]者。《外臺》

---

① 努：突出。

② 紗縠(hú)：用細紗織成的皺狀絲織物。

③ 黑豆：指黑豆大小的藥量。

④ 磣(chěn)：物中雜有沙、土等异物。

⑤ 劄(zhā)："札"的异體字，刺。

⑥ 中：遭受。

⑦ 復：《證類本草》作"傷"。

⑧ 瞑：閉眼。

地膚子白汁注目中。

療目卒痛。《肘後》

燒荆木出黄汁，傅之。

治目痛累年，或三四十年方。《百一》

生海螺一枚洗之，内燥，抹螺口開，以黄連一枚内螺口中，令其螺飲黄連汁，以綿注取汁着眥中。

治眼睛痛，神驗。《海上》

烏賊骨去皮，連翹去梗，爲末，用四錢，猪肝數片批開，摻藥在内，麻線繫定，入第二米泔半升煑熟，分兩次細嚼，次用煑藥湯送下，食後，忌瓜。

常患眼痛澀，不能視物，及看日光并燈火不得者。《圖經》

取熟羊頭眼睛中白珠子二枚，於細石上和棗汁研之，取如小麻子大安眼睛上，仰卧，日二夜二，不過三四度，差。

風赤腫爛淚痒

目中風腫赤方。《肘後》

礬石二錢熬，和棗圓如彈圓，以摩上下，食頃止，日三度。

治風赤，眼腫痛方。《聖惠》

膩粉半分、銅緑一分細研，以酥調如膏，每臨卧先用鹽湯洗眼，拭乾，塗眼赤處。

治眼胎赤及風赤，先洗後點方。《聖惠》

釅漿水一升，青鹽三兩，用熟銅器中貯漿水，投青鹽在内浸七日後即鹽緑出，以物刮入漿水中，數看之，又七日外，取其水洗眼，點鹽緑於眥中，永除根本。

又方。《聖惠》

馬牙消半兩細研，取臘月猪膽二枚，内消入膽中浸之，陰乾，以少許龍腦同研，點之立差。

治眼風痒赤急。《聖惠》

鹽花一兩、烏賊魚骨半兩細研，以清醋漿水二大盞煎取一小盞，綿濾取清，每以銅箸頭取如麻子大，日點三五上，至夜卧時又點之，旦以温漿水洗之。

治眼爛肱，風澀痒，遮礙不快。大智禪師

膽礬不拘多少煆作灰，爲末，發痒時挑一字許，盞中温湯調開半茶脚許，澄清，以新筆點清者，於眼頭尾令周，有少疼，即不得入眼，良久，拆去病處一重薄皮，愈矣，忌動風物。

治暴赤眼，疼痛磣澀。《聖惠》

馬牙消研細，安照①上，銅沙鑼盛照稍側，夜露之，令露滴消下，入沙鑼中收取，點眼中，絶妙。八月半白露下可合之。

治眼赤爛，開不得。《聖惠》

馬牙消一兩内於猪膽中，懸於霜露中，旋旋掠取上面霜盛②，却③入蕤人、黄連末少許，點之極效。

治目眥爛作瘡，宜用青錢湯洗眼。《聖惠》

青錢三十文、鹽半合，二味相和，以紙裹，又着鹽泥裹，於猛火中燒一復時，取出剥去泥，以湯二大盞攪，濾去滓，乘熱淋洗，冷即重煖用之。

療眼暴赤腫，磣痛不得開，又淚出不止。張文仲

削附子赤皮，末如蠶屎，著眥中，以定爲度。

治風毒上攻，眼腫痒澀，痛不可忍者，或上下臉眥赤爛，浮翳瘀肉侵睛，神效，**驅風散**。《博濟》

五倍子一兩、蔓荆子一兩半，同杵末，每服二錢，水二盞，銅石器内煎及一盞，澄滓，熱淋洗，留滓二服，又依前煎淋洗。大能明眼目，去澀痒。

治風毒、赤目、花翳等。《圖經》

當歸、芍藥、黄連等分停細，以雪水或甜水煎濃汁，乘熱洗，冷即再温洗。其益眼目，但是風毒、赤目、花翳等皆可用之。其説云：眼病皆以血脉凝滯使然，故以行血藥合黄連治之，血得熱即行，故乘熱洗之，用者無不神效。

治丹石毒，眼腫痛，熱淚出，**大黄膏**。《聖惠》

川大黄二兩剉，生用，木香半兩，並爲末，擣細羅爲末，以生地黄汁調如稀膏，傅腫處，乾即換之，以差爲度。

治風毒攻眼，昏暗，赤熱腫痛，**龍腦膏**。《聖惠》

龍腦半分研細，馬牙消一分研細，以羊膽一枚，内入龍腦等浸二復時，於甆合内摘破，研

---

① 照：鏡子。《聖濟總録》此字作“鑑”，皆避“敬”字諱。
② 盛：《太平聖惠方》作“點眼”。
③ 却：《太平聖惠方》作“或”。

匀成膏，每日三度點之。

治風眼赤，澀痛。《圖經》

訶黎勒核入白蜜研，注目中。

療眼暴天行，腫痒痛。《外臺》

地骨皮三斤、水三斗煑取三升，絞去滓，更內鹽二兩，煎取二升，傅目，或加乾薑二兩。

治風毒暴赤，眼腫澀痛。《聖惠》

黃檗一兩去麤皮，碎擘，水洗過，桑條三握，洗過細剉，一處於銀銚内以水一大盞慢火煎至半盞，新綿濾去滓，於淨器中折一兩度，以水扳藥令冷，點之，頻點爲妙。

治肝熱，目赤腫痛。《藥性論》

田螺取大者七枚洗淨，新汲水養，去穢泥，重換水一升浸洗，仍旋取於乾淨器中，著少鹽花於口上，承取自出者汁用點目，逐箇如此，用了却放之。

治眼暴赤風腫。《耆域》

田螺大者一箇，以清水養，去泥滓，近晚去上罨子①，入宣連②末一錢在田螺内，將少濕泥蓋子中，仰安田螺在泥上黏定，承露一宿，次日早盡化爲水矣，以鷄翎刷眼赤腫處，移時差輕，經宿眼力復舊，累效。《本經》："治赤眼并暗，以蚌蛤内黃連末，綿取汁點之，良。"

主目中淚出不得開，即刺痛方。范汪

以鹽如大豆許内目中，習習去鹽，以冷水數洗目，差。

治眼風淚痒，或生瞖，或赤眥，一切皆主之。劉禹錫

宣州黃連擣篩末，蕤人去皮碾爲膏，緣③此性稍濕，末不得故耳，與黃連等分和合，取無蚛病乾棗三枚，割頭少許，留之，去却核，以二物滿填於中，却取所割下棗頭依前合定，以少綿裹之，惟薄綿爲佳，以大茶椀量水半椀，於銀器中文武火煎取一鷄子已來，以綿濾，待冷點眼。萬萬不失，前後試驗數十人皆應，醫家亦多用得效。《圖經》云此法最奇。

治眼疾，淚下不止。《海上》

草烏不計多少，用童子小便通浸，數數換易，十日至半月或一月，唯久爲妙，浸透了取出，水淨淘，日曬七八分乾，去皮尖臍，切作片，取糯稻大糠④炒令黃，乘熱入草烏片子同炒令黃黑色，舌舐不麻乃止，去糠，取藥爲細末，用陳皂角揉汁，并好酒鍊爲濃膏，微入少麫作糊，與

---

① 罨（yǎn）子：蓋子。
② 宣連：宣州黃連。
③ 緣：同"緣"。
④ 大糠：穀皮。

藥拌和，入臼再擣成膏，圓如桐子大，每服五圓至七圓、十圓，鹽酒、鹽湯下，空心日午、夜卧各一服，忌動風物。

療眼熱痛，淚不止。崔元亮

菥蓂子一物擣篩爲末，欲卧以銅筯點眼中，當有熱淚及惡物出，并去努肉，可三四十夜點之，甚佳。蘇恭云：是大薺。陳藏器云：大薺當是葶藶，非菥蓂，菥蓂大而區，葶藶細而圓。

治肝虛，目睛疼，冷淚不止，筋脉痛及眼，羞明怕日，**補肝散**。《簡要濟衆》

夏枯草半兩、香附子一兩共爲末，每服一錢，臘茶調下，無時候服。

治眼淚出不止。《肘後》

黃連煑濃汁漬綿，候乾拭目。

治肝藏風虛，淚出不止。《聖惠》

蕤人半兩湯浸，去赤皮，杏人半兩湯浸，去皮尖、雙人，二味於乳鉢内細研，令藥著在乳鉢底，然後掘一地坑子，以熟艾半升内在地坑中，燒令煙出，却將乳鉢合煙上薰之，候艾煙盡，良久，取出熟研匀細，每用時取麻子大點之。

治目淚出不止。孟詵

以三年烏雄鷄冠血傅目睛上，日三度。

治肝虛或當風眼淚等。《千金》

枸杞子最肥者二升，擣破，内絹袋置罐中，以酒一斗浸訖，密封勿洩氣三七日，每旦隨性飲，勿醉。

治目卒痒、目痛。《外臺》

黃連末，乳汁浸，點眥中。

治眼痒急赤澀。《聖惠》

犬膽汁注目中。

弩肉　珠管①　瞖障

主目瞖及弩肉。《外臺》

---

① 珠管：白睛表面突起透明小泡，不紅不腫，狀如晶亮之珠管，故稱。

礬石最白者，内一黍米大於瞖上及弩肉上，即令淚出，綿拭之，令惡汁盡，其疾日日減，瞖自消薄便差。礬石須真白好者方可用。

治眼生赤脉、弩肉，急痛不可忍，如芥子在眼方。《聖惠》

黄連二兩，去鬚搥碎，淡竹葉五十片，以水三大盞，入棗五枚煎至一盞半，去滓，食後分温四服服之。

治眼生瘀肉澀痛。《得效》

川乾薑一味搥碎，每服三錢藥末，用水兩盞煎一盞半，去滓，通手淋洗，初洗時稍痛，少定即清快，甚效。

治目中弩肉，并赤脉貫瞳人，**香乳膏**。《耆域》

生龍腦、白丁香等分研如麪，以首生男子乳和如泥，點目中，神效。

治眼中瘜肉。《千金》

驢脂、石鹽①和匀，注兩眥頭，日夜三，一月差。

治眼中生弩肉欲滿，及生珠管。《聖惠》

貝齒一分燒，黄丹一分，同研令極細，每用時取小許點於弩肉上，日三四度。

治眼生弩肉，赤瘀偏睛不退。《聖惠》

杏人一百枚新者，於飯甑内蒸之，候冷，去皮尖，研挒②取汁，硇砂一錢，用白湯淋，熬乾，相和研令匀，每用少許點三五上，弩肉自消。

治眼築損③，弩肉出。《廣利》

生杏人七枚，去皮細嚼，吐於掌中，及熱以綿裹筯頭將點弩肉上，不過四五度，差。

治卒患赤目弩肉，坐臥痛者。《圖經》

好梨一顆，擣絞取汁，黄連三枚碎之，以綿裹漬令色變，仰臥注目中。

治眼中瘀肉。《海上》

芸薹子爲末，鼻内隨左右搐之。

治眼卒生珠管。《聖惠》

黄丹半兩，鯉魚膽五枚取汁，相和如膏，每日三五度以銅筯取小許④點眥中。

又方。《聖惠》

---

① 石鹽：即岩鹽。
② 挒（liè）：扭轉。
③ 築損：刺傷。
④ 小許：微少。

牛膝并葉擣絞取汁，日三四度點之。

目生珠管。葛氏

蜜塗目中，仰臥半日乃可洗之，生蜜佳。

主眼有翳。孫真人《食忌》

芒硝一大兩置銅器中，急火上鍊之，放冷後以生絹細羅，點眼角中，每夜欲臥時一度點，妙。

退翳明目，**白龍散**。《經驗》

馬牙硝光淨者，用厚紙裹，令桉①實，安在懷內著肉處養一百二十日，取出研如粉，入少龍腦同研細，不計年歲深遠，眼內生翳膜，漸漸昏暗，遠視不明，但瞳人不破散，並醫得，每點用藥末兩米許點目中。

治眼內翳暈。《耆域》

朴消不以多少水化過，去砂石，銚內熬乾，刮聚，用白丁香三箇或五箇，色絕白直者方是，雄雀糞，研極細，點之大效。

治眼生翳膜，黃魯直②手跡③。《耆域》

人參爲細末，海螵蛸麫裹煨熟，去硬殼，秤末之，各用一兩，研細，用熟蒸餅搵末服，三五日令盡，月餘翳膜自消。

點眼翳。《外臺》

楮白皮暴乾，合作一繩子如釵股大，燒作灰，待冷細研如麫，每點於翳上，日三五度，漸消。

治眼因赤差後翳暈。《外臺》

秦皮一兩切、水一升五合煑取七合，澄清，用漬目中。

去翳障。《本草》

懷姙婦人爪甲，取細末置目中。

治眼卒生翳膜，宜點**雞子殼散**。《聖惠》

雞子殼抱子者，去膜，取白殼皮研一分，貝齒三枚燒灰，二物同研令細，入甆合中盛，每取少許，日三五度點之。

---

① 桉：同"按"。《肘後備急方》："桉"作"按"。
② 黃魯直：北宋書法家黃庭堅，字魯直，號山谷道人。
③ 手跡：親筆書寫。

主眼瞖黑花，飛蠅上下，視物不明。《圖經》

獺膽主之，亦入點藥中。

治瞖如重者。《外臺》

豬膽白皮曝乾，合作小繩子如麤釵股大小，燒作灰，待冷便以灰點瞖上，不過三五度，差。

治眼瞖。《外臺》

蠹蜂房、細辛等分，含之即差。

去瞖障。《藥性論》

蠐螬汁滴目中。

能消一切目中浮瞖。《食療》

烏賊骨細研，和蜜點之。《聖惠方》："治傷寒熱毒氣攻眼，生赤白瞖，烏賊魚骨一兩，不用大皮，杵末，入龍腦少許更研令細，日三四度，取少許點之。"

治眼久積頑瞖，蓋覆瞳人。《聖惠》

真珠一兩、地榆二兩剉，以水二大盞同煑至水盡，取出真珠，以醋浸五日，後用熱水淘令無醋氣，即研令極細，每以銅箸取少許點瞖上，以差爲度。

去目瞖。《千金》

貝子十枚燒灰細篩，取一胡豆大著瞖上，臥如炊一石米久，乃滅。瘜肉者，加真珠與貝子等分。

治眼熱生滛膚，赤白瞖，點眼。《聖惠》

蝸牛二枚，去其厴子，内少許朱砂末於中，微火上炙令沸，以綿挼取以傅眥上，數傅，其瞖自消。

治眼生花瞖，澁痛。《聖惠》

書中白魚七枚，研令細，每取少許點於瞖上。《外臺秘要》："主眼瞖，以白魚末注瞖上。"

治眼血灌瞳人，生障膜，宜貼此。《聖惠》

生地黃五兩爛研，川大黃一兩，擣羅爲末，相和，以帛子剪片子如兩三指長闊，勻攤藥於上，以銅器中盛，仰臥擥眼，覺熱即更換冷者。

治内外障眼。《千金》

倉术①四兩，米泔浸七日，逐日換水，後刮去黑皮細切，入青鹽一兩同炒，黃色爲度，去鹽

---

① 倉术：即蒼术。

不用,木賊二兩,以童子小便浸一宿,水淘焙乾,同擣爲末,每日不計時候但飲食蔬菜内調下一錢匕服,其驗。

治久患内障眼。《聖惠》

車前子、乾地黄、麥門冬等分爲末,蜜圓梧桐子大,服,屢試有驗。

主患眼風障,赤膜昏痛。《日華子》

枸杞葉擣汁,注眼中,妙。李兵部[①]云:"療眼暴赤痛,枸杞汁點眼,神妙立驗。"《千金》亦云:"療目熱生膚、赤白眼,擣枸杞汁,洗目五七度。"

雀目　青盲　昏暗　黑花

治雀目。《聖惠》

倉术二兩,擣羅爲散,每服一錢,不計時候,以好羊子肝一箇,竹刀批開摻藥在内,麻絲纏定,以粟米泔一大盞煑熟爲度,患人先薰眼,藥氣絶即喫之。《簡要濟衆》亦治小兒雀目。

治雀目,不計大人、小兒,久患不差。《聖惠》

決明子二兩、地膚子一兩,擣細爲散,每於食後以清粥飲調下二錢。

又方。《聖惠》

豬肝一具細切,以米泔一斗煑令熟,置一小口器内,及熱開目就上薰之,其效。

治雀盲,夜不見物。《耆域》

煑鼠肝食之,近患者[②]早食晚明。是楊介方。

治雀目,如神。《集驗》

黃蠟不以多少,器内熔成汁,傾出,入蛤粉相和,得所成毬[③],每用以刀子切下二錢,以豬肝二兩批開,摻藥在内,麻繩札定,水一椀同入銚子内煑熟,取出乘熱薰眼,至温冷并肝食之,日二,以平安爲度。

療眼目晚不見物。《楊氏産乳》

取鼠膽點之。

---

① 李兵部:指唐代兵部尚書李絳(764—830),兩《唐書》有傳,撰有醫書《兵部手集方》。
② 近患者:新病者。
③ 毬:"球"的异體字。

主盲瘴膚赤。陳藏器

磨古文錢,注之。

治積年失明成青盲①,**神效決明散**。《聖惠》

決明子三兩、蔓菁子三兩,蒸三炊久,每度曝乾,擣細羅爲散,每於食後以温水調下二錢。

治青盲,**明目栢葉圓**。《聖惠》

栢葉一兩微炙,夜明砂一兩,以糯米炒令黄,擣羅爲末,用牛膽汁拌和,圓如桐子大,每夜臨卧時以竹葉湯下三十粒,至五更初以粥飲下二十粒。

治青盲,此一法當依而用之,視物如鷹鶻,有此效。《經驗》

正月八、二月八、三月六、四月六、五月五、六月二、七月七、八月二十五、九月十二、十月十二、十一月二十六、十二月晦,每遇上件神日,用桑柴灰一合,以煎湯沃之於甆器中,澄令極清,以藥汁稍熱洗之,如覺冷,即重湯煑令得所,不住手洗,遇上件日不得不洗,録此乃神日本法也。

療盲。《外臺》

猪膽一枚,微火上煎之,可圓如黍米大,内眼中,食頃良。

主青盲,但瞳子不壞者,療十得九愈。崔元亮

蔓菁子六升,一物蒸之,看氣遍合甑下,釜中熱湯淋之,乃暴令乾,還淋,如是三遍,即取杵篩爲末,食上清酒服二錢匕,日再。

主青盲白瞖,除邪氣,利大小腸,去寒熱。《心鏡》

馬齒莧實一大升,擣爲末,每一匙,煑葱豉粥和攪食之,著米糁②五味作羮亦得。

治眼肮肮③不明。《千金》

空青少許,漬露一宿,以水點之。

補肝散,治三十年失明。《外臺》

蒺藜子,七月七日收,陰乾擣散,食後水服方寸匕。

治積年失明,不識人。《外臺》

決明子二升杵散,食後以粥飲服方寸匕。

治目昏,出《千金月令》,用之有殊效。《耆域》

---

① 青盲:病證名。指眼外觀正常,唯視力逐漸下降,或視野縮小,甚至失明的眼目疾病。
② 米糁:大米水泡後炒過而成。
③ 肮肮(huāng huāng):同"䀮䀮",目不明。《素問·藏氣法時論》:"虚則目䀮䀮無所見,耳無所聞。"

兔絲子擇淨，每用一分，入水一盞半浸軟，煑至一半，爛研，濾去滓，取濃汁和白麪捍①爲不托②，羊腰子一對爲泛頭③，調芼④如常，早辰食之，不過五七次即效。

治眼暗不見物，冷淚浸滛不止，及青盲、天行目暗等。《圖經》

西國草日暴乾，擣令極爛，薄綿裹之，以飲男子乳⑤中浸，如人行八九里久，用點目中，即仰臥，不過三四日，視物如少年，禁酒、油麪。西國草者，覆盆子是也。

治眼熱目暗，**明目槐子圓**。《聖惠》

槐子、黃連去鬚，已上各二兩，擣羅爲末，鍊蜜和圓如桐子大，每於食後以温酒漿水下二十粒，夜臨臥再服。

治眼晥晥不明。《聖惠》

烏雞膽汁，夜臨臥點之。又方：取生兔肝，研絞取汁，綿裹，人乳汁中漬，滴目中。

療目䀮䀮。《千金》

青羊肝内銅器内煑，以麪餅覆面上，上鑽兩孔如人眼，止以目向上薰之，不過兩度。

療肝風虛熱，目赤暗無所見。《本經》

生食羊子肝七枚，神效。

治眼暗，熱病後失明。《肘後》

羊膽傅之，旦暮時各一傅之。

主目失明。《食療》

殺羊肝一斤，去脂膜薄切，以未著水新瓦盆一口，揩令淨，鋪肝在盆中，決明子半升、蓼子一合炒令香爲末，和肝杵之爲末，以白蜜漿下方寸匕，食後服之，日三，加至三匕止，不過二劑，目極明，一年服之妙，夜見文字。

治勞傷肝氣，目暗。《聖惠》

螢火蟲二七枚，用鯉魚膽二枚，内螢火蟲於膽中，陰乾百日，擣羅爲末，用少許點之，極妙。

熱病差後百日，食五辛⑥者必目暗。《集驗》

鯉魚作臛⑦，薰之。

---

① 捍：用同“擀”。
② 不托：湯餅。宋代歐陽修《歸田錄》卷二：“湯餅，唐人謂之不托，今俗謂之餺飥矣。”
③ 泛頭：疑爲麪食上“澆頭”之意。
④ 芼(máo)：可供食用的野菜或水草。
⑤ 飲男子乳：餵養男嬰的母乳。
⑥ 五辛：一般指韭、薤、蔥、蒜、薑五種，各朝代或有不同，後世泛指性味屬辛的菜蔬。
⑦ 臛(huò)：肉羹。

理眼暗，補不足。《心鏡》

葱實大半升爲末，每度取一匙頭、水二升煑取一升半，濾去滓茸，入米煑粥，良久食之。又方：擣葱實，蜜和圓如桐子大，食後飲汁服一二十圓，日二三服，亦甚明目。

治虛勞眼暗。《經驗後》

三月采蔓菁花，陰乾爲末，以井花水每空心調下二錢匕，久服長生，可夜讀書。《聖惠方》："用蔓菁子二升淘令淨，蒸曝三五遍，擣細羅爲散，每服以清粥飲調下一錢，日三四服。"

治眼，補肝氣，明目，延年益壽，**蔓菁子散**。《聖惠》

蔓菁子一斤以水淘淨，黃精二斤和蔓菁子九蒸九曝乾，擣羅爲散，每服空心以粥飲調下二錢，日午晚食後以温水再調服。

治眼暗。《千金》

七月七日，苦瓠瓤白絞取汁一合，以酢一升、古錢七文和漬，微火煎之減半，以沫内眼眥中。

治眼生黑花。《耆域》

宣連一兩、決明三錢爲末，猪肝圓桐子大，每服五七圓米飲下。

治黑花眼。《耆域》

酸棗棘針①百餘枚，水一盞煎半盞，空心服之，不過三日，見效。

眯目

主眯眼者。孫真人《食忌》

以少鹽并豉置水，視之立出。

治眯目。《外臺》

甑帶②灰，水服一錢匕。《肘後方》治草芒、沙石之類不出，以飲調。

主眯目，物芒入目。《本經》

磨墨點瞳子上。《千金方》："治物落眼中不出，以好墨清水研，銅筯點之，即出。"

治雜物眯目不出。《聖惠》

---

① 酸棗棘針：爲植物酸棗的樹上棘刺。
② 甑帶：江南以蒲爲甑帶。

桑根白皮一片新者如筯大,削一頭令薄,槌令軟滑,漸漸令人於目中黏之,須臾自出。

又方。《聖惠》

豆豉三七粒着水中浸,洗目,視之即出。

又方。《聖惠》

酥少許内鼻中,隨目左右垂頭卧,令流入目中,有淚,即眯物當逐淚出。

治眯目,澀痛不明。《聖惠》

搥羊鹿筋,擘之如被弓法,内筋口中熟嚼細,擘眼内着瞳子臉[①]上,以手當臉上輕按之,若有眯者,按二七過便出之,視眯當着筋出來即止,未出者復爲之。如此法常以平旦日未出時爲之,以差爲度,出訖當以好蜜注四眥頭,鯉魚膽亦佳。若數按目痛,可間日按之。

治稻麥芒入眼。《千金》

螳蜋,以新布覆目上,持螳蜋從布上摩之,其芒出着布上,良也。

主沙塵入眼不可出者。《圖經》

生蜣蜋一枚,手持其背於眼上影之,沙塵自出。

治沙石、草落目中眯不出。《千金》

白衣魚以乳汁和,注目中。

稻麥芒入目中不出。《本經》

白蘘荷根心擣汁,注目中,即出。

麥芒入目。孫真人

煑大麥汁洗之。

眼目雜病

治眼睛無故突一二寸者。《梅師》

以新汲水灌漬睛中,數易水,睛自入。

治大人小兒新久赤蝦。《海上》

膩粉不以多少,蝸牛中涎和爲膏,每用少許,臨卧塗在眼臉上,大妙,勿令害蝸牛命。

---

① 臉：面。

治倒睫。《耆域》

草烏去皮生用、香白芷等分爲細末，令患人先含水一口，搐一耳剜子許，左眼搐右鼻，右眼搐左鼻。

去目黃好睡。陳藏器

葈耳葉挼，安舌下令涎出。

治眼生風粟，磨隱睛痛，眼瞼垂腫方。《聖惠》

蜜少許，水銀半棗大，以津液研令星盡，龍腦半錢細研，相和研勻，每用少許，日三五上點之。此因心肺壅毒，肺臟積熱，肝家有風所致。

治眼爲物所傷，或肉努。《聖惠》

生地膚苗五兩淨洗，擣絞取汁，甆合中盛，以銅箸頻點目中。冬月炙乾者取汁點之。

治眼矄人。陳藏器

五加皮花擣末，酒調服，自正。《雷公炮炙論·序》云："目辟眼矄，有五花而自正，其葉有雌雄，三葉爲雄，五葉爲雌，須使五葉者。"

療熱病後毒氣衝目。《圖經》

露蜂房半大兩、水二大升同煎一升，重濾，洗目三四過。

治疳眼。《經驗》

烏賊魚骨、牡礪等分爲末，糊圓皂子大，每服用猪子肝一具、藥一圓，清米泔內煑，肝熟爲度，和肝食，用煑肝泔水下，三兩服。

治目睛爲物所傷。《中興備急》

牛尿日兩次點之，避風，雖黑睛破，亦可療。

第十八卷

---

① 齆（wèng）：鼻塞。

耳鳴聾瞶

治耳中常鳴。《肘後》

生地黄截，塞耳，數易之，以差爲度。一方以紙裹，微灰火中煨之，用良。

治耳鳴無畫夜。《聖惠》

菖蒲一分，川烏頭一分，去皮臍生用，二物擣羅爲末，用綿裹半錢塞耳中，日再易之。《楊氏産乳》：“以烏頭燒作灰，菖蒲等分爲末，綿裹塞耳，日再，即效。”

治耳鳴如流水聲，耳痒及風聲，不治久成聾。《千金》

生①烏頭一味掘得，承濕削如棗核大，塞耳，旦易夜易，不過三日，愈。

安中散，治腎臟虚，耳内多鳴。《耆域》

羌活一兩去蘆，地龍四兩去土，爲細末，每服二錢，葱白湯調下，食稍空服。

治耳卒得風，覺耳中悾悾②。《肘後》

栝樓根削令可入耳，以臘月猪脂煎三沸，出塞耳，每日用，三七日即愈。

抽腎氣虚，耳中如風水鳴，或如打鐘磬③聲，并治卒暴聾。《藥性論》

椒目和巴豆、菖蒲、松脂，以臘溶爲筒子，内耳中抽之，一日一易，若神驗。

治耳聾。《千金》

燒鐵令赤，投酒中飲之，仍以磁石塞耳。

治耳聾神效。《耆域》

針沙四兩，以無灰酒五升浸，以酒黑爲度，石菖蒲爲末，每服一錢，以所浸酒一盞煎一兩沸，臨卧温服。以磁石緊者置薄木枕中，以薄綿蒙枕，枕之而卧。

治耳聾立效。《聖惠》

印成鹽④兩顆，頭髮鷄子大燒灰，二物熟擣，鍊臘和圓如棗核大，針穿透，内耳中，日二三度换之。

又方。《千金》

雄黄一分、礜黄一分，二物都研，以綿裹内耳中，以差爲度。

---

① 生：《證類本草》作“全”。
② 悾悾(gǒng gǒng)：象聲詞。
③ 磬(qìng)：古代樂器。
④ 印成鹽：大塊的海鹽結晶。

治久耳聾。《聖惠》

故鐵三十斤，以水七斗漬，經三宿取汁，入麴三十斤、米五斗，如常造酒法，候熟，取磁石一斤漬酒中三宿，飲酒取醉，醉後以磁石安在耳上好，覆頭臥，醒去磁石即差。

治暴耳聾。《斗門》

凌霄葉爛杵，自然汁灌耳內，差。

耳聾。《肘後》

菖蒲根一寸，巴豆一粒去心，二物合擣，分作七圓，綿裹塞耳，日著一圓，效。

去聾。陳藏器

附子醋浸，削如小指，內耳中。

治耳聾。《圖經》

骨碎補根削作細條，火炮，乘熱塞耳。

治二三年聾耳方。《肘後》

栝樓根三十斤，細切之，以水煑，用釀酒，服之久甚良。

治耳聾疼痛。《勝金》

乾百合爲末，溫水調下二錢匕，食後服。

治久患耳聾及眼暗暴聾，大妙。《耆域》

木賊四兩、鹽二兩同炒黃色，去鹽不用，爲末，每日空心臨臥米飲調下半錢，酒調亦得。如服藥三五日後耳內痛，是效，久患可二十服，暴聾三五服。

療耳聾風，牙關急，不得開方。崔氏

八角附子一枚，酢漬之三宿令潤，微削一頭內耳中，炙上十四壯，令氣通耳中，即差。

治耳聾疼痛。《聖惠》

雞屎白二合淨擇，熬令黃色，黑豆半升，炒令黃熟，以無灰酒三大盞投於藥中，良久濾去滓，分溫三服，如人行三二里一服，服盡，厚衣取汗，其耳中如皷聲，勿恠。

治耳卒聾。《經驗》

巴豆一粒臘裹，針刺令通透，用塞耳中。

又方。《聖惠》

巴豆一枚，去皮心生用，斑猫二枚，去翅足炒黃，二物同研令勻，綿裹塞耳中，差。

又方。《聖惠》

菖蒲二兩，附子一兩，去皮臍生用，二物擣羅爲末，以醋和如棗核大，綿裹一圓塞耳中，每夜易之，十日差。

又方。《聖惠》

鷄膏一合，磁石半兩燒令赤，醋焠七遍，擣末，以鷄膏和，捻如棗核大，綿裹塞耳中，但單用鷄膏亦佳。

又方。《聖惠》

地龍濕者洗去泥，置銅器中，於飯甑中蒸，飯熟取出，以棗核大塞耳中，日二易之。

治耳久聾。《梅師》

松脂三兩鍊，巴豆一兩相和，熟擣可圓通過，以薄綿裹，内耳孔中塞之，日一度易。

治耳聾得效。《耆域》

木月①剉如博骰②，燒存性，貯小瓶中以醋浸，薰耳即效。

治聾無問年月者。《至寶》

吉弔脂③每日點半杏人許入耳中，便差。云此物福建甚，不爲難得，其脂須瑠璃瓶子盛，更以樟木合重貯之，不尔則透氣失之矣。

治耳聾。陳藏器

蝟脂注耳中。

又方。《耆域》

側睡令聾耳向上，以好麝香少許摻耳竅中，少頃耳内忽然鳴便是效也。

治耳聾，無問年月及老小並治之。《聖惠》

驢前脚脛骨打破，於日陽中以甆合子盛，瀝取髓，候盡收貯，每用時以綿乳子點少許於所患耳内，良久即須④且側卧，候藥行其髓，不得多用，重者不過一兩度，如新患點一上便有效。其髓帶赤色，此是乏髓不堪，白色者爲上也。

治久聾二三十年不差者。《聖惠》

熊膽一分，鼠膽二枚十二月收者，二物以水和，旋取如菉豆大，滴入耳中，日一兩度，差。

治耳卒聾。《肘後》

鼠膽内耳中，不過三，愈。有人云：側卧瀝一膽盡，須臾膽汁從下邊出，初出益⑤聾半日，

---

① 木月：即木耳。
② 博骰（tóu）：骰子。
③ 吉弔脂：龍鹽的別名。
④ 須：停留。
⑤ 益：增加。

須臾乃差，治三十年老聾。

治耳聾立效。《勝金》

乾地龍入鹽，貯在葱尾內爲水，點之。

治耳聾，因腎虛所致，十年內一服愈。_{杜壬}

蝎至小者四十九枚，生薑如蝎大四十九片，二物銅器內炒至生薑乾爲度，爲末，都作一服，初夜溫酒下，至二更盡，盡量飲酒，至醉不妨，次日耳中如笙篁①，即效。

治耳聾，無不效。《聖惠》

竹筒盛鯉魚腦，蒸之令洋②，冷即用滴耳中。

治耳聾。《外臺》

杏人七枚去皮，拍碎爲三分，以綿裹，於中着顆鹽如小豆許，以器承於飯甑中蒸之，候飯熟出裹，令患人側卧，和綿捻一裹，以油汁滴入耳中，久又以一裹依前法。

治耳全重③不聽，神效，**栗黃散**。《耆域》

虫蛀甚者栗子，不以多少爲末，米飲下，甚者不過三五服。

治聾。《外臺》

芥子擣碎，以人乳調和，綿裹塞耳，差。

療聾。_{孟詵}

雞蘇，一名水蘇，熟擣生葉，綿裹塞耳。

治耳聾。《千金》

酒三升漬牡荆子一升，碎之，浸七日，去滓，任性服盡，三十年聾差。

聤耳疼痛

紅綿散，治聤耳出膿血，奇效。《耆域》

白礬不拘多少煅成灰，研，每挑一錢，入煙脂一字再研，先用小杖子裹綿，纏去耳內膿水盡，別用杖引藥入耳令到底摻之。如壯盛人積氣上攻，耳出膿水不能差者，雄黃圓瀉三五行即愈。

---

① 笙篁：笙之音。
② 洋：《太平聖惠方》作“烊”。
③ 重：重聽，聽覺不靈敏。

散腦户風濕攻疰,耳中常出膿水,聽事不審,間或刺痛,近二十年者亦效。《耆域》

白礬少許,入麝香同研細,摻之,不必用多。

治聤耳,膿血不止。《聖惠》

釜下灰吹入耳中令滿,良久自出,三上,差。

又方。《聖惠》

茶籠子①上蚰蜒屑細研,内少許入耳中。

又方。《聖惠》

石首魚②腦中枕子③爲末,紅花末、地龍末、蒲黄末四物皆可單用。

又方。《聖惠》

地龍末及白礬灰調匀,綿裹内耳中。

治聤耳膿血出。《外臺》

車轄脂④綿裹塞耳中。

聤耳。《本注》

茺蔚莖取汁,如豆滴耳中。一方:用青蒿擣汁,綿裹内耳中。

治聤耳累年,膿水不絶,臭穢。《聖惠》

紅花一分、白礬一兩燒灰,細研爲末,每用少許内耳中,神效。

治聤耳,通耳膿水出,日夜不止。《聖惠》

楠木一分燒灰,花煙脂一分,二物細研爲散,每取少許内於耳中。

又方。《聖惠》

地龍微炒、烏賊魚骨各等分,擣羅爲末,每取半錢,用綿裹塞耳中。

治底耳⑤方。《經驗》

桑螵蛸一箇,慢火炙及八分熟存性,細研,入麝香一字爲末,摻在耳内,每用半字,神效。如有膿,先用綿包子捻去,次後摻藥末入在耳内。

治聤耳。《耆域》

蝦鮓燒作灰,碾細,摻患處。

---

① 茶籠子:即茶焙,用于烘焙茶葉或盛茶餅。
② 石首魚:即黄花魚。
③ 枕子:魚頭中似丁形的骨頭。《爾雅·釋魚》郭璞注:"枕,在魚頭骨中,形似篆書丁字,可作印。"
④ 車轄脂:即車脂。
⑤ 底耳:病名,爲五種聤耳之一。症見耳内濕癢,或出膿水,或阻塞耳道,影響聽力的疾病。

又方。《耆域》

蓮花心少許陰乾,同麝香爲末,摻耳中。

又方。《耆域》

石榴花入白礬少許,同撚成挺子①,更入少麝,任在耳内即安,極妙。

治少小聤耳。《千金》

桃人熟末,以縠②裹塞耳。

治聤耳,膿水不止。《聖惠》

狗膽一枚取汁,白礬一分燒令汗盡,細研,二物以臘月猪脂調和内耳中,以綿擁之,不經三兩上,永除根本。

治耳卒疼痛。《肘後》

以鹽蒸熨之。

治耳痛。《日華子》

菖蒲作末炒,乘熱裹罨③,甚驗。

治耳卒疼痛。《聖惠》

菖蒲一分,附子一分,去皮臍,二物擣羅爲末,用生油調,以大豆大灌在耳中,即止。

治耳疼痛。《聖惠》

附子一枚,以醋微火煎令軟,削可入耳,綿裹塞。

治耳痛有膿不出,及癰已結聚。《斗門》

柳根細切熟槌,封之,以帛掩,燥即易之。

治耳痛。《經效》

燒杏仁焦黑,研成膏,以綿裹塞耳中。

耳腫瘡膿

療耳卒腫,出膿水方。《肘後》

---

① 挺子:挺直狀。
② 縠(hú):皺紗。
③ 罨(ǎn):覆蓋。

礬石燒末，以筆管吹耳內，日三四度，或以綿裹塞耳中，立差。

治耳卒風毒腫起。《斗門》

柳蠹木上蟲糞以水化，取清水調白礬少許，滴入耳中，甚妙。

治耳卒腫。《聖惠》

菰蓲根生者洗令淨，以刀削一頭尖可入耳中，以臘月猪脂煎三五沸，冷即塞於耳中。

又方。《聖惠》

牛蒡根淨洗細切，擣絞取汁一升，於銀鍋中熬成膏，塗於腫上。

二聖散①，治耳內出膿水。《耆域》

白附子炮，羌活洗，各等分爲末，用猪羊石子②每隻入藥末半錢，不用鹽，以濕紙煨熟，五更初溫酒嚼下，續喫溫粥。

治耳有惡瘡。《聖惠》

黃連半兩，白礬三分，燒令汁盡，二物擣羅爲末，每取少許綿裹內耳中。

又方。《聖惠》

羊糞曝乾爲末，綿裹塞耳中。

治耳中有膿血及有瘡者。《耆域》

蟬蛻五箇爲末，入麝香少許摻耳中。

主耳中汗出，或痛有膿水。《梅師》

熬杏人令赤黑，爲末，薄綿裹，耳中③，日三四度易之。或亂髮裹塞之，亦妙。

百蟲入耳

治小蟲蟻入耳，挑不出。《耆域》

燈心浸油，鈎出蟲。

治蟻入耳。《外臺》

燒鯪鯉④甲，末以水調，灌之即出。

---

① 二聖散：此方《聖濟總錄》亦載。
② 猪羊石子：猪或羊的外腎。
③ 耳中：《證類本草》作"內耳中"。
④ 鯪鯉：即穿山甲。

治蟲入耳。《續十全》

椒一錢末，以醋半盞浸良久，少少灌耳中，其蟲自出。

又方。《聖惠》

葱涕灌耳中，須臾蟲出。

又方。《聖惠》

生油灌之，兼炒葱薰之，其蟲自出。

又方。《聖惠》

瓮器於耳門上打作聲，蟲聞其聲即出。

又方。《聖惠》

擣籃汁灌之，立出。

主百蟲入耳不出。《勝金》

鷄冠血滴入耳內，出。

治諸蟲入耳。《梅師》

桃葉熟挼，塞兩耳，出。《聖惠方》："擣桃葉，布裹，側臥枕之。若造酥煎餅，枕即速出。"

治蚰蜒入耳，并一切蟲入耳。《兵部》

小蒜汁注之。

治百蟲入耳。《千金》

擣韭汁灌耳中，差。

治百節蚰蜒并蟻入耳。錢相公

以苦醋注之，起行即出。

主百蟲入耳。《中興備急》

好酒少許灌耳中，起行。又閉氣，令人以筆管吹一耳。

又方。《中興備急》

車釭脂[①]塗耳孔四邊，自出。

治蚰蜒入耳。陳藏器

驢乳灌耳中，當消成水。《聖惠方》以此治百蟲入耳。

又方。葛氏

---

① 車釭脂：車釭中油膏。

小鷄一隻去毛足,以油煎令黃,箸穿作孔,枕之。

療蜒蚰入耳。《食療》

羊乳灌耳中,即成水。

又方。《廣利》

牛乳灌耳,須臾蟲出。入腹即飲二升,自消爲黃水。

治蚰蜒入耳。《聖惠》

萵苣葉一分乾者,雄黃一分,二物擣羅爲末,用麪糊和圓如皂莢子大,以生油少許化破一圓,傾在耳中,其蟲自出。

又方。《聖惠》

地龍一條内葱葉中化爲水,滴入耳中。其蚰蜒亦化爲水,立效。

治蚰蜒入耳。《鷄峯》

蔓葱①水研,汁灌耳中,側耳,少時即出。

又方。《梅師》

胡麻杵碎,以袋盛,枕之即出。《鷄峯方》:“以清油滴數點在耳内。”

又方。劉禹錫

麻油作煎餅,枕卧,須臾蚰蜒自出而差。李元淳②尚書在河陽日,蚰蜒入耳,無計可爲,半月後腦中怵怵有聲,腦悶不可徹,至以頭自擊門柱,奏疾狀危極,因發御藥以療之,無差者,其爲受苦不念生存,忽有人獻此方,乃愈。

治蚰蜒入耳。《中興備急》

熬油麻,以疎布盛,枕之。又細研緑礬或銅緑,油調灌入耳中。又龍腦黑豆大綿裹,如入左耳塞右耳,入右耳塞左耳,立效。

治蜈蚣入耳。《聖惠》

桑木葉裹鹽炙,令熱以掩耳,冷即換之。

治蜈蚣、蟻子入耳。《梅師》

蜈蚣入耳,以豬肉炙令香,掩耳自出。蟻子入耳,以豬羊脂炙令香,安耳孔自出。

又方。《聖惠》

生薑汁灌耳中,其蟲自出。

---

① 蔓葱:亦作“樓葱”。
② 李元淳:名長榮,字遂隴,739—804 年,敦煌人,唐代將領。

治飛蛾入耳。《聖惠》

篇管極氣吸之，即出。

又方。《聖惠》

醬汁灌入耳即出，又擊銅器於耳傍。

鼻氣壅塞　齆鼻瘜肉

治鼻氣窒塞。《千金》

水五升煮槐葉取三升，下葱豉調和，再煎，飲。

臭[①]氣、鼻氣壅塞不通方。《千金》

水服釜墨末。

治鼻塞。《經驗》

燒麻鞋灰吹鼻中，立通。一名千里馬，麻鞋名也。

治鼻窒塞不通。《外臺》

小薊一把、水二升煮取一升，去滓分服。曾有人陰冷，漸漸冷氣入陰囊，腫滿恐死，夜疼悶不得眠，煮大薊根汁服，立差。

治鼻塞多年，不聞香臭，水出不止。《聖惠》

蒺藜二握，當道車碾過，以水一大盞煮取半盞，仰臥先滿口含飯，以汁一合灌鼻中，不過再灌之，嚏出一兩箇瘜肉似赤蛹蟲，即差。

治齆鼻。《千金》

乾薑末、蜜和，塞鼻中。

又方。《千金》

炙皂角末，如小豆，以竹管吹入鼻中。

治鼻中宿肉。《千金》

礬石末、面脂和，綿裹塞鼻中數日，宿肉自隨其藥出。

治鼻中瘜肉。《聖惠》

① 臭：同"嗅"。

陳瓜蒂一分爲末，羊脂和，少許傅瘜肉上，日三。

治鼻中外查瘤①膿血。《簡要濟衆》

斛葉②灰，先以泔清煑榆葉取汁先③，蹙④乾，内灰瘤中，良。

治鼻口生瘡。《千金》

黑牛耳垢傅之，良。

治若鼻中外查瘤膿水血出。《肘後》

蜂房火炙燋末，酒服方寸匕，日三。

治鼻中外查瘤膿血出者。《外臺》

正月取鼠頭燒作灰，以臘月猪膏傅瘡上。

治鼻中生瘡。《千金》

杵杏人，乳汁和，傅之。

治疳蟲蝕鼻生瘡。《千金》

燒杏核，壓取油，傅之。

耳鼻雜病

治鼻疳。《耆域》

蘆薈一分細研，黃栢一分剉，二物爲細末，以水一合，甏盞中浸食久，以鷄毛點鼻中。

治誤食物落鼻中及入眼不出。孫真人

吹皂角取嚏。

治耳中有物不可出。《聖惠》

弓弩絃長三寸，打散一頭，塗好膠柱⑤，著耳中物處停之令相着，徐徐引出。又取葱管，鬭⑥於耳門内，噏之即出，爲妙。

治耳鼻口中出血不止。《中興備急》

---

① 查瘤：即粉淬，亦作“渣瘤”“皷瘤”。
② 斛葉：即槲葉。
③ 先：《證類本草》作“洗”。
④ 蹙：《證類本草》作“拭”。
⑤ 膠柱：膠住瑟上的弦柱。
⑥ 鬭(dòu)：“鬥”的异體字。

赤馬糞燒灰，温酒調下一錢。

治凍耳成瘡。《聖惠》

兎腦髓塗之。一方用杏仁油。

治耵聹塞，耳聾，强堅，挑不可得出者。《聖惠》

生猪脂一合、釜下墨半兩細研，二物和調如膏，捻如棗核大，綿裹一圓塞耳中令濡潤，後即挑之。

又方。《聖惠》

地龍五七條濕者，擣取汁，數數灌之，即輕挑自出。

療耳聾鼻塞，不聞音聲、香臭者。孟詵

大棗十五枚去皮核，萆麻子三百枚去皮，二味和擣，綿裹塞耳鼻，日一度易，三十餘日聞聲及香臭。先治耳，後治鼻，不可並塞之。

治耳聾鼻塞。《聖惠》

乾柿三枚細切、粳米三合、豉少許煮粥，空心食之。

治水入耳。《經驗》

以蘺茹汁點，立效。

第十九卷

口瘡口氣

治口瘡，衆療不效。《勝金》

膽礬半兩，入甘鍋子內火煆通赤，置於地上出火毒一夜，細研，每取少許傅瘡上，吐漿水清涎，甚者一兩上，便差。

主口瘡。孫真人《食忌》

取朴消含之。

主口內熱瘡。陳藏器

古文錢二十文，燒令赤，投酒中，服之立差。

治口瘡。《耆域》

白礬刀頭上飛過、黃栢等分爲末，乾摻瘡上。

治口瘡多痰涎，久不差。《聖惠》

雌黃一分細研，蟾酥半分相和，以瓷器盛，於飯甑內蒸一炊熟久，候冷看得所圓如粟米大，綿裹一圓含嚥津。

治口舌瘡，爛痛不差。《聖惠》

黃丹二兩、蜜一兩相和，以瓷盞內盛，坐在水銚子內慢火煑一炊久，用綿濾過，却入瓷盞內再煑如麪糊，藥成即圓如酸棗實大，每取一圓，綿裹含嚥津，日三四度含之。

治口舌生瘡。《聖惠》

取蝸牛，去殼細研，塗瘡上，有涎即吐之，不過三兩上，驗。

治口瘡。《藥性論》

浸大青葉，含之。

治口瘡久不差，入胷中並生瘡，三年以上不差者。《千金》

薔薇根濃煑汁，服之稍稍嚥，效，冬取根、夏取莖葉用之。一方：《備急》治口中及舌生瘡爛，濃煑汁含漱之。

治大人久患口瘡。《經驗》

生附子爲末，醋麪調，男左女右貼脚心，日再換。

治口中及舌上生瘡爛。《肘後》

取牛膝酒漬，含之，不用酒亦佳。

治口中瘡久不差，入胷中並生瘡。《千金》

角蒿灰塗之一宿，口中若有汁出，吐之。

治心勞口瘡。《耆域》

青蒿一握，黄蜀葵花三五朵，用水一大椀煎濃汁一盞，夜露一宿，喫食後細呷五七次，愈。

治口瘡，口乾膈熱。《耆域》

碾甘菊花末，乾捻喫。

治口舌生瘡，赤腫疼痛。《聖惠》

黄檗一兩剉，烏豆一升，以水二升半煎至五合，去滓，入寒食餳一兩、蜜一兩、龍腦少許更煎，稀稠得所，不計時候常含嚥半匙。

治口有瘡。孟詵

黄檗皮醋漬，含之即愈。

治口瘡白漫漫①。《千金》

取桑汁，先以髮拭口，次以汁傅之。

主口瘡。孫真人

白楊枝漿水煎，和鹽含之，亦治牙齒疼。

治口中疳瘡，萬不失一。《圖經》

山李子根，亦名牛李子，薔薇根，野外者佳，各細切五升，以水五大斗煎至半日已來，汁濃即於銀銅器中盛之，重湯煎至一二升，看稍稠即於甆瓶子中盛，少少温含嚥之，必差，忌醬醋、油膩、熱麪，大約不宜食肉。襄陽軍事柳岸妻竇氏患口疳十五年，齒盡落，齗②亦壞，不可近，用此方遂差，神驗。

治口瘡久不差。《聖惠》

蟾酥半分、麝香半分同細研，爲圓如粟米大，用綿裹一圓含之，有涎即吐却。

又方。《聖惠》

人中白半兩燒赤、膩粉半兩同研爲末，鍊蜜和圓如皂角子大，每取一圓，綿裹含之，有涎即吐之。

治口舌瘡。《聖惠》

杏人四枚，湯浸去皮尖，爛研，膩粉半錢同研，圓如皂莢子大，綿裹一圓含嚥津。

---

① 漫漫：衆多。
② 齗(yín)：同“齦”，牙根肉。

治口吻①生瘡。《聖惠》

黃連一分去鬚,擣爲末,膩粉半分,都研令勻,每用少許傅瘡上,差。一方:用黃連一分去鬚,乾薑半分炮裂,擣羅爲末,每用少許傅瘡上,不過三上,差。

治口吻生白瘡。《聖惠》

用人中白和少許麝香同研令細,傅瘡上,差。

療口吻瘡。《外臺》

楸枝皮白②,濕貼上,數易。

治口吻生白瘡。《聖惠》

檳榔二枚燒灰,細研,傅之妙。

治口吻瘡。《外臺》

以白楊嫩枝於鐵上燒作灰,脂傅之。

又方。《外臺》

掘經年葵根燒灰,傅之。

治口臭及䘌齒腫痛。《聖惠》

細辛煑取濃汁,熱含冷吐,差。

治口臭。《藥譜③》

每夜和水研象膽少許,綿裹貼齒根上,每夜含之,平旦煖水漱口,如此三五度,差。

治口臭。《千金》

杵乾甜瓜子作末,蜜和圓,每旦淨洗漱,含一圓如棗核,亦用傅齒。一方:以香薷一把,以水一斗煑取三升,稍稍含之。

牢牙

牢牙烏髭④。《耆域》

---

① 口吻:口唇。
② 楸(qiū)枝皮白:即楸白皮。
③ 藥譜:指唐末五代時期《南海藥譜》。
④ 髭(zī):嘴上邊的鬍子。

香附子燒存性，爲末，入青鹽，早晚擦牙，妙。一方：以香附子去皮，薑汁連滓拌和，浸一宿，炒乾爲末，和青鹽用。

固齒烏髭。《耆域》

草烏四兩，水浸七日，一日兩次換水，細切，以青鹽一兩碾爲末，拌之，鐵銚中炒焦黃帶黑色，不可太過，爲末揩牙。

牢牙烏髭。《耆域》

芭蕉頭薄切曬乾，秤半斤，海桐皮四兩剉，二味瓦罐盛，鹽泥固濟，以大火煅通赤取出，次日擣羅爲末，入鹽，逐日揩牙如常法。

牢牙黑髭。《耆域》

棘勒蔓不以多少燒存性，入青鹽或白鹽作牙藥用。

又方。《耆域》

爛①桑椹以青鹽拌之，置新罐中自然成膏，緊封，用齒刷搵，揩牙。

固牙齒法。耳珠先生

良殺牛②齒三十枚，固濟瓶中煅赤爲末，每二錢匕，水一盞煎令熱，含浸牙齒，冷即吐却，永堅牢，或有損動者，末揩之。

牙齒疼痛

治牙痛，此方極妙。《耆域》

硫黃、甘松等分爲末，百沸湯泡熱，漱口止疼，立效。

治牙疼。《千金翼》

藜蘆末內於牙孔中，勿嚥汁，神效。

治牙痛。《千金翼》

以蒼耳子五升、水一斗煮取五升，熱含之，冷即吐，吐後復含，不過三劑，差，莖葉亦得。

治牙疼，**草烏頭圓**。《聖惠》

草烏頭半兩炮裂，躑躅花二錢，擣羅爲末，以黃臘消汁和圓如菉豆大，綿裹一圓於痛處咬

---

① 爛：食物熟透而鬆軟。
② 良殺牛：屠宰前健康的牛。

之,有涎即吐却。

治牙疼。《聖惠》

以蘿蔔子二七粒,去赤皮細研,以人乳和,左邊牙疼即於右鼻中點少許,如右邊牙疼即左鼻中點之,立效。

治牙疼,**黑花散**。《耆域》

草烏不以多少,鹽麴裹定於炭火內燒令存性,碾爲末,如使先用鹽湯漱口,方用藥少許揩,旋入鹽更同揩,良久,鹽湯漱之。

治牙疼。《中興備急》

細辛一兩、地龍四分爲末,入麝香少許揩痛處。又附子尖一分、胡椒半錢、細辛一字爲末揩患處,良久,以鹽湯漱去,勿嚥。又蓽撥炮熱咬患處。又乳香咬患處。又野元荽①略撚動,塞於鼻中。

治牙疼。《耆域》

當歸一分、胡椒四十九粒爲末揩牙,出涎立效。

治牙疼。《耆域》

以薑作一小合,將去殼巴豆一粒入在合內,濕紙裹煨,去巴豆,將薑着巴豆處着所痛牙咬定。一方:以藁本爲末揩牙。

牙疼及動搖者用之,即日見效。《耆域》

生薑不拘多少大片切,以白礬末摻,炙衮②泡,乾更飜轉摻礬炙,皂角子不拘多少用熨斗盛,火炮焦裂,皂子不蛀者乃佳,爲末揩牙,鹽湯漱之,甚妙。

治牙痛。《耆域》

烏頭爲末,以白礬末一半③和勻,揩牙,甚效。

治牙疼痛。《耆域》

白膠香④不以多少爲末,擦牙上立效。

治牙痛,**胡椒圓**。《聖惠》

胡椒末一錢,蟾酥一字水浸過,二味同研令細,圓如麻子大,以綿裹於痛處咬之,有涎即吐却。

---

① 元荽:即芫荽。
② 衮:同"滾"。
③ 一半:此處指烏頭末的一半。
④ 白膠香:即楓香脂,金縷梅科植物楓香樹的乾燥樹脂。

治牙疼。《經效》

胡椒十粒，濕生蟲[1]一箇、巴豆一粒去皮膜，爲細末，軟飯圓如粟米大，每用一粒綿裹內蛀孔中，痛立止，效驗不可名狀。

治牙痛，**啄木舌散**。《聖惠》

啄木舌一枚，巴豆一枚，先擣啄木舌爲末，入巴豆同研爲散，用豬鬃一莖點藥於牙根下，立效。

治牙疼，**犀[2]灰散**。《耆域》

露蜂房不拘多少，以鐵筯穿，於火上燒，煙盡通赤爲度，急研爲末，牙疼不可忍時，挑一字，入麝香少許研細，滴酒調開，此最難調，須耐煩，即投熱酒一大呷，趁熱作一呷含浸牙，立效。

仙石蓮[3]，治一切牙痛不可忍者。《耆域》

五靈脂四兩，麝香一分，用米糊圓石蓮大，線穿風乾，先用礬湯漱口了，次用酒磨擦牙上，立效。

治齒痛及落方。《聖惠》

石膽[4]一分，以人乳汁研如膏，後淨漱口傅藥，當[5]便覺差。凡治齒先須除却食床[6]，用針刺盡黑血，然後塗雄黃末入齒縫中，細看之，齒根下若虛軟，即以小針通齒根下，若痛即止，出却惡物，然後傅膏，膏乃行也。少年即易治，老者難痊。《外臺》療齒痛及落盡，亦用此擦所痛齒上或孔中，日三四度，止痛，復生齒，百日後復故齒，每日以新水漱令淨。

治齒痛。《肘後》

牛膝末着齒間㕮[7]之。孫真人《食忌》："燒牛膝根，灰置牙齒間。"

患齒痛。《經驗》

含山豆根一片於痛處。

又方。《食療》

醋煎椒含之。《外臺》："用獨頭蒜煨之，乘熱截，熨痛上，冷即易之。"《聖惠方》亦治蟲痛。

---

① 濕生蟲：即鼠婦。
② 犀：堅固。
③ 石蓮：秋季采集的老蓮實，色黑堅硬如石，故稱。
④ 石膽：即膽礬。
⑤ 當：當時。
⑥ 食床：牙結石。《外臺秘要》："附齒有黃色物，如爛骨狀，名爲食床。"
⑦ 㕮：《證類本草》作"含"。

治齒痛。《肘後》

馬夜眼①如米大，内孔中，或綿裹着孔中，填之即差，永斷根本。

卒齒痛。姚氏

苦竹燒一頭，一頭得汁，多揩齒上，差。

治齒痛。《肘後》

煮枸杞汁含之。《肘後》："大醋一升煮枸杞白皮一升，取半升，含之即差。"

又方。《古今録驗》

楊柳白皮卷如指許大，含嚼之，以汁漬痛齒根，數過即差。

治齒痛不可忍。《經驗後》

雞屎白燒末，綿裹安痛處咬，立差。

治齒痛。《肘後》

胡麻五升、水一斗煮取五升，含漱吐之，莖葉皆可用，神良，不過二劑，腫痛即愈。《外臺》："以胡荽子五升煮取一升，含之。"

療牙齒疼痛。《廣濟》

槐白皮一握切，以酪一升煮，去滓，著鹽少許，適寒温含之，日三易之。

風牙蛀虫齲齒

治風牙疼腫，不拘久新，一服立效。《經效》

高良薑一塊，約二寸許，全乾蝎一枚，瓦上焙乾，同爲末，以手指點藥，如齒藥用，須擦令熱徹，須臾吐出少涎，以鹽湯漱口，大妙，此藥累效。

治齒風連面，疼痛不可忍。《聖惠》

細辛一兩，黑豆一合，熬豆令熟，然後以好酒二大盞同煎至一盞，去滓，熱含冷吐却。

治牙齒腫痛，牽引頷②頰。《雞峯》

白芷不以多少切，焙乾爲細末，鍊蜜和如櫻桃大，别研朱砂爲衣，每服一粒，濃煎荆芥湯嚼下。

---

① 馬夜眼：馬膝上所生皮膚角質塊，可供藥用。
② 頷(hàn)：下巴。

治熱毒風攻頭面,齒齗腫痛不可忍。《聖惠》

牛蒡根一斤熟擣,絞取汁,入鹽花一錢,於銀器中熬成膏,每用塗齒根下,重者不過三五度。

又方。《聖惠》

露蜂房稍大者一枚,每孔中著椒一顆及鹽少許,即以手按令相入,以淡漿水一大椀煎至强半[①],去滓,熱含冷吐,甚妙。

治風齒疼,頰腫。《肘後》

獨活酒煑,熱含之。

治牙齒風上攻腫痛。文潞公[②]

獨活、地黄各三兩爲末,每服三錢,水一盞煎,和滓温服,卧時再用。

治牙齒風痛。《肘後》

薏苡根四兩、水四升煑取二升,含,冷易之,齗便生。

治齒腫痛。《梅師》

莽草[③]、郁李人各四兩,水六升煎取二升,去滓,熱含冷吐。

治齒齗連頷腫疼,頻發動無時。《耆域》

莽草、獨活各二兩,細剉,分爲五度,每用水二大盞煎至一盞,去滓,熱含冷吐。

治牙齒風蚛疼痛。《雞峯》

莨菪子不以多少,銅錢七文燒赤,取小口餅子一枚令可口含得者,將錢入在餅子中,急入莨菪子令在錢上炮作聲,仍入少水洒令氣出,以口含餅口勿令洩氣,候冷再作之,以差爲度。如無莨菪子,以葱子或韭子皆可。

又方。《雞峯》

隔蜂窠[④]、舍松[⑤]各等分爲麤末,每用三錢,以水一盞、醋一盞同煎十數沸,温漱冷吐。

治牙齒被蟲蝕,有蚛孔,疼痛。《聖惠》

附子半兩生,去皮臍,擣羅爲末,鍊蜜和,有疼痛時,看蚛孔大小著之,如有涎,即旋旋吐却。

① 强半:大半。
② 文潞公:北宋文彦博,字寬夫,汾州介休人,1006—1097年,曾任宰相,封潞國公。撰有《文潞公藥准》。
③ 莽草:即莽草。
④ 隔蜂窠:唐代段成式《西陽雜俎》"南中多隔蜂窠,窠大如壹,常群螫人"。
⑤ 舍(shè)松:即瓦松。舍,同"舍"。

又方。《聖惠》

梨蘆爲末，以松脂和如粟米大，每用一圓内蟲孔中，立差。

治骨曹風①，牙疼腫。《經驗》

桔梗爲末，棗穰和圓如皂子大，綿裏咬之，腫則荆芥湯漱之。

治牙疼及蟲蛀方。大智禪師

虵床子半兩，以新綿薄裹，以淡醋一盞於甖器内煎至七八分，去虵床，通口呷，半口浸蟲處，漱出蟲即愈，一服效。

治牙齒蚛孔疼痛及有蟲。《聖惠》

莘草爲末，綿裏内蚛孔中，或於痛處咬之，低頭吐津勿嚥，疼痛便定。

療齒蟲。《外臺》

腐爛棘鍼二百枚，即是棗木朽落地者，以水二升煎取一升，含之，日四五度，即差。

蟲食齒根肉黑。《千金》

燒腐棘鍼，取瀝傅之十遍，更以雄黄末傅之，即愈。

治齒蟲痛不可忍。《梅師》

嚼薰陸香，嚥其汁，立差。

治蚛牙疼。《經效》

漢椒爲末，巴豆一粒，漢椒末如巴豆小大，同研成膏，研飯爲圓如菉豆大，以綿裏安在牙蚛孔處，立效。

治風蚛牙疼。《雞峯》

皂角數寸，去黑皮并子，爲細末，漱口訖，以刷牙子蘸藥貼病處刷之，有涎吐了，不得嚥下。

治牙齒蚛孔内有蟲，疼痛，及齒齗腫痒。《聖惠》

肥松節三兩剉，皂莢一鋌不蚛者，去黑皮，炙焦黄，石鹽一分，擣篩爲散，每用半兩，以水二大盞煎，去滓，熱含冷吐。

治牙疼蛀蚛，風虛上攻，連腦疼痛。《耆域》

乳香一分、補骨脂半兩爲末，每用少許揩疼處，有蛀眼，則用軟飯搜藥作圓子塞蛀孔中，其痛立止。

---

① 骨曹風：即骨槽風，症見牙根盡處結腫，連及耳項作痛。

治牙齒蟲蝕，有𧏾孔。《聖惠》

莾草半兩、山椒皮一握，擣麤羅，每用三錢，以酒水各半盞煎五七沸，去滓，熱含冷吐。《日華子》：“治風𧏾牙痛、喉痹，止濃煎莾草汁含，後淨漱口。”

治牙齒疳䘌蛀牙。《本經》

啄木鳥燒爲末，内牙齒孔中，不過三數。

《備急》治齒牙有孔。《經驗》

蜘蛛殼一枚，綿裹按其内。

治牙齒𧏾孔，疼痛不可忍，兼有蟲。《聖惠》

乾地龍、麝香細研，已上各一分，蠟一兩，擣羅爲末，化蠟和圓如梧桐子大，用一圓安在𧏾孔中，痛甚者便止。

療齲齒方。《外臺》

煑雞舌香汁含之，差。

齲齒方。《外臺》

擣皂角，去皮炙爲末，塗齒上，有涎吐之。雄雀屎綿裹塞孔中，日一二亦得。

治牙齒風齲。《古今録驗》

柳枝剉一升、大豆一升合炒，豆無聲，於甖器盛之，清酒三升漬之經三日，含之頻吐。

療齲齒。《外臺》

松脂捻銳如錐，注齲孔内，須臾齲蟲緣①松脂出。《梅師方》同。

治齲齒。張文仲

以郁李根白皮切，水煑濃汁含之，冷即易，吐出蟲。

治齲齒疼痛。《耆域》

川椒半兩去目，白礬半兩，燒令汁盡，以水三盞煑取二盞，去椒，含吐之。

牙齒宣露動搖

治齒齗宣露②。《千金》

---

① 緣：循。
② 宣露：外露。

每旦捻鹽內口中，以熱水含叩齒百徧，不過五日，齒即牢密。《肘後方》：“治齒疼，斷間出血，以鹽末每夜厚封齒斷上，有汁瀝盡乃臥，其汁出時仍叩齒勿住，不過十夜，疼血止，更久尤佳，極驗，長慎豬肉、油菜等。”

治齒斷間津液、血出不止。《千金》

礬石一兩，燒水三升煑取一升，先拭齒，乃含之。

治齒根血出。《聖惠》

白礬三分燒灰，蚺虵膽一錢，細研爲散，先以布揩齒令血盡，每用半錢，以濕紙上摻藥，可患處貼之。

治虛氣攻牙齒出血，牙斷癢痛。《靈苑》

骨碎補二兩細剉，炒令黑色，杵末，依常鹽漱，後揩齒根下，良久吐之，臨臥時用，後睡嚥之無妨，或云常用此揩牙最佳，極有功。

治齒斷血出不止，大危不可忍。《海上》

薏苡根二斤，急流河中心清水五升，須湍急者，同煎至三升，去滓，側臥通口温漱，候有冷涎滿口即吐出，再漱，漱盡乃止，或未住再作，以心極痛不可忍爲驗。

治牙齒宣露挺出方。《聖惠》

生地黃一斤，木臼擣碎，入鹽二合和之，上用白麪裹可厚半寸已來，於煻火中燒，斷煙始成，去焦麪，入麝香一分同研爲末，每用少許貼於齒根上。

治牙齒動搖疼痛，齒斷宣露，咬物不得，宜用此方。《聖惠》

細辛二兩、柳枝皮四兩細切，於鐺中炒令黃，內大豆一升，和柳皮更炒，候爆聲絕，於甆器中盛，用好酒五升浸經一宿，煖一大盞，熱含冷吐，以差爲度。

揩齒宣露。《圖經》

燒蘩蔞灰揩之，然灰減力，不若干作末有益。蘩蔞，即雞腸草也。

治齒斷宣露，多是疳。《外臺》

角蒿取灰，夜塗斷上，慎油膩，沙糖、乾棗切忌之。

治牙齒挺出，齒斷宣露，癢痛不止方。《聖惠》

牛膝一兩去苗，細辛半兩，擣羅爲散，以化了蠟和圓如蓮子大，以綿裹一圓於痛處咬之。

治齒風宣露。《聖惠》

川升麻、白附子炮裂各一兩，擣細羅爲散，以生地黃汁調貼在齒根，立效。

治齒斷間津液、血出不止。《千金》

苦竹笳四兩,以醋漬一宿,含之。

治齒間血出。《千金》

竹葉濃煑,入鹽少許,寒溫得所含之。

治齒血不止。《千金》

刮生竹皮,酢漬之,令其人解衣,乃別令一人含噀①其背上三過,并取茗草濃煑汁,適寒溫含漱之,差。

治齒縫忽然血出不止方。《聖惠》

胡桐淚②半兩,研羅爲末,用貼齒縫,如血出不定,再貼,神效。

治齒間血出。《雞峯》

童子小便每用半升,分爲三兩次含之,冷即吐了。

治齒斷宣露。《千金》

蚯蚓屎水和爲泥,火燒令赤,研之如粉,臘月豬脂和傅上,日三,永差。又治裂齒痛,以老曲蟮③末傅之,愈。

治齒浮動,斷腫出血方。《聖惠》

屋下塵煤細羅爲散,揩傅齒根下。一方:用白礬一兩燒研爲末,每用半錢,傅齒根下。

治牙齒脫落,**牢牙散**。《聖惠》

顆鹽④、白礬都炒令乾,爲末,每以槐枝點藥傅齒上,有涎即吐之。

治齒患浮動等疾。《耆域》

歷青明淨者不拘多少,坐門限⑤上,用乳鉢研細,不拘早晚揩齒,堅牢無比,漱與不漱皆可。

治牙齒動搖欲落,**牢牙散**。《聖惠》

五倍子、乾地龍微炒各半兩,擣羅爲末,先用生薑揩牙根,後以藥末傅之。

治牙齒根欲動脫。《千金》

生地黃細剉,綿裹着齒上咂之,漬齒根,日三四,并嚥之,十日大佳。

治牙齒動搖。《雞峯》

① 噀(xùn):噴。
② 胡桐淚:楊柳科植物胡楊的樹脂。
③ 老曲蟮:曲蟮即蚯蚓,一名地龍。其中白頸者乃老蚯蚓,亦稱白頸蚯蚓。
④ 顆鹽:未經煉製的粗鹽。
⑤ 門限:門檻。

生乾地黄、羌活去蘆各等分爲麤末，每服二錢，水一盞、酒少許煎十數沸，去滓，温漱冷吐。

治牙齒動摇，却令堅固，貼齒方。《聖惠》

皂角不拘多少燒爲灰，研令細，然後以生地黄汁溲團如雞子，又燒令通赤，候冷擣羅爲末，又以生地黄汁溲，又燒，如此三遍，入乳缽中研令細，每用濕紙片子摻藥貼齒，神效。

齼齒　齒黑　齒落不生

治齒齼，揩齒藥方。《聖惠》

硫黄一分、白礬一兩相和，銚子中熬令黄煙盡，研爲末，每日未洗面，先撚少許揩齒含著，洗面畢，即漱口。

又方。《聖惠》

猪牙皂角一兩燒灰，麝香一錢細研，相和，將用揩齒，夜卧時即貼於齗上。

患歷齒①積久，碎壞欲盡。《肘後》

常以綿裹礬石含嚼之，吐汁也。

治齒齼生瘡，**硫黄烙方**。《聖惠》

硫黄一分，以舊鐵鏵②頭一枚於炭火中燒令赤，撚硫黄著上，更入少許猪脂，相和熬令沸，以柳枝子綿裹頭揾藥，承熱烙齒縫三五遍，即愈。

治齒齼方。《聖惠》

苦參三兩到，以水三中盞煎至一盞，去滓，熱含冷吐。

治齼齒。《圖經》

蘆薈杵末，先以鹽揩齒令淨，然後傅少末於上，妙。

治牙車③腫痛，虛勞疳齼，凡是齒痛。《海藥》

水煎陵零香含良，得升麻、細辛善，不宜多服，令人氣喘。

治齒齼并蟲，積年不差，從少至老方。《外臺》

---

① 歷齒：稀疏不齊的牙齒。
② 鏵(huá)：安裝在犁上用來破土的鐵片。明代徐光啓《農政全書·農器》："鏵闊而薄，翻覆可使。"
③ 牙車：即牙床。

雀麥，一名牡栳草，俗名牛星草，苦瓠葉三十枚淨洗，取草剪長二寸、廣一寸、厚五分，以瓠葉作五裹子[①]，以三年醋漬之，至日中，以兩裹火中炮令熱，内口中齒外邊熨之，冷更易，取銅器貯水，水中解裹洗之，即有蟲長三分，老者黄色，少者白色，多至三二十枚，少即一二十枚，此一方甚妙。

治齒齼并有蟲。《聖惠》

蝸牛殼三十枚，燒灰細研，每用揩齒，良。

治痔齼，無問去處，皆治之。《梅師》

蝦蟇燒灰，好醋和傅，日三五度傅之，差。

治齒黄黑令白，淨揩齒。《聖惠》

鹽四兩燒過，杏人一兩，湯浸去皮尖、雙人，都研成膏，每用揩齒，甚佳。

治齒黑。《千金翼》

松末灰揩之，雄黄塗齗上百日，神效。《聖惠》："治牙齗歷蟲，齒根暗黑，只用松節燒灰揩之，神效。"

治牙齒久不生，十數年未出者，貼此藥，無不便生方。《聖惠》

雌雞糞一分，頭圓者是，雄雞糞一分，頭尖者是，細研，於齒不生處先以針刺破令血出，貼藥於上，老人二十日、少者十日當出。

治牙齒不出。《經效》

雌烏雞糞、雄烏雞糞，以二雞分籠畜之收糞，舊鞋底，麻底尤佳，三物等分，燒灰存性，研細，入麝香同研，於齒不出處日夜用，令藥氣不絶，擦令熱爲佳。須擦齒槽，非齒齗也。

治牙齒不生。《聖惠》

牛糞中黑豆燒爲灰，細研，先以針刺齒不生處令血出，即以灰塗之，神效。

又方。《聖惠》

雄鼠糞三七枚、麝香半錢，合研令細，用之揩齒，勿食酸醶物，效。

治齒不生。陳藏器

雄鼠脊骨末長齒，多年不生者效。故[②]云：長齒生牙賴雄鼠之骨末。

治小兒大人多年牙齒不生。《經驗》

黑豆三十粒，牛糞火内燒令煙盡，細研，入麝香少許一處研匀，先以針挑不生齒處令血

---

① 裹子：包裹。

② 故：舊法。

出，用末少許揩，不得見風，忌酸醎物。

牙齒雜方

治挺齒①。《耆域》

蚍含②二兩，七焠爲細末，先以齒刷刷牙淨，手指搵揩之，良久方漱。

取病牙。《耆域》

以三伏中馬肉甕合盛，埋屋簷下滴雨坑下，仍要背陰處，至秋自潰而乾，設不乾，暴乾之，爲末，用時入龍腦、麝香少許研勻，凡蛀牙動甚欲出之者，以燈心注藥牙根，應手落矣，不煩摇拔而自脱也，取牙工得此則良工耳。

治睡中齘齒方。《聖惠》

密取患人臥薦③下塵一捻，内口中，勿令知之，即差。

療齒疳。《楊氏産乳》

髯蚍④膽末傅之。

烏髭變髮

烏髭大效方。張潞⑤

小雌雞一對，别處各養餵，不得令食蟲并雜物，只與烏油麻一般⑥并與水喫，使雞長大放卵時，專覷取出先放者卵收取及别處，更放卵絶却收。先放者卵，細研好朱砂一兩了，擊破卵巓些些⑦作竅，入砂在卵内，用紙黏損處數重，候乾用。後放者卵一齊令雞抱，候雞子出爲度。其藥在卵内自然結實，打破取出，爛研如粉，用蒸餅圓菉豆大，不計時候酒下五七圓，不

---

① 挺齒：即齒挺，概指牙齦萎縮、齒根外露而挺出的病證。
② 蚍含：即蛇含石，亦名蛇黄。
③ 薦（jiàn）：草席、草墊。
④ 髯蚍：即蟒蛇。
⑤ 張潞：生卒年不詳，字東之，吉州永新（今屬江西）人，撰有《大效方》。
⑥ 一般：一種。
⑦ 些些：少許。

惟變白，亦愈疾矣。

黑髭。《耆域》

蝙蝠取血，鼅尿提前左右足取之，用荷葉盛，二物相和，以竹筯點白髭孔中。

李卿[1]換白髮方。《圖經》

刮老薑皮一大升，於鐺中以文武火煎之，不得令過沸，其鐺惟得多油膩者尤佳，更不須刷，便以薑皮置鐺中，密固濟，勿令通氣，令一精細人守之，地色未分便須煎之，緩緩不得令火急，如其人稍疲，即換人看火，一復時即成，置於甆缽中極研之。李云：“雖曰一復時，若火候勻，即至日西藥成也，使時先以小物點取如麻子大，先於白鬚下點藥訖，然後拔之，再拔，以手指熟撚之令入肉，第四日當有黑者生，神效。”

變白爲黑，金陵草煎方。《圖經》

金陵草一秤，六月以後收採，揀擇無泥土者，不用洗，須青嫩不雜黃葉乃堪，爛擣研，新布絞取汁，又以紗絹濾，令渣盡，内通油器缽盛之，日中煎五日，又取生薑一斤絞汁，白蜜一斤，合和入煎中，以柳木篦攪勿停手，令勻調，又置日中煎之，令如稀餳爲藥成矣。每旦及午後各服一匙，以温酒一盞化下。如欲作圓，日中再煎令可圓，大如梧子，依前法酒服三十圓，及時多合制爲佳，其效甚速。一名鱧腸，俗謂之旱蓮子。

塗髮變白。陳藏器

烏臼子[2]壓油塗頭，變白爲黑。

黑髮。《本經》

胡桃青皮壓油，和詹糖香[3]，塗毛髮，色如漆。《千金》：“醋煮大豆黑者，去豆，煎令稠，傅髮。”

白髮還黑。《千金》

烏麻九蒸九曝，末之，以棗膏圓，服之。

換白。《耆域》

胡桃五箇去殼，搣[4]成小塊，針劄燈火上燒，存性三四分，炊殺，入盞下蓋細研一日，更入胡粉一小皂子大，同研半日，如稀面膏，先點髮上，拔白令溜入，即出黑者，妙。

烏髭鬢、明目、牢齒牙。《勝金》

---

① 李卿：字齊之，江西興國人，李潛之子，北宋紹聖元年（1094）進士，曾任翰林院承旨。
② 烏臼子：即烏柏子，大戟科植物烏柏的種子。
③ 詹糖香：詹糖樹似橘，煎枝爲香，似沙糖而黑。
④ 搣（juē）：折斷。

黑鉛半斤，大鍋內鎔成汁，旋入桑條灰，柳木攪令成沙，熟絹羅爲末，每日早辰如常揩牙，後用温水漱在盂子内，取其水洗眼，治諸般眼疾，髭黄白者用之，皆變黑也。

黑髭髮。《聖惠》

天門冬一斤，去心焙熟，乾地黄一斤，擣羅爲末，鍊蜜和擣五七百杵，圓如梧桐子大，每日食前以酒飲任下三十圓，神效，忌生葱、蘿蔔、大蒜等。

又方。《聖惠》

生地黄二斤淨洗，擣絞取汁，茜根一斤，將茜根細剉，以水五大盞微煎，研絞取汁，更將滓再研煎，如此三度，取汁入銀鍋内，與地黄汁緩火煎如膏，以甆器盛之，每日空腹以温酒調半匙，服一月日，髭鬢如漆，忌生葱、蘿蔔、大蒜等。

髭髮長黑。老唐

收自己亂頭髮，洗淨，乾，每一兩入椒五十粒，泥封固，入爐大火一煆如黑糟，細研，酒服一錢匕。

染髭鬢令黑，永不白方。《聖惠》

生麻油二升，乾瓦松一斤半，於油中煎瓦松令焦，即取出細研爲散，却別入生麻油内浸之，塗髭髮甚妙。

又方。《聖惠》

用鏵鐵打作四十九片如棋子大，燒令赤，即於漿水中焠之，又更燒焠，如此四十九遍，即將鐵入竹瀝中浸三日，後用梳捺髭髮便黑，甚妙。

治髮鬢黄赤令黑方。《聖惠》

生栢葉切一升，猪膏一斤，擣栢葉爲末，以猪膏和爲二十圓，用布裹一圓，内泔汁中化破沐之，日一，用一月後漸黑光潤。

療髮黄。《千金翼》

熊脂塗髮梳之，散頭入床底伏地一食頃，出便盡黑，不過一升脂，驗。

眉髮髭落不生

治眉痒毛落方。《聖惠》

雄黄一兩細研，以醋和，每夜於眉上塗之。

又方。《聖惠》

垂柳葉陰乾，擣羅爲末，以母生薑汁於生鐵器中調，夜間塗之，漸以手摩令熱爲妙。

治眉毛脱落，宜用此方。《聖惠》

蓮子草擣絞取汁，磨生鐵塗之，以手揩摩令藥氣透肉，一日可三兩度塗之爲妙。

治眉髮髭落。《千金》

石灰三升，以水拌令勻，熔火炒令焦，以絹袋貯，使好酒一斗漬之，密封，冬十四日、春秋七日，取服一合，常令酒氣相接，服之百日，即新髭髮生，不落。

治鬚髮禿落不生，令長。《聖惠》

蔓荆子二兩，附子二兩，去皮臍生用，擣細羅爲散，以酒五升合和，於甕器中密封，二十日藥成，用時先以烏鷄脂塗之，後取藥汁梳鬚髮，十日後長。

生髮。《本經》

金星草①根碎之，浸油塗頭，大生毛髮。

脉極寒，髮鬢墮落，令髮潤。《外臺》

生桑白皮二升，以水淹浸，煑五六沸，去滓，洗沐鬢髮，自不落。

生髮。孫眞人《食忌》

側栢葉陰乾作末，和油塗之。

洗頭令長髮方。《聖惠》

梧桐葉半斤、大麻人半斤擣碎，以米泔汁一斗煑至五升，去滓，每日洗頭，半月即髮長。

塗髭髮，令易生而黑。《圖經》

羊屎内鯽魚腹中，瓦缶②固濟，燒灰，塗髭髮。

傅毛髮落。《食療》

羊屎和鴈膏傅之，三宿生。

令髮易長。《聖惠》

東行棗根三尺，横安甑上蒸之，兩頭汗出，收之傅髮，即長。

---

① 金星草：一名鳳尾草，即石韋之有金星者。
② 瓦缶(fǒu)：小口大腹的瓦器。

第二十卷

咽痛　垂癰　喉閉　喉風

失聲

舌腫出血生瘡

緊脣腫疼皴坼

咽痛　垂癰　喉閉　喉風

治咽喉結腫，不能下湯水者。《耆域》

雄黄一小塊研，天南星一箇去心，炮裂出火毒，白芷一寸，同爲末，薄苛蜜水調下一錢，神妙。

治咽喉生穀賊①，若不急治，亦能殺人。《聖惠》

以針刺破令黑血出，後含馬牙消一小塊子嚥津，即差。

治二三日咽痛。《御藥院②》

可與甘草湯，去滓，日三服。

喉中卒被毒氣攻痛者。《圖經》

切商陸根，炙令熱，隔布熨之，冷輒易，立愈。

患喉痛。《經驗》

含生山豆根一片，細嚥津。

治喉嚨痛及喉痹。《海藥》

木通煎服之，磨亦得，即含之③。李兵部療胷伏氣，攻胃咽不散方中並用之。俗間所謂通草，乃通脱木也，女工④取其瓢以飾物。古方所謂通草，皆今之木通，通脱稀有使者。

治尸咽喉⑤，痛痒如似得蠱毒方。《聖惠》

青布裹麻黄燒，以竹筒引煙熏咽喉中，效。

治咽喉卒生癰腫，飲食不通方。《聖惠》

燒秤錘令赤，内一盞醋中令沸，止飲之。又方：以薏苡人一兩，以水一大盞煎至五分，去滓頓服。

治咽喉腫痛，口舌生瘡，解傷寒頭痛，凡腫毒之屬。《圖經》

升麻細剉一兩、水一升煎，鍊取濃汁服之，入口即吐出毒氣。

治咽喉内卒腫痛。《聖惠》

① 穀賊：因稻穀短穗梗于咽喉所致咽喉腫結不通的病證。
② 御藥院：宋金元時期掌管帝王藥品之官署。此處當指出自御藥院的醫方。
③ 即含之：《大觀本草》作“急即含之”。
④ 女工：從事紡織、刺繡、縫紉等工作的婦女。
⑤ 尸咽喉：即狐惑，又稱傷寒狐惑。

馬兜零根一兩,甘草一分生剉,擣麤羅爲散,每服二錢,以水一中盞煎至六分,去滓,不計時候温服。

治咽喉閉塞口噤方。《聖惠》

羌活三兩細剉,牛蒡子二兩,杵羅爲末,先以水三盞煎羌活取一大盞半,去滓,入白礬灰一分攪令匀,每取一小盞,調下牛蒡末二錢,每服仍先以木尺格①牙,發②開口灌之,得吐爲效。

治咽喉腫痛,語聲不出。《聖惠》

桂心末一兩,杏人二兩湯浸,去皮尖、雙人,麩炒,研如膏,相和研令匀,鍊蜜和圓如杏核大,常含一圓,細細嚥津。

治咽喉腫痛,立效。《聖惠》

龍腦一分,白藥一兩,擣羅爲末,同研令匀,鍊蜜和圓如雞頭實大,常含一圓嚥津。

治上膲壅滯,風冷傷肺,氣道痞塞,咽喉不利。《聖惠》

隨所患,刺左右手小指甲令血出,效。

咽喉卒腫,食飲不通。葛氏

黄檗擣,傅腫上,冷復易之,用苦酒和末,佳。

治喉腫瘡方。《千金翼》

荆瀝稍稍嚥之。

治喉中腫痛,不得飲食。范汪

燒筆頭灰,漿飲下方寸匕。

治咽喉腫痛,嚥物不得方。《聖惠》

蚺蛇皮一條,燒令煙盡,馬勃一分,細研爲散,以綿裹一錢含嚥津。一方:用地龍一條著鹽淹令化爲水,取蜜少許調匀,服之。

治咽喉腫。《聖惠》

鮧魚膽滴入喉中,如喉嚨痛,以膽塗喉嚨外腫痛處,極妙。一方:用馬牙消細研,以竹筒子吹入喉中,立差。

治咽喉頸外腫及咽乾痛方。《聖惠》

生黑豆黄一合、蜀葵心一合,二味入少鹽同擣爲膏,傅腫上,日三兩度,差。一方:以牛

---

① 格:阻格。
② 發:《太平聖惠方》作"撥"。

蒡子三兩擣碎,鹽二兩炒令熱,熨腫上,立效。

治喉中瘡腫。杜壬①

葱鬚乾陰爲末,蒲州膽礬一錢、葱末二錢研勻,一字入竹管内,吹病處。

治垂癰,垂長咽中妨悶。孫用和

白礬一兩燒灰,鹽花一兩,二味細研爲散,以筯頭點藥在上,差。

治垂癰卒腫。《聖惠》

硇砂半錢,綿裹,含嚥津,即差。

治垂癰,腫脹疼痛。《聖惠》

鉛霜一分,甘草一分,半生半熟,擣羅爲末,都研爲散,每服以綿裹半錢,含嚥津,即差。

治垂癰腫痛,咽中生垜②肉及舌腫方。《聖惠》

乾薑炮裂剉,半夏湯洗七遍去滑,等分,擣細羅爲散,先開口以鐵針刺破血出,後用藥少許塗之,神效。若痒時以生薑汁解之。

治垂癰腫及咽喉内有瘜肉方。《聖惠》

羊蹄草煑汁,熱含冷吐,良。

治急喉閉。《藥性論》

礬石生含嚥津。

療喉閉,神驗。《外臺》

朴消一兩細細含嚥汁,頃刻立差。

治咽喉閉不通。《聖惠》

硇砂、馬牙消等分,細研令勻,用銅筯頭於水中蘸令濕,搵藥末點於咽喉中。

又方。《聖惠》

射干二兩,當歸一兩細剉,以水二大盞煎至一大盞,去滓,細含嚥之。

治喉痺,咽喉塞,喘息不通,須臾欲絕,神驗。《外臺》

絡石草二兩、水一升煎取一大盞,去滓細細喫,須臾即通。

治喉痺,躁腫連煩,吐氣數者,名馬喉痺。《千金》

馬鞭草一握,勿見風,截去兩頭,擣取汁服之。

治喉痺腫痛。崔元亮

---

① 杜壬:宋代醫者,生卒不詳,撰有《杜壬醫准》。
② 垜(duǒ):物體下垂的樣子。

荔花皮根共十二分，以水一升煑六合，去滓含之，細細嚥汁，差止。《外臺秘要》治喉痺，咽喉喘息不通，須臾欲絶，亦以根葉二兩、水一升半煑取一盞，去滓細細嚥，立通。荔花，馬藺也。

主喉痺。《唐本注》

葛蔓燒爲灰，水服方寸匕。

治喉痺，壅塞不通者。崔元亮

紅藍花擣絞取汁一小升服之，以差爲度。如冬月無濕花，可浸乾者濃絞取汁，如前服之，極驗。但咽喉塞服之皆差，亦療婦人産運絶者。

主喉痺。陳藏器

附子去皮，炮令拆，以蜜塗上炙之，令蜜入内，含之勿嚥其汁。

治喉痺。《古今録驗》

半夏末方寸匕，雞子一枚頭開竅子，去内黄白，盛淳苦酒令小滿，内半夏末着中，攪和雞子内，以鐶子①坐之，於炭上煎藥成，置杯中，稍暖嚥之。

治喉痺。《經驗》

青艾和莖葉一握，用醋擣，傅痺上，若冬月取乾艾亦得。李亞傳。

治喉痺。《外臺》

牛蒡子六分、馬藺子八分，擣爲散，每空心煖水服方寸匕，漸加至一匕半，日再服。

治喉痺。《外臺》

射干一片含咽汁，差。

治咽喉痺，腫痛，飲食不下，宜服此方。《聖惠》

桔梗一兩去蘆頭，甘草一兩生用，都剉，以水二大盞煎至一大盞，去滓，分爲二服，服後有膿出即消。

治喉痺，咽喉腫痛，上焦風熱，痰唾不利。《聖惠》

白礬灰一兩，白附子一兩炮裂，擣細羅爲散，塗在舌上，勿嚥津，有涎即吐之。

治喉痺，腫熱痛悶。《聖惠》

川升麻一兩、馬藺子二兩，擣細羅爲散，每服以蜜水調下一錢。

治喉閉。《傳信》

取皂莢礬，入好米醋或常用釅醋，二物同研，嚥之立差。如苦喉中偏一傍痛，則側卧，就

---

① 鐶子：圓形有孔可貫系東西的物品。

痛處含之，勿嚥。云此法得於李謩①，甚奇。皂莢礬或云即緑礬也。

治喉閉已死，有餘氣者。《千金》

巴豆去皮，針線穿，嚥入喉中，牽出。《勝金方》治喉閉、纏喉風，亦用巴豆兩粒，紙緊角②，可通得入鼻，用刀子切斷兩頭殼子，將針穿作孔子内鼻中，久即差。

治急喉閉，逡巡③不救方。《靈苑》

皂莢去皮子，生，半兩爲末，每服少許，以箸頭點腫處，更以醋調藥末，厚傅項下，須臾便破，少血出即愈。

治咽喉閉塞，口噤。《外臺》

雄雀糞細研，每服温水調灌半錢匕。

治咽喉閉塞及噎，湯水下難，宜服此方。《聖惠》

牛涎一大盞，入少許鹽攪和，頓服，立差。

治喉痺，腫塞欲死者。崔元亮

沙牛角燒刮取灰，細篩，和酒服棗許大，水調亦得。

治喉閉。《傳信》

蠐螬蟲汁點喉中，下即喉開也。

治中風急喉閉欲死者。《斗門》

白殭蠶以火焙乾令黄色，擣篩爲末，用生薑自然汁調灌喉中，效。

治喉閉等，**如聖散**。《博濟》

殭蠶去觜足，南星生，等分爲末，每服一字至半錢，生薑汁調下，急則以筒灌之，用之大效。

治喉閉、纏喉風，語聲不出，痰涎壅塞，宜急用此藥。《耆域》

膽礬一兩，巴豆四十粒，去皮殼，先將膽礬研細，分爲三處，用生鐵銚一箇，先鋪膽礬末一重，次鋪巴豆肉二十箇，又鋪膽礬末一重，又鋪巴豆肉二十箇，以餘膽礬末蓋之，火上熬令煙將盡，取出爲末，每服一字，入醋一滴，再以茶湯調一呷服之，强人可半錢，吐涎乃愈。

治喉閉、纏喉風，百藥不效，疾勢危甚，死在須臾。《耆域》

不蛀皂角兩挺，以水一大盞許接濃汁，濾去滓，對入生麻油攪匀，每服一盞，强令服之，未吐，再一服。余在鄉里施人有病者，先用如聖散，若不效，即用**礬巴散**。其間疾勢重，雖服礬

---

① 李謩：唐代開元年間著名笛師，《太平廣記》載《李謩》一篇記其事。
② 角：包成角狀。
③ 逡(qūn)巡：頃刻之間。

巴散，寬得少時，尋即依舊，此已危急，即用油皂角，無不效者，有數人如此，死在須臾，與服之，或吐頑痰如虵狀，或如鵝卵四五塊，吐出便蘇，能再生人①。

治喉閉。《耆域》

白殭蠶、馬屁勃等分，燒存性，出火毒，爲細末，每服一錢，茶清湯調下。

又方。《耆域》

青黛、硝石等分爲末，用少許竹筒吹入喉中。

又方。慈濟大師

急拔頂心髮數莖，氣通即愈，更以甘草一兩、白礬半兩爲末，新汲水調下一錢。

又方。慈濟大師

飲麻油一盃。

治喉閉、喉風等疾。《耆域》

銅綠研、生草烏尖等分爲末，蜜和如櫻桃大，新綿裹嚥津，即吐涎，喉中泡自破，絕奇。

治喉閉，**煅蝎散**。《海上》

大天南星一枚，及八錢重者，中間剜一窵子，以蝎七箇作末入窵內，却用水調䴸漿，和剜出天南星末作一小臚②子，覆在蝎上，再用水搜䴸裹，裹令厚三分有餘，先入灰火中煨，令䴸乾，次用燖灰火燒一食頃餘，燒令䴸半焦不妨，取出去䴸爲末，每用半錢或一平錢，入川芎末少許，百沸湯調下。諸喉閉先服解毒雄黃圓③通其關竅，即以此藥及如聖散兼用，無不效者，喉閉服諸藥無效，此最有功。更入真麝香半錢匕同服，更佳，以麝能通關竅故也。若咽喉痛，連服二三服，無不安。諸頭風，百藥治之不效者，服之如神。小兒驚風、慢驚皆宜服，但令湯劑比④大人五分之一。

治喉痺立效方。《聖惠》

蝸牛七枚，白梅三枚取肉，同爛研，綿裹如棗核大，含嚥津，即通。又方：地龍一條細研，用白梅去核，以皮裹之，重著薄綿再裹，含嚥津，立效。又方：以馬勃濃煎汁灌之，即通。

治喉閉。《食療》

鮫魚膽汁和白礬灰，圓之如豆顆，綿裹內喉中，良久吐惡涎沫，即喉嚨開。臘月取之。

治急喉閉，逡巡不救者。《靈苑》

---

① 生人：活人。
② 臚：窩。
③ 解毒雄黃圓：《太平惠民和劑局方》方，藥用郁金、雄黃、巴豆三味。
④ 比：等同。

蠡魚膽臘月收，陰乾爲末，每服少許點患處，藥至即差，病深則調灌之。孫真人："治喉閉及骨鯁，以臘月青魚膽陰乾，如患此及着骨鯁，即以膽少許，口中含嚥津，即便愈。"

治喉痺卒不語。《千金翼》

羊蹄獨根者勿見風日及婦人、雞犬，以三年醋和研如泥，生布拭喉令赤，傅之。又《千金方》："堇荳汁一升服，覆取汗。亦可末桂著舌下，漸嚥。"

治馬喉痺，喉中深腫連頰，壯熱吐氣數者。《聖惠》

馬銜①一具、水三大盞煎取一盞半，分三服。

又方。《聖惠》

穀奴②燒灰，以酒調服一錢，立效。

治馬喉痺并毒氣壅塞。《聖惠》

桔梗二兩，去蘆頭剉，以水三大盞煎至一盞，去滓，不計時分溫三服。

治纏喉風。《續十全》

雄黄一塊，新汲水磨，急灌，吐下差。

治纏喉風、喉閉，飲食不通，欲死者。《斗門》

返魂草根一莖淨洗，内入喉中，待取惡涎出，即差，神效。更以馬牙消津嚥之，即絕根本。一名紫苑，又南中呼爲液牽牛是也。

治纏喉風，咽中如束，氣不通。杜壬

蛇蛻炙黄，以當歸等分爲末，温酒調一錢匕，得吐愈。

治纏喉風及喉痺、牙宣、牙癰、口瘡，并小兒走馬疳。《集驗》

鹽退紙不計多少燒，鍊蜜圓如雞頭大，含化嚥津。牙宣、牙癰，揩齦上。口瘡，乾傅患處。小兒走馬疳，入麝香少許貼患處，佳。

失聲

大治失音。《千金》

末桂著舌下，漸嚥汁。

---

① 馬銜：亦稱馬嚼子，放置在馬嘴裏的金屬條狀物。
② 穀奴：即黑米。

卒失聲，聲嘻不出。《肘後》

濃煑苦竹葉汁服之。

人患卒瘂。孟詵

杏人三分，去皮尖熬，別杵桂一分，和如泥，取李核大，綿裹含，細細嚥之，日五夜三。

治卒失聲，聲咽不出。《肘後》

橘皮五兩、水三升煑取一升，去滓頓服。

取好聲。孫真人

杏人一升熬，去皮尖，酥一兩，蜜小許爲圓如梧子大，空心米湯下十五圓。

治咽喉痒痛，失音不語。文潞公

杏人、桂心各一兩，同研勻，用半熟蜜和如櫻桃大，新綿包，非時含此嚥津，大效。

治風冷失聲，咽喉不利。《聖惠》

襄荷根二兩，研絞取汁，酒一大盞相和令勻，不計時候温服半盞。《肘後方》同。

治卒失音。孟詵

生大豆一升，青竹箅子①四十九枚，長四寸、闊一分，和水煑熟，日夜二服。

舌腫出血生瘡

治舌卒腫如豬胞狀滿口，不治須臾死。《千金》

以釜墨和酒塗舌下，立差。《聖惠》："治舌忽然梗腫，逡巡塞悶煞人，取釜底上焰煤②和鹽等分，細研爲末，表裏塗舌，良久消差。"

治舌忽然哽腫，逡巡塞悶殺人。《聖惠》

以烏賊魚骨、蒲黄等分，擣羅爲末，每用少許塗舌上，差。

治舌腫滿口不得語。《聖惠》

蘆蟲七枚微炒，鹽一兩半，以水一大盞同煎五七沸，熱含冷吐，勿嚥，日三五上，差。

治熱毒攻心脾，致生木舌③，腫痛，兼咽喉不利。《聖惠》

① 箅(suàn)子：古代用來計數的器具。《世說新語》："如籌箅，雖無情，運之者有情。"
② 焰(tái)煤：煤灰。
③ 木舌：舌腫硬不和軟。

鯉魚薄起作片子，貼於舌上，數易之便消。

治舌强不能言語。《聖惠》

白礬一分燒灰、桂心一分，擣羅爲末，用少許傅之舌下即語。

舌上忽出血如簪孔。《肘後》

香薷汁服一升，日三。一方：以小豆一升杵碎，水三升和攪，取汁飲。

治舌上忽然出血，如針簪孔。葛氏

取豉三升、水三升煑令沸，去滓服一升，日三。

治重舌，舌上生瘡，涎出。《千金》

以蒲黄傅之，不過三度，差。此藥已試，神效無比。

治重舌，口中涎出，水漿不收。《聖惠》

用簸箕舌①燒爲灰，細研，以温酒調下一錢。

又方。《聖惠》

用伏龍肝研如粉，以牛蒡汁調傅之，效。

治連月飲酒，咽喉爛，舌上生瘡。《聖惠》

水中螺蚌肉、葱豉、椒薑煑汁，飲三兩盞，差。

喉中及口舌生瘡爛。《外臺》

酒漬蘘荷根半日，含漱其汁，差。

治重舌，口中涎出。《聖惠》

取田中蜂房，燒灰細研，以好酒和，傅喉下立愈。

又方。《聖惠》

取赤小豆，擣羅爲末，以醋和，塗舌上。

緊唇②腫疼皴坼③

治唇瘡方。《聖惠》

---

① 簸箕舌：李時珍《本草綱目》"簸箕舌，簸揚之箕也。南人用竹，北人用杞柳爲之"。
② 緊唇：《聖濟總録》"緊唇之候，其本與唇瘡同，瘡未及差，熱積在胃，復爲風濕所搏，故令口唇發腫，瘡緊而痛，濕潰出黄水，久而不愈，謂之緊唇。"
③ 皴(cūn)坼(chè)：開裂。

取東壁上土細研，傅之。又取煙脂，油調塗之。又取蜣蜋燒灰細研，傅之。又取鹽豉，湯浸一宿，後漉出爛研，塗之。又取大麻子燒灰細研，用井花水調塗之。又取白礬燒灰細研，和韶粉[1]傅之。又取葵根燒灰細研，傅之。又取乾蟾燒灰細研，傅之。

治脣上生瘡，連年不差。《千金》

以八月藍葉一斤擣汁洗，不過三日，差。

療脣舌忽生瘡。《外臺》

雞舌香末，以綿裹，含之差。

治脣口生瘡。《聖惠》

晚蚕蛾碾爲末，每取少許傅瘡上，差。

治緊脣。《聖惠》

取綠礬於熨斗内熬，候沫盡，研爲末，醋調，塗於帛子上貼之，至來日去却藥，安葱白皮瘡上，以火炙油木梳熨之，不過三上，差。又方：用亂髮、蜂房及六畜[2]毛等分，燒作灰，研爲末，貼於瘡上，若以豬脂和塗亦佳。又方：以故青布緊卷，燒令燃，於斧上拄[3]取汗出，拭取塗之，兼治脣黑腫、痛痒。又方：用乾蠐螬燒作灰，細研，和豬脂，臨卧塗之。又方：用自死螻蛄燒作灰，細研，傅之，差。又方：用松脂炙令軟，貼瘡上，差。

治緊脣[4]。葛稚川

以頭垢傅之。

主緊脣瘡。《唐本注》

溺白垽[5]，燒研末，傅之。

治緊脣。《千金》

虵蛻燒灰，先拭之，傅上。

治審脣緊。《傷寒類要》

鱉甲及頭燒灰，作末以傅之。

治脣緊面腫。《聖惠》

用馬齒菜擣取汁，塗之立差。

---

① 韶粉：産于廣東舊韶州府境的粉錫。
② 六畜：一般指牛、羊、豬、馬、雞、狗六種。
③ 拄(zhǔ)：靠。
④ 脣："唇"的異體字。
⑤ 溺白垽(yìn)：即人中白。

治脣黑腫,疼痛不可忍。《聖惠》

用大錢四文於石上磨,以臘月豬脂磨取汁塗之,不過數遍,差。又方:以蟹肚底白皮燒作灰,細研,傅之。又方:取鯉魚血磨墨,塗之。

治脾胃熱毒,脣上結核腫痛。《聖惠》

用刀鋒決破核,出却惡血,差。

治遠行脣口面皺方。《聖惠》

用豬脂熟煎,以合器盛,每至夜間常塗脣及面上,或於野宿睡卧,脣面不皺。

治冬月脣乾坼,血出方。《聖惠》

用桃人爛擣,以豬脂調,塗於脣上,效。

第二十一卷

大便不通

治大便澀不通。《簡要濟衆》

牽牛子半生半熟，搗爲散，每服二錢，煎薑湯調下。如未通，再服，改以熱茶調下。量虛實，無時候，加減服。

治下部閉不通。《外臺》

蒴藋根一把搗汁，水和絞去滓，强人服一升，數用之，并治脚氣。

治風氣所攻，臟腑積滯。《斗門》

牽牛子以童子小便浸一宿，後長流水上洗半日，却用生絹袋盛，掛於當風處令好乾，每日鹽湯下三十粒，極能搜風，亦善消虛腫，久服令人體清爽。

治大腸卒澀結不通。《聖惠》

羊蹄根一兩剉，水一大盞煎取六分，去滓，温温頓服。

去燥糞。《外臺》

生薑削如小指，長二寸，鹽塗之，内下部中，立通。

治大便硬下。《耆域》

宣連①不以多少，半炒半生，煉蜜圓桐子大，二七圓蜜酒吞下。

治大便不通。《斗門》

烏臼木方②，停③一寸來擘破，以水煎取半小盞，服之立通，不用多喫，其功神聖，兼能取水。《聖惠》治大小便關格不通，肚脹氣築，心悶絶，亦用烏臼東面白皮陰乾爲末，以熟水調下二錢，如急用，火上焙乾。此藥曾用，如神。

治大便秘澀不通。《耆域》

大腹皮一箇炙，木瓜去皮焙半兩，每服三錢，水一碗、葱十莖、薑三片煎，通口服。

治大便不通。《耆域》

豬牙皂角三五鋌，葱白一兩莖，二味爛搗，每用一皂皂大許，任入。

治大便卒澀結不通。《聖惠》

---

① 宣連：黃連。
② 木方：斷面呈長方形或正方形的木料。
③ 停：每一份。

豬脂一兩、葵子末一兩半相和，圓如梧桐子大，不計時候以溫水下三十圓，以通利爲度。

治老人秘。《耆域》

阿膠七鋌、生薑七片，量多少用水煎，膠化即飲之。

治大便秘澁不通。《耆域》

蜣蜋微炒，去翅足，擣羅爲末，以熱酒調下一錢。

又方。《聖惠》

用瓜蒂五枚，擣羅爲末，以綿裹内下部中，即通。

治乾糞塞腸，瘕腸，脹痛不通。《聖惠》

毛桃花一兩濕者，麨三兩，和麨作餛飩，熟，空腹食之，至日午後腹中如雷鳴，當下惡物爲度。

治大便不通，氣奔欲死。孟詵

烏梅十顆置湯中，須臾挼去核，杵爲圓如棗大，内下部，少時即通。

治老人秘極。《耆域》

葱白十莖、水一碗，煑葱爛，下粟米一匙，米熟，用阿膠一指大，湯中攪膠化盡，乘熱下金液丹一百粒，餘湯盡之無害。

治中年以後大腸秘結。《耆域》

清明前後薄苛陰乾，烏賊骨，二味等分爲末，一錢溫酒調下。

治大便不通。《肘後》

研大麻子，相和爲粥食。《雞峯》："治大便秘結不通，以麻子水研汁飲之。"

治大小便不通。《經驗》

白礬細研末，令患人仰臥，置礬末於臍中滿，以新汲水滴之，候患人覺冷透，腹内即自然通。如曾灸，無臍孔，即於元①灸瘢上，用紙作鐶子籠②灸瘢，高一指半已來，著礬末在内，仍依前法，用水滴之。

又方。《中興備急》

不蛀皂角去子，生，爲末二錢，獨頭蒜一顆，沙盆内同皂角摩蒜盡，以釅米醋少許和作餅子如錢，貼臍中立通。又糞中自生菰③蕈，采全蕈者，洗去泥土，以水一碗煑取一盞，微溫服，立便通，此藥太緊④，量虛實酌度多少服。又磨刀水服一盞。婦人産後大小便不通，燒髮灰

---

① 元：原來的。
② 籠：包羅。
③ 菰：同"菇"。
④ 緊：藥性猛急。

細研,湯調一錢服。

主大小腸並不通。<small>孫真人</small>

桃葉取汁,和服半升,冬用桃木皮。

主大小便卒關格不通。<small>姚僧坦</small>

南行茱萸枝取之,斷度^①如手第二指中節,含之立下。

治大小便不通,關格不利。<small>孫真人</small>

燒皂莢細研,粥飲下三錢,立通。

主大便不通。<small>陳藏器</small>

豬羊膽,以葦筒著膽縛一頭,内下部入三寸,灌之入腹,立下。

治大小便難,神效方。<small>《聖惠》</small>

莧實末半兩,分二服,以新汲水調下。

治卒關格,大小便不通,支滿欲死。<small>《肘後》</small>

葵子二升、水四升煑取一升,頓服,内豬脂一圓如雞子,彌佳。

治大小腸不通。<small>《外臺》</small>

擣葱白,以酢和,封小腹上。

治關格脹滿,大小便不通。<small>《外臺》</small>

獨頭蒜燒熟去皮,綿裹内下部,氣立通。

治大小便不通。<small>《耆域》</small>

八月、九月連莖葉等葵菜,不以多少陰乾爲末,每服二錢,溫酒調下,如人行二三里,扶患人行十步即透。

又方。<small>《耆域》</small>

蜂窠燒微黑色,爲末一錢,好茶調,溫服。

大便下血　腸風　脱肛

治瀉血。<small>《本經》</small>

---

① 斷度:砍伐。《詩·魯頌·閟宮》:"徂來之松,新甫之柏。是斷是度,是尋是尺。"

榼藤子①以刀剜内瓤熬,研爲散,空腹熱酒調二錢,不過三服,必效。

治便血。《耆域》

宣連四兩,以米醋一升慢火煮,醋盡爲度,焙乾爲末,米醋糊圓桐子大,每服五七十圓加至百圓,不拘時候日三服,陳米飲下空心服,至三日,永除根本。

糞後有血。孫真人

濃煎艾葉,和薑汁三合服。

療下血二十年者。葛氏

地榆、鼠尾草各三兩,水二升煮半,頓服。不斷水漬屋塵,飲一小盞投之,不過重作乃愈。

治腸癰,腹臟瘀血,血運②撲損。《日華子》

生研大薊葉、酒并小便,任服。

治瀉血不止。《廣利》

木賊十二分切,以水一升八合煎取八合,去滓,空心温分二服,如人行五里,再服。

治下血。《圖經》

槐花陳久者,篩末飲服。

治大便血及五痔脱肛等疾。葛洪

槐木上耳③取末,服方寸匕。《廣利方》:“瀉血不止,熬桑耳令黑,水煎服。”

治下血。《經驗》

槐花、荆芥穗等分爲末,酒調下一錢匕。

治男子、婦人臟毒瀉血。《耆域》

槐花一合,生用一半,瓦上炒一半,滑石一分研,爲末二錢,温酒調下。尤治下痢瀉血。

治脾絡虛,穀化成血,不入幽府④。《耆域》

北枳殼四兩治如常法,甘草一兩炙,爲末,陳米飲調下。

治臟毒下血。《經驗》

苦楝子炒令黄,爲末蜜圓,米飲下十圓至二十圓,甚妙。

治脾毒下血,臟腑疼痛,後重頻往厠圊⑤。《耆域》

---

① 榼藤子:依樹蔓生如通草藤。其子紫黑色,一名象豆。
② 運:通“暈”。
③ 耳:木耳。
④ 幽府:代指脾臟。
⑤ 厠圊(qīng):厠所。

槐花、白礬生時秤，各等分，礬枯及八分，存性爲末，每服一錢，烏梅一箇、水一盞煎六分，溫服。

治便後下血。《耆域》

山梔子炒令半熟，如不口乾者炒七分熟，槐花炒，等分爲末，每服二錢，食後米飲調下。

治腸痔，大便常血，下部癢痛如蟲咬者。《肘後》

掘地作坑，燒令赤，酒沃中，擣茱萸二升内中，乘熱板開小孔，以下部榻上，冷乃下，不過三四度，即差。

主臟毒下血，神速。《圖經》

地栢、黃耆等分末之，飲服二錢。蜀人甚神此方，誠有效也。

治下鮮血。《食療》

梔子人燒灰，水和一錢匕服之，量其大小多少服之。

治大便下血。《圖經》

枳實根皮末服之，亦可煑汁常飲。

治大小便利血。《產書》

髮灰研如粉，飲下方寸匕。

治糞前有血，令人面色黃。孫真人

石榴皮杵末，茄子枝湯下。

治大腸風毒，下血不止。《聖惠》

雲臺子半兩生用，甘草半兩炙微赤，剉，擣羅爲散，每服二錢，以水一中盞煎至五分，食前溫服。

又方。《聖惠》

椶①櫚皮半斤燒灰，菰蘵②一枚燒灰，同研令細，每於食前以粥飲調下二錢。

治大腸下血。《耆域》

鹽豉、蛤粉等分，將豉先炒令焦黑，次下蛤粉同炒令黑色，研極細，每服一錢，入麝香少許，溫米飲調下。

治熱毒下血，或因食熱物發動。《梅師》

赤小豆杵末，水調下方寸匕。《必效》："治卒下血，以小豆一升擣碎，水三升絞汁飲之。"

---

① 椶：同"棕"。
② 菰蘵：即瓜蔞。

治臟毒下血不止。《博濟》

豆豉、大蒜等分，一處杵勻，圓如梧子大，每服鹽湯下三十圓。血利亦治。

治腸風瀉血。《日華子》

綠礬釀鯽魚中，燒灰和服。

主腸風，**莨菪煎**。《篋中》

莨菪實一升，治之暴乾擣篩，生薑半斤取汁，二物相合銀鍋中，更以無灰酒二升投之，上火煎令如稠餳，即旋投酒，度用酒可及五升以來即止，煎令可圓如梧子大，每旦酒飲通下三圓，增至五七圓止。若圓時粘手，則以菟絲粉襯隔煎熬，切戒火緊①，則藥易焦而失力矣。初服微熱勿恠，疾甚者服過三日當下利，疾去利亦止，絕有效。

治腸風瀉血。孫用和

黃耆、黃連等分爲末，麪糊圓如綠豆大，三十圓米飲下。

治腸風瀉血，并熱痢。《日華子》

苦參炒，帶煙出，爲末，飯飲調下。

治腸風瀉血不定，甚者面黃瘦弱。《聖惠》

川烏頭一兩，去皮臍生用，擣篩爲散，每服三錢，以水一中盞，入生薑半分，黑豆一百粒，煎至五分，去滓，每於食前温服。

治遠年日近腸風，下血不止。《博濟》

枳殼燒成黑灰存性，羊脛炭②爲末，枳殼末五錢、炭末三錢和勻，用濃米飲一中盞調下，空心服，五更初一服，如人行五里，再服，當日見效。

治腸風臟毒。《耆域》

百藥煎③火煅爲細末，每服三錢，粳米飲調下。

治腸風下血。《經驗》

枳實半斤，麩炒去瓤，綿黃耆半斤洗剉，爲末，米飲非時下二錢匕，若難服，以糊圓湯下三五十圓，效。

治腸風。《耆域》

---

① 緊：猛急。
② 羊脛炭：元代李仲南《永類鈴方》"燒羊脛炭法，四五月收麻羊糞，用茅一層，又加糞一層，盡意燒之存性，合了烟令作炭"。
③ 百藥煎：五倍子同茶葉等經發酵製成的塊狀物。

石莖根去皮，懷燥①碾末，五更以熱酒調服，即止。石莖根，越州②藥鋪有賣。

治腸風下血。《耆域》

破朱紅漆器燒存性，爲末，米飲調下。

治大腸風毒，瀉血不止。《聖惠》

側柏葉一斤，淨洗暴乾，炙微黃，擣細羅爲散，每於食前以枳殼湯調下二錢。

又方。《聖惠》

五倍子擘破，一半燒令熟，一半生用，分兩不限多少，擣羅爲末，用陳米軟飯和圓如梧桐大，每於食前以粥飲下二十圓。《雞峯》治五痔結核，亦用五倍子爲末，以煉蜜和圓桐子大，每服三十粒，空心飲下，日二三服。有瘡者，乾末摻。

治腸風妙方。《耆域》

蝟皮一箇、黃牛角尖一對，二味以楮葉裹，却以鹽泥固濟，入炭火煆過存性，取出研細，次入枳殼半兩、甘草一分、檳榔一箇，爲末和匀，每服二錢，臨睡服。白蝟皮佳。

又方。《耆域》

槿木花蔕，九月間收經霜者，瓦上焙乾爲末，三錢陳米飲下，服了不得嗽口，空心日午臨臥服。一方：槿花爲末，荔枝皮湯下，治痔甚驗。

治大腸風毒下血。《聖惠》

蝟皮一枚，炙令焦黃，皂莢三鋌，去黑皮，塗酥炙黃焦，去子，擣羅爲末，以軟粟米飯和圓如梧桐子大，每於食前以粥飲下十五圓。

治腸風積年，下血不止。《聖惠》

鹿角膠二兩炙令黃燥，沒藥半兩，擣細羅爲散，每於食前以温粥飲調下一錢。

治腸風。《耆域》

蠶故紙③燒灰，酒調服，甚效。

治腸風下血。《雞峯》

五靈脂不夾石者爲細末，水煮薄麪糊和如梧桐子大，每服三十圓，空心米飲下，日二三服。

治腸風下血，瀉血不止。《耆域》

---

① 懷燥：裹煨。藥物炮製方法之一。
② 越州：古地名，亦名越中、會稽、山陰、紹興等，今屬浙江省。
③ 蠶故紙：即蠶退紙。

青木瓜皮焙微黄色，秤一兩，不得犯鐵器，御米①連皮秤，先炒皮，次炒子微黄色，一兩，爲末，入真麝香一皂兒大，每服二錢，陳米飲調，熱服不以時。

治積年腸風，下血不止。《聖惠》

酸石榴皮二兩，慢火焙令黄，側柏葉二兩，慢火焙令黄，擣細羅爲散，每於食前以木賊湯調下二錢。

治腸風下血久不止。《靈苑》

茄蒂燒存性，爲末，每服食前調三錢匕。

治肛門凸出。《外臺》

故東壁土一升研，皂莢三鋌，長一尺二寸，以壁土挹粉肛門頭出處，將皂莢炙煖，更遞②熨之。

治脫肛，歷年不愈。《集驗》

生鐵三斤、水一斗煑取五升，出鐵，以汁洗，日再。

治大腸久積虛冷，每因大便脫肛，按不得入。《聖惠》

炒石灰令熱，故帛裹，坐其上，冷即易之。

治腸癲肛墮。《耆域》

光明白礬煆過，乳缽內殺無聲，每服一錢，鹽湯調下。仍以馬蘭三四斤擣熟，盛布袋中，熱湯淋，絞汁洗，更將馬蘭布袋坐熨，甚妙。婦人患癲，亦用枯礬末一錢，温酒調下。

治脫肛腸出。《子母秘錄》

蒲黄和豬脂傅上，日三五度。

治肛脫出。《千金》

以炙麻鞋底，令人頻挼，永差。又故麻鞋底、鱉頭各一枚，燒鱉頭爲末，傅肛門，將鞋底挼入，即不出也。

治腸隨肛出，轉久不可收入。《肘後》

擣生栝樓，取汁温之，豬肉汁中洗，手隨挼之，令暖自得入。

療久痢，脫肛不止。《楊氏產乳》

取女萎切一升，燒薰之。萎蕤也。

治脫肛。《肘後》

---

① 御米：罌粟。
② 更遞：更迭。遞，"遞"的异體字。

防己實焙乾爲末，如茶法煎服。

治積痢脱肛。《千金》

枳實石磨令滑，鑽著柄，蜜塗火炙令煖，更易熨肛，取縮即止。

療肛門凸出方。《外臺》

燒虎骨末，水服方寸匕，日三。

治瀉多時，脱肛疼痛，**黑聖散**。《乘閑》[1]

大蜘蛛一箇，瓠葉重裹，線繫定，合子内燒令黑色存性，取出細研，入黄丹少許同研。凡有上件疾，即先用白礬、葱椒煎湯洗浴，拭乾後，將藥末摻在軟帛上，將手掌案托收入，甚妙。

治腸頭挺出。孫真人

以蝦蟇皮一片，瓶内燒，熏挺處。

卒脱肛。《千金》

燒蜘蛛，末傅肛上。

脱肛。《藥性論》

鱉頭血塗之。

患脱肛。范汪

緣桑木螺燒之，以豬脂和，傅之立縮，亦可末傅。此螺全似蝸牛，小雨後好緣[2]桑葉。

肛門主肺，肺熱即肛塞、腫縮、生瘡。《梅師》

白蜜一升、豬膽一枚相和，微火煎令可圓，圓長三寸作挺，塗油内下部，卧令後重，須臾通泄。

治腸頭出。《食療》

秋冬擣胡荽子[3]，醋煑熨之，甚效。

治肛帶出。《子母秘録》

胡荽一升切，燒以煙薰肛，即入。

痔漏

治痔。《耆域》

---

① 乘閑：指宋代李觀所撰《乘閑集效方》。
② 緣：沿其邊。
③ 胡妥子：即胡荽子。

膽礬燒過爲末,生油、膩粉調,塗乳上。

又方。《耆域》

雄黄燒薰,大佳。

又方。《耆域》

白礬、地骨皮爲末,每用一兩,水數碗煎數沸,桶内薰之,通手淋洗。

主痔病。《本經》

仙人杖燒爲末,服方寸匕。此是筍欲成竹時立死者,色黑如漆,五六月收之。苦桂竹多生此。

治痔。《海上》

地丁花爲末,飲下,仍以煎湯洗,甚效。

痔疾。《藥性論》

常取萹蓄葉擣汁服,效。

洗痔。《集驗》

連翹煎湯洗訖,刀上飛緑礬,入麝香貼之。

治痔疾有頭如雞冠者。《斗門》

黄連末傅之即差,更加赤小豆末尤良。

治痔疾多年不差,下部腫硬疼痛。《聖惠》

細墨二兩,乾薑二兩炮裂,剉,擣羅爲末,以軟飯和圓如梧桐子大,每於食前煎黄耆枳殼湯下二十圓,以差爲度。

王峽州①傳,野雞痔病方。《經驗》

槐柳湯洗,便以艾灸其上七壯,以知爲度。王及郎中充西川②安撫判官,乘騾入洛谷③,數日而痔病大作,如胡荽貫於腸頭,其熱如燖灰火,至一驛僵仆,無計,有主郵者④云"須灸即差",及命所使爲槐柳湯熱洗,荽上因用艾灸三五壯,忽覺一道熱氣盛入腸中,因大轉⑤,瀉鮮血穢物一時出,至楚痛,瀉後遂失胡荽所在。

治外痔。《千金翼》

① 王峽州:王及,號峽州,生平不詳。
② 西川:即劍南西川,唐代地名,今成都附近。
③ 洛谷:今甘肅省隴南市西和縣南。亦稱"洛峪",因洛峪河而得名。
④ 主郵者:主郵驛科程之事的官員。
⑤ 大轉:腸腹絞痛甚。

擣蓖竹,絞取汁,溲面作飰飥,空心喫,日三度,常喫。

治痔。孫用和

木鱉子三枚,去皮杵碎,砂盆内研如泥,以百沸湯一大碗,以上入盆器中,坐上薰之,通手即洗,一日不過三二次。

治痔發疼痛。《外臺》

狸肉作羹,食之良。作脯食之,不過三頓,差。此肉甚妙,或云野貓眼睛最治腸風,推此類而可知。

治痔。《外臺》

駱駝頷下毛燒灰,取半雞子大,以酒和服之。

療腸痔疾。《圖經》

燒川山甲灰,與少肉豆蔻末,米飲調服。

主鼠奶痔。《塞上①》

牛角鰓燒作灰末,空心酒服方寸匕。

治痔。《千金》

臘月牛脾一具,熟食之盡,差,勿與鹽醬,末差,再作。

治痔。《耆域》

川山甲剉如博骰,麩炒黄,黄耆蜜炙,等分爲末,蒸餅圓桐子大,以園荽②爲末,酒調下二十圓。一方:黄耆,粟米飲抐過,炙爲末,入枳殼少許,粟米粥爲圓,取次湯,使任下,更以好雄黄薰。

薰痔。《耆域》

獐脚斫碎,貯瓶中,火燒作煙,坐瓶上薰之,即消縮痛止。

五十年痔不差。《外臺》

塗熊膽,取差乃止,神效,一切方不及。

治痔。《別録》

蛞蝓擣爲圓,塞下部,引痔蟲出盡,永差。

治風痔,忽生痔腫痛,又忽自消,發歇不定者。《耆域》

白僵蠶二兩剉,炒微黄爲末,以水、梅肉圓桐子大,每服五圓,薑蜜湯下,空心食前。

---

① 塞上:指《塞上方》,撰者不詳。
② 園荽:即芫荽。

療痔。《外臺》

鱧魚腸三具炙令香，以綿裹内穀道①中一食頃，蟲當出，魚腸數易之，盡三枚差。

治痔，穀道赤痛。《肘後》

熬杏人，杵作膏，傅之。《外臺秘要》同。

治酒痔，風熱壅滯，大腸下血，疼痛。《聖惠》

杏人四兩湯浸，去皮尖及雙人者，生研，皂莢五兩，去皮子，生擣爲末，都以漿水内浸一宿，入鍋内，以真酥二兩熬令稠，可圓即圓如梧桐子，每於食前煎栢葉湯下二十圓。

治痔疾下血。《海上》

皂角子不以多少炒令熟，湯浸令軟，剝取黄心，曬乾炒喫。

患五種痔。《經驗》

水研山豆根服。

治五痔方。《千金翼》

蒼耳莖葉以五月五日采，乾，爲末，水服方寸匕，立效。

主五痔結核。《雞峯》

黄耆去蘆，枳殼麩炒去瓤，各等分爲細末，煉蜜和圓如梧桐子大，每服三十粒，空心米飲下。

五痔。《外臺》

桑耳作羹，空心下飯飽食之，日三食之。待孔卒痛如烏啄，取大小豆各一升合擣，作兩囊，蒸之及熱，更互坐之，即差。

治五痔，不以年月久新。《集驗》

枳實爲末，煉蜜圓桐子大，空心飲下二十圓。

治五痔。《聖惠》

槐黄②二兩微炙，附子一兩，炮裂去皮臍，擣細羅爲散，每於食前以溫粥飲調下一錢。

治五痔，下血不止，肛腸疼痛。《聖惠》

木槿花半斤新者，於豉汁中入椒鹽醋、葱白，相和煮令熟，空腹食之。

主五痔痒痛，肛邊結核，或有血者。《雞峯》

皂角一鋌不蛀蚛者，去黑皮，琴絃燒存性，研細，入麝香少許同研勻，每服一錢，空心溫酒

---

① 穀道：後竅。
② 槐黄：槐樹的花和果實製成的黄色染料。

調下。

主五痔止血。《本經》

鴝鵒①炙食之，或爲散飲服之，臘月者佳。

治五痔。《外臺》

蝟皮方②三指大、熏黄③如棗大、熟艾三味，穿地作坑，調和取便熏之，取口中熏黄煙氣出爲佳，火氣稍盡即停，三日將息，更熏之，三度永差。勿犯風冷、羹臛、將補，慎雞、猪、魚、生冷，二十日後補④之。

治腸痔，每大便常血。《肘後》

水服蒲黄方寸匕，日三服，良。《塞上方》治鼠妳痔⑤，空心以酒調，日三。

治腸痔下血。《圖經》

虎杖根洗去皴皮，剉焙擣篩，蜜圓桐子大，陳米飲下。

治氣痔下血，肛邊疼腫。《聖惠》

地榆一兩剉，檳榔一兩，擣細羅爲散，每於食前以粥飲調下一錢。

又方。《聖惠》

槐木耳二兩微炙，乾薑一兩炮裂剉，擣麤羅爲散，每服三錢，以漿水一中盞煎至六分，去滓，每於食前温服。

治腸痔多年不差，下血不止。《圖經》

木賊、枳殼各二兩，乾薑一兩，大黄一分，並剉，銚子内炒黑色，存三分性，擣羅，温粟米飲調，食前服二錢匕，甚效。

治腸痔，大便血。《千金翼》

燒蝟皮傅之。《簡要濟衆》治脉痔⑥，下部如蟲齧，亦以蝟皮燒末，生油和傅之。

治痔疾下血，疼痛不止。《集驗》

玩月砂⑦不限多少，慢火熬令黄色，爲末，每二錢入乳香半錢，空心温酒調下，日三四服，差。玩月砂，即兎屎是也。

---

① 鴝鵒（qú yù）：亦作鸜鵒，俗稱八哥。
② 方：方形的。
③ 熏黄：即雄黄。
④ 補：調補。
⑤ 鼠妳痔：病名。指肛門内所長贅生物。
⑥ 脉痔：《諸病源候論》卷三十四"肛邊生瘡，癢而復痛出血者，脉痔也"。
⑦ 玩月砂：亦名望月砂。

治腸痔，大便常有血。《肘後》

燒獭肝，服一錢匕。

主久痔野雞，下血不止，肛邊痛。《心鏡》

野猪肉二斤切，著五味炙，空心食前，作羹亦得。

治患腸痔，大便常有血。《外臺》

鯽魚作羹，食及隨意，任作飽食。孫真人方同。

治腸痔，大便常血。《肘後》

小豆一升、苦酒五升煑，豆熟出，乾，復内苦酒中，候酒盡爲末，酒服方寸匕，日三度。

治腸痔，大便常血。《外臺》

葱白三五斤，煑作湯，盆中坐，立差。

又方。《聖惠》

地榆一錢、槐木耳二錢、蒲黄一錢，水煎，空心服。

治久患腸風痔漏，一二十年不差，面色虛黄，飲食無味，及患臟腑傷損，多患泄瀉，暑月常瀉不止，及諸五淋瀝，久患消渴，婦人月候作湛濁①、赤白帶下，多是不差，應是臟腑諸疾皆主之。《靈苑》

石鷰淨洗，刷去泥土收之，每日空心取一枚，於堅硬無油甌器内以温水磨，服之如彈圓大者一箇，分三服，大小以此爲准，晚食更一服。若欲作散，須先杵羅爲末，以磁石焒②去杵頭鐵屑，後更入堅甆鉢内，以硬乳槌研細，水飛過，取白汁如泔乳者澄，去水日乾，每服半錢至一錢，清飯飲調下，温水亦得。此方徧治久年腸風痔，須常服，勿令歇，服至一月，諸疾皆愈。

治痔、腸風等疾，并大便秘澀。《耆域》

香附子末煎湯，薰洗之，治痔甚妙。若畓花痔③等，煎洗後更以熊膽滴水，用篦子調成膏塗之。腸風亦可用此洗，更以香附子炒爲黑末，米飲調下二錢。

治腸風、痔瀉血。《斗門》

羊蹄根葉爛，蒸一碗來食之，立差。

治腸風、痔漏，**如聖散**。孫尚藥

萆薢細剉，貫衆逐葉擘下了去土，等分擣羅爲末，二錢温酒調下，空心食前。

---

① 湛濁：病證名，指婦人下部流水似泔的病證。
② 焒：疑爲"吸"之訛。
③ 畓花痔：即番花痔，肛門四邊翻出如碗大者。

治腸風、痔漏。《耆域》

金毛狗脊不以多少火燎去毛，木炭燒成灰存性，每服一錢，入麝香同研勻，米飲調下，只一兩服效。亦治瀉血。

治痔瘻，下膿血不止。《聖惠》

木賊一兩，蝟皮一兩，炙令焦黃，擣細羅爲散，每於食前以粥飲調下一錢。

治腸風、痔漏。《耆域》

木鱉子炒取仁、荆芥穗等分爲末，酒調下。

治野雞痔，下血腸風，明目。《心鏡》

嫩槐葉一斤，蒸如造茶法，取葉碾作末，如茶法煎呷之。

治痔。《海上》

海螵蛸不以多少去硬殼，爲末，真麻油調塗，日夜用之，自然消縮。

治痔疾生瘡，破後恐成瘻。《聖惠》

鷃鴿糞半升、麝香半兩細研，以鴿糞於淨地上，周囘①用火燒令煙盡，取麝香同細研爲散，每於食前以粥飲調下二錢。

治痔疾，肛邊生鼠乳，痛痒不可忍。《聖惠》

虎頭骨一兩炙令黃，犀角屑一兩，擣細羅爲散，以豬脂和如膏，塗痔上，日三五度用之。

又方。《聖惠》

用蜘蛛絲纏繫痔，鼠乳頭不覺自落。

治痔生肛邊如鼠乳，及成瘡痛楚至甚。《聖惠》

川山甲二兩炙令焦黃，麝香一分細研，擣細羅爲散，入麝香同研令勻，每於食前煎黃芪湯調下二錢。

治痔疾，下部生瘡，腫痛。《聖惠》

蝟皮一枚炙令黃，牛蒡子一合微炒，擣細羅爲散，每於食前以粥飲調下一錢。

治痔疾，大腸疼痛生瘡。《聖惠》

濕生蟲②一百枚炒乾，五倍子半兩，擣羅爲散，用新口脂調藥塗於有頭處，疼當便止。

主腸風、痔疾。《圖經》

---

① 周囘（huí）：四周。囘，“回”的俗字。
② 濕生蟲：即鼠婦。

黿鼉[1]骨燒灰研末，米飲服。甚者，入紅雞冠花末、白礬灰末和之，空腹服，便差。

治痔瘻有頭。《經驗》

芫花入土根不限多少，以淨水洗，却入木臼擣，用少許水絞取汁，銀銅器内慢火煎成膏，將絲線於膏内度過繫痔，繫時微痛，候心燥落時，以紙撚子入膏藥於竅内，永除根本。未落，不得使水。

治痔。《耆域》

胡桃肉連皮空心嚼五枚，温湯下。

貼痔漏。《耆域》

每金苓子[2]一箇，用川山甲鱗三片，入藏瓶鹽泥固濟，燒通赤爲度，爲末，入麝香貼之。

治痔漏。《經驗》

犍牛兒膽、蝟膽各一箇，用膩粉、麝香各少許，將蝟膽汁、膩粉、麝香和匀，入牛膽内懸於簷前，四十九日熟，旋取爲圓如大麥，送入瘡内，後追出惡物是驗，瘡口漸合，生麩蓋瘡一遍，出惡物。

治痔及瘻瘡。《藥性論》

炙狸骨和麝香、雄黄爲圓，主之。

治大腸痔漏并脱肛。《勝金》

虎脛骨兩節，蜜二兩，炙令赤，擣末，䭔[3]餅圓桐子大，凌晨温酒下二十圓，隔夜先洗大腸，後方服此藥。

治痔漏。《耆域》

蛣蜋并糞球子收取一處，燒灰留性，津調，傅之妙。

治痔，穀道中蟲痒不止。《梅師》

以水銀、棗膏各二兩同研，相和撚如棗狀，薄綿片裹，納下部，明日蟲出。若痛者，加粉三大分作圓。

治痔發痛如蟲齧。《肘後》

菟絲子熬令黄黑，末，和雞子黄塗之。亦治穀道中赤痛。

治痔有蟲咬，穀道痒或下膿血。《梅師》

---

① 黿鼉（yuán tuó）：又作"黿鼂"，指巨鱉和豬婆龍（揚子鱷）。
② 金苓子：即金鈴子。
③ 䭔：蒸。《本草綱目·菜部·落葵》"弘景曰，落葵又名承露，人家多種之，葉惟可䭔鮓食"。

多取槐白皮濃煑汁，安盆坐湯之，虚其穀道，冷更煖，良久欲大便，當蟲出，不過三度即愈。如用末，綿裹，内下部。

下部瘡已洞決①者。葛氏

桃皮葉杵，水漬令濃，去滓，着盆中漬之，有蟲出。

蟲已食下部，肛盡腸穿者。《外臺》

長股蝦蟇青背者一枚，雞骨一分，燒爲灰，合吹下部令深入。支②云"數用大驗"。

---

① 洞決：貫通。
② 支：指支法存，晋代醫家，先輩爲胡人，生于廣州，善醫，尤善治腳氣病，撰有《申蘇方》。

第二十二卷

腎氣　膀胱　疝墜

治腎臟積冷，氣攻心腹，疼痛，面青足冷。《聖惠》

硇砂二兩，桃仁一兩湯浸，去皮尖、雙仁，研如膏，先以酒一小盞煎硇砂十餘沸，候消化，澄濾取清，去砂石，後却入銚子，内桃人膏，旋旋添酒煎，約入酒一大盞已來煎成膏，用蒸餅末和圓如梧桐子大，每服不計時候以熱酒下二十圓。

治卒腎氣衝脇，如刀刺痛，喘息不得，亦甚理小腸氣。《食療》

生擣茴香莖汁一合，投熱酒一合，服之。

治腎臟冷氣，卒攻臍腹，疼痛搊撮①甚者。《聖惠》

檳榔一分，棘針鈎子一合微炒，擣麤羅爲散，都作一服，以水一大盞煎至五分，又入好酒半中盞，更煎三五沸，去滓，不計時候，稍熱，分爲二服。

又方。《聖惠》

乾蝎三兩微炒，擣羅爲末，以清酒及童子小便各一升，同煎如稠膏，圓如梧桐子大，每服不計時候以温酒下二十圓。

治陰冷，漸漸冷氣入陰囊，腫滿恐死，日夜疼悶，不得眠。《外臺》

煑大薊根汁服，差。

又方。《千金》

取生椒擇之令淨，以布帛裹着，圓囊厚半寸，須臾熱氣大通，日再易之，取消差。

療氣膀胱急方，宜下氣，昆布臛法。《廣利》

高麗昆布一斤，白米泔浸一宿，洗去鹹味，以水一斗煑令向②熱，擘長三寸、闊四五分，仍取葱白一握，二寸切斷擘之，更煑令昆布極爛，仍下鹽酢、豉糝調和，一依臛法，不得令鹹酸，以生薑、橘皮、椒末等調和，宜食粱米、粳米飯。海藻亦依此法，極下氣，大效，無所忌。

善治膀胱諸氣。《秦醫》

檳榔二枚，一生一熟，擣末，酒煎服之。

治膀胱氣急，宜下氣。《外臺》

蕪荑擣，和食鹽末，二物等分，以綿裹如棗大，内下部，或下水惡汁，并下氣，佳。

---

① 搊(chōu)撮：打疊，此形容身體折起。
② 向：近。

治膀胱腎氣及腰疾。《圖經》

橘核炒去皮,酒服之,良。有患偏腫者,服之效。

治寒疝,臍腹痛,**昆布圓**。《耆域》

昆布洗去鹹味,焙乾,秤椒紅①等分,末之,酒糊圓桐子大,每服三十圓,鹽湯食前下,加至四五十圓止。

治疝氣下墜。《耆域》

牡丹皮、防風等分爲末,二錢,米飲調下,空心食前。

治寒疝,小腹及陰中相引痛,白汗出,欲死。《聖惠》

丹參杵爲散,每服熱酒調下二錢匕,佳。

治寒疝,心腹脅引痛,諸藥不可近者。《崔氏》

烏頭五枚大者,去芒角②及皮,四破,以白蜜一斤煎令透潤,取出焙乾爲末,熟蜜圓,冷鹽湯吞下二十圓如梧子大,永除。

治寒疝心痛,四肢逆冷,全不欲食。《聖惠》

桂心二兩去皮,爲末,不計時候熱酒下一錢匕。

療陰狐疝氣,偏有小大,時時上下者,蜘蛛散主之。仲景

蜘蛛十四枚熬焦,桂半兩,二物爲散,每服八分一匕,日再服,以蜜圓亦通。

治小腸氣。《斗門》

血師一兩,米醋一升,以火燒通赤,焠入醋中,以醋竭爲度,擣研如麨,湯調下一大錢,即差如神。血師,即代赭也。

又方。《耆域》

好硇砂一分,葱十餘莖裹却,再用濕紙裹之,煨令香熟,放温細嚼,温酒送下,食空③服,服了行數步。

又方。《經效》

香附子不以多少,去毛炒,再去毛,用無灰酒煑盡,剉碎爲細末,薄酒糊爲圓如桐子大,每服二十圓或三十圓,空心日午鹽湯或酒下。

治小腸氣及血淋。《耆域》

---

① 椒紅:椒實的外皮。
② 芒角:棱角。
③ 食空:空腹。

茴香蟲①一箇焙乾,胡椒七粒研細,爲末作一服,酒調下立愈。一方:以茴香蟲一枚入葱管中禁定,安室中三兩日,焙乾爲末,酒調下。

治小腸氣。《耆域》

高良薑、乾薑等分,炮八分留性,以一大錢,用續隨子去皮細研,壓出油,取霜入一字,同用熱酒一盞,入猪膽汁十數滴同調下,一服差。

治小腸氣,**奪命散**。《耆域》

玄胡索不以多少鹽炒過,乾蝎生用半之,二味爲末半錢或一錢,温酒調下。此疾北人多患,京師②有賣此藥者,其門如市。若心痛,用醋湯調下。

治小腸氣,神效。《耆域》

茴香一兩,入鹽一撮同炒,川練一兩剉碎,以巴豆重三錢去殼,同炒赤色,去巴豆,只將二味爲末,熱酒下,鹽湯調亦得,空心二錢。

治丈夫本臟氣傷,膀胱連小腸等氣。《經驗》

金鈴子一百箇,温湯浸過,去皮巴豆二百箇,搥微破,麩二升,同於銅鍋内炒,金鈴子赤熟爲度,放冷去核爲末,每服三錢,非時熱酒、醋湯調並得,其麩、巴豆不用也。《耆域》:"一方名**斷位散**,治小腸氣疝痛,行坐不得,亦用金鈴子七箇,取肉用,以去皮巴豆七箇同慢火炒,候巴豆紫黑色止,去巴豆,只以金鈴肉爲末,每服半錢,發時炒葱酒調下,或泄氣或微瀉,立效。"

治小腸氣,自腹以下痛不可忍。《耆域》

茱萸不以多少,用萊菔一枚去心,以茱萸實之,濕紙塞口,簇炭火燒令萊菔熟,取出茱萸吹乾,研爲末,空心酒調下一錢。

治卒外腎偏疼。《梅師》

皂莢和皮爲末,水調傅之,良。

内外腎釣痛。《日華子》

茱萸葉、鹽研,罨③,神驗,乾即又浸,復罨。

治小腸氣。《耆域》

以茶篛④燒灰,沸湯調下。

---

① 茴香蟲:亦名秫香蟲,是鳳蝶科昆蟲黄鳳蝶的幼蟲。
② 京師:指開封。
③ 罨(ǎn):覆蓋。
④ 茶篛(ruò):用來包裹茶葉以防潮的乾燥香蒲葉。

又方。《耆域》

以鹽故紙燒灰爲末，酒調下。

又方。《耆域》

不蛀荔枝不以多少連皮用，炭火内燒，煙絶爲度，研細，每服一錢，温酒調下。

又方。大智禪師

還腸草，乃糞中再出瓜苗也，七八月間和根采之，勿使見日，見日則不效，陰乾爲末，正發時熱酒下一錢，入口便愈，只一服，驗。

治小腸氣及外腎腫，及小兒臍腹冷痛，腎虛等疾。《耆域》

胡椒七十粒，班貓十箇去翅足，糯米炒黄爲度，研末，醋糊圓作三十圓，每服一圓，桃皮醋湯下。如小腸氣，炒茴香鹽酒下。若小腸氣至甚，痛不可忍，用青茴香苗研細絞汁，再用熱酒浸淬再絞，下之甚妙。

治小腸氣。《經效》

錢子地龍一箇，揩去上面泥土，用麝香當門子①與地龍等分爲末，平分兩服，用無灰酒調下，此方有奇功。

治小腸氣。《耆域》

全蝎一箇，炒香爲末，桃人七粒麩炒，去皮細研，二味同研匀，只作一服，煨葱一條爛嚼，熱酒調藥送下，不以時。

治膀胱小腸氣痛。《鷄峯》

桃人湯浸，去皮尖、雙人者，麩炒赤色，研細，茴香炒香爲末，各等分同研匀，每服二錢，先以葱白三寸煨熟，研成膏，同以熱酒調下，空心。

治小腸氣疼痛不可忍者。大智禪師

中樣②匾③葫蘆兒不以多少，須用結實者，燒灰存性，研爲細末，每一兩入麝香二錢，發時極熱酒調半錢服，服訖再飲熱酒一盞，立愈，仍永除根本。

療陰腫。《百一》

鐵精④粉傅上。

治卒外腎偏腫疼痛。《梅師》

---

① 當門子：麝香別名。疑此三字係注文誤入正文。
② 中樣：中等。
③ 匾：同“扁”。
④ 鐵精：鐵匠烘爐中的灰燼。

大黄末,醋和塗之,乾即易之。

治男子陰腫大如升,核痛,人所不能治者。《集驗》

馬鞭草擣汁,塗之。

治卒外腎偏腫疼痛。《梅師》

桂心末和水調方寸匕,塗之。

主陰腫大如斗。《古今録驗》

雞翅毛,其毛一孔生兩毛者佳,左腫取左翅,右取右翅,雙腫取兩邊翅,並燒灰研,飲服。

治陰腫。《子母秘録》

桃人擣傅之。

治陰腫。孟詵

荏葉①生擣,和醋封,女人綿裹内,三四易。

男子陰腫如斗大,核痛,人所不能治者。《集療》

蕪菁根擣傅之。

治陰癩。《外臺》

白頭翁根生者不限多少擣之,隨偏腫處以傅之一宿,當作瘡,二十日愈。

治腎虚陰癩。《耆域》

漢椒一兩,去合目并子,微炒出汗,昆布半兩,洗去鹹,爲末,酒糊圓桐子大,食前椒湯下十圓。

男子陰癩。《本經》

狸陰莖燒灰,東流水服之。

治水癩偏大,上下不定,疼痛。初虞世②

牡礪不限多少,鹽泥固濟,炭三斤煅令火盡,冷取二兩,乾薑一兩炮,爲細末,用冷水調稀稠得所,塗病處,小便大利即愈。

淋澁

治淋疾。《千金翼》

---

① 荏(rěn)葉:即蘇葉。
② 初虞世:字和甫,北宋醫家,約 1037—1100 年,撰有《古今録驗養生必用方》等。

温水和雲母粉,服三錢匕。

利小便,治淋澁。《圖經》

單用滑石。又與石葦同擣末,飲服,更馱①。

治淋疾。《簡要濟衆》

石鷰子七箇,擣如黍米粒,新桑根白皮三兩,剉如豆粒,同拌令匀,分作七貼,用水一盞煎一貼,取七分,去滓,空心午前作一服,温服。又《聖惠》:"治傷寒小腹滿,小便不通,以石鷰爲末,葱白湯調半錢,不以時。"

治淋。《千金翼》

黄芩四兩,袋貯之,水五升煑三升,分三服。

治淋。《外臺》

生續斷絞取汁服之。馬薊根是。

治卒小便淋瀝。《聖惠》

紫草擣羅爲散,每於食前以井花水調下二錢匕。

治卒小便淋痛。《聖惠》

芭蕉根四兩切,威蕤一兩剉,以水二大盞煎取一盞三分,去滓,入滑石末二錢,攪令匀,食前分爲三服服之。

治卒小便淋澀不通。《聖惠》

車前葉一握,研絞取汁,蜜一合,相和令匀,空腹頓服。

治淋。《耆域》

王不留行子,一名金盞銀臺,一名剪金花,七八月收之,每患一歲服一粒,以水送下,粒數以歲數加減。彭侍郎②以此治張道士,服三粒輒愈。一方:以清明日楊柳枝煎湯淋洗,甚效,非清明日楊柳輒不驗。

治卒得淋。姚氏

取牛尾燒灰,水服半錢差。又《集驗》:"治淋,取牛耳中毛燒,取半錢水服。"

治卒淋。《外臺》

鯉魚齒燒灰,酒服方寸匕。

---

① 馱:同"快"。
② 彭侍郎:彭思永(1000—1070),字季長,北宋廬陵(今江西吉安)人,《宋史》有傳。

治淋。范注①

雞腸草臠汁飲之,亦可常飲。

治淋。《修真秘旨》

赤小豆三合,熳火炒熟爲末,煨葱一莖細剉,煖酒調二錢匕服,男子、女人熱淋、血淋並療,此藥甚效。

治五種淋疾,勞淋、血淋、熱淋、石淋、氣淋,及小便不通至甚者,**透格散**。《靈苑》

硝石一兩不夾土雪白者,生研爲細末,每服二錢,諸淋各依湯使如後。勞淋,勞倦虛損,小便不出,小腹急痛,葵子末煎湯下,通後便須服補虛圓散。血淋,小便不出,時下血,疼痛滿急,熱淋,小便熱赤色,淋瀝不快,臍下急痛,並用冷水調下。氣淋,小腹滿急,尿後常有餘瀝,木通煎湯,放溫調下。石淋,莖內痛甚,尿不能出,內引小腹膨脹急痛,尿下砂石,令人悶絕,將藥末先入銚子內,隔紙炒至紙焦爲度,再研令細,用溫水調下。小便不通,小麥湯下。卒患諸淋,並只以冷水調下並空心,先調使藥消散如水即服之,更以湯使送下。服諸藥未有效者,服此立愈。

治五淋。《本經》

古文錢臠汁服。

又方。《藥性論》

白茅根煎汁服之。《肘後》:"治熱淋,以白茅根五斤剉,以水一斗五升臠取六升,令冷仍煖飲之,日三。"

治五種淋。《斗門》

苧麻根兩莖打碎,以水一碗半煎取半碗,頓服即通,大妙。《經驗方》:"治淋下血,以麻根十枚、水五升臠二升,一服血止。"

治五淋。《博濟》

赤芍藥一兩、檳榔一箇麪裹煨,爲末,每服一錢匕,水一盞煎,空心服。

又方。《集驗》

苦杖②不計多少爲末,每服二錢,用飯飲下,不拘時候。

又方。《本經》

---

① 范注:疑爲"范汪"之訛。
② 苦杖:即虎杖。

船底苔取一團鴨子大,煮服之。

治卒患諸淋,遺瀝不止,小便赤澀疼痛。《靈苑》

三葉酸漿草嫩者淨洗,研絞自然汁一合,酒一合,攪湯煖令溫,空心服之,立通。

治丈夫婦人久患諸般淋方。《耆域》

旱蓮子葉并花及子不以多少,曝乾碾爲細末,醋煮糊爲圓桐子大,每服十五圓,空心濃煎旱蓮子湯下,云甚妙。

治一切淋疼痛不可忍者。《海上》

熟乾地黃爲末,定州[1]磁器研作細末,和勻再研如粉,米飲調下二錢,立效。

治五淋大效。《耆域》

海金砂爲末,熱淋葱湯下二錢;冷淋茶下;勞淋酒下;沙淋[2]滑石酒下,柳枝湯亦得;血淋入麒麟竭、鹽退紙灰和勻,每服三錢,煖酒下。

治五淋。《耆域》

排風子[3]、滑石等分爲細末,每服二錢,漿水調下。

主利五淋,治不眠,療齁[4]。《藥性論》

榆白皮陰乾,焙杵爲末,每日朝夜,用水五合、末二錢,煎如膠服。

治諸淋,立效。《耆域》

黑雞子殼兩枚,炒黃色,生朱砂一黑豆大塊,爲細末,每服二錢,熱酒調下。

治小腸五淋。《勝金》

石決明去麤皮甲,擣研細,如有軟硬物淋,即添朽木細末,熟水調下二錢匕服。

主五淋,小便赤少,莖中疼痛。《心鏡》

冬麻子一升,杵研,濾取汁二升,和米三合煮粥,着葱椒熟煮,空心服之。

治氣淋,臍下切痛。《廣利》

以鹽和醋調下。

又方。《聖惠》

用鹽和豉擣作餅子,填在臍中,向鹽上灸二七壯,差。

治氣淋,小腹脹滿悶。《聖惠》

---

① 定州：今屬河北省。
② 沙淋：即石淋。
③ 排風子：即白英。
④ 齁(hōu)：喘急。

石韋一兩去毛，雞腸草一兩擣碎，以水二大盞煎取一盞半，去滓，食前分爲三服。

治氣淋、寒淋，小腹滿及手脚冷。《聖惠》

榆白皮半兩、當歸半兩細剉，以水一大盞煎取六分，去滓，磨入石鷰子一枚，頓服。

治急氣淋，陰腎腫。《外臺》

泥葱半斤煨過，爛擣貼臍上。

治熱淋。《耆域》

石鷰子一箇，燒通紅，杵爲粉，每服一錢，葱酒調下，如神。

又方。《耆域》

青蓮荷不蛀者爲末，酒調下，極妙。

治氣壅，關格不通，小便淋結，臍下妨悶兼痛。《廣利》

滑石八分研如麪，以水五大合和攪，頓服。

理風熱淋疾，小便數急痛，小腹虛滿。《日華子》

鷰覆子莖，名木通，煎湯并葱食之，有效。

治膏淋。韋丹

擣葎草生汁三升，酢二合相和，空腹頓服，當溺如白汁也。葎草，一名葛勒蔓。

治冷淋，小腸不利，莖中急痛。《聖惠》

榭木葉擣篩爲散，每服三錢，以水一中盞，入葱白七寸，煎至六分，去滓，每於食前溫服之。

治白淋。《肘後》

燒髮灰，水服之，良。

治膏淋，臍下妨悶，不得快利。《聖惠》

以羊骨燒灰，擣細羅爲散，每於食前榆白皮湯調下二錢。

治石淋。《本經》

淋石，此是患石淋人或於溺中出者，如小石，水磨服之，當得碎石隨溺出。

治石淋。《外臺》

瞿麥子酒服方寸匕，一二日當下石。

治膀胱虛熱，下砂石澀痛，利水道。《聖惠》

甋甊燒灰研，食前溫酒調下一錢匕。又《本經》以水服三指撮。

治莖中淋石。《古今錄驗》

雞屎白日之半乾，熬令香，末，以路漿①飯飲服方寸匕。

治砂石淋。《耆域》

鴈肶内砂，取出乳碎，温酒調下二錢。又方：用蜘蛛網飯圓桐子大，每服二十五圓，温酒下。又方：用葱管入地龍、硇砂，經一兩宿，和葱研細，熱酒調下。

治膀胱虚熱，下砂石瀝痛，利水道。《聖惠》

雞糞白一兩微炒，雄雞膽半兩乾者，同研令細，每於食前以温酒調下一錢，以利爲度。

治石淋導水。《圖經》

螻蛄七枚、鹽二兩，同於新瓦上鋪蓋，焙乾研末，温酒調一錢匕，服之即愈。

治石淋。《肘後》

鱉甲杵末，以酒服方寸匕，日二三，下石子差。

治沙石淋。《耆域》

班猫七箇，去頭翅足，用糯米四十九粒同炒，焦色爲度，麝香少許，爲末，每服半字，熱酒調下，妙。

主下石淋。《本經》

石首魚②頭中有石如碁子，磨石服之，亦燒爲灰末服。《日華子》云："腦中枕，燒爲末飲下，治淋也。"

療石淋，便中有石子者。崔元亮

胡桃肉一升，細米煮漿粥一升，相和頓服，即差。

主石淋。《圖經》

桃木上膠如棗大，夏以冷水三合、冬以湯三合，和爲一服，日三，當下石，石盡即止。

治血淋，心煩，水道中澀痛。《聖惠》

旱蓮子一兩，芭蕉根一兩細剉，以水二大盞煎至一盞，去滓，食前分爲三服。

治血淋，臍腹及陰莖澀痛。《聖惠》

用晚蠶娥研爲末，每於食前以熱酒調下二錢。

治血淋。《耆域》

地龍去土一分，好皂角二寸，燒灰爲末，用葱汁調爲圓梧桐子大，每服七圓冷茶下。

治不因腎虚而小水澀，若淋狀。《耆域》

---

① 路漿：即露漿。
② 石首魚：俗稱黄花魚。

平胃散①中加白茯苓末一錢，如常煎服，甚效。

治心包絡間邪熱，小便赤澀，或至下血及下部腫脹。《耆域》

杜茴香半兩炒，牛蒡子一兩炒，爲末，糊圓桐子大，每服三十粒，空心鹽湯下。

主小便不通，及數而難，淋瀝陰腫，中惡脱肛。崔元亮

多年筆頭燒灰，水服之。

治小便赤澀，臍下急痛。《聖惠》

取牛犢蹄熟煑喫，甚利小便。

治小便淋瀝或有血。《經驗》

赤根樓葱，近根截一寸許，安臍中，上以艾灸七壯。

小便不通　胞轉　尿血

治小便不通，腹脹氣急悶。《聖惠》

滑石一兩擣碎，自己脚手爪甲燒灰細研，以水一大盞煎滑石至五分，去滓，調指甲灰服之。

又方。《聖惠》

葵根一兩剉，滑石一兩擣，爲末，以水二大盞煎至一盞三分，去滓，食前分爲三服。

又方。《聖惠》

螻蛄三枚微炒，苦瓠子三十粒微炒，擣細羅爲散，每服以冷水調下一錢。

治小便不通及胞轉。《外臺》

梁上塵三指撮，以水服之。

療小便不通。《楊氏産乳》

滑石末一升，以車前汁和，塗臍四畔方四寸，熱即易之，冬月水和亦得。

治小腸不通，膀胱熱，**白花散**。《簡要濟衆》

朴消不以多少研爲末，每服二錢匕，温茴香酒下，無時。

治小便不通。《中興備急》

---

① 平胃散：《太平惠民和劑局方》方，藥用陳皮、厚朴、蒼朮、甘草四味。

綿黃耆爲末,水二盞、藥二大錢煎一盞,溫服,小兒減服。又烏梅肉爲末,水調二錢,神效,小兒通用。又延胡索爲末,每服一錢,溫酒調下。又椿木根直北[1]者,取直者一條,不拘長短,刮去皮土,煎湯溫服。又酸漿研汁,溫酒和服。

治小便不利,莖中痛欲死,兼治婦人血結,腹堅痛。《肘後》

牛膝一大把并葉酒煑,飲之立愈。

治小便不通,服盡諸藥不效,服此即愈。《耆域》

續隨子不以多少爲末,濃煎燈心湯調下二錢,頃刻便通。

治小便難,腹滿悶,不急療之殺人。《聖惠》

秦艽一兩去苗,以水一大盞煎取七分,去滓,每於食後分爲二服。

治小便不通。《百一》

車前子草一斤,水三升煎取一升半,分三服。若患石淋,以車前子二升絹囊盛,水八升煑三升,不食,盡服之,須臾石下。

治小便不通,臍下滿悶。《圖經》

海金沙一兩,臘面茶半兩,二味擣碾令細,每服三錢,煎生薑甘草湯調下,服無時,未通再服。

治小便不利,膀胱水氣流滯。《千金翼》

浮萍日乾,末,服方寸匕,日一二服,良。

治小便不通。《葛氏》

鷄卵黃一枚服之,不過三次。

治小便不通及多。《日華子》

象牙若生煎服,即治小便不通,如小便多,即燒灰飲下。

治小便不通。《肘後》

猪膽大如鷄子,内熱酒中服。姚云"亦療大便不通"。

治小便不通。《斗門》

蚯蚓秆,以冷水濾過,服半碗,立通。兼大解熱疾,不知人事欲死者,服之立效。

療小便不通及胞轉。《産書》

桑螵蛸擣末,米飲服方寸匕,日三。

治小便不通。《聖惠》

---

① 直北:正北。

蛤粉半兩、麻根半兩,擣羅爲散,每於空心以新汲水調下二錢。

主小腸不利。《心鏡》

雞腸草一斤,豉汁中煮,調和作羹食之,作粥亦得。

治小便不通。《本注》

苦瓠煮汁,漬陰即通。

治小便難,水道中痛,小腸急。《聖惠》

葱白三斤、鹽一斤,相和研爛,炒令熱,以帛子裹,分作二苞,更𠥾①熨臍下,小便立出。

治小便不通。《雞峯》

大蒜不以多少研爛,攤在紙上,臍下貼之。

又方。《雞峯》

鹽填滿臍中,大作艾炷灸之,以小便利爲度。

治卒不得小便。《産寶》

杏人二七枚,去皮尖炒黄,米飲服之差。

治胞轉,小便不得,經三四日,困篤欲死。《聖惠》

滑石二兩、蒲黄一兩,擣細羅爲散,不計時候,以温水調下二錢。

又方。《聖惠》

鹽半斤熬令熱,以囊盛,熨小腸,須臾便通。

治脬②轉不得小便。《聖惠》

亂髮半兩燒灰、滑石二兩、鯉魚齒一兩,爲末,不計時候以温水調下二錢。

忍小便久致胞轉。《葛氏》

蒲黄裹腰腎,令頭致地三度,通。

治尿胞忽轉,腹脹如鼓,刺痛。《耆域》

木香二兩爲末,用水兩碗煎至一碗,分四服,不拘時候,須是服盡。

治胞轉不得小便。《聖惠》

琥珀一兩細研,葱白五莖切,以水二大盞煎取一盞半,去葱白,分爲三服,不計時候服。

又方。《聖惠》

梁上塵一錢、蒲黄一錢同研匀,都爲一服,食前以温水調下。

---

① 𠥾:同"互"。
② 脬(pāo):膀胱。

治忍小便胞轉。葛稚川

自取爪甲燒灰，水服。

療轉胞，小便不通。《本注》

亂髮灰，古方用之。

治小便血。《中興備急》

茅根一把切，水一碗煑半碗，服一二盞。又龍骨末，酒服二錢，日三服。又當歸二兩切，酒五盞煑三盞，頓服。又生地黄汁一盞、生薑汁半盞、水一盞半，煑一盞，分二服。

治小便出血。葛氏

當歸四兩細剉，酒三升煑取一升，頓服。

主卒溺血。《本經》

胡鷰巢中草燒爲灰，飲服。

治尿血不定。《經驗》

以鬱金一兩擣爲末，葱白一握相和，以水一盞煎至三合，去滓温服，日須三服。

治尿血。《外臺》

車前草擣絞取汁五合，空心服之。

止尿血。《藥性論》

側栢主之，與酒相宜。

治尿血。《外臺》

棘刺三升、水五升煑取二升，分三服。

治無故遺血溺。《子母秘録》

船中故竹茹乾末，酒服三錢匕，日三服。此是大輀臚刮竹茹，以捏①漏處者。

治無故遺血。《千金》

亂髮及爪甲燒灰，酒服方寸匕。

治小便出血。《姚氏》

末龍骨二方寸匕，水調温服之，日二服，差。

療尿血。《外臺》

黄明膠三兩炙，以水二升煑取一升四合，分再服。

---

① 捏(chéng)：擇。

小便滑數　失禁　遺泄

療小便赤，大數，非淋，令人瘦。《肘後》

石膏半斤擣碎，水一斗煮取五升，稍飲五合。

治夜多小便。《本經》

益智子二十四枚碎，入鹽同煎服，有奇驗。

治下焦虛冷，小便多數，瘦損無力。《聖惠》

生薯藥①半斤切，薤白半斤去須切，於豉汁中煮作羹，如常調和食之。

治小便數，虛冷。《心鏡》

鷄腸一具治如常，炒作膲，煖酒和飲之。

治消腎，小便數。《千金》

鹿角一具炙令焦，擣爲末，酒服方寸匕，漸漸加至一匕半。

主小便數。《心鏡》

山豆葉一斤，於豉汁中煮，調和作羹食之，粥煮亦佳。

治小便失禁。《聖惠》

栢白皮三兩剉，石榴一顆燒爲灰，細研，以水三大盞煮栢皮，取汁二大盞，去滓，每於食前，以汁一小盞調石榴灰二錢服之。

又方。《聖惠》

薔薇根五兩剉，鵲巢中草燒爲灰，細研，以水三大盞，先煮薔薇根取汁一盞半，去滓，每於食前取汁一小盞，調下鵲巢灰二錢。

主眠中遺尿不覺。《本經》

鸞蓐草燒令黑，研，水進方寸匕。亦主噦氣，此鸞窠中草也。

治少小睡中遺尿，不自覺。《外臺》

以薔薇根隨多少剉，以酒飲之。

主遺溺。陳藏器

麻鞋尖頭二七爲灰，歲朝②井花水服之。《外臺秘要》治尿床，亦用麻鞋網帶及鼻根等，

---

① 薯藥：即山藥。
② 歲朝：陰曆正月初一。

唯不用底，须用七量，以水七升煮取二升，分再服之。

治遺尿。《集驗》

雄雞腸燒，末三指撮，朝服暮愈。又尿床，雞肶胵①一具并腸，日乾，炙焦爲末，酒服之，男雌女雄。

療尿床。《千金》

羊肚盛水令滿，系兩頭熟煮，開取水，頓服之，差。

治遺泄。《耆域》

滑石大火煅過，煞研②爲末，先用猪腎子一箇，杏人十粒，去皮尖研，批開腰子，入研者杏人在内，濕紙裹，煨熟取出，空心以滑石末二錢擦在牙上，次細嚼腰子，夾滑石末嚥，更用溫酒一呷送下。

治漏精如米泔色，絶妙方。大智禪師

大附子一箇，端正重六七錢者，炮裂去皮臍，絳礬半兩煅，存性爲末，水煮飛羅麪糊爲圓綠豆大，空心溫茶清下十圓，老者十五二十圓，忌生冷及黄色物。

治漏精，**川苦練散**。《海上》

苦練子末，鵬砂煅過爲末，發時各抄一錢，米飲調下。

威喜圓，治精氣不固，餘瀝常流，小便白，夢寐頻泄，及婦人血海久冷，白帶、白漏、白滛，身常溫，白便如米泔，或無子息③。大智禪師

好白茯苓四兩去皮，切作塊木，猪苓一分，入水令陰，同茯苓於磁器中煮二十餘沸，取出日乾，去猪苓，只將茯苓爲末，鎔好嫩黄臘四兩搜爲圓彈子大，空心細嚼令滿口生津，徐嚥，以小便清爲度，忌米醋，只喫糠醋，切忌使性氣④。

治夢泄奇方。大智禪師

白茯苓不拘多少去皮，入木猪苓五分之一，以水同煮二十沸，去猪苓，將茯苓焙乾爲末，每服一錢，空心溫酒調下，臨臥再服。

治夢泄，因多酒積熱所致者，有奇效。大智禪師

黄檗、甘草二味等分生，爲末，煉蜜爲圓桐子大，空心夜臥溫熟水吞下一二十圓，麥門冬熟水尤佳。

---

① 雞肶(pí)胵(chī)：即雞内金。
② 煞研：研磨。
③ 子息：子嗣。
④ 性氣：脾氣。

清心圓，治夢泄，怔忪恍惚，膈壅舌亂。《耆域》

黃柏去皮剉爲末，每一兩入生腦一錢同研勻，煉蜜圓桐子大，每服十五圓或二十圓，濃煎麥門冬湯吞下。

治精泄，令氣固。《耆域》

枸杞子不以多少裂汁①，入蜜并酒，於銀石器内熬成膏，兎絲子酒漬，擣破焙乾微碾，篩去黑皮不用，將餘者碾羅爲末，和勻爲圓梧桐子，須先擣數千下，每服三十圓鹽湯鹽酒空心下。

治虚冷夢泄。《耆域》

精羊肉一斤切作縫，摻飛過細朱砂一兩，捲角麻縷②縛③定，水煑令十分熟，切作片，空心冷點鹽喫，不用鹽亦得，如不盡，來日再喫，忌思慮。

治失精，暫睡即泄。《經驗》

白龍骨四分、韭子五合爲末，空心酒服方寸匕。

治遺泄。《耆域》

大雞頭④連殼焙燥爲末六兩，補骨脂四兩，糊圓桐子大，每服十五圓米飲下，空心日午夜臥各一服。

治溺白及夢泄精，大效。陳藏器

韭子生吞三十粒，空心鹽湯下。

治夢失精。《外臺》

紫蘇子一升熬，杵爲末，酒服方寸匕，日再。

陰瘡濕痒

治反胃吐逆，内陰下常濕且臭，或作瘡。張文仲

以胡粉一分粉之，徐即差，止常用，大驗。《肘後方》同。

治陰生濕皰瘡。《梅師》

石硫黄研如粉，傅瘡上，日三度。

---

① 裂汁：用布裹擣濾汁。
② 麻縷：麻綫。
③ 縛（zhuàn）：裹束。
④ 大雞頭：大顆芡實。

治陰瘡洗方。《聖惠》

狼牙五兩細剉，水五升煮至三升，温洗之。

療陰瘡及濕痒。《必效》

槐木北面不見日處枝一大握，水二升煮取一升，洗之三五遍，冷復煖，若涉遠衝風，即以米粉粉之，即效。

治陰囊上瘡。《經驗》

蠟面茶爲末，先以甘草煎水洗，後用貼，妙。

男子陰瘡損爛。《肘後》

水煮黃檗洗，白蜜塗之。

陰頭生瘡。《外臺》

以蜜煎甘草塗之，差。

治陰頭癰，師所不能治。《千金》

烏賊骨末粉傅之，良。

治丈夫陰頭癰，師不能醫。《千金》

鱉甲一枚燒末之，雞子白和傅。

女人陰中生瘡，如蟲咬疼痛者。孟詵

生擣桃葉，綿裹納陰中，日三四易，差。

治陰莖上瘡痛爛。《藥性論》

豉一分，蚯蚓濕泥二分，水研和，塗上，乾易，禁熱食酒菜蒜。

治陰瘡。《耆域》

先以荊芥、蚰床煎湯洗之，次以降真香、臘茶爲末傅之。

治陰痒生瘡。《肘後》

嚼胡麻傅之。

治陰下濕痒。《今古録驗》

甘草一尺並切，以水五升煮取三升，漬洗之，日三五度，差。《千金方》：“以蒲黃末傅之，三回良。”《外臺方》：“以車前子以水三升煮三沸，去滓，洗痒痛處。又以茱萸一升、水三升煮三沸，去滓，洗痒處，差。”

治囊濕，神效。《耆域》

附子炮爲末一錢，白龍骨米醋焠爲末一錢，以豬心一枚切作兩片，去脂膜，瓷鉢內煮熟，取出再切作小片子,將前藥末二錢臨臥蘸,細嚼下,如覺乾,時呷少猪心湯更佳。

治丈夫陰濕爛。《耆域》

螺蜖殼燒灰,傅之。

陰痒汗出。《肘後》

嚼生大豆黄傅之,佳。

小腸雜病

陰脱。《聖惠》

鐵精、羊脂二味攪令稠,布裹炙熱,熨推内之,差。

治陰痒脱方。《千金翼》

燒礬石一味,研爲末,每日空心酒調方寸匕服,日三。

益丈夫陰氣。孟詵

白馬莖陰乾末,和茯苓蜜圓,空腹酒下四十圓,日再,百日見效。

治傷中,陰痿絶陽及婦人陰瘻。《日華子》

牡狗陰莖六月上伏①取,陰乾百日用之。

温中坐藥,**蚯床子散**。《金匱》

蚯床子仁爲末,以白粉少許和令匀,相得如棗大,綿裹内之,自然温矣。

治陰汗。《海藥》

没食子燒灰,先以微温水浴了,以帛微裹②,然後傅灰囊上,甚良。

治陰汗。《耆域》

破故紙麩炒香熟爲末,酒調下。

又方。陳藏器

牡礪煅,和麻黄根、蚯床子、乾薑爲粉,粉之。

治男女春夢,與鬼交通,致恍惚者。《百一》

鹿角屑三指撮,日二,酒下。《食療》同。

---

① 上伏:指夏季三伏中的初伏。
② 裹(yì):纏繞。

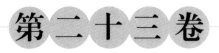

瀉利

瀉利

治瀉。《耆域》

硫黄二兩乳①細,附子一兩爲末,以黄臘圓梧桐子大三十圓,空心冷水下。

治氣虛傷冷,暴作水瀉,日夜二三十行,腹痛不止,夏月路行備急,**朝眞丹**。孫尚藥

硫黄二兩,牛角研令極細,枯礬半兩,同細研勻,水浸蒸餅,去水脉了,和圓桐子大,朱砂爲衣,每服十五至二十圓,温米飲鹽湯下。

治久瀉利,兼有癥積。《耆域》

生硫黄爲末,以神麴煑糊爲圓桐子大,每服四五十圓以至百圓,米飲下,小兒量小大,多服不妨,用之極效。

治上吐下瀉。《耆域》

新汲水調蘇合香圓,服之立效,若用湯輒不驗,有用水入少酒同煎,冷水中沉如冰,冷服功力尤速。

治瀉利。《斗門》

白石脂、乾薑二物停擣,以百沸湯和麪爲稀糊,搜勻併手圓如梧子大,暴乾,飲下三十圓,久利不定,更加三十圓,霍亂煎漿水爲使。

治暴瀉利。《續十全》

百草霜末,米飲調下二錢。

治吐瀉不止,或取轉多,四支發厥,虛風,不省人事,服此四支漸暖,神識便省,**回陽散**。《集效》

天南星爲末,每服三錢,入京棗三枚,同煎八分,温服,未省再服。一方加附子,更入生薑同煎,效極速。

治泄瀉。《別説》

建茶②合醋飲之,效。

治久患脾洩,**神聖香黄散**。《博濟》

宣連一兩、生薑四兩一處以慢火炒,令薑乾脆色深,去薑,取連爲末,每服二錢匕,空心臘

---

① 乳:研磨。
② 建茶:福建建溪一帶所産的茶。

茶清下，甚者不過兩服差。

治暴下。《證類本草》

車前子一味爲末，米飲下二錢匕。歐陽文忠公[1]暴下，國醫不能愈，夫人云："市人有此藥，三文一貼，甚效。"公曰："吾輩臟腑與市人不同，不可服。"夫人買之，以國醫藥雜進之，一服而愈。公知之，召賣藥者厚遺[2]之，問其方，久之乃傳，即此方也。云此藥利水道而不動氣，水道利則清濁分，穀臟自止矣。

治水瀉無度。孫真人

乾薑末，粥飲調一錢，服立效。

治冷瀉。《海上》

川芎薑炮、香白芷等分爲細末，每服二錢、水一盞煎六分服，米飲調下亦得。

治脾泄。《耆域》

生薑不以多少槌破，石灰水浸一宿，薄切焙乾爲末，酒和蒸餅，圓桐子大，每服三十圓鹽湯下。

棗附圓，治臟寒泄瀉，腸滑，及不思食飲，醫所不治，神方。《耆域》

正坐[3]附子一斤，漏籃亦得，及四錢者皆可用，以棗半斤，銀石器中煻火煮，上留兩指水，水乾即旋添，煮兩三時取出，切作兩片再煮，候至晚棗肉爛壞，取出附子，溫水洗，剝去皮臍，切爲薄片，焙乾，擣羅爲細末，別煮棗肉爲圓桐子大，米飲空心食前下三四十圓，更量老弱虛實增損用之。累用治久患滑泄垂死者，皆獲康愈，神效絕異，非他藥之比。

治大瀉，霍亂不止，脉微不渴。孫用和

附子一箇重七錢，炮去皮臍爲末，每服四錢、水兩盞、鹽半錢煎取一盞，溫服，立止。

治腸冷，霍亂吐瀉。《耆域》

大附子一箇重一兩者，訶子三七箇，二味同用蛤粉炒，令附子裂，去皮臍，訶子去核，爲極細末，每服一二錢、水一盞煎八分，溫服。

治殗泄，滑利不止。《經效》

南木香半兩，灰火炮，白茯苓一兩，爲末，煎紫蘇木瓜湯調二錢。

治脾瀉如水。《海上》

① 歐陽文忠公：歐陽修。
② 遺(wèi)：給予。
③ 正坐：指放入籃中不漏出，係古代測量物體大小的方法之一。

木香一塊，用生薑自然汁搜白麪裹之，入文武火煨令面香黃，同碾爲末，水一盞、薑兩片、棗一箇同煎七分，溫服。

治久瀉利。《經效》

當歸二兩，用吳茱萸一兩同炒香熟，去茱萸不用，只用當歸，更入黃連二兩爲細末，煉蜜圓如桐子大，每服三十圓米飲下。

治冷滑，下利不禁，虛羸方。《藥性論》

日燥縮砂人爲末，羊子肝薄切，用末逐片摻，瓦上焙乾爲末，入乾薑末，飯圓，日二服，五十圓。又方：縮砂人、炮附子、末乾薑、厚朴、陳橘皮等分爲圓，日二服，四十圓。

治瀉利，**三神圓**。《修真秘旨》

草烏頭三兩，一生，一炒熟，一燒存性，爲末，醋麪糊圓綠豆大，五圓空心服。瀉，井花水下；赤利，甘草湯；白利，乾薑湯；赤白利，生薑甘草湯。

治大瀉不止及利，一服效。《耆域》

川烏頭生，去皮臍爲末，每服二錢，水一大盞，入鹽一錢，煎去七分，只留三分，一呷服盡。

治腸虛泄利。陳藏器

五倍子末，熟湯服。

治老少瀉。《譚氏》

椒二兩、醋二升煮醋盡，慢火焙乾爲末，甆器貯之，二錢匕酒或飲下，小兒作圓亦可。

治瀉。《耆域》

藿香五頭，白米一合，煮糜粥飲子，去藿香，服半碗。

治瀉利。《耆域》

訶子炮去核一兩，乾薑半兩炮，爲末，每服二錢，陳米飲調下。

治老人久瀉不止。《聖惠》

訶梨勒三分煨用皮，白礬一兩燒灰，擣細羅爲散，每服不計時候以粥飲調下二錢。

治水瀉不止。《聖惠》

吳茱萸二兩，湯浸七遍，焙乾微炒，黃連二兩，去鬚微炒，擣羅爲末，用軟飯和圓如梧桐子大，每服不計時候以粥飲下三十圓。

治瀉利。《耆域》

巴豆五十粒、縮砂五十粒，並不去皮全用，以針頭剳定，逐一箇於燈上燒，候煙盡爲度，放地上以碗蓋爲末，熔黃臘一小塊爲圓綠豆大，每服二圓。赤利，甘草湯；白利，乾薑湯；赤白利,則合之;瀉,倒流水^①下。大人小兒皆可服。

治瀉并白利。《耆域》

厚朴薑汁炙,乾薑半之,炮剉如麻豆,每服三錢,漿水一盞半煎至六分一盞,去滓温服,薑汁煎亦可,極效。

治脾泄,滑不止,神礦散。慈濟大師

煅了牡礪四兩、硫黄一兩,同研爲細粉,每服一錢,艾七葉同煎五七沸,温呷,婦人赤白帶下,酒調服。

治暴瀉危篤。《耆域》

黄臘圓如桐子大,温冷粟米濃飲下,三兩服決止,煑酒内臘尤妙,老人小兒加減粒數。

主腹冷夜起。《圖經》

白芥子一升炒熟勿令焦,細研,以湯浸蒸餅圓如赤小豆,薑湯吞七圓,甚效。

主久利成痔。陳藏器

胡粉和水及鷄子白服,以糞黑爲度,爲其殺蟲而止利也。

治血利。孫用和

膩粉五錢、定粉^②三錢同研勻,水浸蒸餅心少許,和爲圓綠豆大,每服七圓或十圓,艾一枝、水一盞煎湯下,艾湯多亦妙。

治血利十年方。崔氏

石灰三升熬令黄,以水一斗攪令清澄,一服一升,日三。

治赤利。《耆域》

黄丹、乾薑爲末,等分拌勻,用橡斗殼不以多少,抄藥在斗子内令平滿,再將斗子兩兩合定,麻縷繫了,以炭火燒,候青煙盡,逐旋取出,地上出火毒,候冷研極細,每服二錢,好冷醋兩茶脚調下,空心食前,甚者不過兩服,神效。

治赤白利,所下不多,遍數不減。《聖惠》

黄丹一兩炒令紫色,附子一兩炮裂,去皮臍,擣末,用煑棗肉和圓如梧桐子大,每服不計時候以粥飲下十圓。

又方。《聖惠》

蜜陀僧三兩燒令黄色,研如粉,每服醋茶調下一錢匕,日三。

---

① 倒流水:洄水,有迴旋流止、上而不下之性。
② 定粉:即鉛粉。

治氣利，**巴石圓**。《傳信》

白礬一大斤，以炭火淨地燒令汁盡，則其色如雪，謂之巴石，取一大兩細研，以熟猪肝作圓，空腹飲下，圓數隨氣力加減，水牛肝更佳。如食素人，蒸餅圓之，亦通。

治久赤白利不差，羸困。《聖惠》

白礬二兩、黃丹二兩，先擣白礬爲末，布在銚子内，便以黃丹覆之，武火燒至沸定，却研爲末，用軟飯和圓如梧桐子大，每服不計時候以粥飲下十圓。

治赤白利積年不差。《千金翼》

飲調雲母粉，服方寸匕，兩服立見神效。

治赤白久下，穀道疼痛不可忍。《肘後》

宜服溫湯，熬鹽熨之。又炙枳實熨之，妙。

香連圓，主下利。《圖經》

宣連、青木香分兩停，爲末，蜜圓梧子大，空腹飲下二三十圓，日再，如神。其久冷人即用煨熟大蒜爲圓。此方本出李絳《兵部手集方》，嬰孺用之亦效。

治氣利瀉，裏急後重，神妙方。杜壬

宣連一兩、乾薑半兩各爲末，每用連末一錢、薑末半錢和匀，空心溫酒下。

九盞湯，主下利，不問冷熱，赤白穀滯，久下休息[①]，悉主之。胡洽

黃連長三寸三十枚，秤重一兩半，龍骨如棋子四枚，重四分，附子大者一枚，乾薑一兩半，膠一兩半，並切，先以水五合著銅器中，去火三寸煎，沸便下著生土上，沸止又上水五合，如此九上九下，内諸藥，著火上，沸輒下著土上，沸止又復上，九上九下，度可得一升，頓服即止。

治久利，累醫不差。《勝金》

黃連一兩爲末，以雞子白和爲餅，炙令如紫肝色，杵爲末，以漿水三升慢火煎成膏，白利加酒半盞同煎，每服半合，温米飲調下，食前服。《肘後方》治赤利熱下久不止，亦以黃連末、雞子白圓桐子大，飲服十圓至三十圓。

治赤白利，無問久近，小腹疹痛不可忍，出入無常，下重疼悶，每發面青，手足俱變者。張仲景

黃連一兩去毛，好膠手許大，碎臈如彈子大，三味以水一大升，先煎膠令散，次下臈，又煎令散，即下黃連末攪相和，分爲三服，須熱喫，冷即難喫，神妙。

治利，腹痛難忍。《耆域》

---

① 休息：即休息痢，痢疾時發時止，久不愈者。

四物湯多着膠、艾煎，甚效。近有病禁口利，六七日不食，百藥無效，服兩服而安。數試之，極有效驗。

主利成痔。韋丹

乾葎草，一名葛葎蔓，擣篩，量多少吹穀道中，不過三四，差，若神。

治水利百病。張文仲

馬藺子、用六月六日麯熬令黃，各等分爲末，空心米飲服方寸匕。如無六月六日麯，用常麯或牛骨灰等分亦得。

治休息利，羸瘦。《聖惠》

縮砂一兩去皮，肉豆蔻半兩去殼，擣羅爲末，用羊肝半具細切拌藥，以濕紙三五重裹上，更以麯裹，用慢火燒令熟，去焦麯并紙，入軟飯研圓如梧桐子大，每於食前以粥飲下三十圓。

久冷利者，由腸虛而寒積，故冷利久不斷也，虞丘公①說云“諸下悉寒也”。凡人腸中大便有寒，則常鴨溏，有熱則儵鞕。人見病身體發熱而下，便謂諸熱下，非也，平時常自將節飲食，衣被調適，其人無宿寒者，大便自調。強人適發越②，薄衣冷飲，食不覺裹冷，而胃內潛冷，冷即下也。今始發熱而下治之方。《巢氏病源》

理中湯加大附子一枚，連服三四劑，重覆令微汗出，則熱除，不復思冷，胃氣溫暖，下③與發熱俱瘳矣。紹興十二年秋，家人病赤利痛甚，食飲不進，而所下過多，皆挾宿穀，虛乏，上下氣不相接，體復發熱，醫者謂陽明經病，當用芍藥、黃芩輩。餘觀其氣弱，若服此藥，無有生理，檢得此方，遂決意用之，一晝夜之間凡啜附子三枚，方覺氣和，熱亦漸退，後用乳香、肉豆及四物湯中加膠艾而愈。使從醫者之言，其死必矣，以此知用藥之不可不慎也。

治冷利，飲食不下。《聖惠》

附子一分炮裂，去皮臍，乾薑一分炮裂，剉，擣細羅爲末，每日空腹煑粥內藥二錢食之，以差爲度。

治赤白利不止，多渴。《聖惠》

附子一枚生，去皮臍，烏梅二枚，各燒令半生半熟，擣細羅爲散，每於食前以粥飲調下一錢。

凡利下，應先白後赤，若先赤後白爲腸蠱。《肘後》

---

① 虞丘公：魏晉間官吏、醫者曹翕，沛國譙（今安徽亳州）人，東平靈王曹徽之子，撰有《解寒食散方》《黃帝明堂偃側人圖》《曹氏灸經》等，均佚。
② 發越：猶煥發。
③ 下：瀉下。

牛膝二兩擣碎，以酒一升漬經一宿，每服飲一兩盃，日三。

主赤白利。《唐本注》

地膚子苗擣汁服，燒灰亦可。

又方。蕭炳

地榆、樗皮煑汁，爲末皆可。

治赤利遠年不差。《聖惠》

地榆一兩剉，鼠尾草一兩，擣細羅爲散，每於食前以粥飲調下二錢。

治赤白利，裏急後重，腹疼晝夜不歇。《海上》

地榆、芍藥等分，剉如麻豆大，每服五錢，水一盞半同煎至七分，去滓通口服，空心食前，治血利尤妙。

治赤白利。《楊氏產乳》

茼麻子①一兩，炒令香熟，爲末，蜜漿②調下一錢，不過再服。

治利方。崔元亮

生薑切如麻粒大，和好茶一兩碗呷，任意便差。若是熱利，即留薑皮，冷③即去皮，大妙。

治寒利。《肘後》

乾薑切如大豆，米飲服五六十枚，日三夜一，利青色者爲寒利，累服得效。

治冷利不差。《聖惠》

乾薑四兩炮裂，剉，熟艾四兩，以新磚上先鋪乾薑，次以熟艾勻薄蓋之，於艾上以火點著，後燒熟煙盡，以物蓋合不令透氣，候冷開取乾薑，并灰同研令細，入麝香一分和研令勻，每服不計時候以粥飲調下二錢。

治赤白利，**薑墨圓**。《肘後》

乾薑、好墨各五兩爲末，醋漿圓桐子大，服三十圓加至四五十圓米飲下，日夜可六七服，如無醋漿，以醋入水解之，令其味如醋漿。年七十病利，垂死，服之愈。或云但嚼書墨一圓，差。

治血利神妙。《集驗》

乾薑急於火内燒黑，不令成灰，甆椀合放冷爲末，每服一錢米飲調下。

治赤白利，服藥不效。《聖惠》

---

① 茼麻子：即冬葵子。
② 蜜漿：蜂蜜水。
③ 冷：冷利。

乾薑半兩炮裂剉,雀糞半兩微炒,擣羅爲末,用軟飯和圓如梧桐子大,每服不計時候以粥飲下十圓。

治久赤白利及水瀉。《聖惠》

川烏頭二枚,一枚豆煮、一枚生用,爲末,以黑豆半合入水同煮,黑豆熟爲度,與豆同研爛,圓如綠豆大,每服以黃連湯下五圓。

治利,**獨聖圓**。《經驗後》

川烏頭一箇好者,柴炭火燒,煙欲盡取出,地上盞子合良久,細研,用酒膈臘圓麻子大,每服三圓。赤利,黃連、甘草、黑豆煎湯,放冷吞下。白利,甘草、黑豆煎湯,放冷吞下。如瀉及肚疼,水吞下。每於空心服之,忌熱物。

治水穀利及冷氣,腹肚虛鳴。《聖惠》

菖蒲三兩,乾薑一兩半炮裂,剉,擣羅爲末,用粳米飯和圓如梧桐子大,每於食前以粥飲下三十圓。

治初得利,冷熱赤白及霍亂。《梅師》

甘草一兩炙,豆蔻七箇剉,以水三升煎取一升,分服。

崔宣州衍[1]傳,赤白利方。《經驗》

甘草一尺炙,擘破,以漿水蘸三二度,又以慢火炙之,後用生薑去皮半兩,二味以漿水一升半煎取八合,服之立效。

治久赤白利不差,羸瘦。《聖惠》

鼠尾草花[2]擣爲末,每服一錢,不計時候以粥飲調下。

治臟毒赤白。《經驗》

地錦草暴乾爲末,米飲調下一錢,立效。

治熱利不止者。《聖惠》

擣車前葉,絞取汁一盞,入蜜一合煎,溫分二服。

治脾胃濕冷,下利膿血,腹中疼痛。《雞峯》

大艾葉四兩,乾薑一兩炮,二味爲末,醋煮麪糊和如桐子大,每服三五十圓,空心米飲下,兼治婦人經血不止。

治患利人後分寒熱,急痛。《日華子》

① 崔宣州衍:即崔衍,唐德宗時人,貞元十二年(796)自虢州刺史遷宣歙池觀察使,《新唐書》有傳。
② 鼠尾草花:即石見穿。

艾葉和臘幷訶子燒薰，神驗。

王①療丈夫血利。《圖經》

狼把草②二斤，擣絞取汁一小升，内白蠟半鷄子許和之，調令勻，空腹頓服之，極重者不過三服。若無生者，但收取苗，陰乾擣爲散。患利者，取散一方寸匕，和蜜水半錢服之。若患積年疳利，即用其根。

治利。張仲景

紫參半斤，甘草二兩，水五升煎紫參取二升，内甘草煎取半升，分温三服。

治丈夫婦人小兒利。孫尚藥

木香一塊方圓③一寸，黃連半兩，二味用水半升同煎乾，去黃連，只切木香，焙乾爲末，三服，第一橘皮湯、第二陳米飲、第三甘草湯調下。此方李景純傳，有一婦人久患利，將死，夢中觀音授此方，愈。

治脾泄氣利等。《圖經》

肉豆二顆，米醋調麪裹之，置灰中煨令黃焦，和麪碾末，更以炒了欓子④末一兩相和，又焦炒陳廩米爲末，每用二錢匕煎作飲，調前二物三錢匕，旦暮各一，便差。

治冷利腹痛，不能食。《聖惠》

肉豆蔻一兩去皮，以醋麪裹煨，令熟爲度，擣爲散，非時粥飲調下一錢匕。

治脾胃虛，冷氣併冷熱虛洩，赤白利等。《海藥》

肉豆蔻爲末，利以白粥飲服，霍亂氣併以薑湯服。一方治休息利，用肉豆剜一孔，入乳香一小塊，麪裹煨熟，去麪爲末，以白梅肉圓桐子大，每服三五十圓以至百圓，米飲下，甚效。

治赤白利，渴及得水，喫又嘔逆方。《子母秘録》

炙楮葉令香黃，以飲漿半升浸，使水綠色，然後去葉，以木瓜一箇切，内葉汁中煑二三沸，去木瓜，使煖細細服，渴停。通治小兒。

治瘴利，無問老幼，日夜百餘度者。楊炎⑤

乾楮葉熬擣爲末，煎烏梅湯服方寸匕，日再服。兼取羊肉裹末内穀道，利出即止。

主赤白利及熱毒利。《心鏡》

① 王：《證類本草》作"主"。
② 狼把草：即"郎耶草"。
③ 方圓：範圍大小。
④ 欓子：即食茱萸。
⑤ 楊炎：字公南，號小楊山人，岐州雍人，727—781 年，唐代名臣，兩《唐書》有傳。撰有醫書《南行方》。

好茶一片炙，擣末，濃煎一二盞喫，差。如久患利，亦宜服。

治大人及小兒赤白利。《子母秘錄》

新槲皮一斤，去黑皮細切，以水一斗煎取五升，去滓，更煎如膏，溫酒服，立差。

治赤白利五六年者。《肘後》

燒大荆如臂，取瀝五六合，服即得差。

治久赤白利，日夜不止。《聖惠》

橡實一兩，乾薑一兩炮裂剉，擣細羅爲散，每服不計時以粥飲調下二錢。

治水穀利，無問老小，日夜百餘行。《聖惠》

橡實二兩，乾楮葉一兩炙，擣細羅爲散，每服不計時候煎烏梅湯調下一錢。

治水利，蜀沙門①傳。《集驗》

訶梨勒三顆，㸆裹炮赤，去㸆，取訶梨勒皮擣爲末，飯和爲圓，米飲空腹下三七圓，已百人見效。

治水穀利久不止，腹脇妨悶，不欲飲食。《聖惠》

訶梨勒二兩煨用皮，草豆蔲二兩去皮，擣篩爲散，每服三錢，以水一中盞煎至五分，去滓，不計時候溫服。

治氣利。張仲景

訶梨勒十枚㸆裹，燖灰火中煨之，令㸆黄熟，去核細研爲末，和粥飲頓服。

治苦赤白，下諸藥服遍久不差，轉爲白膿，令狐將軍②傳此法。《傳信》

訶梨勒三枚上好者，兩枚炮取皮，一枚生取皮，同末之，以沸漿水一兩合服之，淡水亦得。若空水利，加甘草末一錢匕；若微有膿血，加二錢匕；若血多，加三錢匕，皆效。

治水穀利久不差。《梅師》

厚朴三兩、黄連三兩剉，水三升煎取一升，空心服。

又方。《聖惠》

黄牛角䚡，用白礬填滿，燒爲灰，細研，於食前以粥飲調下二錢匕。又方：止以牛角䚡燒灰細研，食前飲下。

鄭獬③侍御傳，治氣利。《經驗》

巴豆一兩，去皮心熬，細研，取熟猪肝和圓，空心米飲下，量力加減服之。牛肝尤佳，食素

---

① 沙門：佛教出家者。
② 令狐將軍：唐代令狐楚，字殼士，號白雲孺子，766—837 年，宜州華原（今陝西銅川耀州）人，唐代名臣，《舊唐書》有傳。
③ 鄭獬：字毅夫（一作義夫），號雲谷，安州安陸（今河南鄖陵西北）人，1022—1072 年，官至翰林學士，北宋文學家、政治家。

人以蒸餅。

治一切利,諸藥無效。《聖惠》

巴豆七枚,去皮心出油,深色烟脂①三錢,先研巴豆爲末,次入烟脂同研令細,煑棗肉和圓如粟米大,每服以冷粥飲下三圓,小兒一圓,忌食熱物。

立秋前後即患利,或是水穀利,兼腰疼等。楊氏②云“療久利及疳利”。劉禹錫

好樗根白皮,不用見狗及風,細切,擣如泥或篩末,以好麪撚作餛飩如皂莢子大,清水煑,每日空腹服十枚,忌油膩、熱面、毒物。

療疳利困重。《楊氏産乳》

樗白皮擣,麪拌作小顆子,日瞰少時又拌,凡三過,水煑至熟,加鹽、醋酒③亦得,頻服,多少量小大。又法:曉夜④無度者,取樗根濃汁一鷄子殼,和粟米泔一鷄子許,灌下部,再度即差,其驗如神,小孩減用之,甚妙。《鷄峯》以樗根白皮爲末,糊圓桐子大,飲下三十粒空心。

療血利,挾毒熱下者。葛洪

以梔子十四枚去皮擣,蜜圓服如梧子三圓,日三,大效。

治赤利,臍下痛。孫真人《備急》

茱萸一合,黑豆湯吞之,效。《經驗方》:“以黑豆、茱萸二件,搓摩、吞嚥,甚良。”

治冷利。孟詵

取椒烙之爲末,共乾薑末等分,以醋和麪作小餛飩子,服二七枚,先以水煑,更稀飲中重煑,出停冷吞之,以粥飲下空腹,日一度作之良。

治男子、婦人、小兒大腹,下黑血茶脚色,或膿血如淀色,所謂蠱利,此藥治之有殊效。《圖經》

栢葉焙乾爲末,與川黄連二味同煎爲汁,服之。

猪胵酒,療冷利久不差。云此是脾氣不足,暴冷入脾,舌上生瘡,飲食無味,縱喫食下還吐,小腹雷鳴,時時心悶,乾皮細起,膝脛酸疼,兩耳絕聲,四肢沉重,日漸瘦劣,重成鬼氣,及婦人血氣不通,逆飯憂煩,行常無力,四支不舉,丈夫疢癖,兩脅虛脹,變爲水氣,服之皆效驗。《圖經⑤》

---

① 烟脂:即胭脂。
② 楊氏:指唐代楊歸厚,字貞一,約776—832年,華陰宏農(今屬陝西華陽)人,善醫,撰有《楊氏産乳集驗方》。
③ 醋酒:即醋。陶弘景“醋酒爲用,無所不入,愈久愈良,亦謂之醯。以有苦味,俗呼苦酒”。
④ 曉夜:日夜。
⑤ 圖經:《證類本草》載此方出自崔元亮《海上方》。

猪脏一具細切，與青蒿葉相和，以無灰酒一大升微火温之，乘熱内猪脏中，和蒿葉相共煨使消盡，又取桂心一小兩，別擣爲末，内酒中，每日平旦空腹取一小盞服之，午時夜間各再一服，甚驗，忌熱麫、油膩等食。

治冷洩，久滑赤白，乳婦赤白下方。《圖經》

猪子肝一葉，薄批之，揾着訶子末中微火炙，又揾炙，盡半兩末止，空腹細嚼，陳米飲送下。亦主冷勞、腹臟虛者。

治久患冷利及休息氣利，脾胃冷極，大腸滑泄，下腸垢不絕。《聖惠》

麝香半兩細研，鹿茸三兩去毛，塗酥炙令微黄，擣羅爲末，煑棗瓤和圓如梧桐子大，每服不計時候以粥飲下三十圓。

治氣利，神良。《圖經》

牛乳煎蓽撥，甚效。唐太宗正觀[1]中氣利未瘥，衛士進此方，劉禹錫亦記其事云：“後累試，年長而虛冷者，必效。”

治赤利。《食療》

犀角燒成灰，研爲末，和水服之。

治血利，日夜不止，腹中疠痛，心神煩悶。《聖惠》

犀角屑半兩、地榆半兩剉，以水二大盞，入蜜三合，煎至一盞，隨大小增减服之。

治血利，百方無效，不問遠近。《聖惠》

牛角䚡一兩燒灰，大麥二兩炒熟，擣細羅爲散，每服不計時候以粥飲調下二錢。

又方。《聖惠》

没石子一兩細研，以軟飯和圓如小豆大，每於食前以粥飲下十圓。

治久下利，經時不止者，此成休息。《肘後》

龍骨四兩如小豆大碎，以水五升煑取二升半，令冷，分爲五服，又以米飲和爲圓，服十圓。

治利久下，此成休息。張文仲

大蟲骨[2]炙令黄焦，擣末，飲服方寸匕，日三，愈。

治久下利，經時不止者，此成休息。葛氏

犬骨炙令黄焦，擣，飲服方寸匕，日三，即愈。

治久利勞利。《藥性論》

---

① 正觀：即貞觀，避宋仁宗趙禎諱而改。
② 大蟲骨：虎骨。

狗頭骨和乾薑、莨菪炒焦見煙，爲圓，飲空心下十圓，極效。

主赤白，久利成疳者。《本經》

鵜鶘①觜燒爲黑末，服一方寸匕。鳥大如蒼鶴，頤下有皮袋，容二升物，一名逃河。

治卒腹痛，下赤白利，數日不絶。葛氏

以雞卵一枚，取出黃留白，内胡粉令滿殻，燒成屑，以酒服一錢匕。

治利。《證類本草》

生雞子一箇，連紙②一幅，烏梅十箇有肉者，取雞子白攤徧連紙，日乾，折作四重，包撮烏梅安熨斗中，用白炭火燒，煙欲盡取出，以盞碗蓋覆候冷，研令極細，入水銀粉少許和勻，如大人患，分爲二服，小兒分三服，不拘赤白利，空心井花水調服，如覺臟腑微有疎利，更不須再服。

療温利久不斷，體瘦，昏多睡，坐則閉目，食不下。《楊氏産乳》

犎牛膽大如豆二枚，煑通草汁研膽，以意多少飲之，并塗五心及下部。

治血利久不效。《聖惠》

牡蠣二兩燒爲粉，細研，以棗肉和爲圓，入文火燒令黃色，細研，每於食前以粥飲調下一錢。

療赤白久熱利。陳藏器

蚯蚓糞取無沙者末一升，炒令煙盡，水沃取半升，濾去麤滓，空腹服之。

治赤白利。《耆域》

杏仁擇大者二七粒，去皮尖，水煑爛，巴豆一粒，去皮殻，不出油，二味用茶瓢子③或不開口胡蘆研細，入朱砂末半錢匕，一向④手研，不得逆轉，糯米粥和圓桐子大，每服一圓。赤利，冷水下，忌熱物一日。白利，乾薑湯下，忌冷食一日。並食前、夜臥服，累有效驗。

治水利。《心鏡》

以林檎十枚半熟者，以水二升煎取一升，和林檎空心食。

治利下積久不差，腸垢已出。《聖惠》

烏梅二十箇、水一盞煎取六分，去滓，食前分二服。葛氏：“治赤白利，下部疼重，作一頓服。”

---

① 鵜鶘（tí hú）：一種水鳥。
② 連紙：即連史紙。
③ 茶瓢子：茶匙。
④ 一向：一個方向。

治熱利,諸治不差。《聖惠》

烏梅肉一兩微炒,黃連三兩去鬚微炒,擣羅爲末,煉蜜和圓如梧桐子大,每服不計時候以粥飲下二十圓。

止休息利。《日華子》

烏梅、建茶、乾薑爲圓,服之大驗。

治腸滑久利,神妙無比。《經驗》

醋石榴一枚劈破,炭火簇燒令煙盡,急取出不令作白灰,用甆椀蓋一宿出火毒,爲末,用醋石榴一瓣、水一盞煎湯,服二錢,瀉亦治。《肘後方》:"治赤白利,下水穀,宿食不消者,爲寒不療,只用皮燒赤,飲服方寸匕。"

治冷熱不調,或下帶水,或赤白青黃者。《古今録驗》

酸石榴子五枚合殼舂,絞取二升汁,每服五合,至二升盡即斷,小兒以意服之二三合。孟詵方:"治赤白利,腹痛,以醋石榴一枚連皮子擣汁,頓服。"

療疳利。《楊氏産乳》

薤白一握,生擣如泥,以粳米粉,二物蜜調,相和担①作餅,炙取熟與喫,不過三兩服。

治暴利。《千金》

擣蒜,兩足下貼之。

治血利。《耆域》

以蒜頭一箇煨熟,入黃檗末研,可圓即圓如梧桐子大,每服二三十圓米飲下。

治赤白利。《藥性論》

薺根葉燒灰服之,極效。

治利日久,津液枯竭,四肢浮腫,口乾。《古今録驗》

冬瓜一枚,黃土泥厚裹三寸,煨令爛熟,去土絞汁服之。

主下血利如刺者。《藥性論》

豉一升水漬,纔令相淹,煎一兩沸,絞取頓服,不差可再服。葛氏:"治重下,此即赤白利也,亦熬豆豉令小焦,杵服一合,日三,無比。"又方:"豉熬令焦,水一升淋取汁令服,冷則酒淋,日三,有驗。"

治利。《耆域》

罌粟殼鍋内用醋炒令黄色,候乾爲末,每服二錢半,水一盞半、烏梅、甘草同煎至五分,服。若水瀉,以水一盞,入醋一合同煎,下咽便止,神妙不可言。

治一切利,不問赤白,其效如神。《耆域》

罌粟殼蜜拌炒,厚朴去皮,薑汁炙透,等分爲末,米飲調下二三錢。此方不問一日之間一二百行,只一服便踈①,至三服可全安也,百發百中。

治脾胃氣弱,食不消化,利下赤白不止。《聖惠》

麴末一兩微炒,粳米二合煑粥,空腹食之,亦主小兒無辜②利。

治利下膿血及諸利疾。《聖惠》

麴三兩炒令黄,赤石脂三兩,擣細羅爲散,每服不計時候以粥飲調下二錢。

治蠱注下血如鷄肝,體熱心腹中煩悶。《聖惠》

黑豆一合、毛桃膠半兩,以水一大盞煎至六分,去滓,食前分温二服。

治利,色白不消者爲寒下。《外臺》

好麴炒,煑米粥,内麴方寸匕,又云"此療百師不救者"。《肘後方》:"治赤白利,下水穀,食不消,却以麴熬粟米粥,服方寸匕,日四五止。"

---

① 踈:"疏"的異體字。稀少,此指便次稀少。
② 小兒無辜:小兒疳病,症狀可見髮黄、羸弱、納差、瀉痢等。

第二十四卷

咯血

治咯血、吐血。《耆域》

黑龍皮，紋身匠所用揩血黑紙是也，蒲黄，先以黑龍皮燒灰，與蒲黄一處和研，不拘分兩，臨時看顔色，候其色匀如緑袍爲度，每服一錢，煎糯米清飲調服，不拘時候，四五服見效。

治咯血。《經驗》

黄藥、漢防己各一兩爲末，每服一錢匕，水一盞、小麥二十粒同煎，食後温服。

治咯血、衄血。初虞世

白芍藥一兩、犀角末一分，爲末，新水服一錢匕，血止爲限。

治咯血。《中興備急》

栢葉五兩、水六盞，煑三盞，分三服。

治咯血，大效。《耆域》

黄葵花陰乾爲末，入麝香少許研細，每服一錢，糯米飲調下，只兩服效。如下血，以粳米飲下。一方：用雞冠花炒令色變，與葵花等分末之，神效。

吐血

止吐血。《耆域》

朱砂一分，水飛過秤，江州蛤粉三兩，水飛令極細，候乾秤一兩，共研令匀，每服一錢，新汲水調下，食後服。

治吐血、鼻衄不止。《廣利》

伏龍肝半升，以新汲水一大升淘取汁，和蜜頓服。《雞峯》："以末二錢，水煎汁服，不以時。"

又方。《聖惠》

烏賊魚骨擣細羅爲散，不計時候以清粥飲調下二錢。

又方。《聖惠》

生刺薊三兩、生地黄五兩擣絞取汁，入白蜜一兩，煎三五沸，不計時候温服。

治吐血、唾血。《簡要濟衆》

蒲黄一兩擣爲散，三錢，温酒或冷水調，妙。孫真人《食忌》："治卒吐血，以水服蒲黄一升。"

止吐血、衄血、下血。《圖經》

生擣小薊根，絞汁飲。《雞峯》："用生刺薊碎切，每服秤三錢，水一盞煎至六分，去滓温服不以時。"

治吐血、衄血。《雞峯》

白茅花每服秤一錢，水一盞同煎至六分，去滓温服不以時。

治吐血不止。《簡要濟衆》

生地黄二兩、蒲黄一兩爲末，每服一錢、水一中盞，入竹葉煎七分，放冷服，食後。

治吐血、衄血，或發或止，皆心臟積熱所致。《聖惠》

黄芩一兩，去心中黑腐，擣細羅爲散，每服三錢，以水一中盞煎至六分，不計時候和滓温服。

又方。《聖惠》

貝母一兩炮令黄，擣細羅爲散，不計時候以温漿調下二錢。

治吐血、咯血。《耆域》

青黛抄①一錢，杏仁七箇湯浸，去皮尖，爲末，蠟一塊棗大消成汁，和作雞頭大，捏成餅子，每服一餅，乾柿半箇批開入在内，濕紙裹，火中煨熟取出，同乾柿嚼，糯米飲下。

治男子女人膈熱吐血。《耆域》

青黛、蒲黄等分爲末，每服一錢，新汲水調下，一併二服，立效。

治吐血，神效。《梅師》

生地黄汁一升二合，白膠香②二兩，以甆器盛，入甑蒸令膠消，服。

治吐血。《簡要濟衆》

川大黄一兩爲末，以生地黄汁一合、水半盞煎三五沸，無時服。《聖惠》治吐血經日，百治不差，亦用此方。

治卒吐血不止。《聖惠》

生地黄汁一大盞，黄明膠一兩，炙令黄燥，擣膠細羅爲散，内地黄汁中，以甆器盛，於一斗

---

① 抄：以匙拿取。
② 白膠香：金縷梅科植物楓香樹的樹脂，又名楓香脂。

米飯甑上蒸之候飯熟，分爲二服，甚者不過再劑。

又方。《聖惠》

栢葉半斤洗淨擣碎，以水三大盞煎取一盞半，去滓，分爲三服。

又方。《聖惠》

葛粉細研，用新汲水調下三錢。

又方。《聖惠》

肉桂四兩去麤皮，擣羅爲末，以糯米粥飲調下一錢服，日夜可十服，神驗。亦治下血不止。

又方。《聖惠》

黃連末一兩，於銚子內先鎔黃蠟一兩，內黃連末攪調稍凝，分爲三圓，以糯米粥化一圓服之，日盡三圓，差。

主卒吐血。《圖經》

屋苫茅①經久者細剉，三升酒浸，煑服一升，良已②。

治吐血。《耆域》

蘆蘀③燒灰，人參等分，二錢五更初鷄子清調下。

治吐血。《中興備急》

熟艾三鷄子大、水三盞煑一盞，頓服。又鷄冠花子爲末，熱酒調下一錢，黑豆地中生者佳。

治吐血。《耆域》

絶好石菖蒲一兩、枯礬半兩，爲末，米飲調下一錢。

治吐血。《勝金》

天南星一兩，剉如豆大，以爐灰汁浸一宿，取出洗淨，焙乾擣末，用酒磨自然銅下一錢，愈。

治吐血。《勝金》

人參一味爲末，鷄子清投新汲水調下一錢服之。

治吐血不定。《簡要濟衆》

---

① 屋苫茅：即茅根。
② 良已：痊愈。
③ 蘀（tuò）：草木葉子隕落。

茜草一兩生，擣羅爲散，每服二錢、水一中盞煎至七分，放冷食後服。

治心熱吐血不止。《廣利》

生葛根汁半大升，頓服立差。

治吐血，或涕唾中有血，或嘔一口者。《耆域》

管仲①不以多少，生用爲末，每服一大盞，冷水調下，只一服止，更不再服，萬不失一。

治憂恚嘔血，煩滿少氣，胷中疼痛。《聖惠》

栢葉擣羅爲散，不計時候以粥飲調下二錢匕。

治嘔血。《經驗》

黃蘗好者以蜜塗，慢火炙爲末，麥門冬熟水調下二錢匕，立差。《簡要濟衆》："治吐血熱極，以温糯米飲調下。"

治吐血。《耆域》

黑木耳爲末，白湯調下一錢。

治吐血。《耆域》

貳桑葉爲末，入麝香少許和勻，臨睡以臘茶調如稀粥呷，令在胷間。

治吐血不止。《簡要濟衆》

白膠香不以多少，細研爲散，每服二錢，新汲水調下。

治吐血。《簡要濟衆》

槲葉不拘多少擣末，二錢，水一盞煎五七分，和滓服。

治吐血及瀉血。《耆域》

新好砂木燒灰，入腦麝少許，三錢新汲水調下，瀉血糯米飲下。

治吐血、衄血、溺血。《雞峯》

亂頭髮燒灰研細，每服一二錢，米飲調下，衄者吹入鼻中。

治吐血不止。《梅師》

燒白馬糞研，以水絞取汁，服一升。

治吐血不止。《聖惠》

鹿角膠一兩，炙黃爲末，生地黃汁一升二合，同於銅器中盛，蒸之令膠消，分温二服。

又方。《聖惠》

---

① 管仲：即貫衆。

以白藥一兩，旋燒地赤安之，以物合定，不得泄氣，良久取出，擣細羅爲散，每服以粥飲調下一錢。

治吐血。《耆域》

非時吐血是脾風，燈草火燒濕紙蒙，每服三錢新水下，當時便且認西東。

治憂恚嘔血，煩滿少氣，胷中疼痛。《聖惠》

阿膠二兩擣碎，炒令黃燥，甘草一兩炙微赤剉，擣細羅爲散，每服三錢，以水一中盞，入生地黃汁二合，煎至七分，和滓溫服。

又方。《聖惠》

荆芥擣細羅爲散，不計時候以生地黃汁調下二錢。

治吐血、衄血，積日不止。《聖惠》

石榴根下地龍糞，不限多少細研，以新汲水一中盞調三錢，飲之即差。

又方。《聖惠》

楮葉擣絞取汁，不計時候服一小盞。

又方。《聖惠》

人中白細研爲散，入少許麝香相和，以少許吹入鼻中，立效。

止吐血、咯血。《食療》

黃明膠一兩切作小片，炙令黃，新綿一兩燒作灰，細研，每服一錢匕，新米飲調下，不計年歲深遠並宜，食後臥時服。

治吐血、衄血。《聖惠》

鷄子白三箇，好香墨二兩，擣墨細羅爲末，以鷄子白和圓如梧桐子大，不計時候以生地黃汁下十圓。

治吐鮮血。《聖惠》

紅錦三寸，將錦燒灰，研爲末，水調服之，差。

治吐血、衄血。《雞峯》

新綿燒灰研細，旋入少麝香，溫酒調下，米飲亦可。

治嘔血。《經驗》

鰾膠長八寸闊二寸，炙令黃，刮二錢匕來，用甘蔗節三十五箇取自然汁調下。

治吐血。《聖惠》

生藕汁二合、刺薊汁二合，合攪令勻，入生蜜一匙調和，令細呷之。

又方。《聖惠》

白蒲①薄紙五張燒灰，將紙灰以水調，頓服之，立差。

主吐血、咯血。《經驗後》

荷葉焙乾爲末，米湯下二錢匕。

主心熱吐血及衄血等。《圖經》

千葉石榴花，乾之作末，吹鼻中立差。

治卒吐血，亦治蠱毒及痔血，婦人患腰痛。《外臺》

向東者蘘荷根一把，擣絞汁三升服之。

治吐血及下血，并婦人漏下。《梅師》

雞蘇莖葉煎汁飲，若卒漏血欲死，煮一斗服之。

治傷寒後吐血及瀉血。《耆域》

吐血不止，乾薄苛煖火上焙乾，擣爲末，每服一錢，先調藥勻，後入冷水浸，調下立止。瀉血，用良薑爲末，每服一錢，冷水調下，二三服甚效。

治吐血、衄血，積日不止。《聖惠》

新羊血熱飲一二小盞，即愈。

衄血

治鼻衄久不止。《經驗後》

定州白甆細擣爲末，更研，每抄一剜耳許，入鼻立止。

治鼻衄。《十全博救②》

鉛白霜爲末，取新汲水調下一字。

治鼻衄。《經驗》

以冷水調麪漿，服之立差。

治鼻衄。《雞峯》

---

① 白蒲：舊名蒲濤，位于今江蘇省如皋市。
② 十全博救：宋代醫者刘甫所撰。

用濕紙於項上至肩塌①之。

治鼻衄不止。《簡要濟衆》

黄藥子爲末二錢匕,煎薄膠②湯下,良久,以新汲水調麵末一匙頭服之。

治鼻衄出血,兩頭不止,謂之血汗,王郎中③得效方。《兵部》

新汲水磨黄藥子一碗,勿令絕稀,頓服立差。

鼻衄方。《千金》

桔梗爲末,水服方寸匕,日五,亦止吐、下血。

治鼻衄出血不止。《廣利》

青葙子汁三合,灌鼻中。

治鼻衄不止甚者。《經驗》

白及爲末,津調,塗山根④上,立止。

止衄。《本經》

蓖麻葉炙熱,熨囟顖上,尤驗。

治鼻衄及膈上盛熱。孫兆

乾地黄、龍腦、薄苛等分爲末,冷水調下。

治衄血。《圖經》

車前草生研絞汁,水解飲之,甚善。

治衄血。《耆域》

吹鬱金末鼻中,神奇。

又方。《耆域》

四物湯中加石菖蒲、蒲黄各少許,同煎喫甚妙。

又方。《耆域》

凌霄花瓦上焙乾,酒調二錢服。

治鼻衄不止。《耆域》

端午日取刺芥,陰乾爲末,搐入鼻中。

---

① 塌:貼緊。
② 薄膠:膠層較薄的背膠。
③ 王郎中:或爲唐代王棨,字輔之,咸通三年(862)登進士第,官至水部郎中。
④ 山根:鼻梁。

治鼻衄出血。《廣利》

乾薑削令頭尖，微煨，塞鼻中。

主鼻衄及暴下血。陳藏器

茅針或已成白花者，煮汁服之。

治鼻洪[1]、吐血。《本經》

船底苔、炙甘草并豉汁濃煎湯，旋呷。

治鼻衄出血。《廣利》

鞋鞲作灰吹鼻孔中，立差。

鼻衄數升不斷者，久亦差。《圖經》

楮葉擣取汁，飲三升，不止，再三飲，神良。

治人少小鼻衄，小勞輒出。《肘後》

桑耳無多少熬令焦，擣末，每衄發輒以杏人大塞鼻，數度即可斷。《梅師方》同。

治鼻衄。《耆域》

燒若葉存性爲末，觸入鼻中。

止衄血、吐血。《圖經》

桑皮上白蘚花，亦名桑花，狀似地錢，刀削取，炒乾爲末服。

治鼻衄，出血多，眩冒欲死。《梅師》

濃研香墨，點入鼻孔中。

治時氣衄血不止。《雞峯》

好松煙墨爲末，鷄子清和如梧桐子大，每服十粒，白湯下不以時。

又方。《雞峯》

生蘿蔔擣取汁，每服半盞，入鹽少許攪勻，頓服之，不以時。

治鼻衄出血，眩冒欲死。《梅師》

燒亂髮細研，水服方寸匕，須臾更吹鼻中。

治血汗、鼻衄五七日不住，立效。《經驗》

人中白不限多少，刮在新瓦上，用火逼乾，研入麝香少許，用酒下。

治鼻中衄血，及咯吐血不止。《廣利》

---

[1]　鼻洪：鼻衄甚者。

五色龍骨作末，吹一江豆①許於鼻中，立止。

治衄血。《耆域》

簷間蛛網攬取一團，瓦上焙乾爲末，以一字搐入鼻中。

又方。《耆域》

馬鳴退②燒灰，搐入鼻中。

大病差後，小勞便鼻衄。《肘後》

牡礪十分、石膏五分擣末，酒服方寸匕，日三四，亦可蜜圓梧子大服之。

主鼻衄及金瘡下血不止。《本經》

壁錢捺取虫汁，點瘡上及鼻中。虫似蜘蛛作白幕，如錢在闇壁③間，此土人呼爲壁繭。

治衄血。《雞峯》

石榴花末，每用一字許搐鼻內。

又方。《耆域》

生蓮子去皮細研，置壁上候乾，碾爲末，二錢米飲調下。

又方。《耆域》

以乾石蓮搥破，先以蓮心碾爲末，搐入鼻中，次以蓮肉不去麤皮爲末，抄二錢匕，以蓮荷蒂煎湯調下，即止。

治鼻衄血。《勝金》

葱一握擣裂汁，投酒少許，抄三兩滴入鼻內，差。

治鼻衄血不止。《梅師》

生雞蘇五合、香豉二合，合杵研，搓④如棗核大，內鼻中。

治鼻血不止，服藥不應。《簡要濟衆》

蒜一枚去皮，細研如泥，攤一餅子如錢大，厚一豆許，左鼻血出貼左脚心，右鼻血出貼右脚心，兩鼻即雙貼，血止急洗去。

治鼻血出不止。《千金》

醋和胡粉半棗許，服。

---

① 江豆：即豇豆。
② 馬鳴退：即蟬蛻。
③ 闇（àn）壁：壁角暗處。
④ 搓：《證類本草》作"搓"。

治鼻衄不止，服藥不應，**獨聖散**。《簡要濟衆》

糯米微炒黄爲末，每服二錢，新汲水調下。

治鼻衄。《耆域》

菉豆粉、黄藥子等分爲末，每服二錢，新水調下。

九竅出血

治九竅、四肢、指歧①間皆血出，此暴驚所致。《中興備急》

勿令患人知，以井花水猛噀其面。又搗荆葉，汁、酒服二合，一作荆芥。

治九竅、四肢、指歧出血。《聖惠》

蒲黄一兩微炒，龍骨一兩燒赤，都細研爲散，每服以糯米粥飲調二錢服之。

治九竅出血。《簡要濟衆》

刺薊一握絞取汁，以酒半盞調和，頓服之。如無青汁，只搗乾者爲末，冷水調三錢匕。

療九竅出血。《千金》

荆葉搗取汁，酒和服二合。

治喫菓子多，口鼻中出血。《耆域》

桂去皮爲末，新汲水調下。

治卒驚悸，九竅血皆溢出。《千金》

新屠羊血熱飲二升，差。

人有九竅、四肢、指歧間血出，乃暴驚所爲。姚氏

取新生犢子未食草者臍屎，日乾燒末，水服方寸匕，日四五頓差。人云"口鼻出血亦良"。

又方。《聖惠》

用生地黄汁一升、生薑汁一合相和，温服一小盞，日四五服。

① 歧：分岔。

痟渴

痟渴

主痟渴。陳藏器

石蕈取水牛鼻和煑飲之，自死者鼻不如落崖死者良。

主渴，遠行無水處，可預服。《本經》

水花和苦栝樓爲圓，朝服二十圓，永無渴。亦名水沫，江海中間久沫成乳石，故如石，水沫猶軟者是也。

治痟渴熱或心神煩亂。《聖惠》

黑鉛錯①爲末，用水銀同結如泥，取大豆許大，常含嚥津。

又方。《聖惠》

黄丹不限多少，每服以新汲水調下一錢，兼每日作蕎麥人粥，空腹食一大盞。

治痟渴一二十年，只數服效。《耆域》

虢丹乳極細，濃研上等墨爲圓桐子大，每服三四十圓米飲下。

治痟渴，飲水絶多，身體黄瘦。《聖惠》

蜜陁僧②三分細研，黄連三分去鬚，擣細羅爲散，都研令細，每遇渴時，抄一字於舌上，以水下之。

又方。《聖惠》

瓦窰突上黑煤，結乾似鐵屎③者半斤，擣取末，更以生薑四兩同擣，絹袋盛，以水五升浸取汁，不計時候冷飲半合。

治渴。《耆域》

礎石大塊者，須是極緊，隔卓子可嚙針者，用三五兩置淨缾中，新水浸没，遇渴飲一盃，即入水一盃添之，如此三兩日必安。

治痟渴，小便不利。《聖惠》

故屋上古瓦兩口④，淨洗搥碎，以水煑取濃汁，食後温頻服一小盞。

治卒痟渴，小便多。《肘後》

---

① 錯：磨。《廣雅·釋詁三》："錯，磨也。"
② 蜜陁僧：宋代《圖經本草》"今嶺南、閩中銀鉛冶處亦有之，是銀鉛脚"。
③ 鐵（tiě）屎：即"鐵落"。
④ 口：量詞。

擣黃連,絹篩,蜜和三十圓,治渴延年。

治痟渴,**三消圓**。《耆域》

好黃連不以多少,去鬚,爲細末,用冬瓜取自然汁搜和成餅子,陰乾,再爲末,又依前以冬瓜汁搜,如此七遍,後用冬瓜汁爲圓桐子大,每服三四十圓,煎大麥仁湯下,尋常渴一服止。

治熱渴不止,心神煩躁。《聖惠》

黃連去鬚、栝樓根各等分,擣羅爲末,以麥門冬去心煑熟,爛研和圓如梧桐子大,每於食後煎小麥湯下三十圓。

治痟渴。陳藏器

擣浮萍,絞汁飲。《聖惠》:"取水中萍洗,暴乾爲末,以牛乳汁和圓如梧桐子大,每服不計時候以粥飲下三十圓。"

治痟渴,除煩躁。《聖惠》

秦艽二兩去苗,甘草三分,炙微赤剉,擣篩爲散,每服四錢,以水一中盞,入生薑半分,煎至六分,去滓,不計時候溫服。

治痟渴,煩躁狂亂,皮膚乾燥。《聖惠》

生葛根切去皮,木臼內擣取汁一大盞,入蜜二大匙攪令勻,不計時候分爲三服。

治痟渴煩躁,飲水無度。《聖惠》

用七家井索近罐口結處,燒爲灰,細研,不計時候以新汲水調服二錢,不過三五服,效。

治痟渴,神驗不可言。崔元亮

上元板橋麥門冬鮮肥者二大兩,宣連九節者去兩頭尖、三五節,精治之二大兩,看天氣晴明,取肥大苦瓠汁浸麥門冬經宿,然後去心,於臼中爛擣,入黃連末和,候可圓併手圓梧子大,食後飲下五十圓,日再。若重者,即初日服百五十圓作一服,第二日百二十圓作一服,第三日百圓,第四日八十圓,第五日依本服圓數,如似可每日只服二十五圓。服訖覺虛,即取白羊頭一枚,淨去毛洗了,以水三大斗煑令爛,去頭,取汁可一斗已來,細細服之,不用著鹽,不過三劑平復。

治痟渴,飲水無度,日漸瘦弱。《雞峯》

菝葜半兩剉碎,水一大碗煎至六分,去滓溫服,日四五次服,以不渴爲度。金剛根是也。

又方。《雞峯》

新紫桑椹,淘揀去浮者,任意食之。

又方。《海上》

栝樓實不以多少,每箇兩邊去硬殼,作兩小眼子,每眼子内用巴豆成箇者,以針劄透入在栝樓内,三晝夜取出巴豆,只以栝樓碎擘,浸水飲,能飲酒者浸酒服,其妙。

治痟渴利方。《外臺》

生栝樓根三十斤、水一石煑取一斗半,去滓,以牛脂五合煎取水盡,熱酒先食服如鷄子大,日三。

治痟渴口乾,心神煩躁。《聖惠》

栝樓根半斤、冬瓜半斤,切作小片子,以豉汁中煑,作羹食之。

主痟渴。《肘後》

栝樓深掘大根,厚削皮至白處,寸切之,水浸,一日一易水,經五日,取出爛擣研,以絹袋盛之,澄濾令極細如粉,去水,服方寸匕,日三四服,亦可作粉粥、乳酪中食之。《肘後》只取根五兩、水五升煑取四升,隨意飲之。

治痟渴。《本經》

漬苧汁主之。只以苧根煎濃汁,温服最妙,曾試極效。

主痟渴。《本經》

薔草擣絞取汁服之。

治痟渴不止,下元虛損。《經驗後》

牛膝五兩,細剉爲末,生地黃汁五升浸,晝暴夜浸,汁盡爲度,蜜圓桐子大,空心温酒下三十圓。久服壯筋骨,駐顔色,黑髮,津液自全。

治痟渴,飲水過多,不差。《聖惠》

凌霄花一兩擣碎,以水一大盞半煎至一盞,去滓,分温三服。

又方。《聖惠》

人參一兩去蘆頭,擣細羅爲散,用鷄子清調下一錢,日四五服。

主卒痟渴,小便多。韋宙

黃蘗一斤、水一升,煑三五沸,渴即飲之,恣意飲,數日便止。

治卒小便多,痟渴。葛氏

入地三尺取桑根,剝取白皮,炙令黃黑,剉,以水煑之令濃,隨意飲之,亦可内少米,勿入鹽。

治卒痟渴,小便多。葛氏

作竹瀝恣飲,數日愈。陳藏器云:"治久渴心煩。"

治虛熱渴。《外臺》

桃膠如彈圓含之，佳。

治痟渴熱，或心神煩亂。《聖惠》

地骨皮一兩末，以半天河水[①]一中盞、井花水一大盞，同煎至一大盞，去滓，食後分溫二服。

主消渴，日夜飲水數斗，小便數，瘦弱。《心鏡》

豬肚一枚淨洗，以水五升煮令爛熟，取二升已來，去肚，著少豉，渴即飲之。

治多年痟渴，無不差者。孟詵

驢頭煮汁，服三二升。

療痟渴羸[②]瘦，小便不禁。崔元亮

兎骨和大麥苗煮汁服，極效。

治痟渴神效。《聖惠》

兎一枚，新桑根白皮半斤細剉，剝兎去皮及腸胃，與桑根白皮同煮，爛熟爲度，盡力食肉，并飲其汁，即效。

治痟渴，飲水過甚，并小兒渴疾。《聖惠》

黃狗膽一枚、獖豬膽一枚，右件狗膽併入豬膽内陰乾，候堪圓即圓如梧桐子大，每服以麝香湯下二圓，小兒半圓。

痟渴，心脾中熱，下焦虛冷，小便多，漸羸瘦。《廣利》

牛羊乳，渴則飲三四合。《聖惠方》："取牛乳微溫飲之，生飲令人利，熱飲令人渴，故宜微溫，與馬乳功同。"

治痟渴，飲水不知足。《心鏡》

白花鴿一只，切作小臠，以土酥煎，含之嚥汁。

治一切渴。《經驗》

大牡礪不計多少，臘日或端午日，黃泥裏煅通赤，放冷取出爲末，活鯽魚煎湯調一錢匕，小兒半錢匕，只兩服差。

治渴疾。《斗門》

晚蠶沙焙乾爲末，冷水下二錢，不過數服。

---

① 半天河水：取自竹籬頭或空樹穴中的雨澤水。
② 羸：宜爲"羸"之訛。

治渴。《耆域》

五靈脂、黑豆去皮等分爲末，冬瓜子湯調下一錢。

治渴疾不止。《耆域》

白鱔一條，以一合子先盛蛤粉，放魚在内合定，將合子頓在淨處，合子上燒香一爐，候一時取出魚，刮取身上蛤粉，以稀麵糊爲圓緑豆大，每服二十圓水下。

治痟渴。崔元亮

取蝸牛十四枚，以水三合浸之瓷甌中，以器覆之一宿，其蟲自沿器上，取水飲，不過三劑已。凡用蝸牛，以形圓而大者爲勝。

主痟渴飲水，日夜不止，口乾，小便數。《心鏡》

田中螺五升，水一斗浸經宿，渴即飲之，每日一度易水換生螺爲妙，或以水煮汁飲，螺即任喫。《聖惠》："治痟渴熱或心神煩亂，取田中活螺三升，洗去土，以糯米三升煮爲稀粥，可及二斗已來，候冷，即將田螺置於冷粥盆内，以物蓋養之，待螺食盡粥，却吐出沫，收之，取性飲之。"

治痟渴，止煩悶。《簡要濟衆》

烏梅肉二兩，微炒爲末，二錢，水二盞煎取一盞，去滓，入豉二百粒，煎至半盞，去滓，臨卧時服。

治痟渴利。《外臺》

葵根五大斤切，以水五升煮取三升，宿不食，平旦一服三升。《聖惠》："治痟渴，飲水過多，小便不利，葵根莖葉五兩切，以水三大盞，入生薑一分、豉一合煮取二盞，去滓，食後分温三服。"

治胷膈氣壅滯，暴渴不止。《聖惠》

蘿蔔二枚大者，擣爛取汁，入蜜二合，生薑半兩取汁，酥一兩調令匀，渴即旋旋飲之。《心鏡》只以蘿蔔絞汁飲一升。

治痟渴後變成水氣，令作小便出。《聖惠》

蘿蔔子三兩炒令黄，紫蘇子二兩微炒，擣細羅爲散，每服煎桑根白皮湯調下二錢，日三四服。

治痟渴。《圖經》

出了子蘿蔔三枚，淨洗薄切暴乾，一味爲末，每服二錢，煎猪肉湯澄清調下，食後臨卧日三服，漸增至三錢，差。

治渴引飲無度。秦運副①

日食韭苗三五兩，或炒，或作羹，無入鹽，極效，但喫得十斤即佳，過清明勿喫，入醬無妨。

治渴不止。《産乳》

冬瓜燒熟絞汁，細細飲之，盡更作。

治痟渴。《耆域》

冬瓜霜皮乾爲末，冷水調下。《聖惠》："以冬瓜瓤一兩，暴乾擣碎，以水一中盞煎至六分，去滓溫服。"

又方。《聖惠》

罌粟一合細研，以溫水一大盞調令勻，分三服，食前服之。

又方。《聖惠》

頓服烏麻油一二合，神驗。

主痟渴。《圖經》

秋麻子②一升、水三升，煑三四沸，飲汁不過五升便差。

治痟渴得效。《肘後》

取烏豆置牛膽中陰乾，百日吞之即差。

治痟渴口乾。《心鏡》

小麥炊作飯及煑粥食之。

治渴。《外臺》

研糯米，取白汁，恣飲之，以差爲度。《聖惠》："治痟渴熱或心神煩亂，黍米泔一大盞，溫服之。"

---

① 運副：轉運副使的簡稱。《欒城集》卷二八《晏知止成都運副秦中梓州運副制》，元祐二年(1087)正月制。
② 秋麻子：陳藏器曰"麻子，早春種爲春麻子，小而有毒；晚春種爲秋麻子，入藥佳"。

第二十六卷

水氣　腫滿

水氣　腫滿

治腹堅脹滿，號石水。《聖惠》

白石英十兩，捶如大豆大，以甆瓶盛，好酒二斗浸，以泥重封瓶口，將馬糞及糠火燒之，長令酒小沸，從卯至午即住火候，次日煖一中盞飲，日可三度，如喫酒少，隨性飲之，其白石英可更一度燒之。

治水腫及暴腫，河東裴氏①傳。《經驗》

葶藶三兩，杵六千下令如泥，即下漢防己末四兩，取緑頭鴨就藥臼中截頭，瀝血於臼中，血盡，和鴨頭更擣五千下，圓如桐子。患甚者，空腹白湯下十圓，稍可者五圓，頓服，五日止。此藥利小便，有效如神。

治水氣。崔氏

葶藶三兩，以物盛甑上蒸令熟，即擣萬杵，若圓得即圓如梧子，不須蜜和，一服五圓，漸加至七圓，得微利即佳，不可多服，令人不堪美食。若氣發，又服之，得利氣下，定即停。此方治水氣無比，蕭駙馬患水腫，惟服此得差。《聖惠》："治水氣徧身腫，小便赤澀，以甜葶藶二兩隔紙炒令紫色，擣如膏，煑棗肉和圓如梧桐子大，每服煎桑根白皮湯下三十圓，日三四服。"

治十種水氣。《聖惠》

澤漆一十斤，於夏間採取嫩葉，入酒一斗，研取汁約二斗，於銀鍋內以慢火熬如稀餳即止，於甆器內收，每日空心以温酒調下一茶匙，以愈爲度。

治水氣徧身浮腫，氣促，坐卧不得。《聖惠》

牽牛子二兩微炒，擣羅爲末，以烏牛尿一升浸一宿，平旦入葱白一握，煎十餘沸，去滓，空腹分爲二服，水從小便利下，大效。

治水氣，徧身浮腫。《聖惠》

取蒁葱②根葉不限多少，細切曬乾，杵羅爲末，每用葱末二錢、席下塵半錢相和作散，每於食前以清粥飲調服之。

治水氣。《外臺》

蓖麻子去皮研，令熟水解得三合，清旦一頓，服之盡，日中當下青黄水。

---

① 河東裴氏：古代關中地區的望族。
② 蒁葱：即鹿葱。

治水腫坐臥不得，頭面身體悉腫。《梅師》

蘴藋根刮去皮，擣汁一合，和酒一合，煖空心服，當微吐利。《聖惠方》同。

主水氣虛腫，風瘙，皮肌惡痒。《藥性論》

陸英煎取湯，入少酒，浴之妙。

治卒腫滿，身面皆洪大。《肘後》

兔絲子一升、酒五升漬二三宿，每服一升，日三。

治卒大腹水病。葛氏

馬鞭草、鼠尾草各十斤，水一石煑取五斗，去滓，再煎令稠厚，以粉和圓，一服二三大豆許，加四五豆，神良。

主浮腫下水，兼惡腫毒。陳藏器

莞蔚子苗擣絞汁服。

治小便不利，有水氣。張仲景

栝樓根二大兩，大附子一箇，茯苓、山芋各三兩，蘧麥[1]一分，五物爲末，蜜圓桐子大，一服三圓，日三，未知，益至七八，以小便利、腹中和爲知也。

治卒腫滿，身面皆洪大。《肘後》

甘遂一分爲末，豬腎一枚，分爲七臠，入甘遂在内，火炙熟，一一食之至四五，當覺腹脇鳴，小便利。

治水病，無問年月深淺，雖復脉惡亦主之。《兵部》

大戟、當歸、橘皮各一兩切，以水二大升煑七合，頓服。利水二三斗，勿恠。至重，不過再服便差。禁毒食一年，水下後更服，永不作。此方出張尚客[2]。

治十種水氣，小便出水差。《聖惠》

大戟一兩、甘遂一兩，生擣羅爲末，每服取大麥麪一兩、藥末一錢，以水和作餅子燒熟，徐徐喫盡，以湯茶下之，五更後服，至曉下水極多，如病未退，隔日再服。

風水，腹臍俱腫，腰不可轉動。《聖惠》

鼠黏子[3]二兩微炒，擣細羅爲散，每服以煖水調下二錢，日三四服。

治水氣。《外臺》

---

① 蘧（qú）麥：即瞿麥。
② 張尚客：唐代開元間太醫，生卒年不詳，撰有《大五藏論》《小五藏論》等醫著。或作“張尚容”。
③ 鼠黏子：即牛蒡子。

商①陸根白者去皮，切如小豆許一大盞，以水三升煑取一升已上，爛即取粟米一大盞煑成粥，仍空心服，若一日兩度服，即恐利多，每日服一頓即微利，不得雜食。《梅師方》："治水腫不能服藥，以商陸一升，羊肉六兩，以水一斗煑取六升，去滓，和肉、葱豉作臛，如常法食之，商陸白者妙。"

治水氣腫滿，小便不利，身面皆浮。《雞峯》

生樟柳四兩，去皮切碎，赤小豆一升，淘揀淨，以水三升慢火同煑之，候豆熟，去樟柳，只取豆任意食之，時飲豆汁。

治水疾。《經驗》

樟柳去麤皮，薄切，日乾爲末，用黃額魚三頭、大蒜三瓣、綠豆一合，以水一大椀同煑，豆爛爲度，先將豆任意喫了，却以汁調藥末一錢匕，其水化爲清氣。

有人虛肥積年，氣上如水病，面腫脚不腫。《外臺》

楮木葉八兩、水一斗煑取六升，去滓，内米煑粥喫。

療身體暴腫滿。《備急》

榆皮擣屑隨多少，雜米作粥食，小便利。

治水腫，坐卧不得，頭面身體悉腫。《梅師》

束引花桑枝燒灰，淋汁煑赤小豆，空心食令飽，饑即食盡，不得喫飯。

治水下，或不下則滿溢，下之則虛竭，竭還復，十無一活。《外臺》

桑椹并心皮，兩物細剉重煑，煎取四斗，以米四升釀酒，一服一升。

治水氣，皮膚痒，及明目。《心鏡》

枳殼一兩杵末，如茶法煎呷之。

治卒腫滿，身面洪大。《肘後》

皂角剥炙令黃，剉三升，酒一斗漬，合器煑令沸，服一升，日三。

療身體腫滿水氣，急卧不得。《楊氏產乳》

郁李人一大合，擣爲末，和麥麫搜作餅子，炙與喫，入口即大便通利，氣便差。《聖惠》："治風水，腹臍俱腫，腰不可轉動，以郁李人二兩，湯浸去皮，水研取汁三升，薏苡人二合，以郁李人汁煑薏苡人作粥，每日空腹一服。"

補水氣藥。《經驗後》

---

① 商：當爲"商"之譌。

赤茱萸二兩,米醋煑爛,細研爲膏,圓桐子大,椒湯空心下七圓。

治水氣。《斗門》

聯步一兩去殼研,以紙裹,用物壓出油,重研末,分作七服,每治一人,只可一服,丈夫生餅子酒下,婦人荊芥湯下。凡三更服之,至晚自止,後以厚朴湯補之,頻喫益善,仍不用喫鹽醋,一百日差。聯步,續隨子是也。

治水病初得,危急。《兵部》

烏牛尿每服一合,差。《圖經》:"治下水腫,以黃犍牛溺一飲三升,不覺,更加服,老小減半亦可,勿食鹽。"

主水氣,大腹浮腫,小便澀少。《心鏡》

水牛尾滌洗去毛,細切作腤臢①,極熟喫之,煑食亦佳。

治身體手足腫。《千金》

以驢脂和鹽傅之。

治卒腫病,身面皆洪大。《肘後》

生豬肝一具細切,頓食之,勿與鹽,乃可用苦酒,妙。

治水病鼓脹。《食療》

豪豬肚和肚屎燒灰,擣末細羅,每朝空心溫酒調下二錢匕。有患水病鼓脹者,服盡一枚便消。此物多食苦參,不理②冷脹,只理熱風水脹,形狀似蝟。

治十種水不差垂死者。《聖惠》

獺肉半斤切、粳米三合、水三升,葱椒薑豉作粥食之。獺,一名獾狐,極肥也,《本經》亦云"下水大效"。《聖惠方》同。

治腹中水癖水腫。孟詵

黃雌雞一只治如食法,和赤小豆一升同煑,候豆爛即出食之,其汁日二夜一,每服四合。

治卒大腹水病。《百一》

青雄鴨以水五升煑取一升,飲盡,厚蓋之取汗,佳。《心鏡》云:"水病不差垂死,青頭鴨治如食法,細切和米,五味作粥,空腹食。"又云:"水氣脹滿浮腫,小便澀少,白鴨治之。以饋飯半升,薑椒釀,鴨腹中縫定,如法蒸,候熟食之。"

治卒大腹水病。《肘後》

---

① 腤(ān)臢(zān):把鹽、豉、葱等與肉或魚一起煑的烹調法。
② 理:治療。

胡鷰卵中黃,頓吞十枚。

治十種水病,腫滿喘促不得臥。《聖惠》

螻蛄五枚乾爲末,食前湯調半錢匕至一錢匕,小便通,效。

療水病腫。《外臺秘要》

赤鯉一頭極大者,去頭尾及骨,唯取肉,以水二斗、赤小豆一大升和魚肉煮,可取二升已上汁,生布絞去滓,頓服盡,如不能盡,分爲二服,後服溫令暖,服訖當下利,利盡即差。

治十種水氣病,不差垂死。《心鏡》

蠡魚一頭重一斤,煮熟取汁,和冬瓜、葱白作羹食之。

主氣喘促,浮腫,小便澀。《心鏡》

杏人一兩,去皮尖熬研,和米煮粥極熟,空心喫二合。

治水腫煩渴,小便赤澀。《聖惠》

冬瓜白瓤不限多少,以水煮令熟,和汁淡食之。

治水病初得危急。《兵部》

冬瓜不限多少任喫,神效無比。

治水病肚脹,至四肢腫。《千金髓》

胡瓜一箇,破作兩片,不出子,以醋煮一半、水煮一半,俱爛,空心頓服,須臾下水。

治水病洪腫,氣脹不消。《外臺》

乾香薷焙,濕者亦得,細剉,内釜中,水浸之,出香薷上數寸,煮使氣盡,去滓,清澄之,漸微火煎,令可圓如梧桐子大,日三,稍加之,以小便利爲度。

治大腹水腫,諸藥無效。《聖惠》

苦葫蘆子二兩微炒,擣細羅爲散,不計時候以粥飲調下二錢。

治卒患腫滿,曾有人忽脚胅腫,漸上至膝,足不可踐地,頭面徧身大腫脹滿,效。《外臺》

苦瓠白瓤實,撚如大豆粒,以麪裹,煮一沸,空心服七枚,至午當出水一斗,三日水自出不止,大瘦乃差,三年内慎口味也。苦瓠須好者,無臕臈,細理妍淨者,不尔有毒不用。

治水氣,坐臥不得,面、身體悉浮腫。《聖惠》

葱白七斤和鬚,分作兩塌子,先以炭火燒一處淨地令赤,即以葱塌子安在地上,令病人脱韈,以人扶着踏葱上蹲坐,即以衣被圍裹勿令透風,待汗通、小便黃水,葱冷即止,小便多即差矣。

主水氣、脚氣。《圖經》

赤小豆五合、葫一頭、生薑一分並碎破,商陸根一條切,同水煑,豆爛湯成,適寒溫去葫等,細嚼豆,空腹食之,旋旋啜汁令盡,腫立消便止。

療水腫從腳起,入腹則殺人。韋宙

赤小豆一斗煑令極爛,取汁四五升,溫漬膝以下,若已入腹,但服小豆,勿雜食,亦愈。李絳《兵部手集方》亦著此法,云曾得效。昔有人患腳氣,用此豆作袋置足下,朝夕展轉[①]踐踏之,其疾遂愈。

治身腫浮。《千金》

烏豆一升、水五升煑取三升汁,去滓,內酒五升,更煑取三升,分溫三服,不差,再合服之。

治手腳酸疼,兼微腫。《外臺》

烏麻五升熬碎之,酒一升浸一宿,隨多少飲之。

治水病差後,常服此藥,永不復發。《聖惠》

大麻人二兩微炒,研如膏,黑豆三兩,炒熟去皮,擣羅爲末,煉蜜和圓如梧桐子大,每日空腹以粥飲下三十圓。

---

① 展轉：回環反復。

第二十七卷

① 癰癤：正文作"癰癤發背"。
② 瘰疬附：正文作"瘰疬"，"附"字或涉上而衍。
③ 丁瘡腫：原無，據正文補。

癰癤發背

治癰。《千金翼》

梁上塵、灰葵莖等分,醋和傅之。

治癰腫毒等。《日華子》

紫石英醋淬,擣爲末,生薑、米醋煎,傅之,摩亦得。

治癰腫。《外臺》

伏龍肝,以蒜和作泥,塗布上貼之,乾則易。

治癰腫,打撲傷損,立可愈。《耆域》

雄黃一兩研,箆麻仁半兩同研勻,入釅醋和,以筆篆①腫上,立覺毒氣散,神妙。痔瘡腫痛塗之,立輕。

治癰腫發背。《經驗》

生菖蒲擣貼,若瘡乾,擣末,以水調之。孫用和方同。《聖惠》方:癰腫發背,貼熁②,亦以菖蒲不限多少,濕者爛擣捏作餅子,可瘡大小貼,乾即易之,此法神異。如冬月或無濕者,即以乾者杵末,用驢乳和,擣爲餅子用之,如不住瘡上,以帛抹之。

療癰腫,傅虵毒。《本經》

醋摩蚕休③塗之,有效。一名紫河車。

治一切熱毒癰腫,疼痛不可忍。《聖惠》

蒼耳子不限多少,熬令微黃,擣羅爲末,油旋相和,塗於腫上,乾即換之。

治瘀血不散變成癰。《廣利》

擣生菴䕡蒿④,取汁一升服之。

主氣癰腫,并一切腫毒。《藥性論》

白斂、赤小豆、茵草爲末,雞子白調塗。《肘後》:"治發背,只用白斂末。"

療癰腫發背,初覺未成膿者。韋宙

苧根葉熟擣傅,日夜數易之,腫消則差矣。《梅師方》:"癰發乳房,傅之速消。"

---

① 篆:用篆體字書寫。
② 貼熁(xié):外治法之一。又稱貼熁藥、敷貼、箍圍藥、敷藥等。
③ 蚕休:當爲"蚤休"之訛。
④ 菴䕡蒿:李時珍《本草綱目》"此草乃蒿屬,老莖可以蓋覆菴閭,故以名之"。

治一切癰腫未破，疼痛，令内消。《博濟》

以生地黄杵如泥，隨腫小大攤於布上，摻木香於中，又再攤地黄一重，貼於腫上，不過三五度。

治癰毒、熱核之類，服之内消。《耆域》

黄耆、薏苡人等分，二味爲末，水煎服。

療悪毒癰腫，或連陰髀間，疼痛急攣，牽入小腹，不可忍，一宿則殺人者。《圖經》

茴香苗葉擣，取汁一升服之，日三四服，其滓以貼腫上，冬中根亦可用。此外國方，永嘉[1]以來用之，起死，神效。

治男子婦人、大人小兒忽發癰腫。《耆域》

牛皮膠不拘多少，椎[2]作小塊，炒令黄脆爲末，用無灰酒調下三錢，立效。

主癰發數處。孫真人

牛糞燒作灰，以雞子白和傅之，乾即易。

癰腫未成膿。《肘後》

牛耳中垢封之，愈。

治癰，一切腫未成膿，拔毒。《集驗》

牡礪白者爲末，水調塗，乾再塗。

治癰初結腫，振[3]焮[4]散毒。《聖惠》

糯米半升，炒令焦黑，於地上出火毒，生甘草二兩剉，擣細羅爲散，看患大小，取雪水調塗腫上，乾即易之。

治癰初結腫及發背。《聖惠》

馬齒菜一斤擣令爛，置於銅鈔鑼中，安於新汲水上，候馬齒冷即罨腫上，熱即易之，當時其腫即便消。

治癰已結聚，令不更長。《聖惠》

芫花末，膠汁和，貼於上，燥復易之，腫毒當化爲水。

治一切癰腫無頭。《經驗後》

葵菜子一粒，新汲水吞下，須臾即破。如要兩處破服兩粒，要破處逐粒加之，驗。《食療》

---

① 永嘉：西晋時期永嘉年間(307—313)。
② 椎(chuí)：搥打。
③ 振：救。
④ 焮(xìn)：紅腫。

云："三日後吞百粒，瘡頭開。"

治癰毒無頭。《經驗後》

蜀葵杵爲末，傅之。

又方。《經驗》

搗龍葵傅之。

治癰瘡未潰。《肘後》

莔草末、鷄子白塗紙，厚貼上，燥復易，得痛良。

治癰未潰。楊文蔚

栝樓根、赤小豆等分爲末，醋調塗。

療癰腫有頭，使必穴方。《傳信》

茅錐①一莖正尔全，煎十數沸，服之立潰，若兩莖即生兩孔，或折斷一枝爲二，亦出兩穴。

療患癰苦不潰。陳藏器

雀屎一枚傅之，立决。

治諸癰不消已成膿，懼針不得破，令速决。《經驗後》

白鷄翅下第一毛，兩邊各一莖，燒灰研，水調服之。

治諸癰腫瘡，及冷瘻不乾宜用，長肉合瘡口。《聖惠》

雄黄三分研爲末，樝子②三枚和核切，陰乾爲末，先將雄黄末於銚子内，以甆盞子蓋，四面以濕紙封縫，於慢火上燒，以濕潤物蓋，盞底莫令水入，其黄作霜在盞子上，候冷取出，別取長肉膏藥不限多少，取其霜并樝子末一時拌和，旋攤貼絹上，如瘡口深，作紙子③引藥入瘡内，肉從裏長出，到瘡口合矣。

療癰腫、痘瘡。《藥性論》

水煎升麻，濃汁綿沾，拭瘡上。

治諸瘡癰腫不散。《圖經》

取白藥生根，爛搗貼，乾即易。無生者用末，水調塗之亦可。

主癰腫、瘡瘻、瘰癧、結核等。《本經》

醋摩山慈菰根傅之，一名鹿蹄草。《經驗》："貼癰腫，取山慈菰莖葉搗爲膏，入蜜，貼瘡口

---

① 茅錐：即白茅針。
② 樝(zhā)子：薔薇科植物木桃的果實，又名和圓子、西南木瓜、木桃等。
③ 紙(rèn)子：綫狀捻子。

上，候清血出效。"

治癰腫，若有瘜肉突出者。《録驗》

烏頭五枚，以苦酒三升漬三日，洗之，日夜三四度。

主患癰破下膿，著瓮藥寒[1]瘡孔，瘡痛煩悶困極。《外臺》

生楸葉十重，去瓮藥丁，帖之，以布帛裹，緩急得所，日再三易之，痛悶即止。此法大良無比，勝於衆法，凡癰疽潰後及凍瘡有刺不出，甚良。冬無楸葉，當早收之，臨時以鹽湯沃之，削楸白皮用之亦得。

治癰瘡中冷，瘡口不合。《千金》

鼠皮一枚燒爲灰細研，封瘡口上。

治癰腫惡瘡，内膿不止。《聖惠》

用蝟皮燒灰細研，内瘡孔中。

治癰疽發背，一切惡瘡。《得效》

白礬一兩爲末，黃臘半兩溶開，和礬末圓如桐子大，每服三圓，臨睡温酒下。

治熱極熱結，癰疽涎中等疾。《耆域》

陰地蕨，生華山陰崖萬古日陽不及處，性寒，以莖葉爲末，每服一錢，新汲水調下，瘡疽仍可外傅。

治癰疽，生臭惡肉。姚僧坦

白蔄茹散傅之，看肉[2]盡便停。但傅諸膏藥，惡肉仍不盡者，可以漆頭赤皮蔄茹爲散用半錢匕，和白蔄茹散三錢匕合，傅之差，是赤白皆可用也。

治癰疽發背，一切惡瘡，在表則逗出膿血，在裏則出惡物如羘湯狀。《海上》

皂角刺紫色潤者拭淨，刮取紫皮半兩，乳香一分研，二味以新布縫小袋盛，入好酒半升，銀石器煎取一半，裂布中汁一盞，放温服，立效。

治癰疽發背等疾。《耆域》

雄皂角針，謂不結皂角者，以皂角針刷洗過，取尖處一寸，炒令焦黃色，碾爲麤末，抄五大錢，入生甘草末一錢、水一盞半煎至六七分，温服。如熱盛，即以此下雄黃圓。此方屢試有奇效，甚者服至數升，無害。

---

① 寒：《證類本草》作"塞"。
② 肉：此指惡肉。

治癰疽已有瘡眼，未出膿，不可忍，用此藥絍①即膿出瘡愈。《耆域》

巴豆一箇去皮膜，不去心油，鹽豉十四粒，口中含去皮令軟，同研爛，更入真麝少許，如難圓，即更入少許稀糊捏作餅子，或如鼠糞尖，或圓子，臨時看瘡口絍之，只以紙撚子送入，須臾痛必甚，忍之，良久膿即出矣。

治疽癰惡瘡，出膿血不止者。《本草》

地骨皮不拘多少淨洗，先刮上面麤皮留之，再刮取細白穰，取麤皮同地骨一處煎湯淋洗，令膿血淨，以細穰貼之，立效。有一朝士②腹脅間病疽，經歲不差，初淋洗，出血一二升，其家人輩懼欲止，病者曰疽似少寬，更淋之，出血五升許，血漸淡遂止，以細穰貼之，次日結痂而愈。

治癰疽瘡久不差。《聖惠》

松脂三兩、薰陸香三兩合擣，内少許鹽爲餅，貼瘡上，得汁出盡即差。

治癰疽發背或發乳房，初起微赤，不急治之即殺人。《梅師》

黄蘗末和鷄子白塗之。

治癰疽發背及發乳房。《秘要》

茱萸一升擣之，以苦酒和，貼癰上。

治癰，諸疽發背或發乳房，初起不急治之即殺人。《梅師》

母猪蹄兩隻、通草六分，以綿裹和，煑作羹食之。

治癰疽，止痛拔毒。《耆域》

乾荷葉心不計多少，取當心如錢大一片，爲麤末，每用三匙、水兩碗慢火煎至一碗半，放温淋洗揩乾，以太白膏傅之。太白膏只用寒水石飛過，以臘月猪脂調成膏塗，隨瘡大小用薄紙攤貼之。

治癰疽發背，未成瘡先發腫者。《耆域》

糯米一升炒焦，爲細末，朴消一兩別研，和勻，冷水調，厚覆腫處，乾即再上，腫消即已，大效。

治石癰③風毒，初結㹴核，堅硬宜塗。《聖惠》

白斂半兩、藜蘆一分生等分，擣細羅爲散，日三上，以醋和貼，如癰未潰，皆可用。

---

① 藥絍(rèn)：用以引膿外出和治療的藥捻子。
② 朝士：朝廷之士，泛稱朝中官員。
③ 石癰：《聖濟總録》“石癰者，寒氣凝結，致熱氣不得散，故其腫毒硬實如石之狀，而謂之石癰”。

治石癰發腫，至堅而有根者。《聖惠》

葛萏子擣爲末，以醋調傅之，經宿根出。

治石癰，堅如石、不作膿者。 張文仲

生章陸①根擣擦之，乾即易，取軟爲度。《聖惠》同。

治癰癤結腫赤熱者。《聖惠》

水磨半夏塗之，燥復更塗。

治癰癤，**千金散**，如未成則内消，如已成則易潰。《耆域》

白芷一兩、甘草二兩生爲末，每服三錢，酒調下不以時。

治癤子已破。《斗門》

益母擣，傅瘡妙。

治癰毒軟癤不作頭。《日華子》

茅針濃煎，和酒服。

治瘡癤腫毒。《本草》

車螯殼燒二度，各以醋焠，擣爲末，甘草等分，酒服。以醋調傅腫上，妙。

靈驥散，治大人、小兒頭生軟癤，熟及貼藥破或針破，出盡膿血，隨即腫痛，年月益深，肌肉消盡，無以療者，及小兒蒸熱成疳，不保性命者。《耆域》

赤馬糞不拘多少，須是赤馬，別色無效，以炭火煆成灰，甆器收，旋取研細，臨時度癤大小，抄二錢至五錢止，挑輕粉二錢，和生油調，攤楮紙上。貼軟熟者，當夜自潰，隨即平復。仍以生薑咬破擦瘡上，即生髮，更無瘢。如身生軟血瘤有竅，如血出流消了，竅不合，依前腫脹，年月深久，依法用，三日一易，一月三易，差矣。常用此治惡瘡百藥不效者，傅之即乾，再傅已結痂矣，神妙神妙！

治軟癤不較。《耆域》

蠐螬洗了，用刀子割開，入麝香少許燒灰，油調塗，曾用極效。《外臺》：蠐螬末，治癰疽、痔漏、惡瘡及小兒丹毒。

又方。《耆域》

土鱉子爲末，油調塗甚良。

治軟癤，熱毒不散，疼痛不止。《聖惠》

---

① 章陸：即商陸。

以麻油四兩熬亂髮如鷄子大，成膏，入烏猫兒糞末一分調令勻，塗於緋帛上貼之。

治軟癰。《肘域》

地上卷起土皮，淨瓦片上燒過，爲細末，生油調令稀稠得所，塗癰四邊，中間留眼子，甚者不過再上。

又方。《海上》

鬼桃燒灰，即桃梟①也，菊花焙爲末，等分，入眞麝香、膩粉各少許，以鷄子清調塗，留中間眼子，一上，乾甚者再上。

治腹癰，腹有膿者。張仲景

薏苡人十分、附子二分、敗醬五分，三物擣爲末，取方寸匕，以水二升煎取一升，頓服之，小便當下，愈。

發背

北齊馬嗣明②醫楊遵彥③背瘡法。《圖經》

黧理黃石如鵝卵大，猛烈火燒令赤，内釅醋中，因有屑落醋裏，頻燒淬石至盡，取屑暴乾擣篩，和醋塗之立愈。劉禹錫謂之煉石法，用之傅瘡腫，無不愈者。世人又傅麥飯石亦治發背瘡，麥飯石者，黧黃白類麥飯，曾作磨磑④者尤佳。中岳山人⑤方云：“取此石碎如碁子，炭火燒赤，投米醋中浸之，良久又燒，如此十徧，鹿角一具連腦骨者，二三寸截之，炭火燒令煙出即止火，白斂末與石末等分，鹿角倍之，三物同擣篩令精細，取三年米醋於鐺中煎，如魚眼沸即下前藥，調和令如寒食餳，以篦傅腫上，留頭如指面勿令有藥，使熱氣得泄，如未有腫，膿即當内消，若已作頭，即撮令小。其病久，得此膏，直至肌肉爛落出筋骨者，即於細布上塗之，貼瘡上，乾即易之，但中隔不穴者，即無不差。其瘡腫時，切禁手觸，其效極神。”

療惡寒嗇嗇，似欲發背，或已生瘡腫，癰疹起方。《外臺》

消石三兩、暖水一升和令消，待冷取故青布，折三重，可似赤處方圓，濕布搨之，熱即換，

---

① 桃梟：桃子在樹經冬不落者。
② 馬嗣明：北齊醫家，善針灸。
③ 楊遵彥：北齊賢臣，曾助文宣帝高洋穩定政局。
④ 磨磑（wèi）：石磨。
⑤ 中岳山人：《證類本草》作“中岳山人呂子華”，李朝正避其父諱“華”而删“呂子華”三字。

頻易立差。

發背欲死方。《千金》

伏龍肝末以酒調，厚傅其上瘡口，乾即易，不日平復。《肘後方》："治諸癰疽發背及乳房，釜下土①擣取末，鷄子中黃和，塗之佳。"

治發背及諸般癰毒瘡。《經驗後》

黑鉛一斤，甘草三兩微炙剉，以酒一斗著空瓶在傍，先以甘草置在酒瓶内，然後熔鉛投在酒瓶中，却出酒，在空瓶内取出鉛，依前熔後投，如此者九度，并甘草去之，只留酒令病者飲，醉寢即愈。

治背癰癤。《經驗》

多年煙薰壁土并黃蘗，二味等分爲末，用生薑汁拌成膏攤貼之，更以茅香湯調下一錢匕服，甚妙。

治發背頭未成瘡，及諸熱腫。《兵部》

以濕紙榻上，先乾處是熱氣冲上欲作瘡子，便灸之。如先疼痛，灸即以不痛爲度，即②不痛，却以痛爲度，唯以壯數多爲妙。

治背上忽腫，漸如楝③子，不識名者。《圖經》

水中圓石一兩椀，燒令極熱，瀉入清水中，沸定後洗腫處，立差。

治五腫發背。《經驗》

金星草和根淨洗，慢火焙乾秤四兩，入生甘草一錢擣末，分作四服，每服用酒一升已來，煎三二沸，後更以冷酒三二升相和，入瓶器内封，却時時飲服，忌生冷、油膩、毒物。《圖經》云："解硫黃及石毒，治發背、癰腫、結核，用葉半斤和根剉，以酒五升艮器中煎取二升，五更初頓服，丹石毒悉下。又擣末，冷水服方寸匕，及塗發背瘡上亦效，人用之往往皆驗。"

治發背、惡瘡、癰癤，一切藥毒，**鬼腰帶散**。《耆域》

鬼腰帶苗根四兩，淨洗槌碎，以水二升煎至半升，入酒半升、甘草末三大錢，再煎至六合，放冷服之，立效。

治發背。《耆域》

天茄子取自然汁，重湯熬成膏，故帛上看瘡大小攤之，極冷則效才貼，上後冷透心骨，熱

---

① 釜下土：即伏龍肝。
② 即：假如。
③ 楝：疑爲"楑"之異體字。《證類本草》作"碟"。

痛便減十分。

治發背神驗，未見其比。《海上》

升麻貳兩剉，以水三碗煎至三盞，作三次熱服。便散方，發時便可服。

治發背。《耆域》

草決明子一升生用擣碎，甘草一兩生擣碎，以水三升煑取汁一升，温温服，其效。蓋血滯則生瘡，肝爲宿血之藏，而決明子和肝氣，不損元氣。

治背瘡。《耆域》

剪刀草不以多少，爛研裂汁，看臟腑虛實，隨意冷熱服，以滓傅腫處，乾即易之，有瘡口，即用好膏藥貼。《聖惠方》同。如無濕者，以乾者擣末，蜜調塗之。

凡發背疑似者，須便服此。崔元亮

秦芄十二分、牛乳一大升同煑取七合，去滓，分温再服差，當得快利三五行即佳。

療發背初得，毒腫焮熱赤痛。《聖惠》

爛擣浮萍，和鷄子清貼之，良。《子母秘録》：“凡熱毒，浮萍汁傅之。”

治發背秘法，李北海[1]云此方神授，極奇。崔元亮

甘草三大兩，生擣別篩末，大麥麵九兩，於一大盤中相和攪令勻，取上好酥少許別捻入藥令勻，百沸湯搜如餅劑方圓大，於瘡一分熱傅腫上，以油片及故紙隔，令通風，冷則換之，已成膿即自出，未成膿便内消，當患癰着藥時，常須喫黄耆粥，甚妙。

發背欲死。《百一》

芭蕉擣根塗上。

治發背。劉禹錫《傳信》

山李子根，亦名牛李子，薔薇根，野外者佳，各細切五升，以水五大斗煎至半日以來，汁濃即於銀銅器中盛之，重湯煎令極稠和如膏，以帛塗瘡上，神效。

治發背神效。《海上》

用地骨皮，如瘡痒，將外面矗皮煎湯洗，後用裏面細者，秤加黄栢等分，爲末，以真酥調塗，無酥用油。

治覺似發背，但是熱腫即用之，令内消方。《聖惠》

皂莢一鋌，去黑皮及子，栗子一十枚，去殼暴乾，擣細羅爲散，以新汲水和如麵糊，攤於布

---

① 李北海：李邕，唐代書法家，字泰和，678—747 年，玄宗時爲御史中丞，出爲北海太守，故稱。

上，以傅腫處，乾即易之。

治發背、大瘡、瘤等。《耆域》

黄明膠半兩，細剉作塊子，用蚌粉炒，乳香半分，爲末，用水調塗瘡上，仍用荆芥湯調服，大去腸癰。

治發腦發背，及癰疽、熱瘤、惡瘡等。《勝金》

兎頭細剉，入瓶內密封，惟久愈佳，塗帛上厚封之，熱痛傅之如冰，頻換差。

治發背。《耆域》

大田螺不計多少，去厴生取肉，只要頭項，以次不用，竹刀切去，於石臼中杵擣如泥，遍覆腫處，如瘡口破，傅周回，纔覺濕，即以新汲水塗其上，冰水尤佳，旦易之，其瘡口却別用性温膏藥貼之，此仍不得犯鐵器。

治背瘡彌驗方。《千金》

户邊蜘蛛杵，以醋和，先挑四畔令血出，根稍露，用藥傅，乾即易，旦至午拔根出，大有神效。

治發背。《集驗》

蝸牛一百箇活者，以一升淨瓶入蝸牛，用新汲水一盞浸瓶中封繫，自晚至明，取出蝸牛放之，其水如涎，將真蛤粉不以多少旋調，以鷄翎掃之瘡上，日可十餘度，其熱痛止，瘡便愈。

治發背，**土鱉散**。《耆域》

土鱉子一箇，一名簸箕蟲，一名乞火老婆渾，巴豆三粒不去皮，一處細研曬乾爲末，先以藥末挑在元作瘡處，然後用鷄翎掃開約當三錢大，如瘡痛，加乳香豆大研入，不痛不須入。

治發背瘡腫，疼痛不可忍。《聖惠》

露蜂窠一兩半，甘草二兩生用剉，以水三升煎至二升，去滓，以綿浸湯中，洗瘡四面，辟除毒氣，令瘡早差。

治背癰。《圖經》

薜荔乾，末服之，下利即愈。宜興張渚①有一老舉人聚村學②，年七十餘，忽一日患發背，村中無它醫藥，急取薜荔葉爛絞汁，和蜜飲數升，以其滓傅瘡上，後以它藥傅貼，遂愈。醫者云"其本③蓋得薜荔之力"。

---

① 張渚：位于江蘇、浙江、安徽三省交界之處，西晋永嘉四年(310)建鎮，古稱桃溪，南宋時易名張渚。
② 村學：舊時鄉間私塾或學校。
③ 本：根本。

治發背内潰及諸惡毒，衝心嘔痛，三兩服，救一命。凡瘡宜日一二服，内托毒氣，使出外不内攻。《耆域》

真緑豆粉四兩研，乳香光明者一兩研細，二味和勻，每服二錢，新汲水調下，水不得用多，要藥在胷膈也。瘰癧惡入、内發嘔痛並治，出《保生信效①》。又方：治一切瘡毒，止渴，神效。亦用此，於食後以冷甘草湯調下二錢至三錢，如打撲着及諸内損，用温酒調下，食前空心服。些少②即内消，大損即敗血隨大便出矣。

發背欲死，治之方。《肘後》

冬瓜截去頭，合瘡上，瓜當爛，截去，更合之。冬瓜未盡，瘡已小斂矣，即以膏藥養之。

治背瘡有頭未破。《耆域》

絲瓜兒一箇，白礬胡桃大細研，先爛研瓜兒如泥，入礬同再研，傅瘡上，不一日自潰膿出，惡肉亦退。

治發背癰疽成瘡者。《圖經》

龍葵根一兩剉，麝香一分研，先擣龍葵根爲末，入麝香研令勻，塗於瘡上，甚善。龍葵葉圓似排風③而無毛，花白，實若牛李子，生青熟黑，亦似排風子。

治發背癰腫，已潰未潰。《千金》

香豉三升，少與水和，熟擣成泥，可腫處作餅子，厚三分已上，有孔勿覆，孔上布豉餅，以艾列其上灸之，使温温而熱，勿令破肉，如熱痛即急易之，患當減快，一日二度灸之，如先有瘡孔，中汁出即差。

吹妳　妬乳　乳癰　乳頭裂破

治吹妳④，效。《本經》

户垠下土和雄雀糞，煖酒服方寸匕。

吹妳。《耆域》

延胡索不以多少，炒赤黄色，末之，麝香酒下。一方：以醋磨海螵蛸傅之，大妙。

治吹妳。《耆域》

---

① 保生信效：《宋史·藝文志》載有“閭孝忠《重廣保生信效方》一卷”，或爲此書。
② 些少：少許。
③ 排風：即白英。
④ 吹妳：婦人哺乳期發生的急性乳癰。

木鱉子燒爲末,二錢酒調下。

療吹妳,惡寒壯熱。《子母秘録》

豬肪脂以冷水浸,搨之,熱即易,立效。

婦人吹妳,**獨聖散**。《簡要濟衆》

白丁香半兩,擣羅爲散,每服一錢匕,温酒調下無時。

又方。《聖惠》

鱧魚皮燒灰末,空心煖酒調二錢匕。

治吹妳,疼痛不可忍。《圖經》

穿山甲炙黄、木通各一兩,自然銅半兩生,三味爲末,每服二錢,温酒調下不計時候。

治婦人吹妳虛腫,結餅疼痛。《耆域》

穿山甲燒灰碾細,入少麝香,以胡桃酒下。一方:以皂角刺燒灰,酒調服。

治吹妳,不痒不痛,腫硬如石。《食醫心鏡》

青橘皮二兩,湯浸去穰,燒爲末,非時温酒下二錢匕。

治乳腫痛。《秘録》

栝樓黄色老大者一枚,熟擣,以白酒一斗煮取四升,去滓,温一升,日三服。若無大者,小者二枚,黄熟爲上。

療乳腫。《産寶》

以馬溺塗之,立愈。

治婦人乳腫不消。《梅師》

赤小豆、茵①草等分爲末,苦酒和,傅之佳。

又方。《聖惠》

白麪半斤炒令黄色,用醋煮爲糊,塗於乳上即消。《經驗方》:"以水調麪煮如糊,欲熟即投無灰酒一盞共攪之,極熱令如稀粥,可飲即熱喫,仍令人徐徐按之,藥行即差也。"

妬乳②。《千金》

梁上塵,醋和傅之,亦治陰腫。

治産後妬乳,并癰腫。《産寶》

蒲黄草熟杵,傅腫上,日二度易之。并煎葉汁飲之,亦佳。

---

① 茵:《證類本草》作"荞"。
② 妬(dù)乳:乳汁不泄,鬱積成癰。

治妬乳、乳癰。《梅師》

丁香搗末，水調方寸匕服。

療婦人妬乳硬，欲結膿，令消。《兵部》

鹿角石上磨，取白汁塗，乾又塗，不得手近，并以人嚙却黃水，一日許即散。

治婦人勒乳痛成癰。《聖惠》

益母草爲末，水調塗乳上，一宿自差，生搗爛用之亦得。

奶癰及結腫疼痛。《耆域》

青黛、萆麻等分爲細末，津液調傅之。

治奶癰。《耆域》

瓜樓根、生甘草爲末，二錢水煎。一方加火煅牡蠣，三物等分爲末，桃仁、胡桃煎酒調下。

治乳癰。《梅師》

搗生地黃汁傅之，熱即易之，無不效也。

治諸癰發乳房，初起微赤。《梅師》

搗栝樓作末，以井花水調服方寸匕。

治乳癰二三日痛不差，但堅紫色者。《肘後》

柳根皮熬令溫，熨腫一宿愈。又方：以楊根須、楊柳經水浸，即生切碎，醋炒，熨數過即驗，熨時當以帛包之。

治乳癰。葛稚川

人牙齒燒灰，細研酥調，貼癰上。

治婦人乳癰，汁不出，內結成膿腫，名妬乳方。《簡要濟衆》

蜂房燒灰研，每服二錢，水一中盞煎至六分，去滓溫服。

治妳癰寒熱傳，救十餘人方。《兵部》

蔓菁根葉，淨擇去土，不用洗，以鹽搗，傅乳上，熱即換，不過三五度。冬無葉，即用根切，須避風。

治乳頭裂破。《梅師》

搗丁香末傅之。

治婦人乳頭裂成瘡。《耆域》

蛤粉、烟脂等分爲末，新水調塗。

緩疽

治緩疽。夫緩疽，腫痛無頭尾，大者如拳，小者如桃李，與肌肉相似，不赤，積日不潰，乃變紫黯色，皮肉且爛，急者一年殺人，緩者數年乃死。《聖惠》

黃耆杵成散，不計時候温水調下二錢匕。

治緩疽。《聖惠》

藺茹擣爲散，不計時温水調下二錢匕。

治緩疽，令内消方。《聖惠》

以小豆擣羅爲末，用鷄子清調塗之，乾即再塗之，以差爲度。

附骨疽

治附骨疽。夫附骨疽，皮肉微急，洪洪如肥狀，痛不得轉動，乃至成膿，久瘡不愈，差而復發，骨從孔出也。《聖惠》

枸杞自然汁，以慢火熬成煎[①]，後入煉過白礬，團[②]令堅實，陰乾擣羅爲末，先以甘草水洗之，拭乾，以唾塗瘡，將藥末周匝傅之。

又方。《聖惠》

用猪膽和楸葉爛擣，傅之。

治附骨疽及魚眼瘡。《聖惠》

狗頭骨燒煙薰之。

又方。《聖惠》

用鷄子五枚煑熟，去白取黃，於銚子内以慢火炒令黑，候自然爲膏，瀝於盞内，用黄丹、膩粉各三錢拌和令勻，每用時先用米泔煎湯洗患處，拭乾，用藥傅之，妙。

又方。劉涓子

以蜈蚣七枚和大麥爛擣，封之。《聖惠方》同。

又方。《聖惠》

---

① 煎：膏狀。
② 團：揉搓。

蜣蜋乾者,擣細羅爲散,先以烏鷄脂塗瘡口上,以散傅之。

治附骨疽及冷瘻、一切惡瘡等方。《聖惠》

蜣蜋燒灰秤一兩,巴豆半兩,去皮心研,紙裹壓去油,同研爲細散,用傅瘡上,日一換之,多時①患者不過三上,效。

主諸惡疽、附骨癰,根在臟腑,歷節腫出,丁腫、惡脉、諸毒皆差。《別録》

蛇皮、亂髮、露蜂房三味合燒灰,酒服方寸匕,日三。

瘭疽

治卒得瘭疽,一名爛瘡。《聖惠》

黃連一兩,去鬚擣末,胡粉一兩,相和研令匀細,以油調塗之。此瘡初起作癮胗,疼痛燋赤,宜用生鐵燒赤二七徧,注水中,日二三度以洗之。

又方。《聖惠》

燒牛糞作灰細研,用油調塗之。

治瘭疽無頭,腦出在指甲上。《聖惠》

獨頭蒜一兩,杏人一兩湯浸,去皮尖,相和爛研,炒令熱,傅瘡上,以絹帛繫之,數用神驗。

治瘭疽著手足、肩背,累累如米起,色白,刮之汁出,復熱。《外臺》

蕪菁子熟擣,帛裹傅之,勿止。

丹毒

治一切丹毒。《耆域》

黃丹、韭鄰上蚯蚓糞,並火斷爲末,用新汲水調塗,極驗。

治人面目卒得赤黑丹,如疥狀,不急治,徧身即死,若白丹者方。《梅師》

白甆瓦末,豬脂和,塗之。

① 多時:時間長久。

治一切丹毒。《聖惠》

川芒消細研爲末，以水調塗；生地黄擣汁塗；五葉草①爛擣傅，或爲末，以水調塗；浮萍草爛擣傅；川大黄擣羅爲末，以水調塗。皆可擇而用之。

治遊腫②赤者。《聖惠》

川大黄末二兩、慎火草五兩，合擣塗之，乾即再換。

治遊腫。《聖惠》

以生布一片搵油，以火燃之，持照病上，呪③曰"日遊日遊、不知着脂、火燎你頭"，呪七徧即差也。

治火丹。《梅師》

杵黄芩末，水調傅之。

治丹火毒，遍身赤腫不可忍。《梅師》

蘿藦草擣絞取汁傅之，或擣傅上，隨手消矣。

治熱遊丹赤腫。《楊氏産乳》

栝樓末二大兩，釅醋調塗之。

治瘡腫丹毒及嬰孺風疹，在皮膚不出者。《圖經》

景天苗葉五大兩，和鹽三大兩同研，絞取汁，以熱手摩塗之，日再。但是熱毒丹瘡，皆可如此用之。

治煙火丹，發從背起，或兩脇兩足赤如火。《楊氏産乳》

景天草、真珠末一兩，擣和如泥，塗之。

療螢火丹，從頭起。《楊氏産乳》

景天草擣，和苦酒塗之。

五色丹，俗名遊腫，若犯多致死，不可輕之。《千金》

蒲席燒灰，和鷄子白塗之。

《備急》治白丹。《外臺》

苧根三斤、小豆四升，以水二斗煑以浴，三四徧浸洗妙。

丹者，惡毒之瘡，五色無常。《肘後》

---

① 五葉草：即老鸛草。
② 遊腫：病證名。《諸病源候論》："遊腫之候，青黄赤白，無復定色，遊走皮膚之間，肉上微光是也。"
③ 呪："咒"的異體字。

苧根三升、水三斗煑浴，每日塗之。

治一切丹毒流腫。《聖惠》

鼠粘草①根，勿使見風，洗去土，擣爛貼之，絞取汁飲之亦良。

治丹胗，毒氣不消，時發疼痛。《秘要》

用白芷及根葉煑，洗榻之。《聖惠方》同。

又方。《聖惠》

蒴藋擣汁，着少許酒相和，浴之。

治青白赤遊腫，手近微痛。《聖惠》

紫檀香二兩，擣羅爲末，水調塗。

治火丹。《梅師》

擣梔子，和水調傅之。

治中熱遊，及火燒除外痛。《梅師》

柳白皮燒爲末，傅之。兼治灸瘡，妙。

治五色丹，俗名油腫②，若犯多致死，不可輕之。《千金》

榆白皮末，和鷄子白傅之。

療竈丹，從兩脚，赤如火燒。《楊氏産乳》

五加葉根燒作灰五兩，取煆鐵家槽中水，和塗之。

治面目身卒得赤斑，或痒或瘭子腫起，不即治之，日甚殺人。《肘後》

殺羊角燒爲灰，研令極細，以鷄子清和塗之，極神驗。無鷄子，水和塗之，甚妙。《聖惠》
治丹胗毒氣不消，時發疼痛，亦用此方。

治遊腫，流徧身赤色，入腹即死。《聖惠》

以生猪肉傅上，數數換之，其肉蟲鳥不食，毚惡甚也。

五色丹，名油腫，若犯多致死，不可輕之。《千金》

牛屎傅之，乾即易。

治人面目卒得赤黑丹，如疥狀，不急治，徧身即死。《梅師》

燒鹿角末，猪膏和塗之。《百一方》同。

丹者，惡毒之瘡，五色無常。《肘後》

---

① 鼠粘草：即牛蒡。
② 油腫：同“游腫”。

蜜和乾薑末，傅之即差。

又方。《肘後》

枲栗皮有刺者，洗之佳。

治一切丹毒流腫。《聖惠》

地龍屎，水和傅之。

治一切丹毒走皮中，浸淫疼痛。《聖惠》

蠐螬研，以雞子清調塗之，乾即再塗。《外臺》治《删繁①》丹走皮中，浸淫，名火丹，亦用蠐螬末傅之。《子母秘錄》："治癧疽、痔漏、惡瘡及小兒丹，並末蠐螬傅之。"

主赤白遊疹。《唐本注》

蟰蟰碎，取汁塗之。

又方。《本草》

烏爛死蠶，在簇上烏臭者，白死蠶主白遊，赤死蠶主赤遊，並塗。

患赤白遊疹及癰腫、毒腫。陳藏器

活水蛭十餘條，令啗②病處，取皮皺肉白，無不差也。冬月無蛭蟲，地中掘取煖水中養之令動，先洗去人皮鹹，以竹筒盛蛭綴③之，須臾便咬，血滿自脫，更用饑者。崔知悌④云："今兩京⑤無處⑥預養之，以防緩急。"

療熱遊赤腫。《楊氏産乳》

蕎麥麪，醋和塗之。

治一切丹毒。《聖惠》

豉擣羅爲末，以水調塗。

主丹毒。《小品》

赤小豆末和雞子白如泥，塗之不已⑦，逐手即消也，其遍體者亦遍塗如上法。

治一切丹毒惡氣，五色無常，不即療之，痛不可忍，若壞皮膚則大出膿血，或發肢節即斷人四肢，此蓋疽之類也。《聖惠》

① 删繁：指唐代謝士泰所撰《删繁方》，已佚。
② 啗："啖"的異體字。
③ 綴：連結。
④ 崔知悌：唐代許州鄢陵（今河南鄢陵）人，615—685年，官至户部尚書，善醫，著有《纂要方》《産圖》等，均佚。
⑤ 兩京：指唐代的長安和洛陽。
⑥ 無處：據文意，其後脱一"不"字。
⑦ 不已：不停止。

赤小豆一升，羊角燒灰半兩，擣羅爲末，以鷄子白和塗之，如無羊角，即單用小豆亦良。

丹者，惡毒之瘡，五色無常，又發足踝者。葛氏

擣蒜厚傅之，乾即易之。

治風丹徧身如棗大，痒痛者。孟詵

擣雞腸草封上，日五六易之。

治一切丹毒徧身。《聖惠》

蕓薹子一兩，以酒一大盞和研，去滓，煎五七沸，不計時候温服一合。

治丹胗，毒氣不消，時發疼痛。《聖惠》

用芥子不限多少，擣羅爲末，不計時候以釅漿水調下半錢。

治遊腫諸癱。《千金》

芥子末、猪膽和如泥傅上，日三易之。

治丹毒入腹即殺人。《中興備急》

水苔研傅之，海藻菜亦佳。

又方。《中興備急》

松菜研傅，豆葉亦得。

又方。《海上》

土消一味爲末，水調塗之。蜣蜋糞圓是也。

諸腫

丁瘡腫附

治一切熱毒結聚，焮赤疼痛，消腫解毒。《耆域》

川朴消、川大黄末等分研匀，冷水調塗腫上，乾即更塗。

治身體、手足卒風腫。《聖惠》

以川芒消二兩研爲末，用醋調傅之，乾即再塗。

治卒風毒腫。《聖惠》

伏龍肝半斤，以醋和如泥，塗腫上，乾即易之。

治結毒赤腫，內消立效。《耆域》

雄黄、通明白礬等分爲末，研細，以米醋調塗。

傅腫極效。《本經》

蚡鼠壤中土[1]，苦酒和爲泥，傅之。

治奇毒生於隱處，亦名辮毒。《耆域》

生白礬爲末，以黄臘火熔圓鷄頭大，才覺發，以酒服二圓，明日消，若稍遲則不驗。

治一切毒腫瘡癤。《中興備急》

草烏頭爲末，水調塗。若已有頭及破者不可用，以藥有毒，恐着肉則害人。

治一切腫毒，疼痛不可忍。《肘後》

擣草麻子，傅之立差。

治風毒熱腫，遊丹虵傷。《本經》

烏蘞，一名五葉莓，擣傅并飲汁。

治諸毒熱腫，虵毒及丁腫亦大效。《本經》

馬兜零根，名獨行根，磨爲泥封之，日三四立差。水煑一二兩，取汁服，吐蠱毒。

治患熱腫。《經驗》

水研山豆根，濃汁塗，乾即更塗。

治腫毒。《圖經》

擣芭蕉汁傅之。

傅毒腫。《本經》

蒢草擣葉傅之。

主一切熱毒腫。孫真人《食忌》

章柳根和鹽少許傅之，日再易。

傅風腫惡瘡等。《圖經》

菝葜葉和鹽擣傅之，有效。

治一切腫。《外臺》

紅花熟爛擣，取汁服之，不過再三服便差，服之多少量腫大小。

治腫如神。《耆域》

---

① 蚡鼠壤中土：蚡鼠穴之土。一説蚡鼠作穴所出的土。

荆三稜、蓬莪茂各二兩爲末,米醋三升熬成膏,磁合收之。每用時,旋入朴消研少許同爲膏,調塗患處,無腫不消也。

治腫。《外臺》

蒺藜子一升熬令黃,擣篩,以麻油和如泥,炒令燋黑,以塗故布上,剪如腫小大貼之。

治一切腫毒。《藥性論》

牛蒡根葉,入少鹽花搦之。

治頭面忽腫熱,毒風内攻,或手足頭面赤腫,觸着痛。《斗門》

牛蒡根洗淨爛研,酒煎成膏,攤在紙上,貼腫處,仍熱酒調下一服,腫止痛減。《聖惠》治熱毒風腫,及諸癰發背,亦用牛蒡根半斤,刮去黑皮,切,以無灰酒一升、水二升相和,下牛蒡,以慢火煎,候汁濃有少粘,即去滓,却向鐺中煎,如稀餳即停火膏成,先以膏於腫處塗之,便着故帛貼,日夜二三度易之。

傅腫毒、馬脊種①人惡瘡。《本草》

鬼蓋和醋傅之。一名鬼屋,如菌生陰濕地處,蓋黑莖赤。杜正倫②云:"鬼繖③,夏日得雨,聚生糞堆,見日消黑。"

治腫毒及治丁腫。《藥性論》

荆芥末,和酢封之。

治卒風毒腫起,急痛。《聖惠》

浮萍草三兩、紫草三兩,並擣令熟,用傅腫上,乾即換之。

治卒風毒腫。《聖惠》

擣商陸根傅之,良。

治毒攻手足,腫痛。《肘後》

虵莓汁服三合,日三。又水漬烏梅令濃,納崖蜜飲之。

治身體手足卒瘨④腫。《千金翼》

擣蒼耳傅之,立效。春用心、冬用子。

手足心風腫。《肘後》

椒、鹽末等分,醋和傅之。

---

① 種:《證類本草》作"腫"。
② 杜正倫:相州洹水(今河南安陽)人,? 一約 659 年,唐高宗時官至宰相。
③ 繖:"傘"的異體字。
④ 瘨:脹。

治卒風毒腫。《聖惠》

皂莢刺一握去兩頭，以水一大盞煮取六分，去滓頓服，取快利，其腫便消。

治風腫及惡瘡疥，傅之疼痛内消。《聖惠》

用肥皂莢一斤，以文火炙令黑色，擣羅爲末，取酒三升，入藥熟攪熬成膏，臨時看疾狀大小，用藥塗貼，日二易之。

治惡核、腫結不散。《聖惠》

吳茱萸一兩末、小蒜二兩合擣傅之，日三換，以差爲度。

治熱毒腫不消，疼痛。《聖惠》

櫟木根白皮五斤細剉，以水五斗煮令濃，内鹽末一兩，微溫以淋浴腫處，日二度用之。

療毒腫，不問軟硬。崔元亮

楸葉十重薄腫上，即以舊帛裹之，日三易。當重重有毒氣，爲水流在葉中。如冬月取乾葉，鹽水浸良久用之，或取根皮剉，爛擣傅之，皆效。《外臺秘要》云“此法大良無比，勝於衆藥”。

治諸惡腫失治，有膿。《千金》

棘針燒作灰，水服之，經宿頭出。

主暴患赤腫。孟詵

榆白皮三兩擣，和三年醋滓封之，日六七易，亦治女人妬乳腫。

治腫。《集驗》

柳枝如脚指大長三尺二十枚，水煮令極熱，以故布裹腫處，取湯熱洗之，即差。《斗門方》治卒風毒腫氣急痛，亦用柳白皮一斤剉，以酒煮令熱，帛裹熨腫上，冷再煮易之，甚妙。

治一切腫。《千金》

紫檀細碾碎，大醋和，傅腫上。

治凡腫已潰未潰者。《外臺》

膠一片，水漬令軟納納然[1]，如腫之大小貼，當頭上開孔，若已潰還合者，膿當被膠急撮之，膿皆出盡，未有膿者，腫當自消矣。

治無頭瘡腫，未有頭腦，雖發背等瘡亦可治之。《耆域》

白僵蠶不以多少，炒黄色爲末，每服二錢，入麝香少許，酒調下，仍手摩腫處令熱，甚者併

---

[1] 納納然：濡濕貌。

服，大妙。

主惡核腫不散。孫真人

鮮鯽魚杵傅之。

治腫已潰未潰。《外臺》

鯉魚燒作灰，酢和，塗一切腫上，以差爲度。

治諸腫失治有膿。《千金》

虵蛻皮，燒水和，封腫上，即蟲出。

治毒腫入腹疼痛，或牽小腹及腰胯痛。《聖惠》

桃人二合湯浸，去皮尖雙人，研如膏，每服以煖酒調下小彈子大，日三四服。

治身體手足卒腫大。《千金》

醋和蚯蚓屎傅之。

治風毒腫及麻痺。《日華子》

醋研芥子傅之。《聖惠》："治走注風毒疼痛，以小芥子末和鷄子白調傅之。"

治腫硬頑麻。《耆域》

白芥子、芸薹子等分末之，米醋調塗麻處，黃水出爲驗。

療毒瘡腫，號叫，臥不得，人不別①者。《兵部》

獨頭蒜兩顆細擣，以油麻和，厚傅瘡上，乾即易之。頃年盧坦②侍郎任東畿③尉，肩上瘡作，連心痛悶，用此便差。後李僕射④患腦癰，久不差，盧與此方便愈。絳得此方，傳救數人，無不神效。

治一切熱毒燆腫忽發，頸項脊背發即封之。《聖惠》

蔓菁根三兩乾者，芸薹葉三兩乾者，擣細羅爲散，以鷄子清和貼腫上，乾即易之。

又方。《聖惠》

蕓薹葉三兩、商陸三兩，擣熟貼於腫上，乾即易之。

卒腫毒起，急痛。葛氏

蔓菁根大者削去上皮，熟擣，苦酒和如泥，煑三沸，急攪之出，傅腫毒，帛裹上，日再三易。

孫真人治一切熱腫毒，亦用生蔓菁根一握，入鹽花少許，和擣傅上，日三易。

---

① 別：辨別。
② 盧坦：字保衡，河南洛陽人，749—817 年，官至户部侍郎、判度支。
③ 東畿：唐代長安東北部靠近京畿的地區。
④ 李僕射：李紳，字公垂，無錫（今江蘇無錫）人，772—846 年，元和元年（806）進士。曾任尚書右僕射。

丁瘡腫

治丁瘡，夫丁瘡有十三種，並緣秋冬寒毒久結皮中，遍作此疾。其丁瘡腫初起，先痒後痛，先寒後熱，熱定則寒，多四肢沉重，頭痛，心驚眼花，若大重者，則嘔逆，嘔逆者難治。《外臺》

磁石擣爲粉，釅酢和封之，根即出，立差。

療丁腫。崔氏

白礜石[1]末和鷄子清，傅之丁自出，乳癰塗之亦善。大凡石類多主癰疽。

治丁瘡，無問雌雄。《聖惠》

鐵粉一兩、蔓菁根三兩，和擣如泥，封腫上，日二換之。

治一切丁腫，諸方不及。《千金》

蒼耳根莖和葉燒作灰，以醋泔澱和如泥，以針每瘡上剳三兩剳，塗之，乾即易，不過十餘度即拔出其根，神妙。已試，神效無比。

治丁腫困甚者。《圖經》

生擣葈耳根葉，和小兒溺絞取汁，令服一升，日三。又燒作灰，和臘月猪脂封上，須臾拔出根，愈。

拔丁腫根脚，又治一切風。《食療》

葈耳取嫩葉一石切擣，和五升麥蘗[2]團作塊，於蒿艾中盛二十日，狀成麴，取米一斗炊作飯，看冷煖入蒼耳麥蘗麴，作三大升釀之，封一十四日成熟，取此酒空心煖服之，神驗。封此酒可兩重布，不得全密，密則溢出，又不可和馬肉食。

治一切丁腫。《外臺》

蒺蔾子一升作灰，以釅醋和之，封頭上，如破，塗之佳。

封丁腫。《千金翼》

取生薺苨根汁一合，去滓，傅不過三。

治丁腫。《本注》

擣茺蔚莖傅之，服汁即內消。陳藏器云："擣苗傅乳癰惡腫，痛者絞汁服，主浮腫下水，兼

---

① 白礜石：亦名礛磲石、裂礜石，生土石間，狀如薑，有五種色，白者最良。
② 麥蘗：即麥蘗米。

惡毒腫。"

治丁腫垂死。《肘後》

菊葉一握,擣絞汁一升,入口即活,此神驗,冬用根。

治丁瘡腫甚者。《聖惠》

附子末,醋和塗之,乾即再塗。《千金翼》同。

治丁瘡。《聖惠》

以鬼傘,形如地菌,多叢生糞堆上,見日消黑者,取燒灰,以針刺瘡四邊至瘡際作孔,内藥孔中,經宿瘡發,用鑷拔根出,大良。

治魚臍丁瘡①毒腫。崔氏

瞿麥燒灰,和油傅於腫上,甚佳。

治丁腫,皮肉突起如魚眼狀,赤黑憯②痛。《聖惠》

以白馬牙齒燒作灰,細研,先以針刺瘡令破,以灰傅之上,用麵封却候腫軟,用好醋洗去灰,其根當出便差。

治丁瘡根入腹。《聖惠》

取母豬糞和水絞汁,服一二合立差。

治魚臍丁瘡如黑豆色者。《聖惠》

以大針針瘡四邊兼中央,後用臘月豬頭一枚燒灰,擣細羅爲散,以鷄子清調令勻,傅瘡上,日三易之。

又方。《聖惠》

以寒食乾餳糖燒爲灰,傅之即差。

治魚臍丁瘡,其頭似白腫,痛不可忍。《聖惠》

蚰蜒皮一兩炙微黃,鷄子一枚取清,以水一大盞煎蚰皮至六分,去滓,入鷄子清攪令勻,更煎三兩沸,頓服立愈。或以蚰皮灰,用鷄子清調塗之。

又方。《外臺》

先以針刺瘡上及四畔作孔,以白苣汁滴孔中,差。

治丁腫毒氣。《聖惠》

蚰皮灰二合、露蜂房灰二合,擣細羅爲散,每服一錢,以温酒空腹調服,晚再服之。

---

① 魚臍丁瘡:《諸病源候論》"此瘡頭黑深,破之黃水出,四畔浮漿起,狹長似魚臍,故謂之魚臍丁瘡"。
② 憯(cǎn):痛。

救急治丁腫方。《外臺》

斑猫一枚捻破，以針劃瘡上作米字，封之即根乃出。

治丁腫疽病瘡。《本草》

赤翅蜂燒令黑。和油塗之。

治一切丁腫，附骨疽蝕等瘡，宿肉贅瘤。《本草》

蜣蜋①燒爲末，和臘月猪脂傅之。似蜘蛛，穴土爲窠，穴上有蓋覆穴口，今呼爲顛蟷蟲，河北人呼爲蚨蝪，音姪蟷，是處有之。崔知弟②方云"主丁腫爲上"。

治丁腫至甚，療之如神。《靈苑》

蛞蝓心，腹下度取之，其肉稍白是也。柳柳州得丁瘡，凡十四日益篤，善藥傅之，皆莫能知。長藥賈方伯教用蛞蝓心，一夕而百苦皆已。忌食羊肉，蓋蛞蝓畏羊肉耳。《肘後方》同。

又方。《聖惠》

用白僵蠶搗爲末，水調封之，丁瘡根當自出。

治丁腫。《本草》

苦蕒汁傅之，即根出。

治丁腫患火丹瘡。《食療》

龍葵和土杵傅之，尤良。

瘤癭

治皮膚頭面生瘤，大者如拳，小者如栗，或軟或硬，不疼不痛，無藥可療，不可，輒有針灸。

大智禪師

生天南星一箇，洗去泥土，薄切細研，稠粘如膏，滴好醋五七滴。如無生者，以乾者爲末，投醋研如膏，亦佳。先將小針刺病處，令氣透，以藥膏攤紙上，象瘤大小貼之，覺痒，三五易，差。

治瘤。《肘後》

---

① 蜣：《證類本草》作"蟹"。
② 崔知弟：當爲"崔知悌"。

人精一合，半合亦得，青竹筒盛，火上燒炮之，以器盛取汁，密置器中，數傅瘤上，良。

主瘤病。《外臺》

麞①、鹿二種肉，剖如厚脯，炙令熱，榻淹，可四炙四易，痛攪出膿便愈。不除，更炙新肉用之，良。

繫指并贅瘤方。譚氏

花蜘蛛網上大網絲，於黃丹中養之，繫指與瘤，夜至旦自下。

治瘰氣。《斗門》

黃藥子一斤浸洗淨，酒一斗浸之，每日早晚常服一盞，忌一切毒物及不得喜怒，但以線子逐日度瘰，知其效。孫思邈《千金月令》：“療忽生瘰疾一二年者，以萬州黃藥半斤，須緊重者爲上，如輕虛即是他州者，力慢，須用一倍，取無灰酒一斗，投藥其中，固濟瓶口，以糠火燒一伏時停，待酒冷即開，患者時時飲一杯，不令絶酒氣，經三五日後，常須把鏡自照，覺銷即停飲，不爾便令人項細也。”劉禹錫《傳信方》亦著其效，云已試，其驗如神。方有小異處，燒酒候香氣出，瓶頭有津出即止，不待一宿，火仍不得太猛。

治頸下卒結囊，欲成瘰。《肘後》

海藻一斤，洗去鹹，酒浸飲之。《聖惠》治瘰氣，咽喉噎塞妨悶，亦以海藻一兩，洗去鹹味，細剉，以清酒四升浸兩宿，漉去滓，每取半盞，細細含嚥，不計時候服之，以差爲度。

治瘰氣結核，瘰瘰腫硬。《聖惠》

昆布一兩，洗去鹹，爲末，每一錢綿裹，好醋中浸過，含嚥津，藥味盡再含之。《千金翼》治五瘰，只切昆布，酢漬，含嚥汁。

治頷下卒結囊，漸大欲成瘰。《外臺》

昆布、海藻等分爲末，蜜圓含如杏核大，稍稍嚥汁。

治瘰氣，令內消方。《聖惠》

黃牛食系②三具乾者，於甖瓶子中，以瓦子蓋頭，鹽泥固濟，候乾燒令通赤，待冷取出，細研爲散，每於食後以粥飲調下一錢。

療五瘰。《千金》

鹿厭③，以家酒漬，炙乾，内酒中，更炙令香，含嚥汁，味盡更易，十具愈。

---

① 麞：同“獐”。
② 黃牛食系：即黃牛靨。
③ 鹿厭：即鹿靨。

治癭氣初結，咽喉中壅悶。《聖惠》

小麥三升，以三年米醋三升浸之，暴乾更浸，候醋盡爲度，昆布五兩，洗去鹹味，擣細羅爲散，每於食後以溫酒調下二錢，如不飲酒，以水調服之，服盡即差，多服彌佳，不得引重①及悲怒。

---

① 引重：移取重物。

第二十八卷

---

① 狐：原書作"孤"，據正文改爲"狐"。

雜瘡腫

神效，療生瘡膿出作臼。《肘後》

高昌白礬一兩研作末，用豬脂相和成膏，槐白皮作湯洗瘡，拭令乾，即塗膏，然後以楸葉貼其上，不過三度差。

洗諸瘡。陶隱居

半天河主之，此竹籬頭水及空木中水也，在槐木間者，主諸風及惡瘡、風瘙疥癬，亦温取洗瘡。

傅一切瘡并𧏚瘑①。《日華子》

鱧腸主之，一名蓮子草。《本經》云："灸瘡，發洪血不可止者，傅之立已。俗謂之旱蓮子。"

治積年諸瘡不差。《聖惠》

取鼠黏草根細切熟擣，和臘月豬膏封之，日二換之。

傅瘡癧𪓰䖟等。陳藏器

青黛、大黄，以雞子白和傅之。

治毒氣攻疰，足脛久瘡不差。《集驗》

白术爲細末，鹽漿水洗瘡，乾貼，二日一換。

傅斑瘡、𧏚齧瘡。陳藏器

屋上爛茅，和醬汁研傅之。

治貼一切瘡并漏瘡等。《耆域》

檳榔、黄丹等分爲細末，摻貼。

洗諸敗爛瘡、乳瘡。《圖經》

榭皮切三升、水一斗煑五升，春夏冷用、秋冬温用，洗瘡畢乃傅諸膏，謂之赤龍皮湯。又治毒攻下部生瘡者，榭皮合櫸煑汁如飴糖，以導之。

治瘡。《兵部》

慈竹笋籜②燒灰，油和塗，妙。

治熱毒赤瘡子，心神煩熱。《聖惠》

梔子人二兩，以少酥拌，微炒，擣細羅爲散，每於食後以温水調下二錢。

---

① 𧏚瘑：即𧏚瘡，指婦人陰户所生瘡。
② 笋籜（tuò）：笋殼。

治肺毒瘡，如大風疾，**綠雲散**。《經驗》

桑葉好者淨洗過，熟蒸一宿後，日乾爲末，水調二錢，食上服。

療身體及頭悉生瘡。《楊氏產乳》

榆白皮炒令黄，擣爲散，以好苦酒和塗上，又以綿裹覆上，蟲出即差。

治身體生風毒瘡，赤爛頭白，出膿汁。《聖惠》

晚蠶沙三兩，杏人一兩湯浸，去皮尖，相和，於銚子内炒令杏人焦黑，擣羅爲末，旋取摻於瘡上。

主瘡癰。《圖經》

黄蜀葵乾末水調，塗之立愈。小花者名錦葵，功用更强。

主三十六種風結瘡。《本經》

以馬齒莧一釜煮，澄清，内蠟三兩，重煎成膏，塗瘡上，亦服之。

療一切瘡及風丹，徧身如棗大，痒痛者。孟詵

擣雞腸草灰，和鹽封上，日五六易之，又燒傅疳䘌。陶隱居："療雜瘡甚效，用蘩蔞，即雞腸草，五月五日采，暴乾燒作屑傅之。"《藥性論》云此藥治惡瘡有神驗之功。《食療》："擣汁傅一切惡瘡，五月五日者驗。"

治瘑腫痛。《圖經》

合黄坒①，置石膽、丹砂、雄黄、礜石、磁石其中，燒之三日三夜，其煙上著，以雞羽掃取之以注創，惡肉、破骨則盡出。此鄭康成②注《周禮·瘍醫》"凡療瘍以五毒攻之"說也。楊内翰億③嘗筆記，直史館④楊嵎⑤年少時有瘍生於頰，連齒輔車⑥，外腫若覆甌，内潰出膿血，不輟吐之，痛楚難忍，療之百方，彌年不差。人語之，依鄭法合燒藥成，注之創中，少頃朽骨連兩牙潰出，遂愈。黄坒，若今市中所貨有蓋瓦合也，音武。

治瘡腫。《千金》

蒺藜蔓不計多少洗，三寸截之，水煮耗一半以上，去滓，又内銅器中，又煮取半如稠糖，傅瘡上。

主諸惡腫瘡瘻，傅瘡藥。《簡要濟衆》

---

① 黄坒(wǔ)：唐代賈公彦"今時合和丹藥者，皆用黄瓦缶爲之，亦名黄坒"。
② 鄭康成：即鄭玄，字康成，山東高密(今山東高密市)人，127—200年，東漢經學家。
③ 楊内翰億：楊億，北宋文學家，字大年，建州浦城(今福建浦城縣)人，974—1020年，主修《册府元龜》。
④ 直史館：北宋置史館，職掌撰修國史、編纂日曆等。史館内設直史館，簡稱直史，爲館職之一。
⑤ 楊嵎(yú)：北宋京兆府鄠縣(今陝西西安鄠邑)人，天聖中，官終祠部郎中、直史館、判祠部。
⑥ 輔車：頰輔與牙床。《左傳·僖公五年》："輔車相依，脣亡齒寒者，其虞虢之謂也。"

黃藥子爲末,以冷水調傅瘡上,乾即旋傅之。

貼瘡腫。《經驗》

山慈菰,一名鹿蹄草,取莖葉擣爲膏,入蜜貼瘡口上,候清血出効。

傅諸瘡腫。《圖經》

慈菰莖葉,爛擣如泥傅之。及小兒遊瘤丹毒,以冷水調此草膏化如糊,以鷄羽掃上,腫便消退,其効殊佳。

治瘡腫。《秘要》

生椒末、麪、釜下土末之,以大醋和封之。

因瘡而腫者,皆因中水及中風寒所作,其腫入腹則殺人。葛氏

桑柴灰,淋汁漬,冷復易,取愈。《梅師方》同。

治瘡中水。《千金》

胡粉、炭灰白等分脂和,塗孔上,水即止。

治瘡,因皂莢水及惡水入瘡口內,熱痛不止,**烏犀膏**。《博濟》

皂莢子不計多少,燒灰存性用一分,殺①細砂糖半兩,續續研入如膏,貼於瘡上立効。

主瘡中毒。孫真人

切章陸根汁,熱布裹熨之,冷即易。

治諸瘡,因風致腫。《千金》

以櫟木根皮三十斤,以水三斛濃煑,內鹽一把,漬瘡當出膿血,日日爲之,差止。

治諸瘡腫成,瘡口不合,并痔病穿破,冷漏瘡口,膿水常出,經年不乾者。《聖惠》

鴿糞一升,麝香三分,將鴿糞於淨地上,周迴以火圍,斷令煙盡,別於地上出火毒了,入麝香細研散,每於食前以粥飲調下二錢。

治瘡中有風水,腫疼。《食療》

葱青葉和乾薑、黃檗相和,煑作湯,浸洗之,立愈。

惡瘡

治一切惡瘡,年多不差者。《聖惠》

---

① 殺:甚。

綠礬末二兩，水銀半兩，以紙一張，安綠礬在上，入水銀於中間裹定，用鹽泥封裹候乾，以文火養一宿，去泥及紙細研，入麝香末半分和令勻，如瘡乾，油調塗，濕即乾貼之。

主惡瘡蝕䘌，金瘡毒物，傷皮肉止，風水不入，入水不爛，手足皴坼，瘡根結筋，瘰癧毒腫，染髭髮令永黑。陳藏器

鐵藜①並及熱，未凝塗之，少當乾硬。以竹木藜火，於刀斧刃上燒之，津出如漆者是也，一名刀煙，江東人多用之防水。項邊瘰子，以桃核燒熏之，又云殺蟲立效。此方嘗用，極妙。

治卒患腰惡瘡，若先發於心已有汁者。孫真人

胡燕窠末，和水塗之，治不可遲，偏身即害人死。

治卒得惡瘡。《百一》

蒼耳、桃皮作屑，內瘡中，佳。

主惡瘡疽䘌，疥癬蟻瘻等。《本經》

朝生暮落花，日乾末，和生油塗之。生糞穢處，頭如筆，紫色，朝生暮死，小兒呼爲狗溺臺。

治卒得惡瘡，人不識者。孫真人《食忌》

牛膝根擣傅之。

治下疰惡瘡神方，并赤根白頭瘡，煏熱痛痒者。《耆域》

黃連、赤小豆爲末，先用鹽漿水洗瘡，挹乾，以豬膽調塗。若赤根白頭瘡，以水調，皆效。

治惡瘡等。《耆域》

瓜樓②一枚，燒爲灰，摻瘡上。《聖惠方》同。

又方。《耆域》

以白及水煮取汁洗瘡，後用桑葉取東向者作末，以臘月豬膏調塗。

惡瘡連痂痒痛。《肘後》

擣萹竹封，痂落即差。《耆域》："治惡瘡，以萹竹燒灰，豬膏調塗。"

治惡瘡。《圖經》

虎杖根燒灰貼之。

治惡疾遍身瘡者。《圖經》

水中浮萍濃煮汁，漬浴半日多效，此方甚奇也。

---

① 藜：同"爇"，燒。
② 瓜樓：即栝樓。

傅人面惡瘡。陳藏器

貝母燒灰，油調傅。《圖經》云此藥治惡瘡。唐人記其事云：江左常有商人左膊上有瘡如人面，戲滴酒口中，其面亦赤色，以物食之亦能食。善毉者教其歷試諸藥，至貝母，其瘡乃聚眉閉口，商人喜曰，此藥可治也。因以小葦筒毀其口灌之，數日成痂遂愈，然不知何疾也。桉《本經》主金瘡，此豈金瘡之類歟？

治惡瘡馬疥方。《本經》

馬勃傅之，即馬㞘①勃，紫色，虛軟如狗肺，彈之粉出。

治惡瘡。《外臺》

擣地菘②汁服之，日三四服，差。

治惡瘡疥癬。《日華子》

鹽研大小薊，窨③傅。又名刺薊。

傅惡瘡，經年不差者。陳藏器

青布燒作黑灰傅之。及傅灸瘡止血，令不中風水，和臈薰惡瘡，入水不爛。

治惡瘡。《耆域》

破朱紅漆器，燒灰存性，細研，入膩粉、麝香各少許，油化傅瘡，濕者乾摻，仍須先以甘草薑汁温温洗之，然後用藥。

治惡瘡及陰瘡。《本草》

槐白皮煎湯浴之，妙。

卒得惡瘡，不識者。孫真人

燒苦竹葉，和鷄子黃傅。

治難較④惡瘡。《耆域》

訶子大者燒灰，臈茶等分爲末，乾貼大妙。

治惡瘡積年不差，不痛，只人心痒。《聖惠》

枯骨多年者，擣羅爲末，以酥塗瘡口内外，上摻此藥，不過三五度，瘡蟲便死，其瘡即差。

治惡瘡腫痛。《聖惠》

羊糞、乾麻根等分，燒煙斷，細研，以猪膏和塗之，日三五上。若瘡有汁者乾摻之，以差

---

① 㞘：同"屁"。
② 地菘：即天名精。
③ 窨(yìn)：封。
④ 較：愈。

爲度。

治惡瘡。《耆域》

猪筒骨生髓，入乳香末、膩粉，傅之妙。

治惡瘡黄水出流，痛不止。《聖惠》

燒故鞍屜[①]氈灰，細研，和蠟月猪脂調塗之。

治惡瘡多年不差，浸淫入骨，或成骨疽。《聖惠》

用刺蝟膽汁塗之，如膽乾，即研末摻在瘡上。如瘡口不合，只去盡膿中心，研一瓣乳香安在瘡内，即效。

治惡瘡口不合。《耆域》

先用僵蠶末摻瘡，次以端午日午時採蓬心，瞰乾爲細末傅之。

治一切惡瘡。《耆域》

田螺連肉燒成灰，爲末，入生油、膩粉和傅，今夜傅，至來日痂盡脱，肌膚如故矣。

治惡瘡，并出箭頭。《日華子》

蜣螂和乾薑爲末，傅之。

治一切惡瘡，及沙虱、弓弩、惡疽並皆治之。《聖惠》

蜣螂十枚，端午日收乾者佳，杵爲末，油調傅之。《子母秘録》："治小兒大人得惡瘡，人不識者，取蜣螂絞取汁，傅其上。"

主惡瘡諸蟲咬，及瘰癧、疥瘻等。陳藏器

土檳榔細研，油調塗之。狀如檳榔，於土穴中及階除間得之，新者猶軟，蟾除[②]屎也，蟾日食蟲，故特主惡瘡。

主惡瘡疥癩。《圖經》

燒穿山甲，末傅之。

治惡瘡。《經驗》

蛇魚骨，即鰻鱺也，杵末，入諸色膏藥中相和，合傅上，紙花子貼之。

傅惡瘡。《日華子》

鯽魚燒灰，良。

---

① 鞍屜：馬鞍。
② 蟾除：即蟾蜍。

治應不識惡瘡，或漉漉狀①者。《聖惠》

取鯽魚一頭不持②，用亂髮鷄子大塞口中，用紙裹，炭火燒爲灰，細研，别覓鯽魚膽調塗之。

治惡瘡十年不差，似癩者。《千金》

燒虵蜕全者爲末，豬膏和傅上。

主卒得惡瘡不識者。孫真人

桃皮作屑，内瘡中。

治惡瘡黄水出流，痛不止。《聖惠》

取豉三合炒令黄色，擣羅爲末，用豬脂調塗之。《楊氏産乳》："療惡瘡，熬豉爲末傅之，不過三四次。"

療多年惡瘡，百方不差，或痛煉走不已者。《圖經》

並爛擣馬齒莧傅上，不過三兩遍。此方出於武元衡相國③，武在西川自苦脛瘡，煉痒不可堪，百醫無效，及到京城，呼供奉石濛等數人療治，無益，有廳吏④上此方，用之便差。李絳紀其事云。

臁瘡

治臁瘡久不差，并其餘惡瘡，狗傷、馬踶⑤成瘡者。《耆域》

黄丹不以多少，更入黄栢末一半和勻，先以温水淨洗瘡，然後以藥乾摻，即生肌肉。

治臁瘡。《海上》

黄栢蜜炙赤色爲末，以葱涎調，先用鹽漿水洗，挹乾後用藥塗之。

治臁瘡。《耆域》

豬筒骨生髓，入黄丹、膩粉，傅之妙。

治内外臁瘡。《耆域》

黄顙魚一兩枚，泥固濟，煆爲灰，入膩粉、油調傅之。

---

① 漉漉狀：汗出貌。
② 持：處理。
③ 武元衡相國：武元衡，字伯蒼，緱氏人，758—815 年，武則天曾侄孫，唐代名相、詩人。
④ 廳吏：宋代州、縣官皆有本廳役使吏胥，稱廳吏。
⑤ 踶（dì）：用蹄子踢。

治濕脚氣滿，臁生爛瘡。《耆域》

取豬肚涎塗綿子上，徧包瘡上一宿，明日取出，有蟲無數，甚者不過兩次即愈，醫白禿亦如此。肚涎於殺豬處才洗了取之。

瘑瘡

治濕瘑瘡，夫瘑瘡所生多著手足間，遞相對，如新生茱萸子，痛癢抓搔成瘡，黃汁出，浸淫生，長拆裂，時差時劇，變化生蟲，故名瘑瘡。《圖經》

胡燕窠最寬大者，惟用抱子處，擣爲末，以漿水煎甘草，入少許鹽，成湯用洗瘡，洗訖拭乾，便以窠末貼其上，三兩徧便愈。若患惡刺，以醋和窠末如泥裹之，三兩日易便差。

治瘑瘡疥癬方。《聖惠》

苦參末，以蜜調塗之。

治濕瘑瘡。《聖惠》

以荊枝燒瀝塗之。

治乾瘑、濕瘑、疥癬。《聖惠》

取楝根、生葱白，豬脂和擣塗之。

治瘑疥，百療久不差。《聖惠》

沉香、松節各五兩，剉如指大，以布袋盛之，於麻油中浸半日取出，用一甖瓶穿底作竅如指大，以松葉襯竅，入二味藥，下面用一小甖盆子盛，四面用黃土泥固濟令厚五分，以火安瓶上燒，其瀝當流入盆子內，收取，不住塗之。

治卒得瘑瘡，常對在兩脚。《百一》

塗白犬血立愈。《聖惠方》以此治瘑癬及諸惡瘡。

卒中瘑瘡，常對在兩脚。葛氏

杵桃葉，以苦酒和傅，皮亦得。

瘡疥

治遍身風癢，生瘡疥。《千金》

蒺藜子苗煮湯洗之，立差。

治瘡痍疥癩。《日華子》

研草麻子傅之。

療瘡疥。《楊氏産乳》

竹葉燒爲末，鷄子白和之，塗上不過三四次，立差。

治瘡疥，諸藥不效。《海上》

楸葉擣爛，入豬膽汁和匀塗瘡。

治一切風熱，生瘡疥。《聖惠》

枳殼四兩，麩炒微黃去瓤，苦參八兩到，擣羅爲末，煉蜜和擣三二百杵，圓如梧桐子大，每於食後以溫酒下三十圓。

治瘡疥。葛氏

豬膏煎芫花，塗。《聖惠》同。

治瘡疥。葛氏

羖蒴葉洗佳，擣如泥傅之亦得。

治疥瘡生乾痂，瘙痒不止。《聖惠》

䃃黃一兩、皂莢一兩爲末，以醋二升熬成膏，塗之。

治濕疥徧身。《聖惠》

䃃黃二兩細研，熟艾二兩，以鍊了豬脂半斤，先煎艾十餘沸，濾去滓，入䃃黃末攪令匀，收於甆合中，旋取摩塗，不得近眼。

治濕疥，久不差。《聖惠》

硫黃半兩細研，虵床子一兩，擣羅爲末，同研令匀，夜閑欲卧時，先以熱鹽漿水洗瘡拭乾，取生麻油調塗之，於避風處以綿被蓋之，取汗爲度。

治濕疥及惡瘡。《聖惠》

葶藶子一兩，炒令黑色，白礬一兩，燒令沸定，擣羅爲末，用生油調塗之。

治濕疥，常有黃水出。《聖惠》

豆豉一兩，炒令煙出，細研，以生油調塗之。

治疥。孫真人《食忌》

淋石灰汁洗之。

又方。陶隱居

苦參酒漬，飲之一兩服。除惡病，人常服。

疥癣

治諸瘡癣初生，或始痛時，以單方救不較。《千金翼》

嚼鹽塗之，妙。

治脾腎風，乾濕癣變成惡瘡，狀類大風，**如聖圓**。《耆域》

草烏頭一斤，去尖臍，長流水浸七伏時，漉出去爛者，用銅刀或竹刀切作片子日乾，次用鹽四兩，於銅鍋内炒微黃色，用木臼杵爲細末，却用油二兩拌藥末，再炒令乾，勿令太燥，以酒煮糊圓桐子大，三十圓鹽湯或鹽酒下。

瘡癣初生，或始痛痒。《千金翼》

以薑黃傅之妙。

治瘡癣方。《外臺》

蟾蜍燒灰末，以猪脂和傅之。

治瘡癣。《圖經》

米醋熬皂角嫩刺針，作濃煎以傅之，有奇效。

治五般瘡癣。《經驗》

韭根炒存性，旋擣末，以猪脂油調傅之，三度差。

主疥癣惡瘡。《本草》

鐵鏽和油塗之。此鐵上衣也，鏽生鐵上者堪用。

又方。《耆域》

雄黃研極細，釅醋調，布揩癣令破，塗之。

治一切癣疥。《聖惠》

取地卷土，將醋和調，塗之。

治疥癣。《耆域》

水銀一皂大，硫黃抄一錢，右研細，生油調稀，塗之。

又方。《聖惠》

水銀一兩、蕪荑末半兩，以少許酥和，研水銀星盡，塗之。

治久疥癣。《聖惠》

白礬半兩，擣羅爲末，亂髮兩鷄子大，用清麻油一盞煎如稀餳，輕抓動，塗一兩上，立效。

治疥癬。《圖經》

生采羊蹄根，醋摩塗之，速效。亦煎作圓服之，其方以新采羊蹄根不以多少，擣研絞取汁一大升，白蜜半斤同熬如稠餳煎，更用防風末六兩，搜和令可圓大如梧桐，用栝樓甘草酒下二三十圓，日二三，大佳。

治疥癬久不差。《簡要濟衆》

羊蹄根擣絞取汁，調膩粉少許如膏，塗傅癬上，三五遍即差，如乾，即豬脂調和傅之。《外臺秘要》治疥，亦擣根和豬脂塗上，或著鹽少許，甚佳。

治疥癬。《斗門》

藜蘆爲末，生油調塗傅之。

治疥癬，滿身作瘡不可治者。《博濟》

何首烏、艾等分，以水煎令濃，於盆内洗之，甚能解痛，生肌肉。

患疥癬。《經驗》

擣山豆根末，臘月豬脂調塗之。

治疥癬久方。《聖惠》

川烏頭七枚生擣碎，水三大盞煎至一大盞，去滓温洗之。

主蟲瘡疥癬。陳藏器

蒴草浸酒服之。《本經》云："治惡瘡、疥癬、風瘙，根名白藥。"

傅風惡疥癬及白癜癧瘍。《日華子》

木連藤汁傅之。

治疥癬瘡痒不可忍。《聖惠》

皂莢三挺煨去皮子，擣細羅爲散，以米醋二大盞同煎如稀餳，以綿濾去滓，入黃連末半兩、膩粉一分調令勻。候癬發時惡水出，便可先以楮木葉搔破，後塗藥三兩上便差。

又方。《聖惠》

取楝根，以釅醋磨，塗之。

治疥癬。《鬼遺》

松膠香研細，約酌入少輕粉衮令勻。凡疥癬，上先用油塗了，揩末，一日便乾，頑者三兩度。

治一切疥癬。《耆域》

以巴豆四五粒細研，以油一合半，用慢火熬一食久，先喫山梔子湯一碗，後塗此藥，一兩上瘡痂乾剥，神效。

治疥癬。《耆域》

檳榔、百部等分爲末，入膩粉，以獖猪膽調塗。

治久疥癬。《耆域》

燕子糞炒，班猫燒灰，等分爲末，油調塗之。

治癬。《耆域》

蘆薈爲末，水調塗；狼跋草爲末，醋調塗；茛菪葉擣爛，蜜和塗，擇而用之。

治多年癬必效方。《耆域》

川百藥煎末，入膩粉、釅醋塗之。

治癬。《耆域》

刺杉根骨外大皮中細皮，擣如餳，先以水洗癬，次以釅醋拂動，即以杉根膏塗之，貼以薄紙，後自剥起爲度，立效。

治癬。《耆域》

巴豆一粒去殼，烏梅一枚，湯泡去核，二味爲小圓，抓傅。

治癬。《圖經》

槐木青枝燒取瀝，塗之。

治癬。《耆域》

蝎梢七箇有钩子者，南星一兩，爲末，米醋調，擦破，塗之。

療癬甚良。陶隱居

苦酒煎艾葉主之。

又方。《耆域》

醬瓣半盞，爛研令極細，入藜蘆末半兩，塗。

治乾癬痒痛不止。《聖惠》

川烏頭二枚生用，乾蝎五枚，擣羅爲末，用面油調作膏塗之。

治乾癬積年生痂，搔之黃水出，每逢雨即痒。《耆域》

狼毒醋磨塗，或爲末醋調成膏傅之。

治乾癬。《耆域》

槲木白皮汁塗之。

治乾癬積年生痂，搔之黃水出，每逢陰雨即痒。《聖惠》

巴豆十枚肥者，於炭火上燒之，令油出盡，即於乳鉢内，以少許酥研如膏，薄塗之，不過一兩度愈。

又方。《外臺》

斑猫半兩微炒爲末,蜜調塗之。《耆域方》:"治乾癬,以斑猫十箇,五月五日取麝香半錢,同爲末,醋調塗。"

又方。《耆域》

以螻蛄三箇,瓦上焙乾爲末,作一服,以酒調下。五日後以葱鹽温水洗,自然隨水下。

又方。《耆域》

以虵蜕皮一條燒灰,研如粉,每服一錢,温酒調下。

治濕癬。《耆域》

膩粉一兩,米醋調塗之。

又方。《耆域》

羊蹄根半斤擣爛,入羊乳相和,更入鹽少許,日曬兩日,塗之。

治濕癬,搔之有黄汁者。《圖經》

蘆薈一兩研,炙甘草末半兩和匀,先以温漿水洗癬,乃用舊乾帛子拭乾,便以二味合和傅之,立乾便差,神奇。劉禹錫著其方云:"餘少年曾患癬,初在頸項間,後延上左耳,遂成濕瘡,用斑猫、狗膽、桃根等諸藥,徒令蜇蠚,其瘡轉盛,偶於楚州賣藥人得此方。"

治濕癬熱瘡及一切瘡。孟詵

蕪荑爲末,濕癬和蜜塗,熱瘡和猪脂,一切瘡和沙牛酪塗之,陳者良。

治濕癬痒。《聖惠》

楮葉半斤細切,擣爛傅癬上。

治癬濕痒不可忍。《聖惠》

鯽魚一枚可長五寸者,淨拭不去鱗,用硫黄末一分,從魚口中送入腹内,用淨磚一口,安魚在上,以炭火周迴爆之,翻轉令魚黄焦,碾羅爲末,入膩粉三錢同研令匀,以生麻油調塗之。

治濕癬白禿。孟詵

馬齒莧膏,和灰塗效。

諸瘡努肉並瘡口冷久不斂

治諸瘡努肉如虵出數寸。《聖惠》

硫黄一兩細研,於肉上薄塗之,即便縮。

治瘡中新努肉出。《聖惠》

烏梅肉以蜜和,捻作餅子如錢許大,厚以貼瘡,差爲度。

治一切瘡肉出。《鬼遺①》

烏梅燒爲灰,杵末傅上,惡肉立盡,極妙。

治瘡口因冷久不斂。《耆域》

牡礪爲末摻之。

合瘡口藥。《耆域》

百合、白及、赤石脂同爲末,摻貼。

頭瘡赤白禿

治頭瘡及諸熱瘡。《本草》

先用醋少許和水洗淨去痂,再用温水洗裹乾,百草霜細研,入膩粉少許,生油調塗,立愈。

治頭瘡白禿。《日華子》

烏鷄窠中草和白頭翁草燒灰,猪脂傅。

頭瘡。《簡要濟衆》

大笋殼葉燒爲灰,量瘡大小,用生油調傅,入少膩粉佳。

治頭極痒,不痛出瘡。《聖惠》

楸葉不限多少,擣絞汁塗之。

患禿瘡。《經驗》

山豆根水研,傅瘡上。

療白禿瘡及髮中生癬。《楊氏産乳》

取熊白②傅之。

治白禿。《肘後》

羊肉如作脯法,炙令香,及熱以榻上,不過三四日差。

---

① 鬼遺：指晋末劉涓子所撰《劉涓子鬼遺方》。
② 熊白：熊背上脂。

治白秃瘡。《食療》

駮馬①不乏者尿，數數煖洗之十遍差。又白馬脂五兩封瘡上，稍稍封之，白秃者髪即生。

治頭赤秃。《聖惠》

白馬蹄燒灰末，以臘月猪脂和傅之。

療秃瘡。《楊氏産乳》

虎膏塗之。

治白秃。《聖惠》

鴿糞擣細羅爲散，先以醋米泔洗了，傅之立差。

治秃瘡。《耆域》

鷄子以葱油煎爲一餅，先剃頭，以漿水温洗令見血，以鷄餅温覆瘡上，良久覺癢，瘡蟲盡入在餅上即去之。

治秃瘡。孟詵

未開桃花與桑椹赤者等分作末，猪脂和，先用灰汁洗去瘡痂，即塗藥。

又方。《海上》

大蒜一頭，去皮細研，入燕脂少許再研匀，先以灰汁洗去瘡皮令見血，乃傅藥其上，捋令藥透即愈。

面上瘡

面上五色瘡。《藥性論》

鹽湯綿浸，搨瘡上，日五六度易，差。

治面上瘡，黄水出，并眼瘡。崔元亮

一百五日②收取桃花不計多少，細末之，食後以水半盞調服方寸匕，日三，甚良。

主疿瘡生身面上，汁黄者。孟詵

葵根作灰，和猪脂塗之。

---

① 駮馬：毛色斑駮之馬。
② 一百五日：冬至後的第一百〇五天，即寒食日。

浸滛瘡

治浸滛瘡，多汁。夫浸滛瘡，初生甚小，先痒後痛而成瘡，汁出浸潰肌肉，浸滛漸闊，遍體其瘡。若從口出流散四支者則輕，從四支生然後入口者則重。以其漸漸增長，因名浸滛也。《聖惠》

苦楝枝并皮燒爲灰，細研，如瘡濕即乾傅之，如瘡乾以豬脂調塗之，兼治小兒禿瘡等。

又方。《聖惠》

鯽魚一枚長五寸者，去骨取肉，豉一百粒，相和擣令極爛，傅於瘡上。

治卒得浸滛瘡，轉[①]有汁，多起心，早治之，續身周匝則殺人。《肘後》

雞冠血傅之，差。

卒得浸滛瘡，有汁，多發於心，不早治，周身則殺人。《肘後》

秫米熬令黃黑，杵以傅之。

治浸滛惡瘡，大效。《唐本注》

生嚼胡麻塗之。

月蝕瘡

療大人、小兒卒得月蝕瘡。夫月蝕瘡，生於兩耳及鼻面間，并下部諸孔竅側，侵蝕乃至筋骨，月初則瘡盛，月末則瘡衰，以其隨月生，因名之爲月蝕瘡也。又小兒耳下生瘡，亦名月蝕。《肘後》

於月望夕[②]取兔屎，納蝦蟇腹中，合燒爲灰，末傅瘡上，差。

療月蝕瘡。《集驗》

虎頭骨二兩擣碎，同豬脂一升熬，候骨黃取塗瘡上。

治大人、小兒卒得月蝕瘡。《聖惠》

蝦蟇一枚五月五日者，燒灰細研，以豬脂和，塗之。

又方。《聖惠》

---

① 轉：蔓延。
② 月望夕：陰曆每月十五日月圓的晚上。

地龍糞一合，燒令通赤，細研，以猪脂和令勻，塗之。

馬鞍瘡

治馬鞍瘡。《外臺》

狗牙燒灰，酢和傅之。

治馬鞍瘡。《深師》

鹿角灰，醋和塗之。

反花瘡

主人馬反花瘡。夫反花瘡，緣風毒相搏所爲，初生如飯粒，其頭破則血出，便生惡肉，漸大有根，膿汁出，肉反如花狀，因名反花瘡。《本草》

仰天皮和油塗之，佳。仰天皮是中庭内停污水後乾地皮也，取卷起者，一名掬天皮。

治反花瘡。《聖惠》

燕脂一兩、胡粉一兩，同研令細，先以温温漿水洗瘡候乾，然後以藥傅之。

治反花瘡及諸惡瘡久不差。《聖惠》

用鼠尾草根曬乾，搗羅爲末，以臘月猪脂調塗。

治反花瘡及丁瘡。《圖經》

煎柳枝葉，作膏塗之。

治反花瘡。《聖惠》

柳枝半斤細剉，以清麻油一斤煎令黄焦，去滓，候冷旋塗之。

治反花瘡并積年諸瘡。《聖惠》

鷰糞一兩、胡粉一兩，搗細羅爲散，先以温漿水洗瘡，後以藥傅之。

又方。《聖惠》

取蜘蛛網貼瘡，數易之，神效。

治反花瘡。《聖惠》

馬齒莧一斤燒爲灰，細研，以猪脂調塗之。

漆瘡

療漆瘡。《千金》

湯漬芒消令濃，塗之，乾即易之。

又方。《外臺》

以鐵漿洗之，隨手差，頻爲之妙。

又方。《楊氏産乳》

煎黃櫨木汁洗之，最良。《耆域》："用黃櫨木細剉水浸，熬取濃汁，去滓，熬成膏，入生油調塗，當下痛止。"

又方。《耆域》

槲皮半斤剉之，水一斗煎至六升，温温洗之。

又方。譚氏

漢椒湯洗之即愈。

又方。《外臺》

羊乳傅之。

又方。《藥性論》

鷄子塗之。

又方。《耆域》

蠏黃塗之。

治漆瘡。《聖惠》

用蛤粉，以新汲水調塗之。

又方。《集驗》

蓮葉乾者一斤、水一斗煑取五升，洗瘡上，日再，差。

又方。《斗門》

韭葉研傅之。

又方。《耆域》

以薤絞汁塗之。

灸瘡

治灸瘡膿潰已後，更燉腫急痛者，此中風冷故也。《千金》

用灶中黄土，水煮令熱，淋漬之，即良。

治灸瘡久不差，爛痛。《聖惠》

蜜陁僧①擣細研，白礬燒熟細研，等分都研令匀，先煎蓮子草汁洗瘡，去痂後傅之。

治灸瘡多時不差，痒痛出黄水。《聖惠》

楸葉或根莖擣羅爲末，傅瘡上即差。

養②灸瘡，**通神綠雲散**。大智禪師

端午日采百葉芙蓉木葉不拘多少，陰乾拭淨爲末，每灸瘡蓋子脱了，用井花水調少許，令稀稠如膏，攤楮紙上貼之，養膿更無痛楚。

治灸瘡不差。《圖經》

燒牛屎灰傅之。

又方。陳藏器

燒兔毛作灰貼之。

治灸瘡膿壞久不差。《聖惠》

臘月豬脂一升、胡粉一兩、薤白一握，先用脂煎薤白令黄，去滓，傾入甖合中，入胡粉攪令匀，每取故帛上塗貼，日再易之。

又方。《聖惠》

白蜜一兩鍊過，烏賊魚骨一分爲末，相和塗於瘡上。

治灸瘡腫痛。《梅師》

鴈屎白、人精相和研，傅瘡上。

治灸瘡久不差，血不止。《聖惠》

以蜋螂末和豬脂塗之，即愈。

灸瘡腫痛。《梅師》

薤白切一升，豬脂一升細切，以苦酒浸經宿，微火煎三上三下，去滓傅上。

---

① 蜜陁僧：亦作密佗僧。
② 養：治療。

手足皴裂凍瘡

治手足皴裂。《深師》

椒四合,水煮之,去滓漬之,半食傾出令燥,須臾復浸,乾,塗羊豬腦髓,極妙。

治皴裂破,疼痛。《聖惠》

炙松葉熨之,兼煮松葉洗之,不過三兩度差。

治手足皴裂,血出疼痛,若冬月冒涉凍凌①,面目手足瘃②壞,及熱疼痛,皆治。《千金翼》

豬腦髓著熱酒中以洗之,差。

療手足皴裂,面出血痛方。《肘後》

以酒挼豬胰洗并服。

治手足皴裂成瘡。《聖惠》

以羊髓熬成油,入少黃丹攪勻令凝,徧塗之三五上,差。

又方。《聖惠》

兔腦髓生塗之。

已瘴瘃,令不龜裂。《圖經》

鸊鶙脂膏主之。

塗凍瘡及折破瘡。孟詵

臘月新死牡鼠一枚,油一大升煎之使爛,絞去滓,重煎成膏用之。

治脚凍瘡。《耆域》

以醋湯乘熱洗即消,已試極驗。

又方。《耆域》

用蒸藕細研貼之,永除。

又方。《耆域》

甘鍋子使乏者爲末,油調,以鷄翎掃上。

又方。《耆域》

---

① 凍凌:冰。
② 瘃:凍瘡。

豬糞湯渫①，立愈。

又方。《耆域》

每年立冬日，收束引桃枝、柳枝、木犀葉各一握，煎湯洗。

又方。《海上》

馬藺花、蒼术等分，更入丁香三五粒，以水三升煎二升，先薰，通洗即洗，極妙。

治凍瘡。陳藏器

茄子莖枯者，煑汁洗之。又橘皮燒熨之。

惡刺

治惡刺。夫惡刺者，是應毒虵尿草木拂著人，似刺劄便腫，肉痛爛，若手脚上著之，遂指節墮落也。《聖惠》

砒霜細研，和膠清塗之。

治惡刺。《聖惠》

用硇砂和膠清消，貼其上即拔出刺。

又方。《聖惠》

用無心草根爛擣，醋和封之。

又方。《聖惠》

用蒼耳汁洗之。

主惡刺瘡及浸滛瘡，繞身至心者死。《本草》

胡燕巢中草，燒爲灰用之。孫真人《食療》用窠土。

治惡刺腫痛，日夜燦澀，不識眠睡。《雞峯》

僕翁英莖葉根，俗名吃漏花，急折斷，取白汁以塗之，令厚一分許乃佳。《圖經》：“傅瘡，又治惡刺及狐尿刺。亦云蒲公草，俗呼爲蒲公英，春初生苗葉如苦苣，有細刺，中心抽一莖，莖端出一花，色黃如金錢。斷其莖有白汁是也。擣取根莖白汁塗之，惟多塗立差止。”此方出孫思邈《千金方》，其序云：“餘以正觀五年七月十五日夜，以左手中指背觸著庭木，至晚遂患痛不可忍，經十日痛日深，瘡日高大，色如熟小豆色。嘗聞長者之論有此方，遂依治之，手下

---

① 渫（xiè）：淋洗。

則愈，痛亦除，瘡亦即差，未十日而平復。"楊炎《南行方》亦著其效云。

治惡刺。《聖惠》

取木中蟲，和醋研，封之。

又方。《聖惠》

濃煮黑豆汁漬之。

又方。《聖惠》

葱白一握、蒲公草五兩、豉一合，爛擣貼之，用醋麪紙封貼三五度，作頭出即差。

狐尿刺

傅狐刺瘡，出蟲。夫狐尿刺者，云是野狐尿棘刺頭上，人犯之則中，於人手足指腫痛焮熱，有端居①不出而著此毒者，則不必是狐尿刺也，蓋惡毒氣爾，故方亦云惡刺毒也。
陳藏器

故麻鞋網繩如棗大，婦人內衣有血手大，鈎頭棘針二七枚，三物並燒作灰，以豬脂調傅。

治狐尿刺多時不差。《聖惠》

取牛蒡根及薤根擣傅之，刺自出。

狐尿刺棘人，腫痛欲死。葛氏

破鷄搨之，差。

治狐尿棘刺人腫痛。《聖惠》

用黃蠟鎔汁，看冷熱得所，滴於腫疼痛處。

又方。《聖惠》

取虵蛻皮貼之，自出。

治狐刺。《古今錄驗》

取麴末和獨頭蒜，杵如帽簪頭，內瘡孔中，蟲出愈。

又方。《聖惠》

用好豉心隨多少，熱嚼以傅之，少頃看豉中當有毛，不見，又更嚼豉傅之，以毛出盡即差。

---

① 端居：平常居處。

瘰癧

治瘰癧。《靈苑》

信州砒黄細研，滴濃墨汁圓如桐子大，於銚內炒令乾，用竹筒子盛。要用，於患處灸破或針，將藥半圓敲碎貼之，以自然蝕落爲度，覺藥盡時，更貼少許。

治瘰癧。劉禹錫

黑鉛三兩，鐵器中熬之，久當有脚如黑灰，和脂塗癧子上，仍以舊帛裹之，數數去帛拭惡汁，又貼，如此半月許，亦不痛不破不作瘡，但日消之爲水，雖流過項亦差。

治瘰癧，結核疼痛，堅硬如石。《聖惠》

膩粉半兩，鷄子二枚取白用，調如稀麵糊，以慢火炒之，用火筋急攪勿令粘著銚子，候焦黑色即住，入上好朱砂半兩同細研如麵，大人即於五更以粥飲調下一錢，良久腹痛便瀉，出病根如棗核之類便差，小兒十五已下只可服半錢。

治頷下瘰癧如梅李，宜速消之。《肘後》

海藻一斤，酒二升漬數日，稍稍飲之。

治瘰癧、喉痹卒攻痛。《外臺》

擣生章陸根，捻作餅子，置瘰癧上，以艾炷於藥上，灸三四壯。

治風毒瘰癧赤腫。《聖惠》

地菘擣，傅瘰癧上，乾即易之。

又方。《聖惠》

鼠黏子一升微炒，荆芥穗四兩，擣麤羅爲散，每服三錢，以水一中盞煎至五分，去滓，入竹瀝半合攪勻服之，日三服。

治瘰癧，或破或不破，以至下臂前者，皆治。《斗門》

九真藤，取其根如鷄卵大洗，生嚼常服。又取葉擣，覆瘡上，數服即止，用之如神。一名何首烏。

治瘰癧發腫而堅結成核。《聖惠》

莔草一兩爲末，鷄子白和，傅於帛子上貼之，日二易之，便差。

治瘰癧經年久不差。《廣利》

生玄參擣碎傅上，日二易之。

主瘰瘻、癰腫、瘰癧、結核等。《本經》

山慈菰根醋摩傅之。

治瘰癧穿破作膿。《耆域》

取五月五日麥麪堆上生者菌子七枚，熟擣，先以米泔淨洗瘡，拭乾貼之。

療瘰癧、瘻瘡神方。《圖經》

秋分前後平旦，令人以囊袋①，楸木枝上摘葉內袋中，秤取十五斤，水一石，淨釜中煎取三斗，又別換鍋煎取七八升，又換鍋煎取二升即成煎，內不津器中。凡患者，先取麻油半合、蠟一分、酥一栗子許同消如面脂，又取杏人七粒、生薑少許同研令細，朱粉②二錢同入膏中攪令勻，先塗瘡上，經二日來乃拭却，即以篦子勻塗楸煎滿瘡上，仍用軟帛裹却二日，一度拭却，更上新藥，五六上已作頭，便生肌平復，未穴者即內消。差後須將慎③半年已來，采葉及煎合時禁孝子④、婦女、僧人、雞犬見之。《聖惠方》同。

治瘰癧結核，宜用此灸法。《聖惠》

巴豆一枚去皮心，艾葉一雞子大，相和爛擣，擘碎暴乾，捻作炷，灸癧子上，三壯即止。

治氣毒結成瘰癧，腫硬如石，疼痛。《聖惠》

皂莢針一兩燒灰，槲白皮末一兩，同研令細，每於食前以溫酒調下二錢。

治瘰癧，腫硬疼痛，時久不差。《聖惠》

狸頭、蹄骨等，並塗酥炙令黃，擣羅爲散，每日空心粥飲下一錢。

治瘰癧。《外臺》

狼屎灰傅之。

治瘰癧。《耆域》

黃牛膽汁在甕楪內，入麝少許細研，攪勻日曬令成膏，以黃葵花⑤看瘡大小塗膏貼之，三日一換，不過三次，永除根本。

治瘰癧已破者。《海上》

仙蓮子，羖羊糞是也，日乾爲細末，麝香少許，水調傅瘡上，濕則乾摻用之，得效。

治瘰癧腫硬疼痛，時久不差。《聖惠》

---

① 囊袋：裝東西的袋子。
② 朱粉：多由胭脂和鉛粉製成。
③ 將慎：謹慎調養。
④ 孝子：居親喪守孝的人。
⑤ 黃葵花：又名野棉花、假芙蓉，外用具有拔膿生肌、消腫止痛之功。

以猫兒兩眼陰乾，燒灰細研，以井花水調服。一方：以乾猫兒舌炙黄，擣羅爲末，摻瘡上。

又方。《聖惠》

蝙蝠端午日收之，燒爲灰細研，如是翁瘰即無頭，母瘰即有頭，先以含水洗之，以紙紝子紝藥於瘡孔中，不過三五度即差。若是翁瘰，即以蜜陁僧末少許，以麪糊調，貼之即内消。

治熱毒瘰癧，食鷄子神驗。《聖惠》

鷄子一枚、膩粉一兩，開破鷄子頭，傾出去黄，入膩粉，以鷄子白相和，却入殼内盛，用濕紙蓋頭，後更以五六重濕紙裹，於飯甑上蒸熟，入新汲水中浸，候冷去紙，不令水入，嚼喫，十歲已上至五十已下，即瀉出瘰子，後以訶梨勒皮半兩擣末，用好茶相和煎服，神驗。

治一切丈夫婦人瘰癧，經效。《經驗》

牡礪用炭一秤煅通赤，取出於濕地上，用紙襯出火毒一宿，取四兩，玄參三兩，都擣羅爲末，麪糊圓桐子大，早晚食後、臨卧各三十圓酒服，藥將盡，瘰子亦除根本。

大治大人、小兒瘰癧，内消方。《經驗》

斑猫一兩去翅足，用粟米一升同炒令米焦黄，去米不用，細研，入乾薄苛末四兩和令勻，以烏鷄子清圓如菉豆大，空心臘茶下一圓加至五圓，却每日減至一圓，後每日服五圓。

治瘰癧大效。有患此疾，百方治之不愈，後得此方乃安。《耆域》

斑猫二十一枚，去翅足，麩炒令香熟，別研爲末，綿黄耆半兩蜜炙過，切如連紙薄，碾爲細末，秤三錢，二味和勻，每服二錢，空心溫酒調下，如覺腹痛，即喫醋湯投之，其病從小便中出，次以薄粥補之，忌一切不便之物。

治瘰癧經久不差。《廣利》

斑猫一枚，去翅足微炙，以漿水一盞空腹吞之，用蜜水下，重者不過七枚差。

治瘰癧，無問有頭無頭。《聖惠》

大蜘蛛五枚，日乾細研，酥調如面脂，日兩度貼之。

治遠年日近瘰癧，痛不可忍者。《耆域》

雄黄一兩研細，火上飛過，斑猫半兩，頭足全者，去却頭足，炒微黑色，覆地上出火毒，皂角刺皮四兩，焙乾爲末，粳米飯圓桐子大，每服三十圓，用溫飲吞下。如一服，腹内微覺痛，乃是藥攻疾，候小便稠濃如米汁出者，乃病根也。或一兩時辰不痛，更進一服。忌發風毒物，不過兩服，如已破，傅後藥。

傅瘰癧藥。《耆域》

烏鱧魚，又云望潮魚，惟江邊砂漬上有之，不以多少燒灰，入膩粉、麝香少許，津調傅之，瘡口斂即愈。

治瘰癧。《肘域》

桃奴燒存性，米飲調下二錢。

卒患瘰癧子，不痛方。孫真人

桃皮貼，上灸二七壯。

治瘰癧。《外臺》

五月五日收麻葉，七月七日收麻花，二件作炷子，於癧上灸百壯。

治癧。《外臺》

馬齒葉陰乾燒灰，臘月豬脂和，以煖泔清洗瘡，拭乾，傅之日三。

治瘰癧結核疼痛，堅硬如石。《聖惠》

蒜三枚擣如泥，麝香一分細研，同研令勻，塗於布上貼之，一日兩易，旋合爲妙。

治瘰癧在項上，內結成顆塊，及觸處但有結凝，宜急灸。《聖惠》

獨頭蒜一顆，截兩頭留心，大作艾炷，稱蒜大小貼癧子上灸之，勿令破肉，但取熱而已，七壯易蒜，日日灸之，取消爲度。

諸瘻

治瘻瘡。《千金》

取古塚中石灰，傅厚調塗之。

治牙頰間及他處生漏瘡。《肘域》

以砒細研，用雞腿骨去一頭，旋旋入砒在內，以崑崙紙[1]裹，鹽泥固濟，燒煙過，取雞骨和砒細研，以軟飯爲圓麥粒大，納在瘡內，却以膏藥貼定，即不走出却藥也，逐時[2]咬却惡肉，生新肉，若瘡內痛是效。

治瘻瘡多年不差，出於脣前或脅肋、腳脛間者。《聖惠》

取江淮多年破船上泥縫脂灰，不限多少，擣羅爲末，以雞子清和作團，用炭火燒令通赤，待冷准前團燒之，如此三徧，即擣羅爲末，入麝香少許，以生油調塗，以差爲度。年多者，不過

---

① 崑崙紙：以好墨染的紙。
② 逐時：隨時。

一月塗，即平復。

治一切瘻。《聖惠》

煉成松脂末，填瘡孔令滿，日三四度用之。

治瘻。《肘後》

煎楸枝作煎，淨洗瘡子，内孔中，大效。

治瘻若着口裏。《肘後》

東行楝根細剉，水煮濃汁，含之數内[1]，吐勿嚥。

治瘻方。《千金翼》

臘月猪脂紙沾取，内瘡孔中，日五夜三。范汪[2]療鼠瘻、瘰癧，亦取臘月猪膏塗之。

治瘻有頭，出膿水不止。姚大夫

啄木[3]一隻燒灰，酒下二錢匕。

療瘻。《聖惠》

鯉魚腸切作五段，火上炙之，洗瘡拭乾，以腸封之，冷即易，自暮至旦，乾止覺癢，開看蟲出差。

治一切瘻。《聖惠》

取吐出蛔蟲，燒灰細研，先以甘草湯洗瘡，後摻之。

又方。《聖惠》

以死虵、白礬各一兩，燒灰細研，傅之。

治久瘻生九孔者。《聖惠》

露蜂房炙黄爲末，以臘月猪脂和，塗於瘡孔子上。

治瘻有九種，不過此方。《廣濟》

芥子擣碎，以水及蜜和滓，傅喉上下，乾易之。

治諸瘻。《必效》

先以泔清温洗，以綿拭水，取葵菜微火煨，貼之瘡引膿，不過三二百葉，膿盡即肉生，忌諸雜魚、蒜、房室等。

治鼠瘻已有口，膿血出者，由飲食不擇，蟲鼠之毒而變化，入於臟出於脉，稽留脉内而不去，使人寒熱，其根在胃。葛洪

---

① 數内：其中。
② 范汪：字玄平，東晉穎陽人，約 308—372 年，曾任東陽太守，故又稱范東陽，撰有醫書《范汪方》。
③ 啄木：即啄木鳥。

白鮮皮煑汁，服一升，當吐鼠子乃愈。

治鼠瘻腫核痛，未成膿。<small>姚氏</small>

栢葉傅著腫上，熬鹽著腫上熨令熱，氣下即消。

治鼠瘻腫核痛，若已有瘡口，膿血出者。《肘後》

以熱牛屎傅之。

又方。《肘後》

取猫一物，理作羹，如食法，空心進之。

治鼠瘻。《聖惠》

猫腦骨炙黄、茵草各等分，擣細羅爲散，傅瘡，日兩度換之。

治鼠瘻發於頸，無頭尾，如饅鼠大，使人寒熱，此得之於鼠毒。《聖惠》

乾死鼠一枚中形者，亂髮如鷄子一枚大，以臈月猪脂一斤半，於鐺中煎，令鼠、髮都消，綿濾過，每取塗瘡，一分稍稍以酒服之，即愈。

治鼠瘻。《千金》

新鼠屎一百粒已來，收置密器中五六十日，杵碎，傅瘡孔。

又方。《千金》

鷄卵一枚，米下蒸半日，取出黄，熬令黑，先拭瘡上汁令乾，以藥内瘡孔中，三度即差。

治鼠瘻腫核痛，若已有瘡口，出膿水者。《千金》

燒蜘蛛二七枚傅，良。

治鼠瘻。《聖惠》

瓠花暴乾爲末，傅之。

治蝎瘻，五孔皆相通。《聖惠》

半夏一分爲末，水調傅之。

又方。《聖惠》

擣茅根，汁注孔中。

治土蜂瘻。蜂瘻者，由多飲流水即得蜂之毒，其根在脾，出發於頸項，歷歷①三四處或累累四五處蜂臺，或發臀前俱腫，以潰生瘡狀如癩，形差而復移。《聖惠》

鴟頭燒灰，細研傅之。

---

① 歷歷：零落。

治蜂瘻。陳藏器

燒死蜣螂末,和醋傅之。劉涓子治鼠瘻亦用此,云:"傅之數過即愈,先以鹽湯洗。"

治蜂瘻,**赤小豆散**。《聖惠》

赤小豆一兩炒熟,白斂一兩,牡蠣一兩燒灰,擣羅爲末,每服以温酒調下一錢,日三服。

治内瘻。《肘後》

槐白皮擣圓,綿裹納下部中,得效。

治蟻漏。蟻瘻者,由飲食有蟻精氣,多著頸項,戢戢①瘡小腫核細,乃遍身體。《外臺》

穿山甲二七枚末,豬膏和傅之。《圖經》云:"此物食蟻,治蟻漏爲最。"

治風瘻,此由風邪在經脉,初生之時,其狀如腫,有似覆手,搔之則皮脱赤汁出,一年腫減,漸漸生根結實,且附骨間,不知首尾,即潰成瘻。《肘後》

蜂房一枚,炙令黄赤色,爲末,每用一錢,臘月豬脂匀調,傅瘡上。

治蚍瘻。蚍瘻者,由居處飲食有蚍毒氣,入於腑臟,寒熱結腫,出處無定,因潰成瘻,謂之蚍瘻。《聖惠》

取蚍蜕皮燒灰細研,以臘月豬脂和傅之。

治螻蛄瘻。螻蛄瘻者,由食果蓏②子不避有蟲,即便噉之,有蟲毒氣入於腹内,外發於頸,初生之時,其狀如風矢③,亦如蝸形,癮疹而痒,搔之則引大。《聖惠》

馬齒莧陰乾半兩,臘月淳麻燭爐④半兩,擣羅爲末,以臘月豬脂和如膏,先暖泔清洗淨,拭乾塗之。

又方。《聖惠》

檞葉燒灰細研,以泔別漬檞葉,取汁洗瘡拭乾,内少許灰於瘡中。

疿子

治疿子遍身不可忍。《海上》

以慈菰葉擦,一上立愈。

---

① 戢戢(jí jí):密集貌。
② 果蓏:瓜果的總稱。
③ 風矢:即風疹。
④ 燭爐:燭燃後的餘爐。

治痤、痱子、熱瘡。《耆域》

當歸五兩洗剉,好酒二升浸一二日,旋飲一盞,日三,旋添酒約至一斗,後以當歸焙乾爲末,冷酒調一錢,再用一料,一生無痱。

治痱子、瘡痒。大智禪師

苦楝子不拘多少爲細末,入蚌粉、滑石末研勻,拭之立愈。

治暑月汗漬腋下,赤腫及痱瘡。《本草》

霜和蛤粉,傅之立差。冬月瓦木上,以鷄羽掃取,收甖器中。

治痱子。《日華子》

棗葉和葛粉,裹之佳,及治熱瘤也。

治熱痱瘡。《聖惠》

乾炭灰半合,石灰半合微炒,棗葉半斤,同擣細羅爲散,先以温漿水洗瘡,後以藥傅之,立差。

治夏月痱子及熱瘡。《聖惠》

粟米粉五兩、白龍腦一錢,相和細研,先用棗葉湯洗,後以散撲之。

痱子。《耆域》

研瓜子,以新汲水解濾,調蚌粉塗之,其妙。雪水更佳,或收霜,以霜水調蚌粉,亦佳。

甲疽陷甲

治甲疽,或因割甲傷肌,或因甲長侵肉,遂成瘡腫痛,復緣窄靴,研損四邊,腫燉黃水出,浸淫相染,五指俱爛,漸漸引上脚趺[①],泡漿四邊起,如火燒瘡,日夜倍增,醫方所不能療者。崔氏

綠礬石五兩,形色似朴消而綠色,取此一物置於鐵板上,聚炭封之,囊袋吹令火熾,其礬即沸,流出色赤如融金汁者是真也,看沸定汁盡,去火待冷,取出擣爲末,色似黃丹,收之。先以鹽湯洗瘡拭乾,用散傅瘡上,惟多爲佳,著藥訖,以軟帛緩裹,當日即汁斷瘡乾。若患疼急,即塗少酥令潤,每日一遍,鹽湯洗濯,有膿處常洗使淨,其痂乾處不須近,每洗訖,傅藥如初。但急痛即塗酥,五日即覺上痂漸剝起,亦依前洗,傅藥十日,即瘡漸漸剝盡,痂落軟處或更生

---

① 趺:《證類本草》作"跌"。

白膿泡，即捺破，傅藥自然總差。刑部張侍郎親嬰①此病，臥經六十日，困頓不復可言，惟此法得效如神，故録之，以貽好事者，又有皂莢礬亦可用。

治甲疽。《梅師》

石膽一兩，火上燒煙盡，碎研末，傅瘡上，不過四五度立差。《肘後》："治足大指角急爲甲所入肉，便刺作瘡，不可着履靴。以礬石一物燒汁盡，用末著瘡中，食惡肉，生好肉，細細割去甲角，旬日即差，此方神效。"

治甲疽瘡，神妙。《聖惠》

薰黃半兩，虵蜕皮燒灰一分，同研如粉，每用先以温泔浸洗瘡令軟，以尖刀子割去甲角，裛乾，以藥傅之上，用軟帛裹之半日許，藥濕即易之，一日即除其痛。

治手指青點，暗作甲疽。《聖惠》

蘆薈半兩，麝香半兩，緑礬二兩燒熟，合研如粉，以絹袋子盛，内所患指於袋中，以線纏定，不令動摇，以差爲度。

主甲疽瘡腫爛，生脚指甲邊，赤肉出，時差時發者。《外臺》

黃耆二兩，閭茹三兩，苦酒浸一宿，以猪脂五合，微火上煎取三合，絞去滓，以封瘡上，日三兩度，其肉即消。

治陷甲生入肉，常有血，疼痛。初虞世

黃耆、當歸等分爲末，貼瘡上，若有惡肉，更研少硫黃末同貼。

治陷甲割甲成瘡，連年不差。初虞世

川烏頭尖②、黃蘗等分爲末，洗了貼藥。

治陷甲。《耆域》

香附子末煎湯洗之，即乾。

治陷甲前後用之，極驗。《海上》

橡斗殼一對，入白礬在内合定，鐵線繫，却火燒存性，爲末摻之，神妙。

又方。《耆域》

青黛一錢、訶子末半錢和勻，先以漿水洗瘡口，拭乾，用一耳剜乾摻。

治甲疽，弩肉裹甲，膿血疼痛不差。凡此疾須剔去肉中甲，不治亦愈。或已成瘡不差，用

---

① 嬰：遭受。
② 川烏頭尖：川烏頭上的尖角。

此法。《靈苑》

乳香末、膽礬燒研等分，傅之肉消，愈。

治甲疽，弩肉裹甲，膿血疼痛不差。《勝金》

牡礪頭厚處生研爲末，每服二錢，研澱花①酒調下。如癰盛已潰者，以末傅之，仍更服藥，並一日三服。

治陷甲生入肉，常有血，疼痛。初虞世

蚯皮一條燒存性，雄黃一彈子同研，以溫漿水洗瘡，針破貼藥。

又方。《耆域》

胡桃皮燒灰，貼之。

治因剪手足甲，傍成腫痛。《聖惠》

以乾鹽梅和皮核爛搗，裹腫處一日，後當微癢，更半日去梅，當差。

伐指肉刺

治伐指，腫焮熱痛，其色不黯，然後方於爪甲邊結膿，極者爪甲脫也，亦名伐甲，亦名糟指。《聖惠》

芒消煎湯，淋漬之。

手指腫方。孫真人《食忌》

煎漿水，和少鹽，熱漬之，冷則易。

伐指逆腫。《千金翼》

單煮地榆，作湯漬之，半日愈。

療伐指。《千金翼》

臘、松膠相和，火炙籠伐指，即差。

治指癰。《耆域》

建豬左脚左蹄蛤子爲末，乾摻。

治伐指。《聖惠》

蚯蚓杵如泥，傅之。

---

① 澱花：即青黛。

治手指忽腫,名爲伐指。《肘後》

烏梅人杵,苦酒和,以指漬之,須臾差。

手指赤,隨月生死。《肘後》

生薤子一把,苦酒中煑沸,熟出以傅之,即愈。

治肉刺久不差,脚指間生肉如刺,謂之肉刺,由著靴襪急①小,指相揩而生也。《聖惠》

松脂一分、乳香一分,同研令勻細,先用針撥破,後以藥傅之,密封即效。

治肉刺。《聖惠》

用羊腦髓傅之,立驗。

又方。《聖惠》

以黑木耳貼之,自消。

反脚指間有肉刺瘡。《本經》

以黑虱傅,根出也。

腋氣

治腋氣。《海上》

膽礬爲末,以蘆菔切片揾末,炙乾碾細,醋調塗。

治諸腋臭。《千金》

伏龍肝作泥,傅之立差。

治腋氣。《靈苑》

石綠三錢細研,膩粉一錢半,二味同研令勻細,有患者先疎疎摘去腋下毛,後以醋和藥末,熟摩令熱立效。

治諸腋臭。《千金》

胡粉三合,以牛脂和,煎令可圓,塗之。

治狐臭,崔氏方。《外臺》

先用清水淨洗,又用清酢漿淨洗訖,微揩使破,取銅屑和酢熟揩。又方:以赤銅屑、酢

---

① 急:緊。

和，銀器中炒極熱，以布裹熨腋下，冷復易，差止，甚驗。

治胡臭，若股內陰下常濕臭，或作瘡。《外臺》

青木香，好醋浸，致腋下夾之即愈。

主腋氣臭。《本草》

五月五日，取露草一百種陰乾，燒爲灰，和井花水重煉令白，釅醋爲餅，腋下挾之，乾即易，當抽一身間瘡出，即以小便洗之。

治腋氣。慈濟大師

葱園中尋最大者一根，取白項地龍納葱管內，候死爛研，先以蒼术炒焦，和油煎令黑色，沐浴了，以术油洗腋下，搯去毛，用地龍藥塗之一兩時辰，以乾蒸餅夾於腋下，款款去之。

治腋氣絶妙。《耆域》

田螺大者一枚洗淨，以竹針挑開靨，入真麝一兩豆大，掘地坑，將口向上實埋，七日取出，用田螺肉汁塗之即愈，諸藥無能出其右者。

治狐臭。《外臺》

三年釅醋和石灰傅之。

治諸腋臭。《千金》

馬齒草杵，以蜜和作團，用絹袋盛之，以泥紙裹厚半寸，日乾，以火燒熟破取，更急以蜜和，使熱勿令冷，先以生布揩之，用藥夾腋下，極痛忍之，然後以手巾勒兩臂，即差。

第二十九卷

---

① 腹：原書作"腸"，據正文改作"腹"。

湯火

治熱油湯火燒瘡，痛不可忍。《梅師》

石膏擣末細研，用粉瘡，愈。

治湯火灼瘡。《肘後》

石灰細篩，水和塗，乾即易。《雞峯》用風化石灰，清油調塗。

治湯火傷。《耆域》

太陰玄精石爲末，水調，鵞翎掃之。

治火燒瘡。孫真人

胡粉、羊髓和，塗上，封之。

治火瘡敗壞。《聖惠》

雲母粉同生羊髓和如泥，塗之。

治湯火。《耆域》

枯礬、黄丹等分研細，傅之。

治湯火傷未成瘡者。《中興備急》

黄丹、酒調塗。

又方。《耆域》

湯減①爲末，水調傅之。

又方。《海上》

百草霜爲末，湯傷雞子白，火傷蜜調塗之。

又方。《中興備急》

赤石脂研末，水調塗，破者油調塗。

又方。《中興備急》

羊脛炭，燒赤爲末，蜜調塗。

治中熱油及火燒除外痛。《梅師》

丹參捌兩細剉，以水微調，取羊脂二升煎三上三下，以傅瘡上。

---

① 湯減：疑爲“湯城”之訛。金代張從正《儒門事親》：“湯瓶煎煉日久，熬成湯城。”

治湯火傷,神妙。初虞世

草麻子、蛤粉等分爲末,研膏。湯損用油調,火瘡用水調,塗。

又方。《耆域》

黄芩生碾爲末,冷水調傅,痛即止,不作瘡。

主火燒瘡。陳藏器

菰根①燒爲灰,和鷄子白塗之。

治湯破瘡。《聖惠》

川大黄、栢白皮等分,搗羅爲末,以生地黄汁調塗之。

治火燒、湯破成瘡,疼痛。《聖惠》

取大黄末細研,以蜜和如泥,塗之疼痛立止。

治湯火瘡,至妙。《經驗》

劉寄奴搗末,先以糯米漿,鷄翎掃湯着處,後摻藥末在上,並不痛,亦無痕。大凡湯着處,用鹽末摻之,護肉不壞,然後藥末傅之。

《備急》治湯火灼爛。《外臺》

白斂末傅之。

治火燒瘡,滅瘢。《聖惠》

赤地利二兩搗末,生油調傅之。亦名山蕎麥②。

湯火灼成瘡。《肘後》

柳皮燒灰以粉之,細切以豬脂煎膏傅之亦得。

治湯火瘡。《圖經》

采栢葉入臼中,濕搗令極爛如泥,冷水調作膏,傅於傷處,用帛子繫定三兩日,瘡當斂,仍滅瘢。

治中熱油及火燒瘡。《梅師》

栢白皮、豬脂煎,塗瘡。

火灼爛瘡。《千金髓》

榆白皮熟嚼,封之差。

治火瘡未起。《千金》

---

① 菰根:即茭白。
② 山蕎麥:《證類本草》作"山蕎麥"。

梔子人灰、麻油和,封之,厚乃佳。已成瘡,燒白糖灰粉之,燥即差。

治火瘡。《千金》

熬麪,入梔子人末,和油傅之。已成瘡者,更篩白糖灰粉之。

治湯火。《耆域》

桑椹黑者,盛瓶罐中自化,取汁塗之。

又方。《耆域》

旋燒竹瀝,塗之極妙。

治湯火灼爛。《兵部》

竹中蟲蚰末,傅之良。

治湯火灼,令不痛,又速愈,無瑕痕。《肘後》

人精和鷹屎,日日傅上,痕自落。

治火燒悶絶,不識人。《聖惠》

飲新小便一兩盞,效。

治火燒瘡。《聖惠》

豬毛、牛糞等分,並燒灰細研,以生油調,神效。

治火燒瘡,腫痛。《聖惠》

以豬毛燒灰,細研和膠,水稀如餳,塗經五日已來,煎椒湯洗,却重更塗之,即無痕矣。

湯火燒灼瘡。姚氏

單傅牛濕屎,立痛止,常日用良。

治湯火傷未成瘡者。《中興備急》

燒羊糞灰,醋調塗。

又方。《耆域》

雄鼠糞研細,兩頭尖者是,以葀菜自然汁調塗。

治湯火燒瘡,痛不可忍。《梅師》

取鼠一頭,油中浸煎之,候鼠燋爛盡成膏,研之,仍以綿裹絞去滓,待冷傅之,日三度,止痛。《經驗方》:"靈鼠膏,以大雄鼠一枚渾①用,清油一斤慢火煎鼠燋,於水上試油不散,即以綿濾去滓澄清。重拭銚子令淨,再以慢火煎上件油,次下黃丹五兩,炒令色變,用柳木篦子不

---

① 渾:整個。

住手攪令勻，再於水上試滴，候凝即下黃臘一兩，又熬帶黑色方成膏，然後貯於甆合器中，候硬合地上，出火毒三兩日，傅貼瘡腫，去痛而涼。"

治熱油湯、火燒，疼痛不可忍。《梅師》

狗毛細剪，以煣膠和毛傅之，至瘡落漸差。《百一方》用兔毛。

治湯火瘡。《斗門》

水煎膠令稀稠得所，待冷塗瘡。

又方。《耆域》

以酥塗。

治湯火及熱油傷。《耆域》

雞子十枚煮熟去白，以黃銚中煎，更入麻油貳兩攪，良久去滓，候冷掃瘡上便愈。大智禪師《必效方》："用熟雞子二枚取黃，炒以麻油，入膩粉少許攪勻，雞毛刷瘡上，永無痕。"

治湯火灼已成瘡。葛氏

白蜜塗之，以竹中白膜貼上，日三度。《梅師》云治中熱油、燒外痛，亦以白蜜塗之。

治火燒瘡腫痛。《聖惠》

取鱓魚皮燒作灰，細研如麵，用生油調塗瘡上，並不成瘢痕。

療湯火傷，神妙。《集驗》

蛤蜊殼火燒，研爲末，油調塗之。

又方。《耆域》

蚌粉摻之。

治火燒瘡。《梅師》

胡桃穰燒令黑，杵如脂，傅瘡上。

又方。《中興備急》

柿漆①塗之。

沸湯所淋，火燒爛瘡。《外臺》

杵生胡麻如泥，厚傅之。

湯火燒灼未成瘡。《肘後》

豆醬汁傅之。

---

① 柿漆：柿未成熟的果實，經加工製成的膠狀液。

又方。《中興備急》

醋泥塗。

又方。《耆域》

無糖油餅，燒碾爲末，油調塗。

又方。《中興備急》

小麥炒黑爲末，膩粉減半，油調塗。

又方。《耆域》

白麪半盞，清油半盞，楊枝七箇，須枝頭自黃者，先炒麪黃色，然後入油，次下楊柳枝，候楊柳枝焦，滴向水中不散爲度，每以清油化開，鵝翎拂之，止疼痛，滅瘢痕，更不作膿。合時勿犯鐵器。

治湯火燒。《雞峯》

蕎麥麪炒焦，以冷水調塗，或入油少許尤妙。

治湯火傷，更不發痛，亦無瘢痕。《耆域》

大麥、松蒲①等分，炒爲末，油調塗。

骨鯁

救急被魚骨鯁在喉中。《外臺》

硇砂少許，口中咀嚼，嚥之立下。

主食魚肉，爲骨所鯁。《本經》

取一杯水，合口向水，張口取水氣，鯁當自下。

治鷄魚骨在咽喉不出，呪法。《耆域》

用水一盞，面向北念咒曰"吾歸順水攝"，每念一遍，一吹在水内，如此七遍或三遍，飲水妙。

治食魚，骨鯁横喉中，三五日不下。《聖惠》

以東流水一杯，東向坐，以手指水上書龍字，訖飲之，如不會書者，即令他人書亦得。

---

① 松蒲：即夏枯草。

治骨鯁或竹木籤刺喉中不下。《耆域》

蓖麻去殼，寒水石研如粉，以乳鉢研蓖麻爲膏，旋入石末同研滾，得乾成散即已，不拘分兩。每有鯁者，取捻置舌根深處，以冷水咽下，其鯁自然不見。

治鯁。《外臺》

瞿麥爲末，水服方寸匕。

治諸骨鯁。《外臺》

生艾蒿數升，水、酒共一斗，煑取四升，稍稍飲之良。

治鯁及刺不出。《外臺》

薔薇根末，水服方寸匕，日三。又云折箭刺入肉，膿囊不出，堅慘，服十日，鯁刺皆穿皮出。

治食魚骨鯁方。《聖惠》

魚網燒灰細研，水調一錢服之。

魚骨在人腹中，刺痛。孟詵

煑吳茱萸一盞汁，服之止。又骨在肉中不出者，嚼封之，骨當爛出。

治鵝鴨等骨鯁。《耆域》

明淨乳香一小塊，含化。

又方。《海上》

茯苓嚼喫，絕妙。

治魚骨鯁。《海上》

白茯苓半兩，胡桃肉四箇研，縮砂仁二十一箇，乳香一字，爲末，一二錢冷水調下。

治魚骨鯁久不出。《耆域》

以皂角末少許吹鼻中，得嚏鯁便出。

魚骨鯁不出。陳藏器

蒜内鼻中即出，獨顆者良。

治骨鯁。《耆域》

象牙細末一錢，用活鵝一隻，淨洗口中，以乳香如雞頭大一塊置鵝口中，輕縛定倒懸，却瀝鵝口中涎半盞已下調牙末飲之，所鯁之物隨藥立下。如無象牙，只以籬頭上枯竹碾細末半錢，用鵝涎調亦得。

又方。《耆域》

象牙末內入百藥煎拌勻，綿裹含之，嚥津即效。《雞峯》："以象牙爲細末，每服一錢，蜜水調下。"

又方。《耆域》

用犀角末并水，呪曰"金查林菩薩"七遍，與服之。

治魚骨鯁在喉中，衆治不去方。《聖惠》

以猪膏如鷄子黃大吞之，未下更吞。

又方。《聖惠》

以虎糞或狼糞燒灰細研，以水調一錢服之。

療鯁。《外臺》

虎骨爲末，水服方寸匕。

治骨鯁。《斗門》

鹿角爲末，含津嚥下，妙。

治鯁不下。《本經》

海獺皮煑汁服之。

治魚骨鯁。《外臺》

含水獺骨即差。

主食鯁。《外臺》

鴈鷹屎燒末，服方寸，虎狼鵰屎亦得，皆以水調。

治食諸肉骨鯁方。《聖惠》

白雄鷄左右翎大毛各一莖，燒灰細研，以水調服之，及取所食者骨，左右反覆擲背後，則下也。

又方。《聖惠》

以鷄足一對，燒灰細研，以溫水調服。

治魚骨鯁。《外臺》

口稱"鸕鷀"則下。《聖惠》："以鸕鷀糞水調，塗咽喉外即出。"

食諸魚骨鯁、雜物鯁。葛氏

好蜜匕抄，稍稍服之，令下。又云誤吞錢，服炮蜜二升，即出矣。

療魚鯁骨橫喉中，六七日不出。《外臺》

鯉魚鱗皮合燒作屑，以水服之則出，未出更服。

治小兒大人一切骨鯁，或竹木簽刺喉中不下方。《勝金》

臘月中取鱖魚膽，懸北簷下令乾，每有魚鯁，即取一皂子許，以酒煎化，溫溫呷，若得逆便吐，骨即隨頑涎出，若未吐，更喫溫酒，但以吐爲妙，酒即隨性量力也。若未出，煎一塊子，無不出者。此藥應是鯁在臟腑中日久，痛黃瘦甚者服之皆出。若卒求鱖魚不得，鱧魚、鯇魚、鯽魚俱可，臘月收之甚佳。

魚骨鯁在喉中，衆法不能去。《肘後》

飴糖圓如鷄子黃大，吞之不出，大作圓用，妙。《千金》："用沙糖，湯調濃汁呷，甚效。"

又方。《聖惠》

常含橘皮即出。

諸魚骨鯁。葛氏

小嚼薤白令柔，以繩繫中，吞薤到鯁處引之，鯁即隨出。

治食中誤吞髮，繞喉不出。姚氏

取元頭亂髮燒作灰，水調服一錢匕。

誤吞金銀、錢鐵、針釘、鈎珠物

治誤吞金銀或錢，在腹內不下方。孫用和

石灰一杏核大，硫黃一皂子大，同研爲末，酒調下不以時。

誤吞鐶若指彄①。《肘後》

燒鵝羽數枚，末，飲服之。

治誤吞金銀環子及釵子方。《聖惠》

鴈毛二七莖，燒灰細研，以水調服之，鵝毛亦得。

誤吞錢并金銀物。《秘要》

胡粉一兩擣調之，分再服，吞金銀物在腹中服之，令消洋出。

又方。《海上》

梟茨嚼喫，或爲末水調，甚妙。今人欲作假古器，以此物塗銅鐵，埋土中三兩宿便蝕穿，以此知此物能消五金也，俗謂之教齊，本草名烏芋。

---

① 指彄（kōu）：戒指。

誤吞錢。《聖惠》

磁石棗許大一塊，含之立出，誤吞針亦可用。

又方。《楊氏産乳》

菓耳頭一把，以水一升，浸水中，十餘度飲之。

又方。《外臺》

百部根四兩、酒一升，漬一宿，溫服一升，日再。

又方。《篋中》

艾蒿一把細剉，水五升煎取一升，頓服便下。

又方。《外臺》

取飴糖一斤，漸漸盡食之，鐶及釵便出。

吞錢不出。《藥性論》

冬葵根羮，飲之即出，神妙。

治誤吞銅鐵物，在咽喉内不下。《聖惠》

南燭根燒，細研，熟水調一錢即下。

誤吞鍼鐵等。《日華子》

細末筋肉莫令斷，與磁石同下之。

治嚥下釘子，或針或骨。《耆域》

没縫炭爲末，每服二錢，濃煎米飲調下，立出。

治誤吞釘并箭金、針錢等物。《肘後》

多食肥羊肉、肥脂諸般肥肉等，自裹之，必得出。

治誤吞鈎線方。《聖惠》

若猶在手中者莫引之，但急以珠璫若薏苡子蕫穿貫著線，稍稍令推至鈎處，小小引之則出。又方：以琥珀珠著線貫之，推令前入至鈎，又復推以牽引出矣，或水精珠亦佳。無珠，諸堅實物磨令滑，鑽作孔用之。

治誤吞珠及錢而鯁者方。《聖惠》

燒翠銅牙令赤，内酒中飲之，立下。

誤吞竹木入咽喉，出入不得者。《日華子》

燒鋸令赤，漬酒中及熱飲並得。

竹木等刺

治竹木針在肉中不出。《梅師》

生牛膝莖搗末，塗之即出。

治竹木針刺在肉中不出，疼痛。《梅師》

王不留行爲末，熟水調方寸匕，即出。

治竹木刺入肉中不出。《梅師》

瞿麥爲末，水服方寸匕，或煑瞿麥汁飲之，日三。《千金方》同。

諸竹木刺在肉中不出。《肘後》

白茅根燒末，脂膏和塗之。亦治因風致腫。

療刺入肉疼悶，百理不差方。《兵部》

松脂，流出如細乳頭香者，傅瘡上，以帛裹三五日，當有根生，不痛不癢，不覺自落。

八月九月，中刺手足，犯惡露腫，多殺人。《千金》

桑枝三條，內煻灰中炮令極熱，破斷，以頭柱瘡口上，令熱盡則易之，盡二條則瘡自爛，仍取薤白傅瘡上，以布帛急裹之，若有腫者更作。

療刺在人肉中不出。《外臺》

酸棗人核燒末，水服之，立便得出。

治竹刺及木刺在肉。《聖惠》

用槐白皮煑，湯漬之愈。

治竹木刺在肉中不出。劉涓子

以頭垢塗之，即出。

治木刺入肉中不出，痛。《千金》

取乾羊屎燒灰，和豬脂調塗，不覺自出。

治竹木刺入皮肉中不出。《千金》

燒鹿角末，以水和塗立出，甚者不過一夕。

主諸物刺人肉。《圖經》

象牙刮取屑細研，和水傅瘡上，刺立出。咽中刺則水調飲之，舊牙梳[①]屑尤佳。《肘後》

---

① 牙梳：象牙梳子。

治箭并針折在肉中，亦刮象牙屑，以水和，傅上即出。

　　主小兒誤爲諸骨及魚骨刺入肉不出。《簡要濟衆》

　　水煑白梅肉爛研，後調象牙末，厚傅骨刺處，自軟。

　　醫工針折入肉中，并治鐵棘、竹木諸刺在肉中不出。《千金》

　　鼠腦厚傅之。

　　刺在肉中不出。孟詵

　　烏雄鷄尾二七枚，燒作灰，以男子乳汁①和封瘡，刺當出。

　　諸竹木刺在肉中不出。《百一》

　　蟫蠐碎之，傅刺上，立出。

　　治竹木刺入肉。《耆域》

　　以鹽梅去核，將肉纏之，少頃便出。孟詵方："刺在肉中，嚼白梅封之，刺即出。"

　　卒刺手水腫。《斗門》

　　擣韭及藍置上，以火炙微熱即差。

　　治竹木刺在肉。《聖惠》

　　用葱白和鹽擣，傅之便出。

折傷打撲傷損

　　治折傷，先用止痛湯法。《靈苑》

　　擣白礬爲末，每用一匙匕，沸湯一椀衝了，以手帕蘸，乘熱熨傷處，少時痛止，然後排筋骨、貼藥。

　　主折傷，能銲人骨及六畜有損者。陳藏器

　　赤銅屑取細研，酒中温服之，直入骨損處。六畜死後，取骨視之，猶有銲痕。赤銅爲佳，熟銅不堪。

　　治折傷，內損有瘀血，每天陰則痛，兼治産婦諸疾，神方。《外臺》

　　三月採益母草洗擇淨，於箔上攤，暴令水乾，拔斷可長五寸已來，勿用刀，即置鍋中，以水

---

① 男子乳汁：婦女初生男孩的乳汁。

二碩以來，令草上水深二三寸煎煑，候益母爛，水三分減二，漉出草，取五六斗汁瀉入盆中，澄之半日已來，以綿濾取清汁，盆中滓澱盡棄之，其清汁於小釡中慢火煎取一斗以來如稀餳，每取梨許大，煖酒和服之，日再服，以和羹粥並可。如遠行不能稀煎，即更煉可圓得服之。七日内則疼痛漸瘳，七日平復，或有産婦惡露不盡，血暈，一二服差。其藥治風，益心力，無忌。

治傷折。《中興備急》

木賊三兩、麻黄去節一兩、甘草三分爲末，每服五錢，熱酒調下，先整骨了，飲之令醉。

治一切傷折，腹中有瘀血，令人昏悶，不省人事。《耆域》

蘇木煎湯，稍熱喫三五杯，立效。

治折傷。《海上》

秋桑葉陰乾一兩，鯽魚一箇，去鱗不去腸，二物同擣如泥，傅傷處，以紙裹，竹夾夾定，如覺痒，慎不可動，不覺痒，除去别上一次，不過三次即平復矣，仍頻飲酒。

主折傷馬墜。《海藥》

没藥主之，凡服皆須研爛，以熱酒調服。

治折骨條。《經效》

肉桂二兩，去麤皮爲末，乳香、没藥末各一兩，一處拌匀，用黄米煑爛稠粥，量瘡大小剪紙花子，攤粥在上，然後將藥摻在粥上，熱搭在其瘡上，如脚脛折，把脚拽直，少頃不疼却痒時，用水濕帛子列乾，裹着藥餅子，上用熨斗火熨，不痒爲度也。

療凡脱折、折骨諸瘡腫者，慎不可當風及多自扇，若中風則發痓，口噤殺人，若已中風，覺頸項强，身中急束者，急服此方。《外臺》

竹瀝飲二三升。若已口噤者，以物强發内之，忌冷飲食及酒。竹瀝卒煩難得，可合十許束併燒，中夾①承取之。

治折傷。《經驗後》

水獺一箇，用罐子内，鹽泥固濟，放乾，燒灰細末，以黄米煑粥，於傷折處以水獺一錢末、粥上摻，便用帛子裹繫，立止疼痛。

一切傷折。《肘後》

寒食蒸餅不限多少末，酒服之，驗。

治傷折法，鍊黑豆熨藥。《聖惠》

---

① 夾：《證類本草》作“央”。

生黑豆三升，用醋二升浸一宿，葱并根二十莖細切，並用青布裹，分作兩裹，入湯內炙，乘熱替換熨痛處，立效。

治傷折處疼痛。《聖惠》

以麩和醋蒸過，裹所傷之處，痛立止。

腦骨破及骨折。《肘後》

葱白細研，和蜜厚封損處，立差

治破傷。《勝金》

多用燈心草爛嚼，和唾貼之，用帛裹，血立止。

治跌折瘀血。韋宙《獨行》

菴蕳一物，煑汁服之，亦末服，其效最速。《廣利方》云："治打瘀，血不散，變成癰，擣生菴蕳蒿，取汁一升服之。"

療跌折，四肢骨碎破，及筋傷蹉跌。《肘後》

爛擣生地黄熬之，裹所傷處，以竹簡編夾之，遍急縛勿令轉動，一日一夕，可以十易則差。梅師云："三日夜數易，若血聚，以針決之。"

治跌折，四肢骨碎筋傷，蹉跌疼痛。《聖惠》

豉三升，以水五升漬豉一宿，取汁溫服一中盞，日三服，效。

治跌折骨損，痛不可忍。《聖惠》

以大麻根及葉擣，取汁飲半升，無生麻，煑乾麻汁服。亦主墜損、打撲、瘀血，心腹煩滿短氣，良。韋宙方同。

治閃折，筋骨傷損。《圖經》

骨碎補根擣篩，煑黄米粥和之，裹傷處良。

療筋骨斷碎，疼痛，腫瘀血，有效。《本注》

栗皮名扶，擣爲散，蜜和塗。

治打撲傷損，神妙。《耆域》

以半兩錢火燒、醋淬盡爲度，其錢赤黑色，有"半兩"字者是，碾作細末，用薑汁并酒各少許煨之，直是令熱，大段傷損半錢，小可傷一字調下，須是熱喫，不爾即吐，腰已下病食前服，已上病食後服。若是骨碎臼脱，須先整理夾定，方可服藥。

治被打瘀血，在骨節及脇外不去。《肘後》

鐵一斤、酒三升，煑取一升服之。

若被打擊，瘀血在腸內久不消，時發動者。《百一》

桔梗末，熟水下刀圭。

療因傷損，血瘀不散者。《正元廣利》

牡丹皮八分，合䗪蟲二十一枚熬過，同擣篩，每旦温酒和散方寸匕服，血當化爲水下。

治打損及傷墮，腹內有瘀血。《聖惠》

䗪蟲一分炒，牡丹皮一兩，生乾地黄一兩，擣羅爲散，每於食前以煖酒調下二錢。

治打撲、傷損、骨跌之類。《海上》

紫芋研細，更入乳香同研，以熱酒侵服。

治打撲損疼痛。《耆域》

乳香酒飲之。治乳香法，只烘令軟，捏作小餅子，須臾即脆，研細酒化，隨意多少。

打磕損疼痛。《子母秘録》

夜合花末，酒調服二錢匕，妙。

治攧撲，皮肉損破。《耆域》

生腦子、上色染坯等分，爲末摻之，更無瘢痕。

被打，內有瘀血。《唐本注》

煎人溺服之，一服一升。

治被打，腹中瘀血。劉涓子

白馬蹄燒，煙盡取灰末，酒服方寸匕，日三夜一，亦治婦人血病。

治打撲損，血瘀痛。《耆域》

以牛皮膠炒爲末，薑汁調塗損處，或以黑豆爲末，水調塗亦得。

又方。《海上》

以降真香末摻破處，并煎降真香湯，時時服之，此方甚奇。

治被打，頭青腫。《千金》

貼新羊肉於腫上，猪肉、猪肝熱搨之，並得。《聖惠方》："治被打，頭面青，以肥猪肉或猪肝，皆炙熱貼之，乾即易之。"

凡撲損。陳士良[1]

便取蠵龜血作酒，食肉生研厚塗，立效。蠵龜腹下橫折，秦人呼爲蟕蠵[2]，山亀[3]是也。

---

[1] 陳士良：唐代醫家，生卒不詳，汴州（今河南開封）人，曾任劍州醫學助教、藥局奉御等職，著有《食性本草》。
[2] 蟕（zuī）蠵（xī）：一種大龜，出自東晉孫綽《望海賦》。
[3] 亀：同"龜"。

主一切傷損，不可者瘡，止血生肌，無瘢痕，絕妙。《經驗後》

白梅和鹽核杵之如泥成鋌子①，竹筒中收，遇破即填，小可即傅之，此藥之功神聖。

治撲打墜損，惡血攻心，悶亂疼痛。《聖惠》

大乾荷葉五斤，燒令煙盡，細研，食前以童子熱小便一小盞調三錢匕，日三服。

治撲打墜損，惡血攻心，悶亂疼痛。《聖惠》

水仙子不限多少收陰乾，擣羅爲末，此即新出水未展荷葉是也，每於食前，以童子熱小便一小盞調下三錢，日三服，以利下惡物爲效。

治被毆傷，瘀血聚腹滿。《千金》

豉一升、水三升煑三沸，分服，不差再作。若骨破及筋蹉跌，以水二升、豉三升漬之，攪取汁飲，止心悶。

治打撲傷損。《海上》

赤麴二兩、赤芍藥一兩爲末，二錢溫酒調下不以時。

又方。《耆域》

馬蘭入鹽同研令勻細，貼之。

治搕撲損，肌膚青腫方。《勝金》

茄種②通黃極大者，切作片如一指厚，新瓦上焙乾爲末，欲臥酒下二錢匕，一夜消盡，無痕跡也。

治打撲傷損，疼痛。《聖惠》

甜瓜子二合、橘子人二合都微炒，擣羅爲散，每服以煖酒調下二錢，日三服。

治多年傷損不差。孫真人

熬瓜子末，溫酒服之。

治打撲損。劉禹錫

取葱新折者，便入煻灰火煨蒸熱，剝皮擘開，其間有涕，便將罨損處，仍多煨取，續續③易熱者。崔給事④云：“頃在澤潞⑤，與李抱真⑥作判官⑦，李相方以毬杖按毬子，其軍將以杖相

① 鋌子：藥物製成的塊狀物。
② 茄種：即茄子種。
③ 續續：連續不斷。
④ 崔給事：或爲唐代崔寓。給事，官職名，給事中的省稱。
⑤ 澤潞：澤州和潞州之統稱，位於今山西地區。
⑥ 李抱真：字太玄，733—794 年，祖籍敦煌，唐初功臣安興貴後裔，以軍功賜姓李，曾爲澤潞節度副使。
⑦ 判官：官職名，唐代設置，爲輔佐節度使、觀察使的官吏。

格，便乘勢不能禁，因傷李相拇指，并爪甲擘裂，遽索金瘡藥裹之，强坐頻索酒，飲至數盞已過量，而面色愈青，忍痛不止。有軍吏言此方，遂用之，三易，面色却赤，斯須①云已不痛，凡十數度，用熱葱并涕纏裹其指，遂畢席笑語。"

有傷手足而犯惡露，殺人不可治。《梅師》

薤白爛擣，以帛囊之着煻火，使薤白極熱，去帛，以薤傅瘡，以帛急裹之，冷即易。亦可擣作餅子，以艾灸之，使熱氣入瘡中，水下差。

墜墮損傷

治卒從高落下，瘀血搶心，面青短氣欲死方。《肘後》

胡粉一錢匕，和水服之即差。

治從高墜下，及爲木石所窄②，凡是傷損，血瘀凝積，氣欲絕者，皆治之。《聖惠》

取淨土五升蒸之，令溜分半，用故布裹以熨傷損之上，更互用之，勿令大熱，恐熨破皮肉，冷則易之，取差乃止。凡有損傷，皆以此法治之，神效，氣欲絕不能言者亦差。

治墜損傷內，或時唾血，心煩疼痛，宜服。《聖惠》

蒲黃一兩，生地黃四兩，內生地黃入童子小便三合，爛研絞取汁，於銀器中入蒲黃相和，慢火煎一兩沸，分爲三服，常於食前服之。

治墜傷撲損，瘀血在內，煩悶。《塞上》

蒲黃末，空心，熱酒調下三錢匕服。《葛氏方》云："若血內漏者，以蒲黃水服方寸匕，立止。"

主破血，從高墜下，損瘀在腹，刺痛。《藥性論》

蒲黃、赤芍藥、當歸、大黃、朴消煎服，血當下。

治墜下，瘀血在腹肚。《外臺》

蒲灰二錢，酒服。

治墮落車馬，筋骨疼痛不止。《聖惠》

廷胡索一兩，擣羅爲散，不計時候以豆淋酒調下二錢匕。

治車馬墜損，瘀血不散，攻刺疼痛。《聖惠》

---

① 斯須：片刻。
② 窄：《普濟方》作"笮"，疑爲"笮"字訛字。

延胡索一兩,肉桂半兩去皮,蒲黄一兩,擣羅爲末,每服用竹瀝半盞調下二錢,日三四服。

治從高墮下,大便下血不止。《聖惠》

當歸三分剉微炒,川大黄三分剉碎微炒,擣細羅爲散,不計時候以溫酒調下二錢。

治墮落車馬,筋骨疼痛不止。《聖惠》

没藥半兩研末,生鷄子三枚,細酒①一升,先將鷄子開破,取白去黄,盛碗内,入没藥,以酒煖令熱,投於碗中令勻,不計時候溫服。

療從高墜下,若爲重物所頓窄得瘀血。《外臺》

刮琥珀屑,酒服方寸匕,更取蒲黄二三匕服,日四五服差。

治從高墜損,惡血攻心,膂膈煩悶,宜服。《聖惠》

黄松木節五兩細剉,用童子小便五合、醋五合,於砂盆内以慢火炒,旋滴小便并醋,以盡爲度,炒令乾,擣細羅爲末,每服以童子熱小便調下二錢,日三四服。

墜馬拗損。《經驗後》

桑根白皮五斤爲末,水一升煎成膏,傅於損處便止,已後亦無宿血,終不發動。《聖惠》方同。

治被馬墜損腫,疼痛不可忍。《聖惠》

桑根白皮一斤細剉,以水三大盞、酒一大盞煎取一盞,去滓,以故烏氈可②損處大小,搵藥汁裹,冷即易之,十遍痛止腫消。

又方。《聖惠》

取好土和醋,蒸令熱,封裹損處,斯須疼痛立止。

治從高墜下及打擊内傷,神效。初虞世

麝香、水蛭各一兩剉碎,炒令煙出,二件研爲末,酒調一錢,當下畜血,未止再服,其效如神。《經驗》:“治折傷,只用水蛭一味,新瓦上炒爲細末,熱酒調下一錢,食頃痛,更可一服,痛止,便將折骨藥封,以物夾定,直候至較。”

治從高墜下,傷損筋骨,疼痛叫喚不得,瘀血着在肉。《梅師》

鼠屎燒末,以猪脂和,傅痛上急裹,不過半日,痛乃止。

療馬撲損,痛不可忍者。《圖經》

---

① 細酒:精釀細作的酒。

② 可:適合。

仙鼠屎①三兩枚細研，以熱酒一升投之，取其清酒服之，立可止痛，更三兩服便差。

被壓柞②墮墜，舟船車轢③，馬踏牛觸，胷腹破陷，四肢摧折，氣悶欲死。葛氏

烏雞一只，合毛杵一千二百杵，好苦酒一升相和得所，以新布榻病上，取藥塗，布乾易，覺寒振欲吐，不可輒去藥，須臾復上一雞，少則再作。

療從高墮下，瘀血脹心，面青短氣者。葛洪

烏翅羽七枚，得右翅最良，燒末酒服之，當吐血便愈。

治落馬後，心胷有積血，唾吐不止。《聖惠》

乾藕節五兩，擣羅爲末，每服以溫酒調下三錢，日三四服。

治墜馬撲損，瘀血在內，煩悶。《塞上》

束引杏枝三兩細剉，微熬好酒二升，煎十餘沸去滓，分爲二服空心，如人行三四里再服。《圖經》："主墮傷，以杏枝一握、水一大升煑半，下酒三合，分再服，大效。"

療壓撲損傷。《圖經》

擣胡桃肉，和酒溫，頓服便差。

治馬墜撲損。劉禹錫

稻稈燒灰，用新熟酒未壓者和糟，入鹽和，合入前灰取汁，以淋痛處立差，直至背損亦可淋，用好糟淋灰亦得，不必新壓酒也。糯米性寒，作酒則熱，糟乃溫平，亦如大豆與豉醬不同之類耳。

治墜撲內損，散敗血止痛，及惡瘡發背等。《圖經》

重陽日收取茄子百枚，去蒂四破切之，消石十二兩碎擣，以不津瓶器大小約可盛納茄子者，於器中先鋪茄子一重，乃下消石一重覆之，如此令盡，然後以紙三數重密密封之，安置淨處上，下以新塼撐④覆，不得令地氣，至正月後取出，去紙兩重，日中暴之，逐日如此，至二三月，度已爛，即開瓶傾出，濾去滓，別入新器中，以薄綿蓋頭又暴，直至成膏乃可用。內損，酒調半匙空腹飲之，日再，惡血散則痛止血愈矣。諸瘡腫，亦先酒飲半匙，又用膏於瘡口四面塗之，當覺冷如冰雪，瘡乾便差，其有根本在膚腠者，亦可內消。若膏久乾硬，即以飯飲化動塗之。

---

① 仙鼠屎：即蝙蝠屎，又名夜名砂。
② 柞(zé)：通"窄"。
③ 轢(lì)：輾過。
④ 撐：秉持。

破傷風　金瘡中風

治破傷風。《耆域》

赤石脂一斤入瓶子内，用炭火一秤煅，候冷取出，研爲細末，看瘡口大小傅之貼之。

又方。《經驗後》

防風、天南星等分爲末，每服二三匙，童子小便五升，煎至四升服，愈即止。初虞世方只以二物醋調，作膴貼上。

治破傷風，牙關緊噤。《中興備急》

草烏頭去皮，防風爲末，雄黃別研，等分，每服一字，熱酒調灌之，亦治洗頭風噤了牙關者。如破傷風身體强硬，更用天南星二兩、防風一兩爲末，先以熱小便洗瘡，貼之，有紫汁出是效。

破傷風。《中興備急》

蘇枋木剉，煎濃汁，灌瘡口中十數盞，不令絶，候瘡中黃水出爲妙。

治破傷風，**烏金散**。《耆域》

血餘①不以多少，須丈夫者，甘鍋子内燒灰存性，研爲末，每服一錢，槐膠酒調下，合時忌鷄犬、婦人見。

治諸破傷風已腫起或欲死者，但外風入臟，即不可治，入心狂言猶可治。《耆域》

魚膠，鰾膠也，不以多少燒存性細研，入麝少許，温酒調下，汗出立愈，只兩服效，不入麝亦可。鄭亮②云：“曾見將魚膠只炙焦爲末，或用黃明膠炙爲末，酒煎服，皆妙。”

治破傷風，牙關已噤，斡口③服之，無不愈者。《海上》

黃明膠炙黃色，藿香葉等分爲末，每服二錢，熱酒調下，須臾發戰汗出立愈。

治因瘡中風，腰脊反張，牙關口噤，出肢强直。《梅師》

鼠一頭和尾燒作灰，細研，以臘月猪脂傅之。

又方。《經驗後》

鷄屎白一升、大豆五升，和炒令變色，乘熱以酒沃之，微煑令豆味出，量性飲之，覆身出

---

① 血餘：頭髮。
② 鄭亮：蘇軾《獵會詩序》中記有“殿直鄭亮”。
③ 斡口：旋開嘴。

汗,慎勿觸風。

治破傷風,風瘡口作白,痂無血者。《中興備急》

雄雀糞,直者是,研細,熱酒調半錢服。

治破傷風,身體拘急,口噤,眼亦不開,宜服**辟宮子圓方**。《聖惠》

辟宮子一條,亦名守宮,酒浸三日,曝乾,擣羅爲末,膩粉半分,同研令匀,以黃槐膠和圓如綠豆大,不計時候,拗開口,以溫酒灌下七圓,逡巡汗出差,未汗再服。

治破傷風,牙關緊急,不語發搐者。《耆域》

白僵蠶末一字以上,用家鴨翅血,看血多少,用酒與血齊多,溫動酒調下。鴨不可殺,只男左女右,去翅下血管中取,如血少,將鴨趕緊,血在翅中。服藥後瘡口中黃膏水出爲驗,切不可止。

治破傷風腫。《千金》

厚傅杏人膏,燃燭遙炙。

治破傷風,神效。《經驗》

黑豆四十粒、硃砂少許同爲末,以酒半盞已上調一字下。

又方。《中興備急》

白礬、鹽各一撮,新水調塗瘡。

治金瘡中風。《肘後》

煎鹽令熱,以匙抄瀝取水,熱瀉瘡上,冷更著一日許,勿住取差,大效。

治金瘡中風,水腫。《聖惠》

以炭灰、胡粉等分,豬脂和塗瘡,孔中水即出矣。

又方。《聖惠》

擣薤白傅瘡上,以火炙,熱透瘡中即差矣。

金創中風,痙欲死者。《正元廣利》

葛生根四大兩切,水三升煑取一升,去滓,分溫四服,口噤者灌下即差。

又方。《千金》

乾葛擣末,溫酒調三指撮,若口噤不開,但多服竹瀝,又多服生葛根自愈。《梅師方》云:"金①中經脉,傷及諸大脉,皆血出多不可止,血冷則殺人,亦用生葛根一斤剉,以水九升煎取

① 金:兵器。

三升,分三服。"

治金瘡中風,痙致腫。《聖惠》

櫟木根皮五斤剉,以水二斗煎取一斗,去滓,入鹽一兩,漬腫處效。

治金瘡中風。《肘後》

蜀椒,量瘡口大小,用麪作餛飩,煻火中炮令熟,開一孔,當瘡上掩之引風出,可作數枚必差,替換之,妙。

治金瘡中風,角弓反張。《必效》

杏人碎之,蒸令溜,絞取脂,服一小升,兼以瘡上摩,效。

從高墜下,頭破,腦出血,中風口噤。《千金》

黑豆一升,熬去腥,勿使太熟,杵末,蒸之氣遍,令下甑盆中,以酒一升淋之,温服一升,覆取汗,傅膏瘡上。

金瘡

治金瘡并一切惡瘡。《千金翼》

雲母粉傅之,絶妙。

被刀刃所傷。《日華子》

北庭砂①署傅定,當時生痂。

治一切刀斧傷,陪指散。《耆域》

午日午時,面覰太陽勿作聲,以生薤同石灰擣爲餅子,日中曬乾,爲末摻之。大率金瘡血流不止者,飲新童子小便立止,丈夫尿亦可。

治金刃所傷。《肘後》

急以石灰裹之,既止痛又速愈,無石灰,灰亦可用。若瘡深未速合者,以滑石末傅之。

治金瘡止血速差方。《梅師》

炒石灰,和鷄子白和圓如彈子大,炭火煆赤,擣爲末,傅瘡立差。

療金瘡,刀斧傷破血流。崔元亮

---

① 北庭砂:即碙砂。

石灰一升、石榴花半斤擣末，取少許傅瘡上捺，少時血斷便差。

治金瘡。《中興備急》

石灰、五倍子、磁石、燒氈灰、錫吝脂①、槐花初開者，入藏瓶中，泥固燒存性，甑帶燒灰、銀礦燒赤、青蒿、厚朴、熟艾、白藥，已上但得一味皆可傅之。桑白汁、地松、車前根葉，並可單擣傅之。

又方。《鷄峯》

風化石灰一升，生刺薊一斤，合擣成團，於透風處懸令乾，研細，隨傷所大小傅貼。

傅金瘡。《圖經》

花乳石②合硫黃同煆傅之，其效如神。又人倉卒中金刃，不及鍛合，但刮石③上，取細末傅之，亦效。

治金瘡深者，若以藥速合則內潰，宜用此方。《中興備急》

黃丹、滑石等分，細研傅之。

封金瘡，止血止痛，出刃。《唐本注》

敗甑帶燒灰封之。

治金瘡止血。《梅師》

擣旋復花苗傅瘡上。

治金瘡。《圖經》

胡堇草絞汁塗之。此草出密州④，一科七葉，花出三兩莖，春采苗擣篩，與松脂、乳香花、桑柴、亂髮灰同熬如彈圓，如有打撲損，筋骨折傷，及惡癧瘤腫破，以熱酒摩一彈圓服，其疼痛立止。

治金瘡痛。《梅師》

生牛膝擣，傅瘡上立差。

治金瘡。《肘後》

擣虵銜草，傅之佳。

又方。《外臺》

狼牙草莖葉熟擣，傅貼之，兼止血。

---

① 錫吝脂：《本草綱目・石部》"此乃波斯國銀礦也，一作悉藺脂"。
② 花乳石：即花蕊石。
③ 石：指花乳石。
④ 密州：今山東諸城。

又方。葛洪

薔薇灰末，一方寸匕，日三服之。

又方。《耆域》

黄心花①不計多，洗去泥，陰乾不令見日，爲末，每用摻瘡口，其血即化爲黄水。此花莖梗通明，只獨一莖，花深黄色，葉如苦蕒菜。

又方。《海上》

檳榔一味，爲末傅之，更不出血，只成黄水。

又方。《經驗》

用檳榔、黄連爲末，傅之即差。

又方。《中興備急》

黄連、木香、檳榔等分爲細末，傅之。

治金瘡止痛。《梅師》

桑柴灰研，傅瘡上佳。《雞峯》："以桑葉新者擣封，白皮亦得。"

治金瘡。《廣利》

取新桑白皮燒灰，和馬糞塗瘡上，數易之。

治金瘡，有神效。《别說》

枸杞根，去上浮麤皮，一重②其近白者，一重色微紫極薄，陰乾爲末傅之。

治金瘡。《圖經》

臘月黄牛膽取汁，溲和石灰，却内膽中，掛之當風百日，研之用。又敗船茹灰，刮取用亦同。

治金瘡止痛。《聖惠》

取馬蹄燒灰，研令極細，不計時候，以煖酒調下二錢。

治金瘡止痛，**牡礪散**。《聖惠》

牡礪半兩、石膏一分擣羅，更細研，用鍊了猪膏調成膏，以封瘡上，痛即立止。

治刀斧所傷，及一切金瘡。《斗門》

白僵蠶不以多少，炒令黄色，細研爲末，傅之立愈。

治刀斧傷，止血生肌，**天娥散**。《勝金》

晚蠶娥爲末，摻匀，絹裹之，隨手瘡合血止，一切金瘡亦治。

---

① 黄心花：即木蘭花。
② 一重：一種。

療金瘡止血，大效。《別録》

五月五日，採蘩蔞、葛葉、鹿活草①、槲葉、芍藥、地黄葉、蒼耳葉、青蒿葉，合石灰擣，爲團如鷄卵，暴乾，末，以療瘡生肌，大神驗。

治金瘡水毒，及竹木簽刺、癰疽熱毒等。《靈苑》

糯三升，揀去粳米，入磁盆内，於端午前四十九日，以冷水浸之，一日兩度換水，輕以手淘轉，逼去水，勿令攪碎。浸至端午日，取出陰乾，生絹袋盛，掛通風處，旋取少許，炒令燋黑，碾爲末，冷水調如膏藥，隨大小裹定瘡口，外以絹帛包定，更不要動，直候瘡愈。若金瘡誤犯生水，瘡口作膿，洪腫漸甚者，急以膏藥裹定，一二食久，其腫處已消，更不作膿，直至瘡合。若癰疽毒瘡初發，纔覺焮腫赤熱，急以藥膏貼之，明日揭看，腫毒一夜便消。喉閉及咽喉腫痛、吒腮②，並用藥貼項下及腫處。竹木簽刺者，臨卧貼之，明日看，其刺出在藥内。若貼腫處，乾即換之，常令濕爲妙，惟金瘡及水毒不可換，恐傷動瘡口也。

治金瘡疼痛。《耆域》

黄蜀葵子不以多少，炒黄色，擣令香熟，每服三五錢，更細嚼，温酒送下，極止疼痛，打撲傷損皆可服也。

金瘡血不止并内漏入腹

治金中經脉，傷皮及諸大脉，血出，多心血，冷則殺人。《梅師》

炒鹽三撮，酒調服之。

金創血不止而痛者。《正元廣利》

擣白芍藥末，傅上即止，良驗。又方：白芍藥熬令黄，杵令細爲散，酒或米飲下二錢，初三服，漸加。

治金創血不止。《食療》

接小薊葉封之。

治金瘡血不止兼痛。《廣利》

麟竭末傅之，立差。

治金瘡血出不止。孫真人

---

① 鹿活草：即天名精。
② 吒腮：即痄腮。

以人精塗之。

治金瘡未愈而交接，血出不止。孫真人

取與交婦人衣帶二寸，燒研末，水服之。

主驚瘡[1]血涌出。陳藏器

取月經衣，熱炙熨之。

治金瘡血不止，疼痛。《聖惠》

以龍骨擣末，細研傅瘡上。

又方。《聖惠》

用乾鹽梅[2]燒作灰，細研傅瘡上，即差。

治刀兵所傷，及卒中鬼擊，血漏腹中不出，煩悶欲絕。《千金》

雄黃粉，酒服一刀圭，日三服，化血爲水。《肘後》亦云："若血內漏者，以雄黃末如大豆內瘡中，更服五錢匕，血皆化爲水，以小便服之。"

治金瘡出血內漏。《鬼遺》

蝙蝠二枚燒，煙盡，末，以水調服方寸匕，一日服盡，常下如水，血消也。

治金瘡內漏，血入腹中。《聖惠》

䖟蟲一兩，炒令微黃，牡丹二兩，擣羅爲散，每服食前以溫酒調下二錢，日四五服。

又方。《聖惠》

蒲黃二兩、當歸二兩末相和，更研令勻，每服以溫酒調下一錢，日四五服。

治金瘡內漏，血在腹不出。《聖惠》

以馬齒莧擣汁，每服煖飲一小盞即止，兼治惡血在腹中。

又方。《聖惠》

以牡丹擣羅爲散，不計時候以溫酒調下二錢。

金瘡腸出

治金瘡腸出，欲入之。《錢相公篋中》

磁石、滑石各三兩爲末，以白米飲調方寸匕服，日再。

---

① 驚瘡：《諸病源候論》"由金瘡未瘥，忽爲外物所觸，及大啼呼，謂爲驚瘡也，凡瘡驚則更血出也"。
② 鹽梅：取大青梅以鹽汁漬之，曰夜漬十日，即成鹽梅。

治金瘡腸出。《聖惠》

磁石三兩,燒醋淬七遍,擣碎研如粉,滑石三兩,鐵精末三兩,擣羅爲散,粉於腸上,後別用磁石末,以粥飲調下一錢,日三四服。

縫金創腸出者。《圖經》

桑白皮作線縫之,更以熱鷄血塗上。唐安金藏[1]剖腹,用此法便愈。

治金瘡或肌肉斷裂。《聖惠》

剝取新桑皮作線縫之,又以新桑皮裹之,又以桑白汁塗之,極驗。小瘡,但以桑皮裹之便差。如斷筋,取旋復根擣,封之即續。

治金瘡腹腸出,不能内之。《鬼遺》

小麥五升、水九升煮取四升,去滓綿濾,使極冷,令人含噀之,瘡腸漸漸入,冷噀其背。不宜多人見,不欲傍人語,又不須令病人知。腸不即入,取病人臥蓆四角,令病人舉搖消,須臾便腸自入。十日中,食不得飽,數食,須使少,勿使驚,即殺人。

主人忽被墜損腸出。《唐本注》

以冷水噴之,令身噤,腸自入也。

弓弩箭中煩悶欲絶

治金瘡弓弩箭中,悶絶無所識。《鬼遺》

琥珀研如粉,童子小便調一錢,三服差。

治中刀箭悶絶。《日華子》

刺蝜蝚[2]血,飲便差。陳藏器云:"被毒箭傷,煩悶欲死者,剖取血,傅傷處。"

治金瘡煩悶。《聖惠》

用地龍糞隨多少,以水漬絞取汁,每服一合,日四五服。

傷斷筋骨

治金瘡,傷筋斷骨,令還續。《聖惠》

---

① 安金藏:唐代中亞安國(古國名。爲昭武諸國之一。在今烏兹別克斯坦布哈拉一帶)人,任太常寺樂工,爲洗脱太子李旦之罪而自願剖腹,後經此外科縫合法而愈。

② 蝜蝚(zuī xī):唐代劉恂《嶺表録異》"蝜蝚者,俗謂之兹夷,乃山龜之巨者"。

多取蟹頭中腦及足中髓，熬之傅瘡中，筋骨即續生，立效。《百一方》同。

《救急》續斷筋法。《外臺》

旋復花草根淨洗土，擣，量大小傅之，日一二易，以差爲度。又方：破斫筋斷者，以旋復根擣汁，瀝瘡中，仍用滓封瘡上十五日，即斷筋便續。此方出蘇景中，家�奴用效。

治傷筋絶。《外臺》

擣葛根汁飲之，葛白屑熬令黄，傅瘡止血。

箭毒

主毒箭。《集驗》

以鹽貼瘡上，灸鹽三十壯，差。

治箭毒。《外臺》

擣雄黄爲末，傅之沸，汁出愈，亦療虵咬毒。

署箭毒虵蟲咬。《日華子》

苧根主之。

療箭鏃[①]不出。崔元亮

擣栝樓根傅瘡，日三易，自出。《肘後方》治折傷，亦以栝樓塗之，重布裹之，熱除痛即止。

治中毒箭。《聖惠》

服藍汁一中盞，以滓傅之。無藍汁，温水漬青布，汁并灌瘡中。鏃不出，擣死鼠肝塗之，鼠腦亦得，用之即出。《葛氏方》同。

治箭頭不出。《聖惠》

牡丹半兩、鹽半兩、白斂半兩，擣羅爲散，每於食前以温酒調下二錢。

治箭鏃入骨，不可拔。《經驗》

巴豆微熬，與蜣螂同研，塗所傷處，斯須痛定，微痒忍之，待極痒不可忍，便撼動箭鏃，即拔之立出。夏侯鄲[②]云初在潤州得方，箭鏃出後，速以生肌膏傅之，説者云兼治瘡。鄲後至洪州，旅舍主人妻患背瘡呻吟，鄲遽用此方試之，愈。

毒箭有三種，交廣夷俚用燋銅作箭鏃，嶺北諸處以虵毒螫物汁著筒中漬箭鏃，此二種纔

① 箭鏃：金屬箭頭。
② 夏侯鄲：《全唐文補遺》載有“潭州湘鄉縣令譙郡夏侯鄲”。

傷皮，便共膿沸爛而死。姚氏

才中便飲屎汁，并以傅之，惟此最妙。

治箭頭不出，及惡刺。李世勣①

齒垽②和黑虱研塗之。

治聚血，兼箭鏃在臂喉。孫真人

燒婦人月經衣，酒服。陳藏器云："燒末酒服方寸匕，日三，主箭鏃入腹。"

治箭鏃不出。《聖惠》

用黑羊糞擣末傅之，待瘡口開，即以生鼠刺取血，滴瘡口中，須臾即出。

箭鏑③及諸刀刃在咽喉、臂膈諸隱處不出。《肘後》

杵鼠肝并腦傅之。

治箭鏃在咽喉臂膈，及針刺不出。孫真人

螻蛄擣取汁，滴上三五度，箭頭自出。《外臺秘要》："治鯁，以螻蛄腦一物吞，亦治刺不出，傅之刺即出。"

出箭頭妙法。《耆域》

地龍，白丁香，黑丁，係人糞尖，是小兒者妙，等分末之，用紙撚點藥任④瘡，大妙。

卒被毒箭。《肘後》

麻人數升，杵汁飲差。

---

① 李世勣：原名徐世勣，字懋功，亦作茂功，曹州（今山東菏澤）人，唐初名臣。
② 齒垽(yìn)：齒垢。
③ 箭鏑(dí)：箭頭。
④ 任：同"紝"。

第三十卷

蟲螫

獸傷

蟲螫①

虵傷

治虵傷。《海上》

雄黄研爲末，以豬血調塗之，大妙。

治虵咬蝎螫。《圖經》

燒刀子頭令赤，以白礬置刀上看成汁，便熱滴咬處，立差，此極神驗，得力者數十人。正元十三年，有兩僧流向南到鄧州，俱爲虵嚙，令用此法救之，傅藥了便發②，更無他苦。

治虵咬。《耆域》

白礬末一錢，乳香研一錢，二味以龍腦、薄苛自然汁半盞化，加溫酒調服之。

主虵咬。《本經》

豬槽中水可浸瘡，有效驗。

主虵咬，毒入腹者。陳藏器

取兩刀於水中相磨，飲其汁。又兩刀於耳上相磨，敲作聲，主百蟲入耳，聞刀聲即自出也。

治虵及百蟲傷，或肉内有紅絲，心中作惡煩悶，此證最惡，宜速治之，亦治蜂蝎螫痛。《耆域》

没心草，村野間春夏最多，或生道邊，或小叢，無心葉尖，不計多少陰乾，取根爲末，又取根葉共爲末，各收貯，取根末，每服二錢溫酒調下，如咬破，再用根葉共研，入白礬少許，乾貼，如不破，即水調，鷄翎掃。如采得生者，即研汁服，並爛研貼之。

虵毒。《本經》

水摩獨行根如泥，封之。馬兜零根也。

又方。《本經》

烏蘞莓擣傅，並飲汁。陶云：“是五葉莓，擣傅瘡腫、虵蟲咬處。”《經效方》：“治虵咬，用辣牡藤五葉者，鹽嚼傅之，立效。”吕大夫用以治蜈蚣傷，如神。

又方。《本經》

① 蟲螫：原文無，據目録補。
② 發：《證類本草》作“差”。

醋摩蚤休傅之，有效。

治虵咬腫毒，悶欲死。崔元亮

重臺六分，即紫河車也，續隨子七顆去皮，二物擣篩爲散，酒服方寸匕，兼唾和少許，傅咬處，立差。

主療蝮虵瘡。《唐本注》

絡石取汁洗之，服汁亦去，虵毒心悶、刀斧諸瘡封之，立差。

治虵毒，蝮虵形乃不長，頭扁，口尖，頭斑，身赤文斑，亦有青黑色者，人犯之，頭足貼着是也。又有一種狀如蝮而短，有四脚，能跳來嚙人，東人名爲千歲蝮，人或中之，必死，然其嚙人已，即跳上木作聲，其聲云"斫木斫木"者，不可救也，若云"博叔博叔"者，猶可急療之，其療之方。《圖經》

細辛、雄黄等分末，以内瘡中，日三四易之，諸虵及虎傷亦主之。又以桂、栝樓末著管中，密塞之帶行，中毒急傅之，緩乃不救。葛氏云："青蝰虵，緑色，喜緣木及竹上，大者不過四五尺，色與竹木，一種其尾三四寸，色異者，名熇尾虵，最毒，中之急灸瘡中三五壯，毒則不行，又用雄黄、乾薑末，以射罔和之，傅瘡。"又辟衆虵方云："辟虵之藥雖多，惟以武都雄黄爲上，帶一塊古稱五兩者於肘間，則莫敢犯，他人中者，便磨以療之。又帶五蛄黄圓，以其圓有蜈蚣故也，亦可單燒蜈蚣末傅著瘡上，皆驗。"

治諸虵毒螫人欲死，兼辟虵。《廣利》

乾薑、雄黄等分同研，用小絹袋盛，繫臂上，男左女右，虵聞藥氣，逆避人，螫毒傅之。

治虵咬，**菩薩散**。《耆域》

貝母一味爲末，每有虵傷，即問被傷人飲酒多少，如能飲一升，即以酒作三盞，煖令温，調藥末二錢，酒中餘滓貼傷處，連三服，共六錢，將次[①]毒從瘡中出，須臾即安。雖毒入腹，眼黄，不省人事，或垂死，皆可療，灌下，良久即蘇。

治虵毒。《圖經》

獨莖狼牙擣，臘月猪脂和以傅上，立差。

中虺虵毒。陳藏器

充蔚子汁傅之，良。

主虵咬毒入腹。陳藏器

水萍擣絞汁飲，亦可傅熱瘡。

---

① 將次：逐漸。

毒虵螫人。葛氏

擣地榆根絞取汁飲，兼以漬瘡。

治毒虵並射工、沙虱等傷，眼黑口噤，手脚强直，毒攻腹内成塊，逡巡不救，宜用此方。《勝金》

蒼耳嫩葉一握，研取汁，温酒和灌之，將滓厚罨所傷處。

治虵傷。《中興備方》

吳茱萸爲末，酒調服一錢，油調半錢塗瘡上。《勝金》："治虵咬毒，以茱萸一兩爲末，冷水調，分爲三服，立差。"

虵毒。《肘後》

荆葉袋盛，薄瘡腫上。

虵蟲蜈蚣咬。《日華子》

鹽挼桑葉傅上。

治虵咬瘡。《廣利》

桑木白皮汁傅之，差。《篋中方》亦治蜈蚣、蜘蛛毒。

虵毒。《肘後》

閉口椒並葉擣傅之，止。

辟虵法。《千金》

虵到，燒殺羊角令有煙出，虵則去矣。

治毒虵螫人。姚氏

牛耳中垢傅之，佳。

主虵虺咬。陳藏器

鸛脚骨及觜並煑汁，服之。

治毒虵螫人。《日華子》

取蒼鵝糞傅之。

治虵螫人九竅皆血出方。《肘後》

虻蟲初食牛馬血腹滿者二七枚燒，服之。

主虵傷。《日華子》

蚯蚓乾者熬末用之。又蚯蚓糞燒用，治虵犬咬并熱瘡，並鹽研傅之。

又方。《中興備急》

死蜈蚣燒末，唾調塗瘡。

治蝮虵螫方。《外臺》

生蝦蟇一枚,爛杵碎傅之。

又方。《聖惠》

生麻葉、楮葉合擣,以水挼汁,去滓,漬之。

治虵蟲咬。《日華子》

芋葉鹽研傅之,并治癰腫毒,及署傅毒箭。沈存中[①]云:"亦治蜂螫。"

傅虵毒。《唐本注》

櫻桃葉擣傅之,絞葉汁服,防虵毒内攻。

治虵傷。《經效》

急以酒調好雄黃末傅之,毒水流出如涎,大效。

治虵咬,令毒不行。《耆域》

好麻油和好酒飲之。

治虵咬。《廣利》

黑豆葉剉杵傅,日三易,良。又煖酒淋洗瘡上,日三。

又方。《本經》

苦苣莖葉碎傅之。又水蓼擣傅之,絞取汁服,止虵毒入腹心悶。

又方。《耆域》

野苦蕒赤梗者,研攤塗咬處,貝母葉研攤塗,亦得。

又方。《本經》

馬蘭生擣傅之,妙。

治虺中人。《梅師》

荏葉爛杵,豬脂和,薄傅上。孫真人:"治虵咬方,取胡瓜傅之,數易。"

治衆虵螫人。《集驗》

紫莧擣汁飲一升,滓以水和,塗瘡上。又射工毒中人,令寒熱發瘡,偏在一處,有異於常者,取紫莧合莖葉擣絞汁,飲一升,日再,差。

虵傷。《中興備急》

擣小蒜汁飲,滓傅瘡。

---

① 沈存中:沈括,字存中,號夢溪,1031—1095 年,浙江錢塘(今屬浙江杭州)人,北宋學者、科學家。

治虵螫人瘡已合，而餘毒在内，或瀁瀁痛痒方。《聖惠》

以園内生葖葱，就上取却葱角尖，傾入細研硇砂末一兩，却以角尖覆，一七日掘出葱，傾硇砂汁於一張緊薄紙上陰乾，每有傷處，取錢孔大紙貼之，立愈。

又方。《聖惠》

大蒜爛擣傅瘡上，日三四度易，差。

治虵咬瘡。孟詵

蒜去皮一升擣，以小便一升煑三四沸，通人即入漬損處從夕至暮，初被咬未腫，速嚼蒜封之，六七易。

治虵虺螫人及蜈蚣咬，人痛不止，并治射工毒。《梅師》

虵虺以獨頭蒜、酸草擣絞，傅所咬處。蜈蚣以獨頭蒜磨，傅螫處，痛止。射工以獨頭蒜切之，厚三分已來，貼瘡上灸之，蒜上令熱氣射入，差。

爲虵犬、虎狼、毒刺、惡蟲等嚙。《本經》

服鐵漿，毒不入内。

治虵蝎、蜈蚣等傷。《中興備急》

生鐵石上水磨汁，塗。

虵蟲、蜂蝎、狼犬、毒箭等所傷。《本經》

菩薩石末傅之，良。

主虵蝎、蜘蛛毒。《兵部》

鷄卵輕敲一小孔，合咬處，立差。

治因熱取涼睡，有虵入口中，挽不出。《聖惠》

破虵尾，内生椒三二粒裹著，須臾即出。

治虵入口并入七孔中。《聖惠》

割母豬尾頭瀝血滴口中，即出。

虵骨刺人毒痛。《百一》

鐵精如豆大，以管吹瘡内。

蜈蚣咬

治蜈蚣咬人，痛不止。《梅師》

嚼鹽沃上，及以鹽湯浸瘡，極妙。其蜈蚣有赤足者，其螫人，黃足者痛甚。

治蜈蚣咬人。《聖惠》

取生附子一顆，以頭醋磨塗之，良。

治蜈蚣螫人。《外臺》

麻鞋履底炙以揩之，即差。

又方。《肘後》

蚯含草接傅之。

治蜈蚣咬。《耆域》

阿魏塗之，立止。

治蜈蚣蜂蠆等咬蜇。《海上》

吳茱萸嚼傅，立愈。

治蜈蚣咬人。《篋中》

頭垢和苦參末，酒調傅之。

治蜈蚣、蜘蛛毒。《篋中》

以鷄冠血傅之。

治蜈蚣咬人痛不止。《經驗後》

燒鷄屎酒和傅之佳，又取鷄屎和醋傅之。

治蜈蚣咬。孫真人

取蜘蛛一枚，咬處安，當自飲毒，蜘蛛死，痛未止，更著生者。《聖惠》："治蝎蜇，着手足。"

治蜈蚣咬方。《聖惠》

蝸牛捺取汁，滴入咬處。

治蜈蚣傷。《經效》

用麻油大紙燈點著，少時吹滅，以油煙薰咬着處，煙盡再如前薰。

治蜈蚣毒。《中興備急》

大蒜、小蒜、桑葉、豉末、油澱並可塗。

蝎螫

治蝎螫。《聖惠》

用雄黃半兩，白礬燒灰半兩，細研，消蠟入藥調令勻，待冷即圓如彈子大，以蠟紙收之，有人被蜇，取藥火上炙熱，熨痛處，冷即更炙，不過三度，差，此藥不限年歲，長收用之。

又方。《耆域》

雄黃一皂子大，巴豆三箇，出油，研細，塗擦。

治蝎螫，痛不可忍。《海上》

白礬、半夏等分爲末，釅醋調貼之。

主蝎螫。《孫真人食忌》

礬石一兩，醋半升煎之，投礬末醋中，浸螫處。

蝎螫人。《肘後》

黃丹、醋調塗之。

又方。《聖惠》

取硇砂以水研，塗之立愈。

又方。《鷄峯》

取冷水，如是手足被蜇，以水浸之，如是他處，以濕布漬之，熱即換易。

治蝎螫。《圖經》

蝎有雌雄，雄者螫人，痛止在一處，雌者痛牽諸處。若是雄者，用井泥傅之，溫則易，雌者當用瓦屋溝下泥傅之，或不值天雨泥，可汲新水從屋上淋下取泥用，又可畫地作十字，取上土，水服五分匕。又云："曾經螫毒，痛苦不可忍，諸法療不效，有人令以冷水漬指，亦漬手，即不痛，水微煖復痛，即易冷水，甚驗。"

治蝎螫人。《篋中》

用半夏水研，塗之立止。

又方。《聖惠》

四月八日五更時，取蒼耳陰乾，擣羅爲末，每用以醋調傅之。

治蝎咬。《勝金》

烏頭末少許，頭醋調傅之。《聖惠方》："用唾調塗之。"

治蝎毒。《中興備急》

嚼乾薑擦。《肘後方》同。一方用茶，以油調塗。

又方。《聖惠》

取射罔汁塗之，即是烏喙也。

治蝎螫人痛不止方。《廣利》

楮木白汁塗之，立差。

又方。《聖惠》

以桂心醋磨，塗之。

治蝎螫。《雞峯》

猪脂取少許擦之。

又方。《聖惠》

以驢耳中垢傅之，立效。《經驗方》同。

又方。《聖惠》

五月五日，取蝸牛殼黄色者三七枚，擣羅爲末，要用時以醋調塗之，其妙。

治蝎螫人。《廣利》

研蜘蛛汁傅之，差。

又方。《聖惠》

以石榴葉及皮爛擣，炒令熱封上，冷即換之。

治蝎螫著手足方。《聖惠》

熱煎釅醋浸螫處，即止。

治蝎螫人。《心鏡》

以醋摩附子傅之。

又方。《中興備急》

蜀葵、馬莧、大蒜、小蒜、萱草汁皆可塗。

治桑蝎咬人。《聖惠》

丁香末蜜調塗之。

蜂毒

治蜂螫人。《百一》

嚼青蒿傅瘡上，即差。

又方。《聖惠》

挼藍青葉及擣莖實塗之。

又方。《聖惠》

取蒼耳挼取汁塗之。

治蜂蝎螫人。《外臺》

人參嚼以封之。

又方。《中興備急》

頭垢唾擦。

又方。《中興備急》

尿泥塗。

治蜂螫方。《聖惠》

燒牛糞灰，細研，以醋調塗之。

豆蜂螫人。《聖惠》

以酥傅之，愈。

治蜂螫人。《千金》

蜂房末，豬膏和傅。《楊氏產乳》："蜂房煎湯洗亦得。"《本經》亦治蜘蛛咬，只是以醋和爲泥用。

治蜂螫。《得效》

用生芋頭刮汁傅之，立效。

又方。《外臺》

挼薄苛，貼之差。

蜘蛛咬

蜘蛛蟲等咬。《本經》

鐵銹和蒜磨傅之。

治蜘蛛咬作瘡，諸治不差。《聖惠》

鹽和油調塗之，數揩之，神驗。

蟲豸傷咬。《圖經》

大藍汁一碗，入雄黃、麝香二物，隨意看多少細研，投藍汁中，以點咬處，若是毒者，即并細服其汁，神異之極也。劉禹錫云："昔張薦員外在劍南爲張延賞判官，忽被斑蜘蛛咬項上，一宿咬處有二道赤色，細如箸，繞項上從脅前下至心，經兩宿頭面腫疼如數升碗大，肚漸腫，幾至不救。張相素重薦，因出家財五百千，并薦家財又數百千，募能療者。忽一人應召云可治，張相初甚不信，欲驗其方，遂令目前合藥，其人云不惜方，當療人性命耳，遂取大藍汁一甆碗，取蜘蛛投之藍汁，良久方出得汁中，甚困不能動，又別擣藍汁加麝香末，更取蜘蛛投之，至汁而死，又更取藍汁、麝香，復加雄黃和之，更取一蜘蛛投汁中，隨化爲水，張相及諸人甚異之，遂令點於咬處，兩日內悉平愈，但咬處作小瘡，痂落如舊。”

治蜘蛛咬作瘡，諸治不差方。《聖惠》

取蘿藦草擣如泥封上，日三易，毒化作膿出，即差。

又方。《聖惠》

嚼續隨子傅之，立差。

又方。陳藏器

合歡皮擣爲末和鐺下墨生油調塗。

治天蛇毒，似癩而非癩也，天蛇即草間黃花蜘蛛是也，人被其螫，仍爲露水所濡，乃成此疾。沈存中

秦皮煮汁一斗飲之，差。

治蜘蛛咬，一身生絲。《經驗》

羊乳一件飲之。正元十年，崔員外從質云：“目擊有人被蜘蛛咬，腹大如孕婦，其家弃之，乞食於道，有僧遇之，教飲羊乳，未幾日而平。”

又方。《聖惠》

以麪圍咬處，滴羊乳於上，絲出即差。

治蜘蛛咬，徧身生絲。《聖惠》

以蝙蝠糞生油研，塗之。

治蜘蛛咬瘡。陳藏器

土蜂赤黑色燒末，油和傅之。此物能食蜘蛛，亦取其相伏也。

治蜘蛛咬，遍身成瘡。《兵部》

取上好春酒飲醉，使人翻，不得一向臥，恐酒毒腐人，須臾蟲於肉中小如米自出。

治蜘蛛咬，恐毒入肉。陳藏器

擣蕪菁爲末，酒服。蔓菁，園中無蜘蛛，是其相畏也。

治蜘蛛咬，遍身瘡子。譚氏

葱一枝去尖頭作孔，將蚯蚓入葱葉中，緊紮兩頭，勿洩氣，頻搖動，即化爲水，點咬處，差。

治蜘蛛咬。《雞峯》

薤白嚼爛傅之。

蠼螋尿瘡

有蠼螋蟲尿人，影著處便令人體病瘡，其狀如粟粒累累，一聚慘痛，身中忽有處燥痛如芒刺，亦如刺蟲所螫，後細瘡瘡作，叢如茱萸子狀也，四畔赤，中央有白膿如黍粟，亦令人皮急舉身，惡寒壯熱，極者連起竟腰胷也，治之法。《食療》

鹽三升水一斗煮取六升，以綿浸湯淹瘡上。

治蠼螋瘡。《中興備急》

畫其形，以刀子取腹中土，唾調塗。

又方。《聖惠》

取鸛巢中土，細研，以豬脂及醋調塗之，妙。

《備急》治小兒蠼螋瘡，繞身匝即死。《千金》

蒺藜擣葉傅之，無葉用子亦可。

治蠼螋尿，繞腰者。《圖經》

煎敗醬汁塗之，佳。葉似水莨，叢生，花黃根紫色，似柴胡，作陳敗醬氣，故以爲名。

治蠼螋尿。《外臺》

馬鞭草爛擣以封之，乾後更易，差。《聖惠》同。

又方。《聖惠》

以生甘草煎湯洗之。

又方。《聖惠》

嚼桂心塗之。

治蠼螋瘡，浸滛多年不差。《聖惠》

取秋間木上豬牙皂莢，炙令脂出，熱塗之。

治蠼螋瘡。《千金翼》

槐白皮醋浸半日洗之，及諸惡瘡。

治蠼螋尿人成瘡，初如穇粟，漸大如豆，更大如火烙漿皰，疼痛至甚，宜速治之。《勝金》

草茶并臘茶俱可，以生油調傅之，其痛藥至立止，妙。

蠼螋瘡。《千金》

楝木枝皮燒灰，和豬膏傅之。

蠼螋尿瘡。《千金》

初得，磨犀角塗之，止。

又方。《外臺》

燒鹿角末，以苦酒塗之。

治蠼螋尿瘡，黃水出。錢相公

嚼梨汁傅之，乾即易。

治蠼螋尿瘡。《聖惠》

以醋調胡粉塗之。

蠼螋尿瘡。《傷寒類要》

嚼大麥以傅之，日三。《千金方》："杵豉傅之。"

治蠼螋溺，其蟲小如蜈蚣，色青長足。《本經》

雞腸草主之，扁豆葉傅更良。

又方。《聖惠》

擣韭汁塗之。

射工中人瘡

治射工中人瘡，有三種：一種瘡正黑如䭀子狀，周徧悉赤，如有刺痛。一種作瘡經久乃穿，晡間寒熱。一種如火灼煙起，此者最急，數日殺人。此病令人寒熱方。《聖惠》

射干二兩，川升麻二兩剉，以水三大盞煎至一盞，去滓，適寒溫盡服，其滓傅於瘡上。

又方。《聖惠》

取生茱萸莖葉一握，切斷，去前後，餘者熟擣，以水二盞煑取一盞，去滓，頓服之。

治水弩射人。《斗門》

熊膽塗之，更以雄黃同酒磨，服之即愈。

三種射工水弩。《千金》

蜈蚣大者一枚炙爲末，和苦酒傅之，亦治口噤。《聖惠》："治射工中人已有瘡，取蜈蚣大者一枚燒之，擣羅爲末，用醋和以傅瘡上。”

治射工毒，若見身中有此種瘡處，便急治之方。《聖惠》

取水浮走豉母蟲一枚置口中，便愈。已死者皆起此蟲，正黑如大豆，浮水相逐，中國名豉母蟲，蟲有毒，應不可吞，以白梅皮裹吞之。《百一方》同。

治射工毒，即水弩子。《千金》

芥子杵令熟，苦酒和厚傅上，半日痛即便止。

沙虱毒

治沙虱毒。《聖惠》

山内水間有沙虱毒者，其蟲甚細不可得見，人入水浴及汲水浴及陰雨日行草間，此蟲著人便鑚入皮裹，其驗法，初得時皮上正赤如小豆黍粟，以手摩於赤上，痛如錐刺，過三日之後，百節强疼寒熱，赤上發瘡，此蟲漸入至骨則殺人。在山澗中洗浴了，以巾拭，㸌㸌如芒毛針刺，熟看之，如見處，則以竹簪挑拂之，已深者用針挑取蟲子，正如疥蟲著爪上，日映光方見行動，挑不得，即於上灸三七壯，其蟲則死，病除，三兩處不能爲害，多處不可盡挑，灸也，挑灸其上而覺昏昏，是其已大深也，便應須依土俗作方術拂出之，并諸藥湯浴皆得一二升出，出都盡乃上，此七日内差，不爾，則續有飛蟲來入，攻噉心藏便死，飛蟲白色如薤葉大，長四五寸，初着腹脇腫痛如刺，則破鷄搨之盡出，食鷄，或得三四過，搨之取盡乃止，兼服麝香、犀角護其内，作此治可差。勿謂小小，不速治則殺人，若人行得沙虱，還至本處，則以火自灸，燎其身令徧，其蟲皆墮地也。

治初中沙虱，有赤點如米，良久，即如刺在肉中者方。《千金》

以射罔傅之，佳。《梅師方》治虵虺螫人，亦以射罔塗螫處，頻易。射罔即烏喙也。

治沙虱毒。《聖惠》

以竹葉刮之令血出，仍斷大蒜摩之即差。

又方。《聖惠》

用麝香、大蒜合擣，以羊脂和，用小竹筒中帶之，將行有中者塗之，大良。

又方。《肘後》

斑猫二枚，一枚末服之，一枚燒令煙絶，研末傅瘡中，立差。

又方。《肘後》

傅莴苣菜汁，差。

治沙虱溪毒。《肘後》

栗木皮煎汁用之。

水毒

治水毒，自三吳巴東及南諸山郡縣有山谷溪源處有水毒病，春秋轉得，一名中水，一名中溪，今人中溪，以其病與射工相似，通呼溪毒，其實有異，有瘡則是射工，無瘡是溪病，欲知審是中水者，手足指冷即是，若不冷非也，其冷或一寸，或至腕，或至肘膝，冷至二寸爲微，至肘膝爲劇。《聖惠》

擣蒼耳取汁一大盞，分二服。

中水毒。葛氏

擣藍青汁，以少水和，傅頭面身上令匝，及中毒煩悶欲死、食杏人中毒並用此。

治中水毒，手足指冷即是，或至膝肘。《千金》

浮萍日乾，服方寸匕，差。

又方。《篋中》

梨葉一把熟杵，以酒一盞攪服之。

又方。《聖惠》

取蓼擣汁一小盞，漸漸飲之，兼以塗身令周匝，立差。

治溪毒。《圖經》

知母連根葉擣作散服之，亦可投水擣取汁飲一二升，夏月出行多取此屑自隨，欲入水，先取少許投水上流便無畏，兼辟射工，亦可和水作湯浴之，甚佳。

又方。《圖經》

馬齒莧絞汁一升，漸以傅瘡上，佳。

雜蟲等傷

治諸蟲毒所傷。初虞世

雄黃、青黛等分同研爲末，新汲水調下二錢匕。

治嘻子、蜈蚣、蠼螋咬人方。《聖惠》

以膩粉、生薑汁調塗之。

治惡蟲咬方。《聖惠》

以虵蜕皮煑湯,洗三兩度。

又方。《聖惠》

取酥和鹽塗之。

主百蟲入肉,蠶蝕瘑疥及牛馬蟲瘡,山蜍、山蛭入肉,蚊子諸蟲咬毒。《本經》

繭鹵汁繭甕下收之,以竹筒盛鹵浸瘡。

治蟲刺螫人方。《外臺》

好豉心熟嚼傅之,少頃見豉中毛即差,不見又嚼傅之,晝夜勿絕,見毛爲度。

治五毒蟲毛螫,赤痛不止。《靈苑》

馬齒莧熟擣傅之。

蠶咬人毒入肉。陳藏器

取苧汁飲之,又苧根罯毒箭、虵蟲咬。

治蟲蠶蜘蛛等咬。《本經》

灰藋擣研,和油傅之。

治蠶咬人。《廣利》

麝香細研,蜜調塗之,差。

治蠶咬。韋宙《獨行》

取田父[1]脊背上白汁,和蟻子灰塗之,差。

治蚯蚓蟲咬,其形如大風[2],鬚眉皆落。《聖惠》

石灰水浸身良。又孫真人方以鷄屎傅,鴨屎亦得。

治蚯蚓咬。《經驗》

濃作鹽湯浸身,數遍差。浙西軍將張韶爲此蟲所咬,其形如大風,眉鬚皆落,每夕蚯蚓鳴於體,有僧教以此方,愈。

治蚯蚓及諸惡蟲咬瘡。《本經》

百舌鳥[3]窠中土末,和釅醋傅之。

---

① 田父：大蝦蟆。
② 大風：即大麻風。
③ 百舌鳥：即烏鶇。

治螻蛄咬人。《聖惠》

石灰醋和塗之。

又方。《聖惠》

槲葉燒灰細研，以泔別浸槲葉，取洗瘡拭之，內少許灰於瘡中。

治蚰蜒咬方。《聖惠》

以木鱉子末醋調塗之。

治蚰蜒蜘蛛咬人。《經驗後》

油麻研傅之，差。

壁鏡毒人必死。《太平廣記》

白礬治之。

治壁鏡。《中興備急》

生薑汁調皂角末，破者用烏梅肉貼。

治壁宮咬。《聖惠》

取青麻葉心七枚，以手挼令汁出，塗之，差。

又方。《聖惠》

用硇砂、雄黃各半兩同細研，挑破瘡，內藥在瘡中。

獸傷[①]

熊虎傷

治熊傷人瘡。張文仲

蒴藋一大把剉碎，以水一升漬，須臾取汁飲，餘滓以封裹瘡。

又方。《千金》

燒青布熏瘡口，毒出，仍煑葛根令汁濃以洗瘡，日十度，并擣葛根為散，煑葛根汁，服方寸匕，日五服，差。《梅師方》："虎傷人瘡，取青布緊卷作纏，燒一頭，內竹筒中，射瘡口，令煙熏入瘡中，佳。"

---

① 獸傷：原文無，據目錄補。

治熊虎所傷,毒痛。《肘後》

熬生鐵令有味以洗之。

治熊虎爪甲所傷。《肘後》

嚼栗傅之。《勝金》:"馬汗入肉、血瘡,亦用栗肉嚼傅之。"

治虎狼傷瘡。陳藏器

婦人月經衣燒灰傅之。

療虎犬咬人。《肘後》

摻礬石末内瘡中裹之,痛速愈。

又方。葛氏

杵蘘汁傅,又飲一升,日三,差。

犬咬

狗咬、虮蜉瘡、虯咬。《經驗》

並水研山豆根傅之,若蜘蛛咬,唾和山豆根末塗之。

治狗咬破傷風。《經驗後》

人參不計多少爲末,桑柴火上燒令煙絶,用盞子合,研細和勻,摻在瘡上,立效。

治狗咬傷,涎入瘡,令人昏悶者。《中興備急》

浸椒水調莽草末塗。

犬咬人,重發瘡。《肘後》

頭垢少許内瘡中,以熱牛屎傅之。

治犬傷。《耆域》

用檐頭於灰火中煨熱,打去灰,插入新牛糞或經宿牛糞中,取出,熨瘡口,不過三上即不痛,十上安平,神良。

又方。《經效》

細研雄鼠糞,以生油膩粉調塗,立效。《聖惠方》:"以臘月豬脂和傅之。"

又方。《聖惠》

取地龍爛擣,封被咬處,當有毛出,或收得乾者擣末,油調封之。

治犬咬人重發,及治狐尿刺人腫痛。葛氏

火炙臘，灌入瘡中，若狐刺，更煙熏之，令汁出便愈。

治狗咬。《雞峯》

杏仁嚼爛傅之。《聖惠方》：“熬杏人令黑，研成膏傅之，或以人屎汁傅之，尤良。”

犬咬人重發治之。《肘後》

服蔓菁汁，佳。

主狂狗咬。陳藏器

菓耳葉煑服之。

又方。《中興備急》

薑汁服一二盞。

治狂犬咬，毒入心，悶絶不識人。《聖惠》

以莨菪爛擣，和鹽傅之。

治狂犬咬，傷損疼痛。《聖惠》

燒虎骨作末傅瘡上，又微熬杏人，擣研取汁，服之即差。

治狂犬咬人。《梅師》

鼠屎二升燒末研，傅瘡上。

又方。《梅師》

桃白皮一握、水三升煎取一升服。

治狂犬咬，毒入心，悶絶不識人。《聖惠》

取黑豆煑汁服之，甚良。

療狂犬咬人欲發者，亦殺諸虵虺蝎惡蟲毒。《本經》

韭葉及根生擣絞汁服。

治狂犬咬人。《中興備急》

先去却惡血，灸瘡中十壯，明日以後，日灸一壯，百日乃止，忌酒，每七日擣韭汁飲一二盞。

治瘈狗①咬人。《梅師》

炙地榆飲之，兼末傅瘡上，服方寸匕，日三服，忌酒，若治瘡已差者，擣生韭汁飲之一二升。

治瘈犬嚙重發。《聖惠》

用乾薑末以水調下二錢，良。

---

① 瘈（zhì）狗：狂犬。

治猘犬咬。《梅師》

梔子皮燒、石硫黄等分,同研爲末,傅瘡上,日二三,差。

治猘犬咬人,發狂如犬。《梅師》

刮虎牙、虎頭骨末,酒服方寸匕,必差。

馬咬
驢涎馬汗入肉附

主馬嚙。《圖經》

細切充蔚草,和醋炒傅之,良。孫真人方同。

治馬踢傷。《耆域》

地骨皮作細末,冷水調塗,熱氣出爲驗,氣出盡,痛即止。

治馬咬人陰卵脱出方。《聖惠》

推内之,以桑皮細作線縫之,取烏鷄肝細剉以封之,初傷時勿小便。

馬咬人踏破作瘡,腫毒熱痛方。《梅師》

鼠屎二七枚,馬鞘五寸故者,相和燒爲末,以猪脂和傅之。

馬咬人,或刺破瘡,及馬汗入瘡毒痛。《梅師》

馬糞燒灰爲末,研傅瘡上,及馬尿洗瘡,佳。

馬咬人瘡,有毒腫疼痛。葛氏

以鷄冠血着瘡中,三下,馭馬用雌,牝馬用雄。

治馬咬。《中興備急》

用獨顆栗子燒灰,貼。

治馬咬人,毒入心。《聖惠》

煑馬齒莧湯食之,差。

治馬咬人及踏人瘡,有毒腫熱痛方。《聖惠》

灸瘡中及腫上,差。

治驢涎馬汗毒所傷,神效。《博濟》

白礬飛過,黄丹炒令紫色,各等分,相衮和調,貼患處。

治驢涎馬汗入肉瘡中,腫痛。《耆域》

芫花不拘多少爲末,驢涎入瘡,鷄子調塗,馬汗入瘡,生油調塗,紙貼之。

治驢涎馬汗入瘡。《中興備急》

遠志去心爲末，用酒調塗。

又方。《中興備急》

頭垢和壁土貼。

又方。《中興備急》

烏梅肉、白梅肉、黄丹等分爲末，以唾調塗。

又方。《中興備急》

飲淡豉汁一碗。

又方。《中興備急》

乾冬瓜皮燒灰，淨洗瘡口，擦藥在内。

治馬汗入肉。《經驗》

雄黄、白礬等分，更用烏梅三箇、巴豆一箇同爲細末，以半錢匕油調傅患處。

治馬汗及毛入人瘡，腫毒熱痛，入腹害人。《千金》

以冷水浸瘡，頓易，飲好酒，立愈。

治馬汗入瘡，腫痛漸甚，宜急療之，遲則毒深難理。《靈苑》

生烏頭末傅瘡口，良久有黄水出，立愈。

治馬汗入人瘡痛方。《聖惠》

燒鷄毛末，水服一錢，日三服，差。

又方。《聖惠》

炙豉作湯，及熱漬之，冷復易之。

治馬汗入肉。《經驗》

烏梅和核爛杵爲末，以頭醋和爲膏，先將瘡口以針刺破，但出紫血，有紅血出，用帛拭乾，以膏傅上，以帛繫定。

人體上先有瘡，因乘馬，馬汗馬毛入瘡中，或爲馬氣所蒸，皆致腫痛煩熱，入腹則殺人。《肘後》

多飲醇酒，醉即愈。《梅師》云："虎傷人瘡，但飲酒常令大醉，當吐毛出。"

治馬汗入瘡，毒氣攻作膿，心懣欲絶者。《食療》

燒粟櫟草作灰，濃淋作濃灰汁，熱炙蘸瘡於灰汁中，須臾白沫出盡即差，白沫者是毒氣也，此方嶺南新有人曾得力。凡生馬血入人肉中，多只三兩日便腫，連心則死，有人剥馬，被骨傷指，血入肉中，一夜致死。

治剥馬被骨刺破毒欲死。《梅師》

以月水傅瘡口，立效。孫真人治馬血入瘡中，亦以月經血塗之。

主剥驢馬血入肉毒。《本經》

赤檉木以火炙，熨之，亦可煑汁浸之。

治馬骨刺入肉成瘡者。《聖惠》

用小蒜擣炒，煖用薄瘡上，兼以湯淋取汁灌瘡，良。

又方。《聖惠》

取驢耳中垢傅之。兼治馬血入瘡，效。

猪鼠等傷

治猪咬。《中興備急》

松脂溶作餅子，貼。

又方。《中興備急》

屋霤①中泥塗。

治鼠咬人。《經驗後》

麝香封上，用帛子繫之。《聖惠方》《中興備急方》同。

治猫咬。《中興備急》

用薄苛汁塗。

---

① 屋霤（liù）：屋檐。

第三十一卷

辟瘴毒

辟瘴。《圖經》

菝葜，江浙間人呼爲金剛根，浸赤汁以煑粉食，噉之可以辟瘴。

解山嵐氣及蠱毒，有驗。《王氏博濟》

桃仁一裹、茱萸四兩、青鹽四兩同炒，以桃仁黃熟爲度，一處入罐子内，封閉一七日後取出，除茱萸并鹽，只將桃仁去皮尖，時時嚼三五顆，大辟山嵐毒氣。曾使有效，有去廣南兵卒，宜散施與。

瘴毒惡氣。《聖惠》

用犀角、羚羊角、雄黄、麝香並解之。

中惡

卒死

主中惡心痛或連腰臍者。《藥性論》

鹽如鷄子大，青布裹，燒赤内酒中，頓服，當吐惡物。

主卒心痛中惡。《本經》

仰天皮，取人膏和作圓，服之一七圓。仰天皮，地上暍起卷皮。人膏者，人垢汗也。

治卒中惡，氣絶方。《聖惠》

以上好朱砂細研，於舌上書鬼字，額上亦書之，此法極效。

治中惡，心痛欲絶。《千金》

釜下墨半兩、鹽一錢和研，以熟水一盞調，頓服。

治卒中惡，不語欲死方。《海上》

梁上塵每用一字，以莩筒①男左女右吹入鼻竅中，須是極力吹之，藥入即活。雖中風不

---

① 莩筒：蘆葦杆。

語、昏塞①，亦可用。

又方，**赤奴散**。《耆域》

桂不以多少，去麤皮，細剉，以水一升煎至一盞，放温涼，以尺拗開病者牙關灌藥，藥下即活。如因鬼神所中，其人蘇省必自能言其所見。

治中惡遁尸，心腹及身體疼痛甚者，短氣不語，不知痛處，手摸按之即知痛處，偏宜此方。《聖惠》

以艾葉挼令碎，著痛上令厚二寸，以熨斗内著灰火艾上令熱透，如冷即再熨之。

中惡客忤，心腹脹滿，卒痛如錐刀刺痛，氣急口噤，停尸卒死者。張仲景

大黄、乾薑、巴豆須精好者等分，擣篩蜜和，更杵一千杵，圓如小豆大，服三圓，老少斟量之，以煖水若酒服之，若不下，捧頭起灌令下喉，須臾差，未知更與三圓，腹當鳴轉，即吐下便愈，若口已噤，亦須折齒灌之，藥入喉即差。

中惡與卒死鬼擊，亦相類已死者爲治，皆參用此方。《肘後》

擣菖蒲生根絞汁灌之，立差。尸厥之病卒死，脉猶動，聽其耳中如微語聲，股間暖是也，亦此方治之。又人卧忽不寤，勿以火照，照之害人，促②痛齧其踵及足拇指甲際，而唾其面即活。又菖蒲末吹鼻中，桂末内舌下，扁鵲云。

治中惡暴死方。《聖惠》

捧兩手莫放，須臾即活。

又方。《聖惠》

以竹管吹下部，數人更㸦③吹之，氣滿即活。一方：竹管令人更㸦吹兩耳中。

又方。孫真人

吹皂莢末入鼻中，令嚏即活。《聖惠》同。

治中惡心痛。楊氏

吴茱萸五合，以酒三升煮三沸，分三服。

治一切惡氣尪病。《食療》

麝香研，以水服之。《廣利方》："治中惡，客忤睡死，麝香一錢重研，和醋二合服之，即差。"

主卒中惡，心痛，諸飲食中毒及藥毒熱毒，筋骨中風，心風煩悶。《食療》

---

① 昏塞：昏憒閉塞。
② 促：《大觀》本作"但"。
③ 㸦："互"的俗字。

犀角燒成灰，研爲末，水和服之。

治卒中惡方。《聖惠》

牛糞新者絞取汁，三合爲一服，若口不開，拗開口入藥也。若無新者，以乾者加水煑之。

中惡客忤，卒死鬼擊，亦相類爲治，可通用之。《中興備急》

燒羊屎，煙令薰鼻中。

中惡痓忤。陳藏器

熱暖薑酒一椀，服即止。

卒中惡。《心鏡》

擣韭汁灌鼻中。

治中惡，心神煩悶，腹脇刺痛，宜服此方。《聖惠》

韭根一把，烏梅七顆，吳茱萸一分，湯浸七遍，焙乾微炒，共以水一大盞煎至七分，去滓，不計時候分溫二服。

救死，或先病，或常居寢臥，奄忽而絶，皆是中惡。《肘後》

以薤汁鼻中灌。

救卒死而壯熱者。《肘後》

礬石半斤、水一斗半煑消，以浸脚及踝，即得甦也。

治卒死。紫虛元君

半夏末如大豆許，吹鼻中。

治卒死。紫靈南君

擣女青屑一錢，安喉中，以水或酒送下立活也。云是雀瓢。

治卒死灸法。《雞峯》

灸臍中百壯，鼻中吹皂角末，或研薤汁灌耳中。

治人卒暴亡未移時者。《續傳信》

臘月收雄狐膽，溫水微研，灌入喉即活，常須預備，救人移時即無及矣。

治卒死中惡及尸厥。《聖惠》

截犺尾取血灌之，并縛犺以枕之，死人須臾活矣。

救卒死或先病，或常居寢臥，奄忽而絶，皆是中惡。《肘後》

割雄雞冠血塗其面，乾後復塗，并以灰營①死人一周。

---

① 營：壘。

又方。《中興備急》

綿浸好酒半盞，手校令汁入鼻中，并捉手足勿令驚，又視上唇裏弦有如黍米粒，以針挑破。

又方。《中興備急》

用葱黃心於男左女右鼻中刺入深六七寸，令目中血出即活。《聖惠》云："卒死中惡及尸厥，以葱刺其耳中，鼻中血出者是活候也。其欲蘇時，當捉兩手莫放之，須臾死人自當舉手撈人，言痛乃止，男左女右鼻内令葱入五寸，爲則立效。"

鬼氣

精魅

鬼氣。《百一》

青蒿子爲末，酒服之方寸匕，差。

除鬼氣。《藥性論》

炒艾作餛飩，吞三五枚，以飯壓之，良。《食療》："治百惡氣，取其子和乾薑擣爲末，蜜圓桐子大，空心三十圓，服以飯三五匙壓之，日再服，其鬼神速走出。"

主鬼氣痓忤，中惡，心腹痛，背急氣喘，惡夢悸，常爲鬼神所祟撓者。《本經》

古櫬板①和水及酒，東引桃枝煎服，當得吐下。

治鬼氣。孟詵

獨頭蒜一枚，和雄黃、杏人研爲圓，空腹飲下三圓，靜坐少時，患鬼氣者當毛出。

鬼擊之狀，卒着如刀刺，胷脇腹内絞急切痛，不可按摩，或吐血、下血、衄血。《中興備急》

鹽一盞、水二盞和攪令服，并以冷水潠②之，吐即差。

又方。《中興備急》

竈下黃土，水調服。

又方。《中興備急》

車脂一錢，酒調温服。

---

① 古櫬板：古塜中棺木，彌古者佳，杉材最良。《爾雅注》云："杉木作棺，埋之不腐。"
② 潠（sùn）：將口中含的液體噴出。《後漢書·郭憲傳》："憲在位，忽回向東北，含酒三潠。"

又方。《中興備急》

蓬莪茂,酒研服一盞。

鬼擊之病,得之無漸,卒著人如刀刺狀,胸脇腹内疒刺切痛不可抑按,或即吐血,鼻中出血,一名鬼排。《肘後》

熟艾如雞子三枚,水五升煎取二升,頓服之。又方,醇酒灌兩鼻内。

治鬼神所擊,諸術不治。《聖惠》

取白犬血一合,熱飲之。

又方。《聖惠》

割雞冠血以瀝口中,令入咽内,仍破此雞以榻心下,冷乃棄之於道邊,得烏雞佳矣。

又方。《聖惠》

用淳醋滴兩鼻中。

能殺鬼精,恍惚妄語。《藥性論》

半天河,此竹籬頭水及高木穴中盛天雨,勿令知,與飲差。

主鬼疰、精魅。《本經》

敗天公主之,此人所戴竹笠之敗者也,取上竹燒,酒服之。

治百邪鬼魅。《千金》

水服頭垢一小豆大。

除百邪魅,鬼疰心痛。《藥性論》

麝香主之。

療妖魅猫兒病人,不肯言鬼方。《古今録驗》

鹿角屑擣散,以水服方寸匕,即言實也。

治鬼魅。《千金翼》

水服獺肝末,日三服,差。

治鬼魘不悟。《千金》

伏龍肝末吹鼻中。

又方。《千金》

皂角末,服刀圭,起死人。孫真人云:“人好魘,以皂角末吹鼻中。”

主鬼打、鬼疰、邪氣。陳藏器

水漬鐵屑,攪令沫出,澄清去滓,及暖飲一二盞。

主鬼打及疆鬼排突人致惡者。《本經》

鐵搥柄和桃奴、鬼箭等，圓服之。

治猫鬼野道，病歌哭不自由方。《聖惠》

以五月五日自死赤虵燒作灰，研令細，平旦用井花水服之。

又方。《聖惠》

臘月猪脂、小兒頭髮灰相和，熱酒調下一錢。

治狐魅。陳藏器

鷹觜及爪燒爲末服之。

諸尸鬼疰

主卒中尸遁，其狀腹脹，氣急衝心，或塊起，或牽腰脊者是。孫真人

服鹽湯取吐。

治五尸。飛尸者，遊走皮膚穿臟腑，每發刺痛，變作無常；遁尸者，附骨入肉，攻鑿血脈，每發不可得近，見尸喪、聞哀哭便作；風尸者，淫躍四支，不知痛之所在，每發昏恍，得風雪便作；沉尸者，纏骨結臟，衝心胠，每發絞切，遇寒冷便作；尸疰者，舉身沉重，精神錯雜，常覺昏廢，每節氣至輒致大惡。《肘後》

忍冬莖葉剉數斛，煑令濃，取汁煎之，服如雞子一枚，日二三。

治飛尸，走馬散方。《聖惠》

用巴豆二枚，去皮心研，紙裹壓去油，杏人二枚湯浸，去皮尖雙人，以綿裹搥爛，投入二合湯中，以指捻取白汁便飲之，食頃當下惡物，老小以意量之，如惡物未下，即再服。

治飛尸，其狀心腹刺痛，氣息喘急脹滿，上衝心胷，**瓜蔕散**方。《聖惠》

用瓜蔕一分、赤小豆一分炒熟，雄黃半兩細研入，擣細羅爲散，每服不計時候以煖酒調下半錢。

治飛尸、尸遁等方。《聖惠》

用芥子一升蒸熟，擣下篩，以黃丹二兩攬之，分爲二處，以踈布袋盛之，更番[1]蒸熱熨痛

---

[1] 更番：輪流。

上,差。

治卒中五尸。葛洪

擣蒺藜子,蜜圓如胡豆二枚,日三,愈。

主中五尸遁尸,其狀腹脹,氣急衝心,或礧塊踴,或牽腰脊者。孫真人

鷄子一枚,取白吞之,困者摇頭令下。又云"家鷄合水鷄食,作遁尸"。

治五尸。《肘後》

羜肝一具熱,羮切食盡,亦用蒜虀食之。

治五尸鬼疰、百毒惡氣等。胡洽

鮫魚皮炙,朱砂、雄黄、金牙、椒、天雄、細辛、鬼臼、麝香、乾薑、鷄舌香、桂心、莽草各一兩,貝母半兩,蜈蚣炙、蝎蜥炙各二枚,共十六物治下篩,温清酒服半錢匕,日三,漸增至一匕。

尸疰惡氣。《千金翼》

阿魏治之,神效。《聖惠》:"治人有親近死尸,惡氣入腹,終身不愈,遂醫所不療,用阿魏三兩細研,每取一分作餛飩餡十餘枚,熟煑食之,日二服,服滿七日永差。"

治尸疰。《子母秘録》

燒亂髮如鷄子大爲末,水服之,差。

治尸疰惡氣,寒熱悶絶,宜服此方。《聖惠》

用亂髮灰半兩,杏人半兩湯浸,去皮尖雙人,研如脂,鍊少蜜和圓如梧桐子大,每服不計時候以温酒下五圓,日三四服。

治尸疰邪氣。《食療》

狸頭骨最妙,燒爲灰,酒服二錢。肉炙之令香,爲末,酒服二錢,治尸疰、腹痛、痔瘻,十服後見驗。

治尸疰鬼疰腹疼。《藥性論》

鸛骨炙令黄,末之,空心煖酒服方寸匕。

尸疰鬼疰病者,葛[1]云此是五尸之一,疰又挾諸鬼邪爲害,其病變動乃有三十六種至九十九種,大略使人寒熱淋瀝,沉沉默默,不的知[2]其所苦而無處不惡,累年積月,漸就頓滯,以至於死,死後傳以傍人乃至滅門,覺如此候者,便宜急治。《肘後》

---

① 葛:指醫家葛洪。
② 的知:清楚瞭解。宋代範成大《後催租行》:"傭耕猶自抱長饑,的知無力輸租米。"

獺肝一具，陰乾杵末，水服方寸匕，日三，未差再作。姚云神效。

治尸疰鬼疰。《肘後》

桃人五十枚碎研，以水煮取四升，一服盡當吐，吐病不盡，三兩日不吐再服也。《聖惠》云："服此後當吐爲效，不吐即非疰也。"

治諸尸鬼疰、中惡心痛方。《聖惠》

用雄黃一兩細研、酥一兩相和圓如彈圓大，内二合熱酒中研服之，須臾再服，差已。尸疰者常蓄，此藥甚良。

又方。《聖惠》

乾薑半兩炮裂剉、桂心半兩、鹽一錢微炒，擣細羅爲散，不計時候以新汲水調下一錢。

治鬼疰，宜服常山散吐之。《聖惠》

常山一兩、甘草半兩生用、麝香一錢細研，擣麤羅爲散，每服三錢，以水一中盞煎至六分，去滓，食前温服，得大吐即效。

治諸尸鬼疰，中惡心痛。《聖惠》

龍骨三分，藜蘆半兩，去蘆頭微炙，巴豆一分，去皮心研，紙裹壓去油，擣羅爲末，入巴豆研令勻，鍊蜜和圓如麻子大，每服空腹以井花水下一圓。

主傳尸鬼疰，咳嗽，痃癖注氣，血氣不通，日漸消瘦。《心鏡》

桃人一兩去皮尖杵碎，以水一升半煮汁，着米煮粥，空心食之。孫真人《備急》"鬼疰心痛"，亦用桃人一合爛研，煎湯喫。

主鬼疰，心腹痛不可忍。崔氏

東引桃枝削去蒼皮，取白皮一握，水二升煮取半升，服令盡，差，如未定再服。

治三十六種鬼疰，不問男子、女人皆主之方。《聖惠》

白芥子一升，陳米醋二升三年者，韭子一升，燒令煙出爲度，作末，先以瓷瓶盛醋，内芥子於中，以物蓋瓶頭封之，勿令洩氣，其合藥日時分明記之，七日爲滿，還以合藥時開，内淨臼中擣如泥，用生布絞取汁，内韭子末和圓如菉豆大，服藥之時，不食夜飯，明旦以粥飲下三十圓，温酒亦得，至辰巳時當有大利，如不利，更喫熱粥飲，一盞投之，當利下惡物，及有蟲如蒜瓣大出，即以粥飯壓之。

治疰氣及射工，發無常處。《唐本注》

白芥子圓服之，或擣爲末，醋和塗之，隨手有驗。

治卒得惡疰，腹脹。《聖惠》

伏龍肝一兩細研、獨顆蒜四顆擣，入少水和圓如梧桐子大，每服以溫酒下二十圓。

治惡疰入心欲死。《聖惠》

香墨如棗大、獨顆蒜一頭并擣，以醬汁一合和，頓服，立差。

又方。《聖惠》

安息香半兩擣末，分爲二服，以熱酒和服之。

治惡疰，腹痛不可忍，宜服此。《聖惠》

吳茱萸半兩，湯浸七遍，焙乾微炒，桂心一兩，擣細羅爲散，不計時候以熱酒調下二錢。

客忤

客忤、中惡之類多於道間門外得之，令人心腹絞痛脹滿，氣衝心胷，不即治亦害人，救之方。《肘後》

真鉛丹方寸匕，蜜三合和服之，口噤者折齒灌之。

又方。《中興備急》

鹽二錢、水三盞煎一盞，分二服，得吐即愈。

又方。《肘後》

擣墨末，水和服一錢匕。

主忤死。《本經》

先以衣三種藉忤死人腹上，乃取銅器若瓦器盛湯著衣上，湯冷者去衣，大冷者換湯，即愈。

治卒忤停中不能言，口噤不開。《百一》

生附子末置管中，吹內舌下，即差。《千金翼》治口噤卒不開，亦以此吹喉中。

治卒客忤停尸，不能言。《外臺》

細辛、桂心等分，內口中。

又方。《外臺》

燒桔梗二兩末，米飲服，仍吞麝香如大豆許，佳。

又方。《聖惠》

臘月野狐腸燒灰，研爲末，水調一錢服之。又，死鼠燒灰細研，水服一錢，亦效。

治忤打死,心由①暖,宜用此法。《聖惠》

取葱白内於下部中及鼻中,須臾即活。

魘

治卒魘。《斗門》

以雄黄一塊帶頭上,妙。《集驗》:"以雄黄擣爲末,細篩,以管吹入鼻孔中。"《聖惠方》同,又云"桂末亦得"。

又方。《聖惠》

以菖蒲末吹兩鼻中,以桂末内於舌下亦得。

凡魘死不得着燈火照,亦不得近前急喚,多殺人。《中興備急》

灸足大指聚毛中三七壯,又鹽湯灌之。

又方。《中興備急》

皂角末如大豆許吹兩鼻中,得嚏則氣通,三四日者猶可救。

又方。《中興備急》

蘆管吹兩耳。并取病人髮二七莖,撚作繩,刺鼻中。

療卒魘。葛稚川

虎頭骨爲枕。

又方。《聖惠》

以麝香一臍置枕頭邊,佳。

凡人好魘。孫真人

桃人熬去皮尖三七枚,以小便下之。

又方。《肘後》

臥忽不寤,若火照之則殺人,但痛嚙其踵及足拇指甲際而多唾其面,即活。

又方。《肘後》

枕犀角枕佳,或以青木香内枕中并帶。

---

① 由:通"猶",還。

又方。《肘後》

井底泥塗目畢，令人垂頭於井中呼其姓名便起。

又方。《肘後》

取韭擣汁吹鼻孔，冬月用韭根取汁灌於口中。

治睡死者。《外臺》

杵蠡實根一握，水絞取汁，稍稍嚥之，口噤灌之。馬藺子是也。

第三十二卷

飲食等中毒

治飲食魚菜肉等中毒。《梅師》

苦參三兩，以苦酒一升煎三五沸，去滓服之，吐出即愈，或服煑犀角汁一升，亦佳。

治誤飲饌中毒者，未審中何毒，卒急，無藥可解。《金匱玉函》

甘草、薺苨煎湯服之，入口便活。《聖惠方》云“解一切藥毒”。

治食物中毒。孫真人

貝子一枚含之，自吐出。

解諸食毒。《中興備急》

頭垢如棗核大吞之。

酒毒遍身黃腫者。《中興備急》

五靈脂一兩爲末，入麝少許研勻，飯圓小豆大，每服十圓，米飲下。

治食蟹中毒。《聖惠》

生藕汁，或煑乾，蒜汁或冬瓜汁並佳。

又方。《金匱》

紫蘇煑汁，飲之三升，以子煎汁飲之亦治。凡蟹未經霜者多毒。

主魚蟹中毒。《圖經》

蘆蓬蕽，蘆花也，取一把，煑濃汁，頓服之。

治食鱸魚肝、鮍鮧魚中毒。《肘後》

剉蘆根煑汁一二升飲之。《聖惠》食馬肉中毒痒痛，亦用蘆根五兩切，以水八升煑取二升，分爲三服。

治食魚中毒。《肘後》

濃煑橘皮飲汁。

治食諸魚中毒。《聖惠》

黑豆汁、馬鞭草汁、朴消汁服之皆得。

食魚中毒。《小品》

冬瓜汁最驗。

治食生肉中毒。《聖惠》

掘地深三尺，取下土三升，以水五升煮土五六沸，取上清飲一升，立愈。

食自死六畜肉中毒。葛氏

黃蘗末服方寸匕，未解再服之。

食牛羊肉中毒者。《百一》

煮甘草汁，服之一二升，當愈。

治食六畜肉中毒。《聖惠》

燒藕豆擣末，水調服三錢，神效。

治食鴨肉成病，胷滿面赤，不下食。《聖惠》

以秫米泔溫服一中盞。

食牛馬肉及肝中毒者。陳藏器

剉頭髮令寸長，拌好土作溏泥二升，合和飲之，須臾髮皆貫所食肝出。

解獨肝牛肉毒。《唐本注》

首生男乳合豉濃汁服之，神效。

噉虵牛肉殺人，何以知之，噉虵者，毛髮向後順者是也，食之欲死。《金匱》

飲人乳汁一升，立愈。

治食馬肝有毒殺人。《梅師》

雄鼠屎三七枚，和水研，飲服之。

治食百獸肝中毒。《聖惠》

以韭根炒乾，擣羅爲末，每服以溫豬脂清調下一錢。

治射罔在諸肉中有毒及漏脯毒。《聖惠》

用貝子末之，水服半錢效。食麭䐺中毒亦同用之。

治脯在黍米中毒。《聖惠》

以麴末一兩、水一中盞、鹽末一錢水調服之，甚良。

治漏脯毒。《聖惠》

以韭擣絞取汁，每溫服一小盞。

食諸菜中毒，發狂煩悶，吐下欲死。《肘後》

煮葛根汁飲之。又，服藥失度，心中苦煩，飲生葛根汁，大良。擣乾葛末水服亦可。

菜中有水莨菪，菜圓而光，有毒，誤食之令人狂亂，狀如中風，或吐。《金匱玉函》

甘草煮汁服之，即解。

治食諸菜中毒。《聖惠》

用童子小便、人乳汁各半中盞，二味相和，煖服之良。

食諸菜中毒，發狂悶，吐下欲死。葛氏

鷄屎末燒研，水服方寸匕。

治食菜中毒，發狂煩悶，吐欲死。《聖惠》

取鷄毛燒爲灰，以水調服二錢，差。

治人食菜及果子中蚍毒。《聖惠》

用黑豆末，以酒漬取汁服之。

食苦瓠中毒。《肘後》

煮黍穰汁解之，飲數升止。

山中有毒菌，人不識，煮食之，無不死。又楓木菌食之，令人笑不止，及解中諸毒。陶隱居
唯飲土漿皆差，此掘地作坎，以水沃其中，攪令濁，俄傾服之。

諸木有毒；合口椒并椒白色有毒；木耳蚍蟲從下過有毒；生楓木上者令人笑不止；採歸色
變者有毒；夜中視光有毒；欲爛不生蟲有毒。《本經》

並生擣冬瓜蔓主之也。

解藥毒

解藥毒。《聖惠》

用白礬一兩擣爲末，以新汲水調灌之，口鼻耳中皆出黑血，勿怪。

解諸藥毒、中肉毒、合口椒毒、野菌毒。陳藏器

入地乾土，水煮三五沸，絞去滓，適稀稠及煖一二升。取東壁土用之亦同。

解一切藥毒。《聖惠》

用藍葉、藍子亦通解諸毒，常預收之。凡煮諸藥汁解毒者，皆不可熱飲之，使諸毒更甚，
宜小冷爾。

治藥毒，秘效。初虞世

巴豆去皮不出油、馬牙消等分合研成膏，冷水化一彈子許服，差。

治服藥過劑及中毒，煩悶欲死。《外臺》

燒犀角末，水服方寸匕。《聖惠方》治雉肉作臛，食之吐下，亦用生犀角末方寸匕，新汲水

調下即差。

治藥毒，救解欲死者。《聖惠》

用雞子三枚去殼，用物開其口灌之，須臾吐出便差。

解百藥毒。《中興備急》

出了蚕子者蚕紙燒灰研細，每服一錢，冷水調下，頻服取差，雖面青脉絶、腹脹吐血，服之立活。亦治牛馬誤喫花蜘蛛，腹脹欲死者，每用兩大匙水調灌之，下喉必效。

解諸藥毒。《聖惠》

以黑豆煑令熟，多飲其汁，無黑豆，豉亦可用之。

解諸藥毒及解鴆毒。《耆域》

白藊豆不以多少爲細末，用水或温湯調下，嘗有人以此解砒毒，神效。

中砒霜毒。《圖經》

冷水研菉豆漿飲之，或云飲芭蕉油亦能解。

解砒毒。《耆域》

才覺中毒即濃煎槐花，候冷，仍將蠟與嚼喫，以槐花湯下，少頃便瀉下蠟塊，砒毒當在蠟塊中也，切不得令喫水，如渴，只喫冷槐花湯。

又方。《海上》

只與醋脚喫，毒當隨下。

服雄黃中毒。《肘後》

防己汁解之。

藜蘆毒。《聖惠》

雄黃、煑葱汁、温湯並解之。

桔梗毒。《聖惠》

白粥解之。

馬刀毒。《聖惠》

清水解之。

芫花毒。《聖惠》

防己、防風、甘草、桂等汁並解之。

莨菪毒。《聖惠》

薺苨、甘草、犀角屑、蟹汁並解之。

大戟毒。《聖惠》

菖蒲解之。

服天門冬誤食鯉魚中毒。楊損之

浮萍解之。

治半夏毒。《經效》

取生薑自然汁半盞飲之，未知再用。《聖惠方》："煮乾薑汁服之。"

杏人毒。《聖惠》

藍子汁解之。

治巴豆毒。《藥性論》

黃連汁、大豆汁解之。《聖惠》："菖蒲汁及煮寒水石汁並解之。"

蜀椒閉口者有毒，誤食之便氣欲絶，或下白沫，身體冷。《梅師》

急煎桂汁飲之，多飲冷水一二升，忽食飲吐漿，煎濃豉汁服之。

川椒毒。《聖惠》

葵子汁、豉汁、人溺、冷水地漿、食蒜、鷄毛燒吸煙及水調服並解之。

躑躅毒。《聖惠》

梔子汁解之。

班猫、芫青毒。《聖惠》

豬脂、大豆汁、戎鹽鹽汁、鹽湯、巴豆並解之。

野葛，毒草也，俗呼爲胡蔓草，若誤食治之。《錄異》

羊血解之。陳藏器云："人食其葉，飲冷水即死，冷水發其毒也。"

野葛毒。《聖惠》

鷄子清、葛根汁、甘草汁、鴨頭熱血、豬脂並解之。

狼毒毒。《聖惠》

杏人、藍汁、白斂、鹽汁、木占斯並解之。

鷄子毒。《聖惠》

淳醋解之。

礜石毒。《聖惠》

大豆汁解之。

甘遂毒。《聖惠》

大豆汁解之。

烏頭、天雄、附子毒。《聖惠》

大豆汁、遠志、防風、棗肉、飴糖並解之。

解草烏頭毒。《耆域》

以黑爛蜀黍①頭爲末，二錢水調下，立解。

射罔毒。《聖惠》

大小豆汁、藍汁、竹瀝麻子汁、六畜血、貝齒屑、葛根、地龍糞、藕芰汁並解之。

解一切中毒

解一切毒。《耆域》

土消一箇圓備者，甘草半兩爲末，每服二錢，新水調下。土消，蜣蜋糞圓是也。

治一切毒。《勝金》

膽子礬爲末，用糯米糊圓鷄頭實大，以朱砂爲衣，常以朱砂養之，冷水化一圓，立差。

解一切毒。《本經》

婆娑石主之。其石綠色，無班點，有金星，磨之成乳汁者爲上。胡人尤珍貴之，以金裝飾，作指彄②帶之，每欲食及食罷，輒含吮數四③以防毒。又有菩薩石，亦解藥毒、蟲毒，並水磨服。

解百毒。《圖經》

甘草能解百毒，爲衆藥之長。孫思邈論云：“有人中烏頭、巴豆毒，甘草入腹即定。”方稱大豆解百藥毒，嘗試之，不效，乃加甘草爲甘豆湯，其驗更速。又《備急方》云：“席辯刺史嘗言，嶺南俚人解毒藥並是常用物，畏人得其法，乃言三百頭牛藥、三百兩銀藥，辯久住，彼與之親狎④，乃得其實。凡欲食，先取甘草一寸炙熟，嚼咽汁。若中毒，隨即吐出，乃用都淋藤⑤、黄藤二物酒煎令溫，常服，毒隨小大溲出。都淋藤者，出嶺南，高三尺餘，甚細長，所謂三百兩銀藥也。又常帶甘草十數寸，隨身以備緩急，若經含甘草而食物不吐者，非

---

① 蜀黍：高粱的一種。
② 彄（kōu）：指環一類。
③ 數四：多次。
④ 親狎：親近狎昵。
⑤ 都淋藤：即天仙藤。

毒也。”

治一切毒入腹不可療及馬汁。《續十全》

葶藶子一兩炒研，以水一升浸湯服，取下惡血。

中諸般毒。《耆域》

好龍腦研細，水調灌。

解中毒似覺胷心煩悶，狀如錐刀刺痛不可忍，宜速吐之。《聖惠》

用生犀角屑一分、生玳瑁一分擣細爲散，以新汲水調下一錢，頻服之，以吐爲度。

治中毒。慈濟大師

飲生油一兩盃，立效。

解金石毒。《耆域》

凡金石藥覺毒發，即以酒煮半夏爲末，糊爲圓，温酒鹽湯下，毒自潰。

解五石毒。《圖經》

多服生薺苨汁，良。《金匱玉函方》：“鉤吻葉與芹葉相似，誤食之殺人。薺苨八兩、水六升，煮取三升爲兩服，解之。”

解金銀銅鐵毒。《聖惠》

以鴨糞汁解之。

鐵毒。《聖惠》

用礠石解之。

治中桐油毒。《耆域》

臘煮極好者，酒飲之立差。

治中鴆毒，氣欲絶者。《聖惠》

葛粉三合、水三中盞調飲之，如口噤者，以物揭開灌之。

蠱毒

主諸蠱毒。《本經》

猪槽中水服一盃，有效。

食中有蠱毒，令人腹内堅痛，兩目青黄，淋露骨立①，病變無常。《聖惠》

鐵精細研，擣鷄肝和爲圓如梧子大，食前後酒下五圓。

治蝦蟇及蝌蚪蠱，得之心腹脹滿，口乾思水不能食，悶亂大喘而氣發方。《聖惠》

車轄脂半升已來，漸漸服之，其蠱即出。

治初中蠱毒，宜服此。《聖惠》

川升麻一兩，桔梗一兩去蘆頭，栝樓根一兩，擣麤羅爲散，每服三錢，以水一中盞煎至六分，去滓，不計時候温服。

中蠱。《外臺》

炙甘草服之，當痰出，若平生預服防蠱者，皆熟炙甘草煑服之，凡中蠱毒即内消，不令吐痰，神驗。

治蠱。《外臺》

土瓜根大如母指②，長三寸切，以酒半升漬一宿，一服當吐下。

療蠱。《小品》

薺苨根擣末，以飲服方寸匕，立差。

患蠱毒。《經驗》

山豆根密遣③和水研，已禁聲，服少許，不止再服。又云：“蠱氣，酒下末三錢。”

凡中蠱毒。《圖經》

預知子石臼内擣，下篩，水煎三錢匕，温服，立效。

治蠱毒。《聖惠》

取商陸根五兩淨洗細切，用生薑半兩和杵，取自然汁半中盞，取五更初服，服了坐片時即却睡，至平旦時如不動，即以茶一盞投之，得利出本物，即以冷水洗手面便止，煑薤白粥，候冷喫三五度便安。

治蠱毒方。《外臺》

牡丹根擣爲末，服一錢匕，日三服，良。

主蠱毒。《必效》

大戟，桃白皮東引者，以大火烘之，斑猫去足翅熬，三物等分爲散，以冷水服半方寸匕，其

---

① 淋露骨立：疲困消瘦。
② 母指：即拇指。
③ 密遣：秘密进行。

毒即出，不出更一服，蠱並出。此李饒州法，云奇效。若以酒中，則以酒服，以食中，則以飲服之。

又方。《聖惠》

取相思子三七枚，擣細羅爲散，每服空心，以暖水半盞調服之令盡，即吐且抑之，勿便吐，若忍不得，即大張口吐之，其毒即出，快出訖，服稀粥，勿食諸肉，輕者，七日當差。

治中蠱毒，或吐下血如爛肝。《傷寒類要》

茜草根、襄荷根葉各三兩切，以水四升煮取二升，去滓，適寒温頓服，即愈。

治卒蠱毒，下血如雞肝，晝夜不絕，臟腑敗壞。《梅師》

桔梗擣汁服七合，佳。《古今録驗方》云："卒中蠱，下血如雞肝者，晝夜出血石[1]餘，四臟皆損，唯心未毀或鼻破待死者，桔梗擣屑，酒服方寸匕，日三，不能下藥，以物校口開灌之，心中當煩，須臾自定，服七日止，當食豬肝臛以補之。"

治草蠱，毒入人咽喉，刺痛欲死，宜服此。《聖惠》

桔梗一兩去蘆頭，犀角屑一兩，擣細羅爲散，每於食前以煖酒調下三錢。

治草蠱術，在西涼更西及嶺南人多行，此毒入人咽，刺痛求死。《聖惠》

服甘草、藍汁即自消。

又方。《聖惠》

馬兜零一日一兩，擣細羅爲散，以温水調服一錢，自消。

主腹大，動搖水聲，皮膚黑，名曰水蠱。《外臺》

巴豆九十枚，去心皮，熬令黄，擣圓如小豆大，水下一圓，以利爲度，勿飲酒。

飲食中蠱毒，令人腹内堅痛，面黄青，淋露骨立，病變無常。葛氏

桑木心剉得一斛，著釜中以水淹之，令上有三斗水，煮取二斗，澄清者微火煎得五升，宿勿食，旦服五合，吐蠱毒。

療中蠱毒。《楊氏産乳》

生玳瑁水磨，如濃飲服一盞，自解。

療蠱毒。《圖經》

檞木北陰白皮一大握，長五寸，以水三升煮取一升，空腹分服，即吐蠱出。

治中蠱毒及蕈毒。《日華子》

---

[1] 石：十斗爲一石。

頭垢米飲或酒化下並得，以吐爲度。《千金》：“食自死鳥獸肝中毒，取故頭巾垢一錢匕，熱湯中烊服之。”

治卒得蠱疰，毒氣往來方。《聖惠》

亂髮灰一分，杏人一分湯浸，去皮尖雙人，麝香一錢細研，又都研如脂，每服不計時候，以酒服如梧桐子大五圓，日三服。

治草蠱，其狀入咽，刺痛欲死者。《梅師》

胞衣一具，暴乾爲末，熟水調一錢匕服，最療蚘蠱、蜣螂草毒等。

治五種蠱毒、蚘蠱，食飲中得之，咽中如有物，嚥之不下，吐之不出，悶亂不得卧，心熱不能食，宜服此。《聖惠》

麝香一錢細研，以温水空腹調服，即吐出蠱毒。

治蜣螂蠱，得之胷中忽然哽怵怵如蠱行，欬而有血，咽喉多髇氣方。《聖惠》

取猪脂半合服，即下或吐，自消也。

治中蠱毒，或吐、下血，令病人吐水，沉者是，浮者非。陶隱居

敗鼓皮燒作灰，水和服之，病人即喚蠱主姓名，仍往令其呼取蠱，白蘘荷亦然，兼治小兒五種蠱毒。

療蠱毒。《本經》

故錦煑汁服。

主蠱毒。陳藏器

鷰屎三合熬令香，獨頭蒜十枚去皮，和擣爲圓，服三圓桐子大，蠱當隨利下而出。

救急治蠱。《外臺》

白鴿毛糞燒灰，以飲和服之。

治百蠱不愈。《聖惠》

取鴰鴿熱血，隨多少服之。

治中蠱毒，或吐、下血若爛肝。《百一》

蚯蚓十四枚，以苦酒三升漬之，蚓死，但服其汁，已死者皆可活。

治蠱毒下血。《千金翼》

蝟皮燒末，水服方寸匕，當吐蠱毒。

治蠱疰及雜疰相連，續命方。《聖惠》

桃根白皮半斤剉，以水三升煎取一升半，去滓，分爲六服，兩日服之。

主蠱毒，神驗。《必效》

以胡荽根絞汁半升，和酒服之，立下。

去蠱毒。《本經》

苦耽苗子煎汁服，亦生擣絞汁服。

中蠱。《千金》

白蘘荷服其汁，并密以葉安病人席下，勿令病者知覺，令病者自呼蠱姓名。《梅師方》："用馬蘭根末，水服方寸匕，極神。"

第三十三卷

自縊 壓 溺 凍死 熱死

自縊　壓　溺　凍死　熱死

治自縊死。《外臺》

梁上塵如大豆,各内①一箇耳鼻中,四處各一粒,極力齊吹之,活。

又方。《千金》

以藍汁灌之,又極須安定其心,徐緩解,慎勿割斷繩,抱取心下猶溫者,刺雞冠血滴著口中即活也,男雌女雄。

治五絕:一曰自縊,二曰牆壁壓,三曰溺水,四曰魘魅,五曰産乳,凡五絕。《子母秘録》

半夏爲末,圓如大豆,内鼻中愈,心溫者,一日可治。

凡自縊死,從早至夜,雖已冷,必可治,從夜至早,稍難,若心下溫,一日已上猶可救。《中興備急》

款款②抱解,不得截繩放卧,令一人踏其兩肩,以手拔其髮常令緊,一人以手擦胷上散動之,一人摩捋臂足屈伸之,若已僵,但③漸漸強屈之及按其腹,如此一飯久,即氣從口出,得呼吸眼開,勿苦勞動,可以少官桂湯及粥清④與之,令潤喉咽,更令兩人以筆管吹其耳中尤好,若依此救,無不得活。

又方。《中興備急》

緊用手罨其口,勿令透氣兩時許,氣急即活。

又方。《中興備急》

皂角、細辛等分爲末,如大豆許,吹兩鼻中。

又方。《肘後》

以雞屎白如棗大,酒半盞和,灌之及鼻中,佳。

治溺水死方。《聖惠》

以竈中灰布地令厚五寸,以甑側安著灰上,令溺人伏於甑上,使頭小垂下,抄鹽二錢内小竹管内,吹入下部中,即當吐水,去甑,扶下溺人著灰中,以灰壅身,水常出鼻口中,即活矣。

---

① 内:同“納”。
② 款款:慢慢地。
③ 但:只要。
④ 粥清:粥熬成後浮在上面的湯汁。

治溺水死者，灸法。《雞峯》

急解本人衣服，臍中灸百壯，或倒懸病人，挑去臍中垢，或吹兩耳中，或綿包皂角末内下部。《外臺》云："雖溺死一宿者，以皂角綿裹内下部，須臾出水即活。"

又方。《中興備急》

屈死人兩脚着人肩上，以死人背貼生人背檐[1]走，吐出水即活。

又方。《中興備急》

熬熱沙覆死人面，上下着沙，只留出口鼻耳，沙冷濕換之。

又方。《中興備急》

倒懸，以好酒半盞灌鼻中及下部，或以醋半盞灌鼻中亦得。

救凍死，四肢直，口噤，只有微氣者。《中興備急》

用大鍋釜炒灰令煖，以囊盛，熨心上，冷即換之，候目開，乃温酒及粥清稍稍與之，若不先温其心便將火灸，則冷氣與火爭，必死。《聖惠》："温小便與之。"

又方。《中興備急》

用氈或菁薦卷之，以索繫定，令兩人對面踏，令衮轉來往如捍氈法，候四肢温和即止。

又方。《中興備急》

手足自冰雪中來，寒凍彊直，不可便向火灸及搓耳，多令指節及耳墮落，宜歇定，飲少水，近火。

凡中熱死，不可便與冷物，多死，救之方。《中興備急》

取道中熱土多積心下，又衆人噓其心令暖，又取屋上熱瓦熨心下，又令病人仰卧，以熱土壅臍上，令人尿之臍中，温即愈，土冷别[2]換。

又方。《中興備急》

延胡索爲末，湯調二錢服。

又方。《中興備急》

汗頭巾湯浸洗汁服。

又方。《中興備急》

乾薑、橘皮、甘草煎湯，少少與之。暑月遠行嘗喫少麻粃[3]即不中暑，嚼少葱解熱渴。

---

① 檐(dān)：同"擔"。背負。
② 别：另外。
③ 麻粃(shēn)：芝麻榨油後的渣滓。

治熱喝心悶方。《聖惠》

以温湯與飲之，亦可以橘皮、甘草等分煑飲，稍稍嚥之，勿頓使多，但①以熱土及熬熱灰土壅其臍上，佳。

---

① 但：只管，儘管。

第三十四卷

蚘蛔　寸白諸蟲

蚘蛔　寸白諸蟲

療蚘蟲，心痛面青，口中沫出。《食療》

臨水取蒿竹葉十斤，細切，以水三石三斗煑如錫，去滓，適寒温空心服一升，蟲即下，重者再服。

療蚘咬心痛。《古今録驗》

鶴虱十兩擣篩，蜜圓如桐子大，以蜜湯空腹吞下四十圓，日增至五十圓，慎酒肉，有人患心痛十年，不差，合服便愈。《外臺秘要》：“漿水服。”

治蚘蟲，或心如刺，口吐清水。葛氏

擣生艾取汁，宿勿食，但取肥香脯一方寸，先喫令蟲聞香，然後即飲一升，當下蟲。《聖惠》：“治寸白蟲，亦用此方。”

治蚘蟲。《外臺》

藋蘆[1]一兩杵末，以羊肉臛和之，旦頓服，佳。此菌之屬也。《聖惠》：“以此治寸白蟲。”

治蚘蟲攻心如刺，吐清汁。《外臺》

七月七日採蒺藜子，陰乾作灰，先食服方寸匕，日三。

治蚘蟲。《外臺》

漏蘆杵，以餅臛和，方寸匕服之。

治蚘蟲。《耆域》

東行有子楝根不出土者，先去泥，刮去麤皮，取白皮細切如粟，每半兩入薑製厚朴一兩和勻，用五六錢，水三盞煎至一盞，入薑七片同煎，空心食前，以蟲下爲度，却用平胃散之類補之。

治蚘蟲咬心，發歇不時。《海上》

風化石灰一兩燒，朱砂一錢，細末和勻，以艾煎米飲調下，大人一錢，小兒看小大加減。

治蚘蟲，或攻心吐清水。《聖惠》

狼牙一兩、蕪荑人一兩，擣細羅爲散，每欲服藥，空心先喫少淡羊肉乾脯，即以温酒調散二錢服之，不過三四服，永差。

---

① 藋蘆：即藋菌，味鹹平，主心痛，温中，生於池澤。

蚘蟲攻心腹痛。《雷公》

薏苡人根二升切，水七升煑取三升，盡服之。

治蚘蟲咬心，楚痛宛轉欲死。《聖惠》

濃擣地黃汁，和麫煑作冷淘，不用著鹽醋，盡意食之，如一頓蟲不出，即再食。

療蚘蟲心痛，惡心吐水。《外臺》

乾漆熬，擣蜜和圓，服十五圓，日再服。

療蚘蟲心痛。《外臺》

槐木上木耳燒灰，末如棗許，正發和水服，若不止，飲熱水一升，蚘蟲出。

主蚘蟲。《本經》

繰絲①湯，熱取一盞服之。此煑繭汁，爲其殺蟲故也。

治寸白蟲。張文仲

熬胡粉令速燥，平旦作肉臛，以藥方寸匕內臛中，服之大有效。

又方。《聖惠》

狗脊三兩，擣細羅爲散，每於空心以蕪荑湯調下二錢。

治寸白蟲。範汪

狼牙五兩爲末，蜜圓麻子大，宿不食，明旦以漿水下一合，服盡即差。

下寸白蟲。《經驗》

雷圓一味去赤色者，水浸軟去皮切，焙乾爲末，每有疾者，五更初先食炙肉少許，便以一錢匕藥、稀粥調半盞服之，服時須六衙②及上半月日，蟲乃下。

治寸白，**檳雄散**。《耆域》

鷄心檳榔爲末，雄黃細研，等分濃煎，石榴根湯一椀許，入藥末二錢更同煎，五更初先食肉脯一片，次飲藥，須放冷喫。

治寸白蟲。《千金》

茱萸根洗去土，四兩切，以水、酒各一升漬一宿，平旦分再服。凡茱萸皆用細根，東北陰者良，若稍大如指已上者，皆不任用。

治寸白蟲。《外臺》

---

① 繰絲：煮繭抽絲。
② 六衙：唐宋時節堂祭奠的日期。宋代戴埴《鼠璞·旗纛將軍》：“本朝有六纛，旌節門旗二。受賜藏之公宇私室，號節堂。朔望次日祭之，號衙日。”

榧子一百枚去皮，只然啖之，能食盡蟲下，然啖五十枚亦得，經宿蟲消下。

患中宿冷蟲、寸白蟲。《經驗》

山豆根末，每朝空心熱酒調三錢，其蟲自出。

治寸白蟲，令化爲水。《聖惠》

熬錫令燥，末之，平旦於生肉內服二錢，膃汁中服之亦得，蟲出盡即止。

取蟲方。《耆域》

黃丹、定粉等分和勻，入橡斗子兩箇內相合定，麻縷繫，用慢火燒存性，取出放冷研細，用生米泔汁調下，臨發時便喫生油或牛肉，先引動覺蟲上來便喫，大妙。

治臟腑内一切蟲病。《集效》

川狼毒杵末，每服一大錢，用錫一皂子大、沙糖少許，以水同化，臨臥空腹服之，服時先喫微緊，食藥一服，來日早取下蟲，效。

治諸蟲在臟腑，久不差。《簡要濟衆》

檳榔半兩炮，擣爲末，每服一錢至二錢，葱蜜煎湯空心調下。

治長蟲。《外臺》

楝實淳苦酒中漬一宿，以綿裹塞穀道中三寸許，日易之。

治嶢蟲攻心如刺，口吐清水。《圖經》

取楝根剉，水煑令濃赤黑色，以汁合米煑作糜，隔宿勿食，來旦從一匕爲始，少時復食一匕半，便下蟯，驗。《斗門方》只苦楝皮煎一盞湯下。

治諸蟲心痛多吐，四肢不和，冷氣上攻，心腹滿悶。《聖惠》

鰻鱺魚淡炙令熟，令患人三五度食之。

第 三 十 五 卷

① 斷：正文作"斷"。

婦人諸疾①

風疾

治婦人中風，口噤，言語不得，**白术酒方**。《聖惠》

白术三兩擣碎，黑豆三兩炒令熟，以酒四升煎至二升，去滓，分温四服，拗口灌之。

治婦人中風，口噤，舌本縮。《聖惠》

芥子一升細研，以醋三升煎取一升，塗額、頰下，立效。

治婦人中風，脊急反張如弓之狀，紫湯。《聖惠》

鷄糞白一合炒微黄，大豆二合炒熟，防風一兩去蘆頭，擣麤羅爲散，每服三錢，以水、酒各半中盞煎至六分，去滓，不計時候温服，效。

治婦人中風，身如角弓反張，口噤昏沉，宜服此方。《聖惠》

川烏頭一兩炮裂，去皮臍，鷄糞白一兩炒微黄，擣細羅爲散，每服不計時候以温酒調下一錢。

治婦人一切風攻頭目痛。《經驗》

天南星一箇，掘地坑，火燒通赤，投醋一盞，入南星在内，以盞蓋之不令透氣，候冷取出爲末，每服一字，以酒調下，重者半錢匕。

治婦人風瘙癮瘮，身痒不止。《聖惠》

蒼耳花、葉、子等分，擣羅爲末，豆淋酒調服二錢。

虚冷

治婦人百病，諸虚不足。支太醫

當歸四兩、熟乾地黄二兩爲末，蜜和圓梧桐子大，食前米飲下十五圓。

治婦人子藏②風冷致令無子，宜用此。《聖惠》

虵床子一兩，芫花一兩醋拌，炒令黄爲末，取綿裹藥末如棗大，内産門中，候有惡物下即止，未效再用。

---

① 婦人諸疾：原文無，據目録補。
② 子藏：子宮。

治婦人子藏風虛積冷，十年無子，宜用此。《聖惠》

吳茱萸一兩、川椒一兩擣羅爲末，鍊蜜和圓如彈子大，以綿裹内産門中，日再易之，若無所下，亦暖子藏。

治婦人無子藏冷，内灸圓。《聖惠》

麝香半兩，皂莢二兩半，去黑皮，塗酥灸令黄，川椒一兩半，去目及閉口者，微炒去汗，擣羅爲末，鍊蜜和圓如酸棗大，以綿裹内産門中，留少綿帶子出，覺增寒惡物下多即抽綿出，未效再用。

治懷胎數落而不結實者，此是子宮虛冷所致。《聖惠》

赤小豆二升於濕地種，令牙①生，暴乾，擣細羅爲散，每於食前以温酒調下二錢。

血風血氣

治婦人血風，虛冷，月候不勻，或即脚手心煩熱，或頭面浮腫頑麻。《梅師》

川烏頭一斤、清油四兩、鹽四兩，一處鐺内熬，冷烈如桑椹色爲度，去皮臍，五靈脂四兩，合一處爲末，入臼中擣令勻，浸蒸餅圓如桐子大，空心温酒、鹽湯下二十圓，亦治丈夫風疾。

治婦人血風走疰，腰胯脚膝疼痛。《聖惠》

茛菪子一兩、川烏頭一兩、附子一兩擣細羅爲散，以酒煎成膏，攤於帛上，於痛處貼之，多年者不過三上，效。

治婦人血風攻腦，頭旋悶絶，忽倒地不知人事者。《斗門》

唱起草取其嫩心，不限多少，陰乾爲末，以酒服一大錢，不拘時候。其功大效，服之多連腦蓋，善通項門，今蒼耳是也。

治少女血熱風毒，四肢皮膚生癮瘮，并行經脉。《圖經》

凌霄花不以多少擣羅爲末，二錢温酒調下，食前服，甚效。

療婦人血氣，大效。陶隱居

鬼箭主之。《日華子》云："通月經，破癥結，止血崩、帶下。"

治婦人血氣。《日華子》

零陵香莖，酒煎服。

下婦人腹内惡血。陳藏器

---

① 牙：同"芽"。

琥珀和大黄、鱉甲作散子,酒下方寸匕,血盡即止。

治婦人久患血氣,痛不可忍,香附散。《耆域》

白芷、香附子等分爲末,每服二錢,水一盞同煎七分,入油一錢匕,再煎三兩沸,温服不以時。

治婦人脾血氣,痛不可忍,口中有清水,絶倒不省人事。《海上》

絮骨燒灰,以霹靂酒半椀調服,立愈。

治血氣掬撮不可忍者。《經驗》

黑狗膽一箇,半乾半濕割開,以篦子排圓如菉豆大,蛤粉衮過,每服五圓,燒生鐵淬酒下,其痛立止。

治婦人血氣,刺痛不可忍者。《耆域》

五靈脂、米醋熬如薄糊,以神麴末圓彈子大一圓,以童便、酒各半盞煎服。

失笑散,治婦人血氣,刺痛不可忍者,一名**萬金不換膏**。《良方》

五靈脂、蒲黄等分爲末,每用二錢,好醋少許調熬成膏,却用水一小盞同煎至七分,熱服。

治婦人血氣,攻刺小腹,痛不可忍。《聖惠》

芸薹子①一兩微炒,當歸一兩剉微炒,擣細羅爲散,每服以熱酒調下一錢。

治女子血氣心痛,破痃癖冷氣。《藥性論》

酒、醋磨蓬莪茂,服效。《日華子》云:"通月經、消瘀血。"

治婦人血氣,攻心疼痛,及一切積冷氣痛。《聖惠》

當歸三分剉,微炒,吴茱萸一分,湯浸七遍,焙乾微炒,桂心三分,擣細羅爲散,每服食前以生薑熱酒調下一錢。

治婦人血氣攻心,疼痛不止,**牡丹圓**。《聖惠》

牡丹一兩,桂心一兩,川烏頭一兩,炮裂去皮臍,擣羅爲末,鍊蜜和圓如梧桐子大,不計時候以熱酒下十圓。

治血氣攻心,痛不可忍。《斗門》

蓼根細剉,酒浸服之,差。

治婦人久冷,血氣攻心,疼痛不止。《聖惠》

以葉子雌黄二兩細研,醋一升煎似稠糊,圓如小豆大,每服無時醋湯下五圓。

---

① 芸薹子:油菜籽。

又方。《聖惠》

吳茱萸三兩，桃人二兩，湯浸去皮尖，以慢火同炒令熟，即揀去茱萸，不計時候以熱酒嚼下桃人五枚。

治婦人血氣攻心腹，疼痛不可忍。《聖惠》

用熟艾五兩、生薑四兩細切，以布包，用水三大盞，煮令水盡，於包中絞取汁一中盞，每服以熱酒調下二合。

治婦人血氣攻刺小腹，痛不可忍。《聖惠》

騏驎竭一分、阿魏一分麪裹煨，以麪熟爲度，桂心半兩，擣細羅爲散，每服不計時候以熱酒調下一錢。

芎當散，療婦人血氣，上喘下腫。《九籥衛生》

用川芎、當歸等分爲細末，每服三錢，空心熱酒調下。

痃癖癥塊

治婦人痃癖，氣攻心腹疼痛，**沒藥散**。《聖惠》

用沒藥一兩、芎藭一兩半、鱉甲二兩，塗醋炙令黃，去裙襴，擣細羅爲散，每服不計時候以熱葱酒調下一錢。

治婦人積年血氣，癥塊結痛。《聖惠》

芫花一兩，醋拌炒令乾，當歸一兩剉，微炒，桂心一兩，同擣羅爲末，以軟飯和圓如梧桐子大，每服食前以熱酒下十圓。

治婦人虛羸，有鬼胎癥塊，經候不通。《聖惠》

以芫花根三兩剉，炒令黃色，擣細羅爲散，每服以桃人湯調下一錢，當下惡物。

治婦人血塊，極效。《圖經》

土牛膝根淨洗切，焙乾爲末，酒煎溫服。福州人用之，效。

治婦人月水滯澀不通，結成癥塊，腹肋脹大欲死。《聖惠》

馬鞭草根苗五斤細剉，以水五斗煎至一斗，去滓，別於淨器中熬成煎，每於食前以溫酒調下半匙。

又方。《聖惠》

虎杖五斤剉、土瓜根汁二升、牛膝汁二升，以水二大斗漬虎杖一宿，明旦煎取汁二升，内土瓜根、牛膝汁中攪令稠，以重湯煑如稀錫①，每日空心及晚食前以温酒調下一合。

治女人經血不行及諸癥瘕。席延賞

乾漆一兩爲麤末，炒令煙盡，牛膝末一兩，以生地黄汁一升入艮器中熬，候可圓圓如桐子大，每服一圓加至三五圓酒飲下，以通利爲度。

治青瘕，**戎鹽散**方。《聖惠》

戎鹽一合，皂莢半兩去皮子，炙黄燋，細辛一兩半，擣羅爲末，以三角囊大如指長三寸貯之，内陰中，但卧，瘕當下，青如葵汁，將養如産法也。

治婦人血瘕痛方。《聖惠》

乾薑一兩，炮裂剉，烏賊魚骨一兩，桃人一兩湯浸，去皮尖、雙人，微炒，擣細羅爲散，每服空心以温酒調下二錢。一方：只用桂末一錢，温酒調下。

治婦人狐瘕。《聖惠》

取新死鼠一枚，用新絮裹，以黄泥泥作球，以火燌候乾，大火斷令通赤一食久，候冷，去泥取出，入桂心末一兩同研令細，每服空心熱酒調下二錢。

月水不通不調

治婦人月水不通，心腹滯悶，四肢疼痛。《聖惠》

芫花半兩，醋拌炒令乾，水蛭一分炒焦黄，擣細羅爲散，每日空心暖酒調下半錢。

治婦人經候不通。《圖經》

虎杖根擣，以酒浸，常服大效，有孕人勿服，破血。

治婦人月水不利，腹脇妨悶，背膊煩疼。《聖惠》

虎杖三兩、凌霄花一兩、没藥一兩，擣細羅爲散，不計時候以熱酒調下一錢。

治月水不通。《子母秘録》

厚朴三兩、水三升煎取一升，爲三服，空心不過三四劑，差。

治月經不通。《海上》

天台烏藥，瓦上焙乾爲末，每服二錢紅花鹽酒下，日三，患三年者十日通。

治婦人月水久不通，心腹煩悶，四肢痛弱，**金花散**。《聖惠》

---

① 錫："錫"的訛字。

桂心半兩爲末,斑猫一兩去翅足,麝香一錢細研,先用水和白麪裹斑猫,以慢火騺覆燒令煙盡,放冷,淨去却燋麪,取斑猫灰與桂心末及麝香同研令細,每五更初用煖酒調下一錢,服藥後或憎寒壯熱、腹内搊撮疼痛,或小便似淋,勿怪,此是藥行,須臾即通,如未快通,即隔日再服。

治月經不通。《千金》

飲人乳汁三合。

治婦人月水久不通,**烏金散**。《聖惠》

用童男髮三兩燒灰,童女髮三兩燒灰,斑猫三七枚,糯米拌炒令黄去翅足,入麝香一錢同研令細,每於食前以熱生薑酒調下一錢。

主月水不通。《本經》

狸陰莖燒之,以東流水服之。

治婦人月經小便不通,滿腹膨脹,氣急喘息,坐卧不得,血瞖不效者,服此立效。大智禪師

牛皮純黑色長挺者,炙令泡起,以竹刀刮泡爲末,又以乾薑別爲末,各挑一錢相和作一服,温熟水調下。

治月信滯。《經驗》

蘘荷根細切,煎取二升,空心酒調服。

治室女月水不通。《聖惠》

鼠屎一兩燒灰細研,空心以温酒調下一錢,神效。《千金方》同。

治女子血脉不通。《斗門》

石榴根東行者取一握炙乾,濃煎一大盞服之,差。婦人赤白帶下同。

治婦人月水不調,或一月再來,或隔月不來,或多或少,臍下疞痛,面色萎黄,四體虚羸①羸瘦,不能飲食。《聖惠》

取鹿角擣羅爲末,每服以温酒調下三錢。

月水不斷

治婦人月水不住。《海上》

---

① 虚羸:虚弱至極。

刺芥①爲末，酒調二錢。

治婦人血臟冷，月經不止，**阿膠散**。《耆域》

熟艾、真阿膠各半兩，水兩椀煎至一椀，分作數服，食後温服，甚妙。

治婦人勞損，月水不斷，五臟氣虛，肉色黃瘦，血竭暫止，少日復發，不耐動搖，小勞輒劇，若久疾失治者，可長服。《聖惠》

槐鵝②二兩炒令黃，赤石脂二兩，擣細羅爲散，每於食前以熱酒調下二錢。

又方。《聖惠》

桑黃③擣羅爲末，每於食前以熱酒調下二錢。

治婦人經血不止。《經效》

五靈脂末炒令過熟，出盡煙氣，每服大兩錢，用當歸兩片、酒一中盞與藥末同煎至六分，去滓熱服，連三五服效。

治婦人月信過度。《耆域》

陳橘皮一兩燒存性爲末，温酒調下二錢空心服。

止月經太過。陳藏器

甘瓜子爲末，去油，水調服。

治女子月經不絶，來無時者。劉禹錫

取案紙三十張燒灰，以清酒半升和調服之，頓定。蓐中血暈亦驗。

月水來臍腹疼痛

治婦人血海風冷，月水每來攻刺，臍腹疼痛，面色萎黃，四肢無力。《聖惠》

莞花一分，醋拌炒令乾，當歸半兩剉微炒，木香半兩，擣細羅爲散，不計時候以熱酒調下一錢。

又方。《聖惠》

用延胡索一兩、當歸一兩微炒，擣篩爲散，每服三錢，以水一中盞，入生薑半分，煎至五分，去滓，食前稍熱服之。

---

① 刺芥：即青芥。
② 槐鵝：即槐耳，槐樹上菌。
③ 桑黃：即桑耳，桑樹上菌。

女子忽得小腹中痛，經月初來便覺腰中切痛，連脊間如刀錐所刺，忍不可堪者，衆翳不別，謂是鬼疰，妄服諸藥，終無所益，其疾轉增，審察前狀相當，即用此藥。《圖經》

積雪草，一名連錢草，夏五月正放花時即採取，暴乾爲末，取二方寸匕，和好醋二小合攪令匀，平旦空腹頓服之，每日一服，以知爲度。如女子先冷者，即取前件藥五兩，加桃人二百枚，去尖皮熬，擣爲散，蜜圓桐子大，每日空腹以飲及酒下三十圓，日再，以愈爲度，忌麻子、喬麥。

小腸諸疾

治婦人忍過小便致胞轉。《聖惠》

滑石末，葱湯調下二錢匕。

治婦人卒不得小便。《千金》

紫苑末，以井花水服三撮便通。小便有血，服五撮立止。

治婦人淋。葛稚川

自取爪甲燒灰，水服。亦治尿血。

治婦人小便出血不止。《聖惠》

馬兠零根、刺薊根已上各一兩，擣細羅爲散，每服食前當歸酒調下二錢。

又方。《聖惠》

以生地黃擣絞取汁，每服一小盞，日三服。

又方。《聖惠》

以蒲黃末酒調二錢服之，水服亦得。

治婦人無故尿血。《千金》

胡燕窠中草燒灰，用酒服半錢，亦治丈夫。

治婦人血淋及尿血澀痛。《聖惠》

亂髮一兩、牛耳中毛半兩同燒爲灰，細研，每於食前以溫水調下半錢。

治婦人無故尿血。《千金》

龍骨爲末，以酒服方寸匕空心，日三。

治婦人小便出血不止。《聖惠》

鹿角膠三兩炙令黃，擣碎，以水二大盞煎至一盞半，去滓，分爲三服，食前服之。

治婦人無故遺血溺。《子母秘録》

衣中白魚三十箇内陰中。

治婦人小便滑數。《聖惠》

雞肶胵微炙，擣細羅爲散，每服食前以温酒調下一錢。

又方。《聖惠》

以桑螵蛸微炒，擣細羅爲散，每服食前以生薑湯調下二錢。

治婦人遺尿，不知出時。《千金》

船中故竹茹①乾末，酒服三錢。

漏下

治婦人漏下，日去數升，**地黄湯**方。《聖惠》

生地黄三兩、細辛一兩細剉，以水一大盞半煎至一盞，去滓，食前分温三服。

治婦人漏下，赤色不止，令人黄瘦虚竭方。《聖惠》

地榆三兩細剉，以醋一升煑十餘沸，去滓，食前稍熱服一合。亦治嘔血。

又方。《聖惠》

桑耳二兩、鹿茸三兩，以醋一升漬一宿，漉出曬乾，又漬，如此候醋盡曬乾，擣細羅爲散，每於食前以温酒調下二錢。

治婦人漏下，血不絶。《簡要濟衆》

槐花、鵝②不以多少燒灰細研，食前温酒服二錢匕。

又方。《聖惠》

鹿角燒灰細研，每於食前以温酒調下二錢。

治婦人漏下不斷，**鹿茸散**方。《聖惠》

鹿茸二兩去毛，塗酥炙微黄，當歸二兩剉微炒，蒲黄半兩，同擣細羅爲散，每於食前以温酒調下二錢。

治婦人漏下不斷，經年不差，困篤方。《聖惠》

取鵲巢柴燒爲灰，細研，每於食前以温酒調下二錢，不過十日愈。

---

① 船中故竹茹：即《本草綱目》所稱“敗船茹”。
② 鵝：槐鵝。寄生于槐樹上的木耳。

治婦人漏下五色，羸瘦者。《藥性論》

燒龜甲令黃色，末，清酒服方寸匕，日二。

治婦人漏下不止方。《聖惠》

水蛭一兩炒焦，擣細羅爲散，每服空心以溫酒調下一錢，隔三日再服，惡血消盡自愈。

又方。《聖惠》

亂髮燒灰，細研爲散，每於食前以溫酒調下一錢。

治婦人漏下赤色不止，令人黃瘦虛竭。《聖惠》

桃人燒灰，細研爲散，每於食前以溫酒調下二錢。

帶下

治婦人帶下。《千金》

溫水和雲母粉，服三方寸匕，立見神效。

治婦人帶。《勝金》

白下即禹餘糧、乾薑等分，赤下即乾薑減半，内禹餘糧，醋淬擣研爲末，空心溫酒調下二錢匕。

治帶。《圖經》

桑耳，又名桑黃，碎切，酒煎服。

《必效》療婦人帶下。《外臺》

兔皮燒令煙絕，擣爲末，酒服方寸匕，以差爲度。

治婦人久赤白帶下方。《聖惠》

白礬三兩燒汁盡，釜底墨二兩，烏賊魚骨一兩燒灰，擣羅爲末，用軟飲和圓如梧桐子大，每於食前以粥飲下三十圓。

又方。《聖惠》

白芍藥一兩、赤石脂一兩、乾薑一兩炮裂剉，擣細羅爲散，每於食前以粥飲調下二錢。

治婦人赤白帶下，年深不差者。《廣利》

白芍藥三兩、乾薑半兩剉，熬令黃，空心米飲調服二錢，日再服。《雞峯方》同。

治婦人赤白帶下，連年不差。《聖惠》

白芍藥一兩,艾葉一兩微炒,乾薑一兩炮裂,擣羅爲末,以軟餳①和圓如梧桐子大,每於食前以粥飲下三十圓。

治婦人帶下赤白,年月深久不差。《聖惠》

凌霄花、熟乾地黃各二兩,擣細羅爲散,每於食前以温酒調下二錢。一方只用凌霄花爲末,亦於食前以温酒調下二錢。

治婦人赤白帶下,年月深遠,日漸羸瘦,起止不得,宜服此方。《聖惠》

取刺薊根不限多少暴乾,秤每一斤以童子小便五升浸一復時,暴乾擣細羅爲散,每日空心及晚食前以温酒調下二錢。

治婦人帶下赤白色。《集驗》

益母草花開時採,擣爲末二錢,食前温酒調下。《雞峯》云"陰乾酒下"。

治婦人赤白帶下。《千金》

三葉酸漿草陰乾爲末,空心酒下三錢。

治婦人赤白帶下。《海上》

牡丹皮、芍藥各一兩,茱萸半兩,以醋一升煑上二味候乾,入茱萸再炒令乾燥爲末,霹靂酒②調下二錢。

婦人赤白下,骨立者。崔元弼

地榆一斤、水三升煑取一升半,去滓,再煎如稠餳,絞濾,空腹服三合,日再。《聖惠》云:"婦人漏下赤白不止,令人黃瘦虛竭。地榆三兩細剉,米醋一升,煑十餘沸,去滓,食前稍熱服一合。亦治吐血。"《唐本注》云:"地榆主帶下十二病,一曰多赤,二曰多白,三曰月水不通,四曰陰蝕,五曰子臟堅,六曰子門僻,七曰合陰陽患痛,八曰小腹寒痛,九曰子門閉,十曰子宮冷,十一曰夢鬼交,十二曰五臟不定。"

治赤白帶下。孫用和

牛角䚡燒令煙斷,附子以鹽水浸泡七度,去皮,等分爲末,空心酒下二錢。

治婦人赤白帶下,連年不差。《聖惠》

牛角䚡二兩燒灰、馬芹子一兩,擣細羅爲散,每於食前以温酒調下二錢。

治赤白帶下,或因經候不斷者。《經效》

狗頭骨燒灰研細,每服二錢,空心温酒調下,日二三服。《雞峯方》同。

---

① 餳:同"飯"。
② 霹靂酒:暑月大雷霆時,收雨水淘米釀酒,名霹靂酒。

又方。《雞峯》

龍骨燒過爲細末，空心煎艾葉湯調兩錢，日二三服。《經效方》同。

治赤白帶下久不止。《聖惠》

取馬蹄護乾燒灰細研，每於空心及晚食前以温酒調下一錢。

治赤白帶下。《耆域》

牡礪煅一兩、良薑一兩爲末，滴水圓菉豆大，臨卧童便下十圓，酒亦得。

主女子赤白下。《圖經》

藕豆花乾爲末，米飲和服。

治婦人赤白帶下，臍腹冷痛，面色痿黃，日漸虛困。《聖惠》

白葵花一兩陰乾爲末，空心温酒下二錢匕，如赤帶用赤花。

治赤白下多。崔元亮

馬齒莧擣絞汁三大合，和鷄子白一枚，先温令熱，乃下莧汁，微温取，頓飲之，不過再作則愈，不問老稚、孕婦悉可服。

治婦人赤帶下方。《聖惠》

熟乾地黃半兩，牡礪半兩燒爲粉，艾葉半兩微炒，擣細羅爲散，每於食前以粥飲調下二錢。一方：以赤芍藥一兩、熟乾地黃一兩擣細羅爲散，每服二錢，食前以温酒調下。

治婦人白帶下，臍腹冷痛，面色萎黃，日漸虛困。《聖惠》

白芍藥一兩半炒，黃栢葉六兩微炒，擣細羅爲散，每於食前以温酒調下二錢。一方：以蚘床子一兩、白芷一兩擣細羅爲散，每服二錢，於食前以粥飲調下。

治婦人帶下五色，久不止，臍腹下痛方。《聖惠》

當歸一兩剉微炒，蘿蔔子一合微炒，擣羅爲末，用軟餳和圓如菉豆，每於食前以温酒下二十圓。一方：以早蠶出蛾綿二兩燒灰，蚘床子末三分，麝香一錢，同研如粉，每於食前以温酒調下一錢。

崩中墜下

治婦人血崩。《海上》

香附子炒爲末，每服三錢，熱酒調。一方用**陳米飲**。

又方。《耆域》

椶①櫚燒灰、白礬火枯等分爲末,每服二錢,温酒調下。

治血崩,**如聖散**。《耆域》

椶櫚一兩燒黑灰,烏梅一兩、乾薑一兩,並燒存五分性爲末,二錢烏梅湯調下食前,久患甚者不過三服。

治血崩。《海上》

兎皮毛燒灰,入麝香研細,温水調服之。

又方。《聖惠》

鹿角膠一兩擣碎,炒令黄燥,柏葉一兩微炒,白芍藥一兩,擣細羅爲散,每於食前以温酒調下二錢。

療血崩,殺蟲,心痛甚者。《圖經》

烏賊墨炒,醋調服。

治血崩不止。《圖經》

五靈脂十兩擣羅爲末,以水五大盞煎至三盞,去滓,澄清再煎爲膏,入神麴末二兩和,合爲圓如桐子大,每服二十圓温酒空心服,便止。諸方用之極多,或用五靈脂燒存性,出火毒,每服二錢霹靂酒下,極驗,能再生人。

治女人血崩及産後不止,月信來多。孟説

可取東引樗根細者一大握洗之,以水一大升煑,分再服,便止。亦止赤白帶下,俗呼爲虎眼木。

治婦人血墜帶下及血漏。《耆域》

薑黄、牡礪斷②粉各等分爲末,每服二錢,温米飲調下,空心日午。

閉經散,治婦人血墜下,如月水不能止,神效。《耆域》

久年破朱漆楪器不拘多少,燒成炭存性,入甆瓶中,椀蓋火息,研細大段,發時陳温米飲調下二錢,未全差,再以温酒調下二錢。

治婦人崩中。《經驗》

百草霜二錢、狗膽汁一處拌匀,分作兩服,以當歸酒調下。

治崩中。《經驗後》

防風去蘆頭,炙赤色爲末,二錢以麳糊酒調下,更以麳糊酒投之,此藥累經有驗。

---

① 椶:"棕"的异體字。
② 斷:疑爲"煆"之訛。

治婦人崩中下血，晝夜不止。《聖惠》

芎藭一兩剉，酒一大盞煎至五分，去滓，入生地黃汁二合，煎三兩沸，食前分二服。《千金》：“以芎藭八兩、清酒五升煎至二升半，分三服，不耐者徐徐進之。”

婦人崩中血下。《藥性論》

生取大薊根擣絞汁，服半升許，立定。《食療》云：“女子月候傷過，擣小薊汁半升服之。”

治婦人崩中不止。初虞世

熟艾雞子大，阿膠炒爲末半兩，乾薑一錢剉，以水五盞，先煑艾、薑至二盞半入膠消洋，溫分三服，空腹服，一日盡。

治婦人崩中，晝夜不止。《梅師》

丁香二兩，以酒二升煑升半，分服。《外臺》同。

治婦人崩中下血不止，漸加虛困黃瘦方。《聖惠》

樓櫚皮二兩燒灰，晚蠶沙三分微炒，麝香一錢細研，更同研爲散，不計時候以熱酒調下二錢。

又方。《聖惠》

桑耳二兩微炒，阿膠一兩擣碎，炒令黃燥，茜根一兩剉，熟乾地黃二兩，同擣細羅爲散，不計時候以粥飲調下二錢。

治婦人崩中下血，晝夜不止方。《聖惠》

阿膠一兩擣碎，炒令黃燥，蛇床子三分炒，擣細羅爲散，每服不計時以溫酒調下一錢。

治婦人崩中下血不絕，小腹痛方。《聖惠》

牡蠣二兩半燒爲粉，狗頭骨二兩半炙令黃，擣細羅爲散，每於食前以溫酒調下二錢。

治婦人崩中下血不止。《聖惠》

晚蠶沙一兩微炒，伏龍肝半兩，擣細羅爲散，研令極細，不計時候以溫酒調下一錢。一方：以晚蠶沙一兩微炒，白堊一兩，擣細羅研爲散，每服一錢，不計時候以溫酒調下。

主婦人崩中下血不止。《千金》

衣中白魚、殭蠶等分爲末，井花水服之，日三，差。

主婦人崩中血凝注者。《藥性論》

油麻葉生取一升擣，內熱湯中絞取半升，服立愈。

治崩中或赤白，不問年月遠近。《梅師》

槐枝燒灰，食前酒下方寸匕。《產寶》：“用槐耳燒灰，酒服。”

治婦人崩中下五色,久不止方。《聖惠》

牛角鰓二兩燒灰,乾薑半兩炮裂剉,龍骨一兩,并擣細羅爲散,每於食前以粥飲調下二錢。

治婦人崩中下五色不止,令人黃瘦,心煩不食方。《聖惠》

鹽紙灰一兩,茶籠内箬葉①一兩燒灰,細研,每於食前以温酒調下二錢。

治婦人白崩②,日夜不絶,將欲困篤方。《聖惠》

牛角鰓一兩燒灰,龍骨一兩,麝香一錢細研,擣細羅爲散,每於食前以粥飲調下二錢。

治婦人白崩,去來不息方。《聖惠》

牡礪二兩煅粉,熟乾地黃一兩,乾薑三分炮裂剉,擣細羅爲散,每於食前以温酒調下二錢。

治婦人崩中漏下久不差,宜服此方。《聖惠》

白芍藥二兩,烏賊魚骨二兩燒灰,槲葉一兩半炙微黃,同擣細羅爲散,每於食前以粥飲調下一錢。

治崩中漏下。《耆域》

刺芥四兩、龍骨二兩、木香一兩爲末,每服三錢,食前米飲調下。

婦人崩中瘻下。《本經》

白馬蹄療婦人瘻下白崩,赤馬蹄療婦人瘻下赤崩。

崩中漏下青黃赤白,使人無子。《肘後》

蜂房末三指撮,酒服之,大神效。

又方。《肘後》

好墨末一錢匕服。

陰病

治婦人陰腫堅痛,宜用**白礬散**方。《聖惠》

白礬半兩,甘草半分生剉,川大黄一分生,擣細羅爲散,取棗許大綿纏内陰中,日二度換之。

---

① 箬葉:箬竹的葉子。
② 白崩:嚴重之白帶,其勢如崩,稱爲白崩。

治婦人陰中腫痛不可忍方。《聖惠》

防風三兩、大戟二兩、艾葉五兩細剉，以水一斗煮取五升，去滓，稍熱洗之，日可三度，宜避風冷。

治婦人陰腫堅痛。《子母秘錄》

枳實半斤碎，炒令熟，故帛裹熨，冷即易之。

治婦人內傷楚痛及血暈，臍腹疠刺者。《圖經》

没藥研細，温酒調一錢服便止。

治婦人隱處疼痛。《藥性論》

炒鹽，青布裹熨之。

治婦人小户嫁痛。《千金》

牛膝五兩、酒三升煮取一升半，去滓，分作三服。

又方。《千金》

烏賊骨燒末，酒下方寸匕，日三服。

治婦人陰痒似有蟲狀，煩悶，**黃丹散方**。《聖惠》

黃丹一分、白礬三分、芎藭一兩擣羅爲末，以縠[1]囊盛內陰中，蟲當自出。

治婦人陰冷痒方。《聖惠》

蚺床子一兩、吳茱萸一兩半生用，擣羅爲末，鍊蜜和圓如酸棗大，以綿裹內陰中，下惡物爲度。

治婦人陰痒不止方。《聖惠》

枸杞根一斤細研，以水三升煮十餘沸，稍熱洗之。

女人陰中苦痒，搔之痛悶。《肘後》

猪肝炙熱內陰中，當有蟲著肝出。

治婦人陰痒不止。《聖惠》

燒杏人作灰，乘熱綿裹內陰中，日二次易之。一方：以小蒜[2]隨多少，以水煮作湯，稍熱洗，日三用之。

治婦人陰挺出下脱方。《聖惠》

細研礠石，食前以温酒調一錢服之。

又方。《聖惠》

---

① 縠(hú)：皺紗。
② 蒜：同"蒜"。

取鐵精細研,以羊脂調,布裹炙令熱熨之,以差爲度。

又方。《聖惠》

取虵床子布裹蒸令熱,熨之即差,亦治産後陰中痛。一方:以虵床子五兩、烏梅二七枚,以水五升煑取三升,去滓,稍熱洗之,每日夜三五度用。

治婦人陰挺出。《聖惠》

川烏頭一兩生用,白及一兩擣羅爲末,以綿裹一錢内陰中,令入三寸,腹内熱即止,來晨再用。

女子陰瘡。《肘後》

末礜黄傅之。

治婦人陰瘡,蝕如中爛,**狼牙湯**方。《外臺》

狼牙三兩㕮咀,以水四升煑,去滓,内苦酒如鷄子一杯,以綿濡湯瀝患處,日四五即愈。

又方。《聖惠》

取猪肉十斤肥者,以水煑肉令爛,去肉,以湯稍熱洗瘡,冷即易之。

治婦人陰瘡,蝕欲盡者方。《聖惠》

蝦蟆糞、兎糞等分細研,每用少許傅瘡上。

鬼交

治婦人與鬼交,通殺鬼,**雄黄圓**。《聖惠》

松脂二兩,雄黄二兩細研,先鎔松脂,乃内雄黄末,以虎爪攪令相得,圓如鷄頭實大,夜卧燒一圓。

婦人夜夢鬼交。《海藥》

安息香以臭黄①合爲圓,燒薰丹穴永斷。

婦人夢與鬼交。孟詵

鹿角末三指一撮,和清酒服,即出鬼精。

雜病

治婦人經絡住經三箇月,驗胎法。《靈苑》

---

① 臭黄:形似雄黄而氣臭者。

川芎生爲末，空心煎濃艾湯下一匙頭，腹内微動者是有胎也。

治室女月露滯澀，心煩恍惚。《簡要濟衆》

鉛白霜細研爲散，每服一錢，温地黄汁一盞調下，生乾地黄煎湯調服亦得。

治婦人血噤失音。《日華子》

鑰匙，以生薑、醋、小便煎服。

治婦人頭旋，即天動地轉，名爲心眩，非血風也。《耆域》

膽子礬精者一兩碾細，用胡餅劑子一箇同拌匀，於板子上按平一指厚，以箆子勒成骰子大塊，不用界斷，於熱瓦上焙乾，每服一骰子大爲末，煎燈心竹茹湯調下。

治婦人血奔。《勝金》

以舊蒲席燒灰，酒調下二錢匕。

治婦人心痛不可忍者，**二神散**。《海上》

紅花子、冬瓜子二味等分，新瓦上略炒過爲末，每服二錢，生薑熱酒調下。一方：蓬莪茂不計多少炮，擣羅爲末，紅花酒下二錢，神效。

第三十六卷

產前諸疾

　中風①

　傷寒時氣中暑煩熱

　傷寒護胎

　霍亂吐瀉痰逆

　下利②

　小便淋澀及遺尿等

　安養胎氣及治胎動不安

　漏胎下血

　驚奔走墜傷胎

　心腹疼痛脹滿

　腰痛

　腹滿浮腫

　日月未足而欲生③

　催生并治難產

　胎衣不出

產後諸疾

　產後諸風

　不食嘔逆欸癥

　產後躁熱煩渴④

　盜汗

　積聚癥塊

　崩中惡露不止

　血暈悶絕

　惡露不下不盡心腹疼痛

　血邪

　乳無汁下妳

　大小便不通及淋澀遺尿溺血

　瀉利⑤便血

　陰病

　雜方⑥

① 中風：正文作"產前中風"。
② 利：正文作"痢"。
③ 生：正文作"產"。
④ 產後躁熱煩渴：正文作"燥熱煩渴"。
⑤ 利：正文作"痢"。
⑥ 方：正文作"病"。

産前諸疾①

産前中風

治姙娠中風，口面喎斜，語澀舌不轉，**獨活飲子**方。《聖惠》

獨活一兩剉、竹瀝二合、生地黄汁二合，先以水一大盞煎獨活至六分，去滓，下竹瀝、地黄汁攪勻，更煎一沸，分温二服。

治姙娠中風痙，口噤，四肢强直反張，**羌活酒**方。《聖惠》

羌活一兩半、防風一兩去蘆頭，擣麤羅爲末，以好酒五升漬一宿，每服用黑豆一合炒令煙出，投入藥酒一大盞，候沸住，去滓，拗開口，分兩度灌之。

治産前後中風寒痙，身强直、口噤方。《耆域》

白术二兩、酒三升煑取一升，去滓温服。

治姙娠中風，口噤言語不得，**白术酒**方。《聖惠》

白术一兩半、獨活一兩、黑豆一合炒令熟，細剉，以酒三升煎取一升半，去滓，分温四服，拗口灌之，得汗即差。

治姙娠中風，語澀心煩，項强背拘急，眼澀頭疼，昏昏多睡，**阿膠飲子**方。《聖惠》

阿膠半兩擣碎，炒令黄燥，竹瀝五合，荆瀝三合，相和令勻，每服温飲一小盞。

傷寒時氣中暑煩熱

治婦人姙娠七月，若傷寒壯熱，赤班變爲黑班。《傷寒類要》

艾葉鷄子大，酒三升煑取一升半，分二服。

療姙娠時行傷寒。《楊氏産乳》

鯽魚一頭燒作灰，酒服方寸匕，汗出差。《子母秘録》："姙娠中風寒熱，腹中絞痛，不可針灸，亦用乾魚燒末酒服。"

療姙娠傷寒，兼治乳無汁。《子母秘録》

---

① 産前諸疾：原文無，據目録補。

鯉魚一頭燒末，酒服方寸匕。

治婦人姙娠七月，若傷寒壯熱，赤斑變爲黑斑，溺血。《傷寒類要》

葱一把、水三升煮令熟，服之取汗出，食葱令盡。

治婦人姙娠傷寒，**白术散**。《良方》

白术、黃芩等分，新瓦上同炒香爲散，每服三錢，水一中盞、生薑三片、大棗一箇同煎七分，溫服，但覺頭痛發熱便可服三二服，即差，唯四肢厥冷陰證者未可服。此藥本常州一士人賣，醫皆論斤售去，行醫用之如神，無人得其方，予自得此，治疾無有不效者，仍安胎益母子。

姙娠熱病方。《傷寒類要》

以水調伏龍肝一鷄子許服之。

治姙娠婦熱病方。《千金》

車釭脂服之，大良，隨意服。又云：姙娠腹中痛，燒車轄脂末內酒中，隨意服之。

姙娠熱病心悶。《傷寒類要》

葛根汁二升，分作三服。

治姙娠熱病六七日，熱入腹，大小便秘澀，煩熱方。《聖惠》

以牛糞水調塗腹上，勿令乾。

治姙娠傷暑頭痛，惡寒身熱，煩渴躁悶，**柴胡散**。《耆域》

柴胡四兩、甘草二兩炙、石膏八兩爲麤散三錢、水一盞、生薑五片煎六分，去滓溫服。若氣虛內冷者，加人參四兩。

治姙娠煩躁口乾。《聖惠》

淡竹茹一兩，以水一大盞煎至六分，去滓，不計時候徐徐溫服，亦治胎不安。

治姙娠心煩熱不止方。《聖惠》

葱白一握、豉心二合，以水二大盞煎至一盞，去滓，分溫三服。

主姙娠常若煩悶，此名子煩。《梅師》

茯苓三兩、竹瀝一升、水四升合煎，取二升，分三服，不差重作，亦時時服竹瀝。《楊氏產乳》：“只取竹瀝，不限多少細細服之。”

傷寒護胎

治姙娠遭時疫熱病，令子不墮。《傷寒類要》

竈下土水和，塗臍，乾又塗之，以酒調亦妙。

治姙娠傷寒護胎。《經驗後》

白藥子不拘多少爲末，用鷄子清調攤紙花上可椀來大，貼在臍下胎住處，乾即以温水潤之。

治姙娠得時氣，令胎不傷方。《肘後》

取井底泥塗心下，乾即易之，疾退即止。《聖惠方》同。

霍亂吐瀉痰逆

治姙娠癨亂吐瀉，脚轉筋，宜服此方。《聖惠》

生薑一分切碎，吳茱萸一分湯浸七遍，木瓜一兩半切碎，以水二大盞煎取一盞二分，去滓，不計時候稍熱分爲三服。

治姙娠癨亂吐瀉，煩悶，**丁香散**方。《聖惠》

丁香半兩，人參半兩去蘆頭，陳橘皮三分湯浸，去白瓤焙，擣麤羅爲散，以水二大盞，入生薑半分、棗五枚煎至一盞二分，去滓，分温三服。

治姙娠癨亂吐瀉，轉筋不止。《聖惠》

木瓜二枚切，以水五大盞煮取三盞，以青布浸，搨於轉筋上即定，如無木瓜，煎桂枝五兩亦佳。

治姙娠癨亂吐瀉，心煩悶亂，渴不止方。《聖惠》

糯米一合淘令淨，細研，以新汲水一大盞研濾取汁，入蜜一合、生薑汁半合相和，渴即服三二合。

治姙娠痰逆，不思飲食，**人參飲子**方。《聖惠》

人參半兩去蘆頭，生薑半兩切，陳橘皮一兩湯浸，去白瓤焙，以水一大盞煎取八分，去滓，不計時候分煖三服。

下痢

治姙娠下痢腹痛方。《聖惠》

當歸一兩剉，炒令燋，蒜五瓣濕紙裹，燒令熟，先擣羅爲末，次以蒜和圓如小豆大，每服不計時候煎赤芍藥湯下二十圓。

治姙娠下利。《千金》

白楊皮一斤、水一斝煑取二升,分三服。

治婦人臨產利。《勝金》

梔子不限多少燒灰爲末,空心熟水調一大錢,甚者不過五服。

治姙娠下利赤白,心腹疠痛,小便澀方。《聖惠》

糯米一合,黃耆一兩剉,當歸一兩半剉,微炒和勻,以水二大盞半煎至一盞半,去滓,不計時候分溫四服。

治姙娠下利赤白,腹痛,**薤白飲子**方。《聖惠》

薤白切一合,甘草半兩炙微赤剉,當歸一兩剉微炒,地榆一兩剉,糯米一合,以水三大盞半煎取二盞,去滓,不計時候分溫五服。

小便淋澀及遺尿等

療姙娠不得小便。《外臺》

滑石末水和,泥①臍下二寸。《楊氏産乳》:"用滑石末一升,以車前汁和,塗臍四畔方四寸,熱即易之,冬月水和亦得。"

又方。《耆域》

燈草一結、甘草一寸、苧根三寸,以水煎服。

治姙娠卒小便不通。《聖惠》

杏人一兩湯浸,去皮尖雙人,麩炒微黃,滑石一兩擣末,先擣熟杏人,後入滑石末,以軟飯和圓如小豆大,每服不計時候煎葱白湯下二十圓。

孕婦小便不通、難,別與藥如八正散之類,入口即胎損,唯此藥最妙。《耆域》

大麥一合、小麥一合、連須葱頭十箇,以水二椀同煎至一椀,頻頻暖喫,即日便通。

治姙娠患淋,小便澀,水道熱,不通。《梅師》

車前子五兩、葵根切一升,二件以水五升煎取一升半,分三服。

治姙娠患淋,小便數去少,忽熱痛酸索,手足疼煩。《楊氏産乳》

---

① 泥:塗抹。

地膚子三兩，以水四升煎取二升半，分溫三服。

治姙娠患子淋。《秘要》

猪苓五兩爲末，以白湯三合服方寸匕，漸至二匕，日三夜二，盡劑不差宜轉①用之。

姙娠患淋。《千金》

葵子一升、水三升煑取二升，分二服。無葵子，用葵根一把。

治姙娠卒尿血不止方。《聖惠》

生地黄切三兩，以水一大盞半煎至八分，去滓，食前分爲二服。

又方。《聖惠》

生艾葉三兩，以水一大盞半煎至一盞，去滓，食前分爲二服，冬用乾者。

治姙娠尿血方。《聖惠》

阿膠二兩擣碎，炒令黄燥，熟乾地黄二兩，擣細羅爲散，不計時候以葱湯調下二錢。一方止以阿膠一兩擣碎，炒令黄燥，擣羅爲散，每服二錢，食前以粥飲調下。

姙娠尿血。《千金》

黍穰莖燒灰，酒服方寸匕。

治姙娠小便數不禁。《産寶》

桑螵蛸十二枚爲散，分作兩服米飲下。

安養胎氣及治胎動不安

治姙娠養胎，**白术散**方。《聖惠》

白术一兩，芎窮一兩，川椒三分去目及閉口者，炒令汗出，牡蠣半兩燒爲粉，同擣細羅爲散，每服食前以温酒調下一錢。此方甚奇。以糯米糊爲圓亦可。

安胎，**鐵罩散**。《耆域》

白藥子一兩、白芷半兩爲末，每服二錢，紫蘇湯調下，或胎熱、心頭煩悶，入砂糖調下。

安胎順氣，産前赤白利，腹痛不可忍者，**大寧散**。《耆域》

阿膠炒、當歸炙、川芎等分爲末，每服二錢，漿水一盞煎六分。

卒腹痛，安胎。葛氏

---

① 轉：還復。

烏鷄肝一具切過,酒五合,煎服令盡。姚云:"肝勿令入水中。"

安胎。《子母秘録》

豉汁服之,妙。

治胎動不安。《梅師》

煑銀汁①,入葱白作羹食之。《楊氏産乳》:"療胎動腰痛、搶心②下血,取葱白不限多少,煑濃汁飲之。"

又方。《肘後》

苧根如足大指者一尺咬咀,以水五升煑取三升,去滓服。

治姙娠胎動欲墮,腹痛不可忍方。《聖惠》

苧根二兩剉,銀五兩,以清酒一中盞、水一大盞煎至一大盞,去滓,不計時候分温二服。

治姙娠胎動,煩熱不安,**秦芃散**方。《聖惠》

秦芃半兩去苗,甘草半兩炙微赤剉,鹿角膠半兩搗碎,炒令黃燥,搗篩爲散,每服三錢,以水一大盞,入糯米五十粒煑,米熟爲度,去滓,不計時候温服。

治姙娠胎動,煩悶不安甚者方。《聖惠》

取生地黃搗絞取汁,每服一小盞,煎令沸,入鷄子白一枚攪令勻,頓服之。

治胎上逼心,煩悶委頓,**當歸散**。《聖惠》

當歸一兩剉微炒,甘草一兩炙微赤剉,阿膠一兩搗碎,炒令黃燥,人參一兩去蘆頭,爲散,每服四錢,以水一中盞,入葱白七寸,煎至六分,去滓,不計時候温服。

療胎動安胎方。《楊氏産乳》

甜竹根煑濃汁飲之。《子母秘録》:"服竹瀝。"

治婦人胎臟不安,并産後諸疾。《勝金》

杜仲瓦上焙乾,木臼中搗爲末,煑棗爲圓如彈子大,每服一圓,爛嚼以糯米飲下。

治姙娠胎動,令安穩方。《聖惠》

豉二合,阿膠一兩搗碎,炒令黃燥,葱白一握,以水一大盞半煎至一盞,去滓,食前分温三服。

治姙娠六七月已後,胎動困篤欲死方。《聖惠》

葱白二七莖切,以水二大盞煑取一盞,去滓,分温二服,即安。若胎已死者,須臾即出。

---

① 銀汁:指煮銀的水,使用時將銀濾去,作用或與煮鐵落水相類。
② 搶心:亦作"搶心",胎動上迫心痛。

如未安，更煮服，不過三服，效。

治婦人胎脹，**縮胎散**。《耆域》

紫蘇子細研，煎紫蘇湯下，立愈。

治胎動下血，心腹疼，死生不知，服此湯，活即安，死即下。《梅師》

當歸四兩、芎窮九兩細剉，以酒三升、水四升煎取三升，分服。

療母勞熱，胎動下血，手足煩燥。《楊氏產乳》

蒲黃根絞汁，服一二升。

治姙娠胎動下血，心煩悶亂，**艾葉散**方。《聖惠》

艾葉一兩微炒，赤石脂一兩半，白茯苓一兩，擣篩爲散，每服三錢，以水一中盞，入生薑半分、棗三枚，煎至六分，去滓，不計時候溫服。

姙娠卒胎動不安，或但腰痛，或胎轉搶心，或下血不止。葛氏

艾葉一鷄子大，以酒四升煮取二升，分二服，良。《子母秘錄》治胎動上迫心痛，亦以艾葉如前大，并醋如前酒之多，煎服。《中興備急方》治姙娠胎動，日夜叫呼，口噤脣青，及下利不止者，亦以熟艾一兩、酒五盞煮四盞，去滓，再煎至二盞服，口閉者灌之，兼治腰痛下血。

卒胎動不安，或腰痛，胎轉搶心，下血不止。《肘後》

菖蒲根汁三升服之。《子母秘錄》治胎動，勞熱不安，下血，手足煩，亦用菖蒲擣汁二升，分三服。又云："腰痛如折，銀一兩煎取二升，飲之。"

姙娠卒胎動不安，或腰痛，胎轉搶心，下血不止。《肘後》

生麴半餅碎末，水和，絞取汁，服三升。《子母秘錄》《楊氏產乳》並同此法，《聖惠方》煎服。

治胎動腰痛，搶心，或有血下。《聖惠》

檳榔爲末，非時水①煮葱白濃汁調下一錢匕。

治姙娠胎動腹痛，或下黃赤汁方。《聖惠》

糯米一合，黃耆一兩剉，芎窮一兩剉，以水二大盞煎至一盞三分，去滓，不計時候分煖三服。

漏胎下血

療姙娠卒下血。《外臺》

---

① 非時水：指每日正午之後至次日黎明之前可以飲用的净水。

燒錘令赤，内酒中沸，出，飲之。《千金》"姙娠腹脹及産後下血"、《産寶》"治胎衣不出"，並用此方。

姙娠忽下血，胎上衝，手足逆冷，欲死方。《中興備急》

生艾汁二盞，阿膠、好蜜各二兩，煎一盞半，稍熱頓服之。無生艾，即濃煎熟艾，無阿膠，用黄明膠。

姙娠卒下血。《肘後》

酒煮膠二兩消盡，頓服。《聖惠》治姙娠尿血，亦用阿膠炒黄爲末，食前以粥飲調下二錢匕。《梅師方》："以阿膠二兩擣末，生地黄半斤擣取汁，以清酒三升絞汁，分三服。"

治姙娠下血，疼痛不止。《聖惠》

以家鷄毛燒灰細研，以温酒調下二錢，如人行五里再服，以效爲度。

治姙娠忽下黄汁如膠，或如小豆汁。《梅師》

苧根切二升去黑皮，以銀一斤、水九升煎取四升，每服入酒半升或一升，煎取一升，分二服。

又方。《梅師》

秫米、黄耆各一兩細剉，以水七升煎取三升，分服。

治姙娠漏胎下血。《耆域》

地黄末一撮，酒調三服，立止。《百一方》："用生地黄汁一升、漬酒四合，煮三五沸，服之，不止再服。"

姙娠下血，如月信通，恐胎乾方。《産寶》

乾地黄、乾薑等分爲末，用酒調方寸匕服。

治姙娠胎漏，腹痛不止，心神虚煩。《聖惠》

蠟如鷄子大碎切，以酒一中盞煖令熱，投蠟在内，候消便服。

治姙娠下血不止，名曰漏胎。《子母秘録》

鷄肝細剉，以酒一升和服。

驚奔走墜傷胎

治姙娠卒驚奔走，或從高墜下，腹痛下血不止，**當歸散**方。《聖惠》

當歸一兩半剉微炒，阿膠二兩擣碎，炒令黄色，艾葉一兩微炒，芎藭一兩，擣篩爲散，每服四錢,以水一中盞煎至六分,次入生薑汁一匙、地黃汁半合、馬通汁半合,更煎三兩沸,去滓,不計時候溫服。

治姙娠因擎舉重物胎動,疼痛兼有所下方。《聖惠》

當歸一兩剉微炒,黃連一兩去鬚,阿膠一兩擣碎,炒令黃燥,擣細羅爲散,不計時候以溫酒調下二錢。

治胎忽因倒地、忽舉動擎重促損,腹中不安及子死腹中。《續十全》

芎藭爲末,酒服方寸匕,須臾一二服,立出。

因驚舉重,胎動出血。《子母秘録》

黃連末,酒服方寸匕,日三。

治婦人姙娠,偶因所觸,或墜高傷打,致胎動不安,腹中痛不可忍者。孫尚藥

縮砂不計多少,熨斗内盛,慢火炒令熱透,去皮用仁,擣羅爲末,每服二錢熱酒調下,須臾覺腹中胎動處極熱,即胎已安,神效。

治姙娠悮有失墜,忽推築着疼痛。《産寶》

青竹茹二合、好酒一升,煮三五沸,分作三度服。

治姙娠因夫所動,困絶。《産寶》

飲竹瀝一升,立愈。

療姙娠傷胎,血結,心腹痛。《楊氏産乳》

童子小便日服二升,差。

心腹疼痛脹滿

治姙娠卒心痛不可忍方。《聖惠》

白术一兩、黃芩一兩半、赤芍藥一兩,擣羅爲散,每服三錢,以水一中盞煎至六分,去滓,不計時候稍熱服。

治姙娠心痛煩悶,宜服此方。《聖惠》

榆皮一兩半剉,豉一兩,擣羅爲末,鍊蜜和圓如梧桐子大,每服不計時候以溫酒下二十圓。

主姙娠心痛煩悶。《聖惠》

麻子一合研,水一盞,煎取六分,去滓,非時溫服。《食醫心鏡》:"主姙娠損動後腹痛。"

治姙娠心腹痛不可忍。《産寶》

以一斤鹽燒令赤，以三指取一撮酒服，差。

姙娠中惡，心腹疞痛。《聖惠》

桔梗一兩細剉，水一中盞，入生薑三片，煎至六分，去滓，非時溫服。

治姙娠中惡，心腹疞痛。《聖惠》

用高良薑一兩、蓬莪茂一兩，擣細羅爲散，不計時候以溫酒調下一錢。

又方。《聖惠》

取吳茱萸半兩，湯浸十徧，焙乾微炒，當歸一兩剉微炒，擣細羅爲散，不計時候以醋湯調下一錢。

治姙娠四五月，忽腹絞痛。《梅師》

棗十四枚燒令焦爲末，以小便服。

治姙娠心腹脹滿，不欲飲食，**白术散**方。《聖惠》

白术一兩，黃芩一兩，陳橘皮二兩湯浸，去白瓤焙，擣篩爲散，每服四錢，以水一中盞，入生薑半分、棗三枚，煎至六分，去滓，不計時候溫服。

腰痛

治姙娠腰痛方。《聖惠》

當歸一兩剉微炒，阿膠一兩擣碎，炒令黃燥，甘草一兩炙微赤剉，擣篩爲散，每服四錢，以水一中盞，入葱白七寸，煎至六分，去滓，不計時候溫服。

治姙娠腰痛不止方。《聖惠》

鹿角屑二兩微炒，生乾地黃一兩半，擣細羅爲散，每於食前以溫酒調下二錢。

治姙娠卒腰痛方。《産寶》

鹿角截五寸，燒令爛赤，内酒一大升中浸之，冷又燒赤，又浸，如此數遍，細研，空心酒調鹿角末方寸匕服。《聖惠》只以鹿角擣羅爲末，酒調服。

治姙娠腰中痛。《心鏡》

大豆一升，以酒三升煮取七合，去滓，空心服之。《聖惠》治姙娠腰痛如折，止以黑豆炒熟，入酒煎服。

腹滿浮腫

治姙娠從脚上至腹腫，小便不利，微渴引飲。《子母秘録》

豬苓五兩末，以熟水服方寸匕，日三。《楊氏產乳》療通體遍身腫，小便不利，亦用此方。

療姙娠小腹滿，大小便不利，氣急。《小品》

先服五苓散，不差者以甘遂下之，泰山赤皮甘遂二兩擣篩，以白蜜二兩和圓如大豆粒，多覺心下煩，得微下者，日一服之，下後還服五苓散，不得下，日再服，漸加可至半錢匕，以微下爲度。

治姙娠身體浮腫，腹脹，小便不利，微渴引飲，氣急，豬苓散方。《聖惠》

豬苓二兩去黑皮，紫蘇莖葉一兩，木通一兩剉，擣細羅爲散，每於食前以温水調下二錢。

治姙娠手脚背腫、攣急方。《聖惠》

赤小豆一合炒熟，商陸一兩、澤漆一兩擣碎，都以水二大盞煎至一盞三分，去滓，食前分温三服，以利爲度。

日月未足而欲產

治婦人日月未足而欲產。《千金》

梁上塵、竈突煤①二味合方寸匕，酒服。《子母秘録》云：“治撗②生不可出并倒生，梁上塵，酒服方寸匕。”

又方。《千金》

擣菖蒲根汁一二升，灌喉中。《子母秘録》：“蒲黄如棗許大，井花水服。”

治產難及日月未至而痛如欲產者。《中興備急》

知母爲細末，蜜和圓如鷄頭大，温酒服一圓，痛不止，更服一圓。

治姙娠月數未至而似欲產腹痛者，宜服**槐子圓**方。《聖惠》

槐子一兩、蒲黄一合擣羅爲末，鍊蜜和圓如梧桐子大，不計時候以温酒下二十圓，以痛止

---

① 竈突煤：即百草霜。
② 撗：同“橫”。

爲度。

日月未足而欲産。《千金》

全虵蜕一條，欲痛時絹袋盛，遶腰。

催生并治難産

催生，**全神散**。《耆域》

門神紙全者剪去四畔閑紙，只用全身，燈焰上燒作灰，以淨水調，逼期①令産婦服之，只作一服，大妙。

催生神妙。陳藏器

蒲黄、地龍、陳橘皮等分，地龍洗去土，新瓦上焙令微黄，各爲末三處貼之，如經日②不産，各抄一錢匕，新水調服，立産。此常親用之，甚效。

催生減痛。《耆域》

籬朳腐紐燒存性，小便、酒調下。

催生治難産，**乳珠丹**。《耆域》

乳香研細，以豬心血爲圓桐子大，差③大亦可，硃砂爲衣，日乾，每服一粒，如用催生，以冷酒化下，良久未下，可再服。如大段難産時，以連荷心蒂七箇、水二盞煎至一盞，放溫化下一粒，良久未下，亦可再服，此藥靈驗如神，無有不下者。如胞漿先破，惡水下多，胎乾不得下時，須先與四物湯及通真圓之類，補養其氣血，次更煎濃葱湯放冷如體，令坐婆④洗産户，須是歆曲洗，令氣上下通暢，仍再更用酥調滑石末，塗産門裏尤妙，次服前催生藥則萬全矣。如胎死不下，用黑豆三合，好醋半升許煮令豆爛，取汁一盞放溫，化下藥一粒，須臾便下矣，萬一未下，亦可再服。如胎下胞衣未下者，服此亦便下也。若胎橫逆不順，即先服黑散，黑散出《初虞世方》，再服黑散後，復以此藥催之。須端午日合，或七月七、三月三，及月初上辰日合亦得。

催生神效。《耆域》

柞木葉連莖梗長一尺、圍一寸，大寸截之，甘草一握如大指者搥碎，以水三升煮至一升

---

① 逼期：近産期。
② 經日：一整日。
③ 差：稍微。
④ 坐婆：古代接生的婦女。

半，去滓，産婦坐草①時與一二盃喫，只就産婦房內煖令通口服了，任産婦自然坐臥行履②，不覺生下，不得令老娘亂下手，却枉産母。如是橫倒或死胎爛脹於腹中不下者，與三兩盞喫，更多服不妨，令産母行坐自然生下，此方神妙。或云婦人難産而胞漿先破，兒乾難下者，俗謂之龍生。京師能家用荐一握，乃棗木下小棗子未成條幹者，以水三升煎取二升，入淨瓶中盛貯，看時寒温頻進一盃，但初覺腹痛便可服，決保無虞，不是龍生，其效尤速，萬金不傳，百發百中。

催生丹。《經驗》

兔頭兩箇，臘月內取頭中髓塗淨紙上，令風吹乾，通明乳香二兩研，入前乾兔髓同研，來日是臘，今日先研，候夜星宿下，安卓子上時，果香茶同一處排定，須是潔淨齋戒，焚香望北帝拜告云："大道弟子某修合救世上難生婦人藥，願降威靈祐助此藥速令生産，禱告再拜。"用紙貼，同露之，再焚香，至來日日未出時，以豬肉和圓鷄頭大，用紙袋盛貯，透風處懸之，每服一圓，醋湯下，良久未産，更用冷酒下一圓即産，此神仙方，絕驗。

催生。《經效》

用黃葵子以墨或朱砂爲衣，每服四十粒酒下。《耆域》："獨聖散，治難産及打撲損，亦用黃葵子炒香爲末，每服二錢，無灰酒調下。如胎死在腹不下，以紅花酒調下。"

催生如聖散。《經效》

用黃蜀葵花一味焙乾爲細末，每服二錢，熟湯放温調下，神妙。或有漏血胎臟乾澁、難産痛劇者，併進三服，良久腹中氣寬胎滑，即時産下。如無花，只用黃蜀葵子爛研小半合，以酒調濾，去滓，温飲尤佳。

治産前滑胎。《王氏博濟》

牽牛子一兩、赤土少許，研令細，每覺轉痛頻，煎白榆皮湯調下一錢匕。

主易産。《別說》

榆白皮焙乾爲末，臨月日三服方寸匕，令産極易。

治産前滑胎。《王氏博濟》

臘月兔頭腦髓一箇，攤於紙上令勻，候乾剪作符子，於面上書"生"字一箇，覺母陣痛時，用母釵股上夾定，燈焰上燒灰盞盛，煎丁香酒調下。

---

① 坐草：臨産的別名。
② 行履：行走。

令子易産及治乳無汁。《子母秘録》

鼠燒末,井花水服方寸匕。若乳無汁,以酒服,勿令婦人知。

主易産。陳藏器

海馬子,婦人將産帶之,不爾,臨時燒末,飲服亦得。

令子易産。《子母秘録》

燒龜甲末,酒服方寸匕。《梅師》用鱉甲。

主易産。《肘後》

蓮花一葉書"人"字吞之,立産。

滑胎易産。《圖經》

臨産煮葵葉食之,則滑胎易産,暴乾葉及燒灰同。《食療》:"取葵子一合擣破,以水二升煮取一升已下,只可半升,去滓頓服之,則小便與兒便出。"

治難産并橫逆産。《日華子》

銅秤錘酒淬服。陳藏器云:"鐵杵無毒,主婦人橫産,無杵用斧,亦燒令赤,投酒中飲之,自然順生。"

主難産。《藥性論》

服滑石末酒下,又將末與丹參、蜜猪脂爲膏,入月[1]即空心酒下彈圓大,臨産倍服,令滑胎易生。

主難産。《本經》

彈圓土末一錢匕,熱酒調服之,大有功效也。

主難産。《千金》

銅弩弓牙燒令赤,投醋三合,候良久頓服,立産。

治難産及不順生,立效。《聖惠》

雲母粉半兩,以酒調服之,入口當産,不順者即順,萬不失一。

治難産。《中興備急》

車軸上脂,吞大豆許兩圓。

又方。《中興備急》

馬嚙鐵,臨産持之及煮汁服一盞。

---

① 入月:婦女孕期足月。

又方。《聖惠》

益母草擣汁七大合,煎半頓服,立下。無新者,以乾者一大握、水七合煎服。又産婦兩手各把石燕一枚,立驗。

又方。《中興備急》

苫蕢子三七粒,温酒研下。

産難。《肘後》

草麻子二枚,兩手各把一枚,須臾立下。

治難産,神驗。《聖惠》

取皂莢末少許,吹鼻中令嚔,其子便下。

婦人難産。《海藥》

龍腦研末少許,以新汲水調服,立生。

治姙娠難産,令易方。《廣利》

水吞槐子七枚,即出。

治難産不下。《耆域》

榆白皮、葵菜子等分爲末,温酒調下二錢,須臾即生。

主難産。《産書》

牛糞中大豆一枚,擘作兩片,一片書“父”,一片書“子”,却合,以少水吞之,立産。

主難産,令易方。《續十全》

麝香一錢,研水調之服,立産。

催産,治難産聖妙,**寸金散**。《勝金》

敗筆頭燒爲灰,細研爲末,研生藕汁一盞調下,立産。若産母虛弱及素有冷疾者,恐藕冷動氣,即於銀器内重湯煖過後服。

治難産二日,氣力乏盡不能生者,此有宿病,宜服此。《聖惠》

用赤小豆一合、黄明膠一兩,以水一大盞煑豆令熟,去滓,内膠令消,温温頓服。

治産經數日不出,或子死腹中,母欲死。《千金》

瞿麥煑濃汁服之。

治難産及胞衣不下。崔元亮

草麻子七枚研如膏,塗脚心,子及衣纔下便速洗去,不爾腸出,腸出即用此膏塗頂,腸當自入。

治難産,礙胎在腹中,如已見兒,并胞衣不出胎死。《梅師》

蒺藜子、貝母等分爲末,米湯下一匙,相去四五里,不下再服。

治難産及胎衣不出。《藥性論》

貝母作末服之。如胎衣不出,取七枚末之,酒下。

難産及胞衣不出。陶隱居

取弓弩絃縛腰及燒弩牙令赤,内酒中飲之,皆取發放快速之義也。《續十全方》:"以弓弩絃燒灰爲末,用酒服二錢匕,主易産。"

主難産及胎衣不下。《日華子》

小便一升,薑、葱各一分,煎三兩沸,乘熱飲便下。

橫生逆生。《中興備急》

鹽塗兒足底,又可急抓之,并以鹽塗産婦腹上。

主婦人橫産。《産寶》

古文錢以二十文燒令赤,投酒中服之,立差。

治橫生不可出。《子母秘録》

車前子末,酒服二錢匕。

治橫生。《産書》

菟絲子爲末,酒調下一錢匕,米飲亦得。

治橫生逆生。《中興備急》

灸右脚小脂①尖頭如小麥大三壯,下火②立産。

治橫生難産方。《十全博救》

蚰皮一條瓶子内,鹽泥固濟,燒存性爲黑灰,每服二錢,用榆白皮湯調服,立下。《産書》治産不順、手足先見者,亦以此燒作灰,酒服一錢匕,更以藥末傅手足即順也,産乳,亦治吹妳。

治倒産,子死腹中。《子母秘要》

艾葉半斤、酒四升,煮取一升服。

又方。《子母秘録》

擣當歸末,酒服方寸匕。

倒産難生。《子母秘録》

---

① 脂:當爲"指"之訛。
② 下火:灸畢。

原蠶子燒末,飲服三錢。

治横、倒生,手足先出。《聖惠》

葵子二合、黄明膠一兩炙黄焦、滑石一兩末,以水一大盞半煎至一盞,去滓,分温三服。

治倒生,手足冷,口噤。《産書》

葵子炒令黄擣末,酒服二錢匕,則順。《千金》:葵花,酒服方寸匕。又治兒死腹中,亦用葵子末,酒服方寸匕。若口噤不開,格口灌之,藥下即活。《肘後方》同。

治逆生横生,瘦胎,妊娠産前産後虛損,月水不調,崩中。初虞世

百草霜、白芷等分爲末二錢,童便、醋各少許調匀,更以熱湯化開服,不過二服。

治逆生,手足先見。《聖惠》

以小針刺之,害痛驚掣,入則順出。

又方。《聖惠》

以酒調竈突塵二錢服之,效。

治逆生。《千金》

以手中指取釜下墨,交畫兒足下,順生。《集驗》:“用真黄丹刀圭,塗兒蹠①下。”

治子死腹中,其母氣欲絶,不出方。《十全博救》

伏龍肝三錢匕,以水調下,其土當兒頭上戴出,至妙。《聖惠》治逆生,手足先見,亦用伏龍肝酒調服。

療子死腹中不出。《十全博救》

朱砂一兩,以水煑數沸,末之,然後取酒服,立出。

治子死腹中不出。《中興備急》

紅花酒煑,服汁一二盞。

又方。《中興備急》

萆麻子一百粒圓全者,雄黄末二錢,一處研成膏攤紙上,貼右脚心,先置冷水一椀,才下,急洗去,未下,再换貼。

治姙娠子死腹中。《子母秘録》

雄鼠屎二七枚,以水三升煑取一升,去滓,以汁作粥食之,胎即下。

治姙娠子死腹中不出。《中興備急》

---

① 蹠(zhí):脚掌。

熬蟻蛭土①，囊盛熨心下。

療有孕月數未足，子死腹中不出，母欲悶絶。《子母秘録》

大豆三升，以醋煮濃汁三升，頓服立出。《産書》治胞衣不下，亦以大豆大半升、醇酒三升煮取折半，分三服。

治女人因熱病胎死腹中。《圖經》

擣益母草令熟，以少許煖水和絞取汁頓服，良。

治姙娠胎死腹中，衣不出，及産後卒有別病，欲至狼狽。《聖惠》

以水潠②其面，神驗。

治死胎腹中不出，立效。《聖惠》

水銀、桂心末，以温酒調桂末二錢，下水銀半兩，粥飲下亦得。

治姙娠胎死在腹，無計可爲，宜用此。《聖惠》

蓖麻子三枚、鼠粘子一分，擣細羅爲散，以醋𪈾糊調，塗於心上，以紙貼之，即生。

治姙娠胎死腹内不下。《聖惠》

皂莢子黃四兩，米醋二升多年爲上，以五升瓶盛，文火煨令通熱，用紙蓋瓶口，將向婦人面前打破紙，取氣薰，少時即下。

又方。《聖惠》

用榆白皮二兩剉，朱砂半兩細研，以酒一大盞煎榆皮至六分，去滓，分爲二服，每服調下朱砂一分。《子母秘録》療姙娠胎死腹中，或母病欲下胎，只用榆白皮煮汁，服二升。

胎死，得效方。《百一》

鹿角屑二三方寸匕，煮葱豉湯和服之，立出。

下死胎。《耆域》

海馬子秤一錢研，輕粉秤一錢爲末，好醋糊調爲圓，紙襯在臍孔内，胎即下，急取出藥。

姙娠胎死腹中，若胞衣不下，上搶心。《子母秘録》

雀麥一把、水五升煮二升汁，服。

若母已死、子不出者。《中興備急》

水銀如彈子大，斡開口灌之，扶令坐，不食頃③，又扶倚子④，即出。

---

① 蟻蛭土：一名蟻封，蟻穴中出土。
② 潠(sùn)：噴。
③ 不食頃：不到一餐飯所用時間。
④ 倚子：即椅子。

胎衣不出

治胞衣不出。《産寶》

竈下土一寸研碎，用好醋調令相得，内臍中，續取甘草湯三四合服之，出。陳藏器："用竈突①後黑土，煖水及酒服三指撮。"

令胞衣便出方。《聖惠》

取竈屋上塵墨，温酒調服二錢，立下。

治胞衣不出。《梅師》

牛膝八兩、葵子一兩，以水九升煎取三升，分三服。

催胎衣不下。《經驗》

亂髮、頭髮結繚喉口中。

治胞衣不出，腹滿則殺人。《肘後》

但多服猪脂，佳。《食療》云："生吞鷄子清一枚。"

又方。《聖惠》

黑豆一合炒令熟，入醋一小盞煎三五沸，去滓，分温三服，此藥甚效。

治胞衣不出，如困極氣絶者。《聖惠》

取螻蛄一枚，以水一中盞煎一二十沸，折齒灌之，藥入腹則衣出，自然活也。

又方。《聖惠》

取靴底熱炙，熨小腹上下三七遍，立效。

治墮胎，胞衣不出，腹中疞痛，牽引腰脊，**蒲黄散**。《聖惠》

用蒲黄三分、桂心一兩、赤芍藥一兩、牛膝二兩去苗，搗麤爲散，每服四錢，以水、酒各半盞煎至六分，去滓温服。

治墮胎，胞衣不出，腹中疼痛，牽引腰脊痛。《肘後》

好墨細研，非時温酒調下二錢匕。《子母秘録》："姙娠胎死腹中，若胞衣不下上迫心，墨三寸末，酒服。"《肘後》又云："難産，墨一寸末，水調服之，立産。"

主産難後衣不出及餘血搶心，脹欲死者。《本注》

---

① 竈突：灶上的烟囱。

兔皮毛合燒爲灰，酒服。陳藏器："主難產，兔頭燒灰末，酒下。"

主血脹腹痛，產後胎衣不下。陳藏器

蓮葉及房，酒煑服之。

產後諸疾[①]

產後諸風

治產後中風，口噤不能語，腰背着床不得，**伏龍肝散**。《聖惠》

用伏龍肝一兩半，乾薑半兩炮裂剉，擣細羅爲散，不計時候以酒調下二錢。

產後中風寒，遍身冷直，口噤，不識人方。《產寶》

白术四兩，以酒三升煎取一升，頓服。

治產後中風，眼反折，四肢搐搦，下藥可立待應效，**如聖散**。《經驗》

荆芥穗爲末，酒服二錢匕，即效。《十八章·產論》云："產後中風如角弓狀，無治法，後人唯用此，效驗如神。若以豆淋酒下更快，以至風痓、口噤不開、項强、血風頭痛、壯熱運悶皆可服，即時見效。"又《海上方》以此治產後鼻衄、中風。《圖經》亦云："產後血暈築心，眼倒風縮欲死者，以荆芥穗擣末二錢匕，童子小便一盞調熱服之，立效。口噤者，挑齒灌，齒閉者，灌鼻中，皆效。"

治產後中風痓，通身拘急，口噤，不知人事，**麻黄散**。《聖惠》

麻黄去根節、白术、獨活，已上各一兩，擣篩爲散，每服四錢，以水、酒各半盞煎至六分，去滓，不計時候温服。一方：只用獨活一兩擣末，以酒一大盞煎至七分，去滓，入竹瀝一合，分温二服。

治產後身或痓直，口噤面青，手足强反張。《梅師》

飲竹瀝一二升，醒。

治產後中風，角弓反張，口噤不開，頸項强。《聖惠》

用獨活一斤剉，黑豆一升，以酒五升浸獨活再宿，然後炒黑豆令煙出，投酒於豆中，良久去滓，不計時候温一小盞服。

---

① 產後諸疾：原文無，據目録補。

治産後中風，身如角弓反張，口噤不語。《聖惠》

川烏頭五兩剉如豆大，取黑豆半升同炒半黑，以酒三大升瀉於鐺中急攪，以絹濾取，酒微温服一小盞取汗，若口不開者，拗開口灌之，未效，加鷄糞一合炒，内酒中，再服之，以差爲度。

産後中風，角弓反張，不語。《子母秘録》

大蒜三十瓣，以水三升煑取一升，拗口灌之，良。

産後中風，煩渴。《産寶》

紅花子五合微熬研碎，以一匙、水一升煎取七合，徐徐呷之。

治産後中風，語澀，四肢拘急。《小品》

羌活爲末，每服五錢，水、酒各半盞煎，去滓温服。

治産後風虚。《小品》

獨活、白鮮皮水煑服，耐酒者，水、酒中半煑之。

治産後中風，四肢筋脉攣急，身體痺麻，宜用此。《聖惠》

漢防己半斤、茵芋五兩細剉，用醋二升浸一宿，漉出，以豬脂三斤入鐺中，以慢火煎令藥色黄，濾去滓，却煎令成膏，於瓷器内盛，每用時炙手取膏，於患處摩之千遍，日二用，以差爲度。

治産後中風及暗風頭旋，**烏鴉散**。《聖惠》

烏鴉一只去觜爪，後從脊破開，不出腸胃，用真虎糞實築腹中令滿，縫合，瓷罐盛，用黄泥封裹候乾，猛火斷令通赤，出火毒，良久入麝香半兩，細研爲散，每服不計時候以暖酒調下二錢。

主産後中風困篤，或背强口噤，或但煩熱苦渴，或身頭皆重，或身痒極、嘔逆、直視，此皆虚熱中風。《子母秘録》

大豆三升熬令極熟，候無聲，器盛以酒五升沃之，熱投可得二升，盡服之，温覆令少汗出，身潤即愈，産後得依常稍服之，以防風氣，又消結血。

不食嘔逆欬癔

治産後更①有危疾，但多嘔逆，不能飲食，宜服此。《聖惠》

白术一兩半細剉、生薑一兩細研和匀，分爲三服，以酒、水各半中盞煎至六分，去滓，不計時候温服。

---

① 更：接續。

治産後胃氣不和,嘔逆不止,全不納食,宜服**開胃散**。《聖惠》

訶梨勒皮一兩半,人参一兩去蘆頭,甘草半兩炙微赤剉,擣細羅爲散,別以半夏半分、生薑一分、薤白二七莖,以水一大盞煎至六分,去滓,分爲二服,不計時候調下散二錢。

主産後不能食,煩悶方。《千金》

小豆三七枚燒作屑篩,冷水頓服之,佳。

又方。《千金翼》

白犬骨一味燒研,以水服方寸匕。《經驗後方》:“治婦人産後血不定,奔四肢并違墮,以狗頭骨灰,以酒調下二錢匕,甚效。”

治産後心習脹悶,噎塞不能下食,服之如手捽下[1],兼治婦人一切血崩。《耆域》

赤芍藥不拘多少剉碎,以釀醋浸一宿,猛火焙乾爲末,每服二錢,熱酒調下,立安。

治産後血氣上攻,嘔逆煩悶,**琥珀膏**。《聖惠》

用琥珀一兩細研、地黄汁一中盞、生薑汁半合,慢火熬成膏,不計時候以温酒調下半大匙。

治産後心煩,欬癒不止,**丁香散**。《聖惠》

用丁香半兩、伏龍肝一兩細研、白豆蔻半兩去皮,擣細羅爲散,每服煎桃人、吴茱萸湯調下一錢,如人行三五里再服。

治産後或患咳逆,氣亂心煩。《産寶》

乾柿一箇碎之,以水十分煮,熱呷。

治産後咳逆,經三五日不止,欲死。《産寶》

煎壁鏡[2]三五箇呷,差。

治婦人産後逆。《經驗後》

青橘皮爲末,葱白、童子小便煎服之。

燥熱煩渴

治産後煩燥。《經驗》

禹餘粮一枚狀如餕餡者,入地埋一半,四面緊築,用炭一秤,發頂火一斤煆,去火,三分耗

---

① 捽:壓。
② 壁鏡:亦名壁錢、壁蟢,似蜘蛛,在暗壁間作白幕如錢。《證類本草》作“壁鏡窠”。

二爲度,用濕砂土罨一宿方取,打去外面一重,只使裏内細研,水淘澄五七度,將紙淋乾再研數千遍,患者用甘草煎湯調二錢匕,只一服立效。

治産後心悶,手脚煩熱,氣力欲絶,血暈連心頭硬及寒熱不禁。《産書》

延胡索熬擣爲末,酒服一錢匕。

治産後心悶,手足煩熱,猒猒①氣欲絶,血暈心頭硬,乍寒乍熱,增寒忍不禁。《子母秘録》

續斷皮一握剉,以水三升煎取一升,分三服温服,如人行三二里再服,無所忌。此藥救産後垂死。

治産後心悶,手脚煩熱,氣力欲絶,血運連心頭硬及寒熱不禁。《産書》

接骨木破之如筭子②一握,以水一升煎取半升,分温兩服。或小便數、惡血不止,服之即差。此木煑徧三徧其力一般,此是起死人方。

療産後心悶不識人,汗出。《千金》

羚羊角燒末,東流水服方寸匕,未差再服。

治墮胎血下盡,煩滿。《子母秘録》

豉一升、水三升煑三沸,末鹿角服方寸匕。

産後渴不止。《耆域》

芍藥、白藥、甘草等分爲末,每服一錢半,温酒調下。

治産後口乾舌縮,渴不止。《經驗》

鷄子一箇,煎水一盞衝之,楪③蓋少時服。

治産後渴。《産書》

蜜不計多少煉過,熟水温調服,即止。

療血竭,産後渴疾。陳藏器

連子心生取爲末,以米飲調下三錢,立愈。

盗汗

治産後一切疾,并盗汗不止,**勝金湯**。《耆域》

---

① 猒猒(yàn yàn):猶奄奄,氣息微弱貌。
② 筭(suàn)子:古代用來計數的器具。《世説新語》:"如籌筭,雖無情,運之者有情。"
③ 楪:同"碟",盛食物的小盤。

地黄四兩取汁,生薑二兩取汁,童便四兩,先煎地黄汁,才沸入薑汁,又沸入童便,又沸入酒半盞,傾乾器物中,分作三服,空心、日午、夜卧服之,累驗。産後盜汗不止,諸藥中唯童便最妙。

治産後諸虚不足,發熱盜汗,**人參湯**。《耆域》

川當歸、人參等分,二物爲細末,以猪石子一隻,去心膜,切小片子,以水三升、糯米半合、葱白兩條,煎米熟取清汁,每用藥末二錢,以汁一盞煎八分,温服不以時。

治産後虚汗不止。《耆域》

用當歸一兩剉微炒,麻黄根二兩,黄耆一兩剉,擣麤羅爲散,每服四錢,以水一中盞煎至六分,去滓,不計時候温服。

治産後血氣暴虚汗出。《産寶》

淡竹瀝三合微煖服之,須臾再服。

産後虚羸盜汗,時嗇嗇惡寒。《千金翼》

茱萸①一鷄子大,以酒二升漬半日,煎服。

治産後虚勞,骨節疼痛,汗出不止。《梅師》

猪腎造臛,以葱豉米如法食之。

産後大虚,羸瘦無力,腹肚痛冷,氣不調。又腦中風,汗自出。《食療》

白羊肉一斤切如常法,調和腌臘食之。

治産後虚汗不止,**麻黄根散**。《聖惠》

牡蠣粉三分、麻黄根二兩,擣細羅爲散,用撲身上,汗即自止。

治産後盜汗不止,應多汗者,皆可服,甚妙。《耆域》

牡蠣大火内煨研,小麥麩炒令黄,碾羅②爲末,等分,每服二錢,以煎生猪皮湯調下不以時。

積聚癥塊

治産後積聚癥塊,疼痛,**破癥圓**。《聖惠》

硇砂一兩半、礵黄一兩、水銀一錢,以不着油銚子先下礵黄,次下硇砂,以火筯③攪令匀,

---

① 茱萸:當爲吴茱萸。
② 羅:用羅篩東西。
③ 火筯:火筷子,一種用來捅火爐或灶火的鐵質用具。

次入水銀，又攪炒令稍黑，不絶煙便傾出，候冷細研，以醋浸，蒸餅和圓如菉豆大，每服食前以當歸酒下三圓。

止産後血瘕腹痛，及喉痹熱塞。《本經》

秤錘燒令赤投酒中，及熱飲之。時人呼血瘕爲兒枕，産後即起，痛不可忍。無錘用斧。《聖惠方》同。

治産後氣血不調，腹中生瘕結不散，**生地黄煎圓**。《聖惠》

用生地黄一十斤淨洗，擣絞取汁，乾漆半斤擣碎，炒令煙出爲末，生牛膝五斤擣絞取汁，以二味汁内銀石鍋中，文武火上煎熬如稀餳，下乾漆末攪令勻，可圓即圓如梧桐子大，每服食前以温酒下十圓。

治産後腹中瘕痛。葛氏

桂末，温酒服方寸匕，日三。

治産後枕痛不可忍。《耆域》

五靈脂慢火炒乾爲末，二錢温酒調下，立差。

主破血，産後腹中有塊痛。陳藏器

蘩蔞，即鷄腸草，産婦羹食之，破血及下乳汁。産後腹中塊痛，以酒炒絞取汁温服。又取暴乾爲末，醋煎爲圓，空腹服三十圓，下惡血。又《藥性論》産後血塊，炒熟，和童子小便服良，長服惡血盡出，盖此物治血有功。

崩中惡露不止

治産後崩中，下血不止。《千金》

菖蒲一兩半剉，酒二盞煎取一盞，去滓，分三服，食前温服。《産寶》《聖惠方》同。

治産後崩中，下血不止，**香墨散**。《聖惠》

香墨半兩，露蜂房半兩微炒，龍骨半兩，擣細羅爲散，每於食前用水煎乾地黄湯調下二錢。

又方。《聖惠》

艾葉一握微炒，伏龍肝一鷄子大相和，以酒一大盞煎至六分，去滓，食前分温二服。

治産後血山崩，**如聖無比散**。《耆域》

鼉沙一兩、伏龍肝半兩同研細，每服二錢酒調下。

治産後崩中不止。《聖惠》

荷葉一兩七月七日者，鹿角膠二兩擣碎，炒令黃燥，擣細羅爲散，每於食前以溫酒調下二錢。

治産後惡露不止。《耆域》

薑黃爲末，每服三錢，水、酒各五分盞，煎至七分，去滓溫服。

治産後血泄不禁，止餘血、彌痛兼塊。《梅師》

桂心、乾薑等分爲末，空心酒調服方寸匕。

産後下血不止。葛氏

炙桑白皮煑水飲之。

産後血不止。孟詵

鷄子三枚、醋半升、好酒二升煎取一升，分爲四服，如人行二三里，微煖進之。

治産後惡露不絶。《聖惠》

牡蠣一兩燒，龜甲一兩塗醋炙令黃，擣細羅研爲散，每服食前以溫酒調下二錢。

又方。《聖惠》

騏驎竭一兩、當歸一兩剉微炒，擣細羅研爲散，每服食前以溫酒調下二錢。

又方。《聖惠》

琥珀一兩、牛角䚡一兩燒灰，細研爲散，每服食前以溫酒調下二錢。

治産後猶覺有餘血水氣者。《産書》

黑豆五升熬令煙絶出，於甇器中以酒一斗淬，飲之。

治因損娠下惡血不止。《子母秘録》

取桑蝎蟲①燒灰細研，於食前以溫酒調下一錢。《聖惠方》同。

治姙娠落胎，下血不止。《聖惠》

取生地黃汁一小盞，調代赭末一錢，日三四服。

血暈悶絶

治産後血運煩悶，氣喘急，不識人，宜服此。《聖惠》

紅藍花②三合、荷葉三合擣細羅爲散，不計時候以生薑汁調下一錢。《中興備急》：“用紅花或蘇枋木，酒、水濃煑汁飲。”

---

① 桑蝎蟲：又名桑蠹蟲，桑木中蝎蟲。
② 紅藍花：即紅花。

産後血暈，心悶氣絶。《簡要濟衆》

紅花一兩擣爲末，分作兩服，酒二中盞煎取一盞併服，如口噤，斡開灌之。《耆域》以此治産後暈悶、不識人、狂言荒語。《本經》亦云：“腹内惡血不盡，絞痛，胎死腹中，並酒煑服。”

治産後血暈不識人，狂言荒語及煩渴不止。《耆域》

香附子爲末，薑棗煎服，極效。

産後破血，及止血暈、腹痛。陳藏器

漬苧與産婦溫服之，破血。將苧麻與産婦枕之，止血暈。以苧安腹上，則止産後腹痛。

治産後運絶。《産書》“是扁鵲法”

半夏擣爲末，水和圓如大豆，内鼻孔中即愈。

治血運及臍腹攻刺疼痛。《聖惠》

没藥一兩研令極細，不計時候以溫酒調下一錢。

産後血暈悶絶、枕痛①等並宜服。《海藥論》

琥珀、鱉甲、京三棱各一兩，延胡索、没藥各半兩，擣爲末，空心酒服三錢匕，日再服，神驗莫及。

産後血暈不知人及狂語。《聖惠》

騏驎竭一兩細研爲末，非時溫酒調二錢匕。一方：防運②，才産後宜服此，却用二錢，以酒煎三兩沸服。

治産後血暈，心悶氣絶。《子母秘録》

以丈夫小便濃研墨，服一升。《本經》用醋磨服之。

治産後血氣上衝心，成血暈。《簡要濟衆》

穿山甲一兩，童子小便浸一宿，取出，慢火炙令黃爲散，每服一錢，狗膽少許，熱酒調下，非時服之。

治産婦血暈昏迷，上衝悶絶，不知人事，**獨聖散**。《九籥衛生》

五靈脂二兩，一半炒熟、一半生用爲末，每服二錢，溫熱水調下，如口禁者，以物斡開口灌之，入喉即愈。

治産後躁暈。《耆域》

---

① 枕痛：《大觀本草》《政和本草》作“兒枕痛”。
② 運：通“暈”，眩暈。

五靈脂一半生用、一半炒令煙絕，荆芥等分爲末，童便調下二錢，即效。

主産後血運。《中興備急》

神麴末，水服二錢。《千金方》同。

治産後惡血煩悶。《藥性論》

燒羖羊角灰，酒服之。《本經》亦治婦人産後餘痛及寒熱脹極。

産後血悶。《日華子》

生藕及地黃研汁，熱酒并小便服並得。

治産後惡血衝心，悶亂口乾。《聖惠》

生地黃汁三合、藕汁三合、童子小便三合相和，煎三兩沸，分温三服。

治産後惡血衝心痛，氣悶欲絕，宜服此。《聖惠》

桂心三兩擣羅爲散，以狗膽汁和圓如櫻桃大，不計時候用熱酒研下二圓。

治産後惡血衝心，迷悶。《聖惠》

雞子一枚、米泔一合、醋二合，先煎醋及泔三兩沸，入雞子攪令勻，不計時候服半合。

又方。《聖惠》

黑豆二合炒熟，釅醋一大盞，煎醋令極沸，然後投入豆，煎三兩沸便漉出，每服半合，或入煎湯一合相和温服，血運者服之亦效。

治産後血氣衝心，悶絕疼痛。《聖惠》

蕓薹子一兩微炒，當歸一兩微炒，擣細羅爲散，不計時候以熱酒調下一錢。

惡露不下不盡心腹疼痛

治産後惡露不下，腹中疼痛，及下血太多，眩運不能支梧[①]，及姙娠胎動不安，腹痛下血。《經效》

用芎藭、當歸去蘆切焙爲麤末，每服三錢，水一大盞，入酒少許同煎至六分，去滓，温服不以時。

治産後惡血不下，心腹脹滿。《本經》

虎杖根酒煎服之。

治産後惡露不下。《聖惠》

---

① 支梧：支撑。

鬼箭羽一兩,當歸一兩剉微炒,益母草半兩,擣細羅爲散,每服以温酒調下二錢。

又方。《聖惠》

取水蛭燒作灰,每服以牛膝酒調下一錢。

治産後血不下。《梅師》

蒲黄三兩、水三升煎取一升,頓服。《産寶》:"治産後下血,虛羸迫死。蒲黄二兩、水二升煎取八合,頓服。"《日華子》云:"要破血消腫,即生使;要補血止血,即炒用。"

治婦人産後惡血衝心,或胎不下、腹中血塊等,**備急丹**。《王氏博濟》

錦紋新大黄一兩羅爲細末,用頭醋半升同熬成膏,圓如桐子大,患者用温醋七分一盞化五圓服之,須臾取下,亦治馬墜内損。

治産後血不下。《聖惠》

益母草擣絞汁,每服一小盞,入酒一合温,攪均服。《子母秘録》云:"産後血暈氣絶,益母草研絞汁服一盞,妙。"《肘後》云:"治一切産後血病,并一切傷損。益母草不限多少竹刀切,取汁,銀器内煉成膏,甆器内封之,服。"

産後血閉不下。陳藏器

鷄卵一枚打開取白,釅醋如白之半,攪調吞之。

治胎下血不出。葛氏

桃木上乾不落桃子燒作灰,和水服,差。

治産後惡露下不盡,腹内痛。《聖惠》

取竈尾墨,以温酒調澄取清,温飲一小盞。

治産後敗血不盡,體熱面黃,羸瘦昏倦,不欲飲食,寒熱往來,欲成勞者。《耆域》

生地黃肥實入水沉者,長條細切,生薑長條細切,用地黃半兩、生薑一分,銀石器中炒焦黑,入童便一中盞、酒一中盞,去滓熱服。

治産後惡血不盡,心膈煩悶,腹中刺痛,宜服此。《聖惠》

取延胡索一兩、益母草半兩,擣細羅爲散,不計時候以温酒調下一錢。

又方。《聖惠》

當歸二兩剉微炒,鬼箭羽二兩,擣細羅爲散,每服不計時候以紅藍花酒調下二錢。

治産後穢污不盡,腹滿方。《聖惠》

延胡索末和酒服一錢匕,立止。

治産後惡血不盡,或經月半歲。《千金翼》

升麻三兩、清酒五升煮取二升半，分溫再服，當吐下惡物，極良。

治產後穢污下不盡，腹滿。《千金》

生薑二斤，水煮取汁服，即出。《楊氏產乳》云："胎後血上衝心。生薑五兩切、水八升煮三升，分三服。"

治產後惡露下不盡，腹內痛。《聖惠》

蒲黃三兩，以酒三升浸經宿，不計時候煖一小盞飲之。

又方。《聖惠》

取鋸桑木屑末三錢，以酒一中盞煎至五分，去滓溫服。

又方。《聖惠》

乾漆一兩擣碎，炒令煙出，沒藥一兩，擣細羅爲散，每服食前以熱酒調下二錢。

治產後血不盡，疼悶心痛。《救急》

荷葉熬令香，爲末煎，水下方寸匕。

治產後惡血積聚，攻刺心腹疼痛。《聖惠》

硇砂一兩、乳香一兩都研令細，用酒一升，入白蜜二兩攪拌令勻，於銀器內以慢火熬成膏，不計時候以溫酒調下半匙。

主產後血刺，心痛欲死。《本經》

煏豬湯，取一盞溫服之。

治產後惡血攻刺，小腹疼痛。《聖惠》

乾地黃一味炒令煙出，狀如石炭，擣細羅爲散，不計時候，煖童子小便一小盞，入生薑自然汁半匙，調二錢服之。

又方。《聖惠》

鯉魚鱗二兩、亂髮一兩、故緋帛[①]一兩，都入瓶子內，以瓦子蓋，鹽泥泥縫，次著大火燒通赤爲度，候冷取出，細研爲散，入麴末一兩更同研令勻，不計時候以熱酒調下二錢。

治產後惡血，疼痛極甚者。《聖惠》

芫花一兩醋拌炒令黑，竈突墨一兩同研令細，以醋煮麴末和圓如菉豆大，不計時候以溫酒下五圓。

又方。《聖惠》

---

① 故緋帛：一名絳帛。《寶慶本草折衷》："煎茜根及蘇木染之爲正，亦有用紅花染者，惟陳久者良。"

牛膝一兩半去苗，以酒一大盞半煎至一盞，去滓，不計時候分溫三服。

又方。《聖惠》

吳茱萸一分，湯浸七遍，焙乾微炒，以酒一大盞煎至六分，去滓，分溫二服。

治産後臍下痛。《耆域》

延胡索、桂心各半兩、當歸一兩爲末，每服二錢熱酒調下。《聖惠方》："治産後兒枕攻上下，心腹痛亦用。此藥等分，每服三錢，以童子小便、酒各半中盞，入生薑半分，煎至六分，不計時候溫服。"

治産後腹痛。《耆域》

當歸炙、乾薑炮爲末，每服二錢，酒一盞煎六分，熱服。

又方。《耆域》

天台烏藥、杜當歸二物末之，豆淋酒①調下二錢匕。

治産後腹痛不止，及婦人血氣腹痛。《耆域》

天仙藤剉碎炒令焦黑，爲末二錢，炒薑，小便酒下。血氣，溫酒下，只一服便止。

治産後腹痛及血下不盡。《子母秘録》

麻黃去節杵末，酒服方寸匕，日二三服，血下盡即止，澤蘭湯服亦妙。

治産後腹中絞刺疼痛。《必效》

羌活二兩、酒二升煎取一升，去滓，爲二服。《子母秘録》云："中風腹痛或子腸②脱出，酒煎羌活取汁服。"

治産婦腹痛。《圖經》

燒鯉魚鱗灰，酒調服之。陳藏器云："破産婦滯血，鯉魚鱗燒，煙絶研，酒下方寸匕。"

止産後血閉、肚痛。《日華子》

蟹爪酒及醋湯煎服，良。

血邪

治産後血邪，安心，止驚悸。《日華子》

自然銅，以酒磨服。

---

① 豆淋酒：將大豆炒令焦，取出放盒中，立即以白酒噴潤之，然後濾取汁即成。
② 子腸：子宫。

治産後血邪攻心，恍惚如狂。《聖惠》

騏驎竭一分、蒲黄三分相和研令匀細，不計時候以温酒調下二錢。

治血邪攻心，癲狂不識人，宜服此。《聖惠》

赤馬蹄炒令焦黄、白僵蠶微炒各一兩，擣細羅爲散，不計時候煎苦參湯調下一錢。

又方。《聖惠》

延胡索半兩、狗膽一分乾者、琥珀半兩，擣細羅爲散，不計時候以温酒調下一錢，小便調下亦得。

乳無汁下妳

治産後乳無汁。《産乳》

栝樓根燒灰，米飲服方寸匕。《集驗方》："用栝樓子淘洗控乾，炒令香熟，瓦上搵令白色，爲末，酒調下一匕，合面①卧少時。"《産寶》只用栝樓根末，井花水服方寸匕，日二服，夜流出。《産書》："煮赤小豆，取汁飲。"

治産後乳汁少及不下，神效方。《聖惠》

漏蘆二兩，木通二兩剉，鍾乳粉一兩，麤擣羅爲散，每服五錢，以水一大盞，入黍米半合煎至五分，去滓，不計時候温服。

治婦人乳無汁。《外臺》

鬼箭五兩、水六升煮取四升，一服八合，日三。亦可作灰，水服方寸匕，日三，大效。

又方。《食療》

牛鼻作羹，空心食之，不過三兩日，有汁下無限，若中年壯盛者，服之良。

又方。《圖經》

豬蹄四枚，治如食法，以水二斗煮取一斗，去蹄，土瓜根、通草、漏蘆各三兩，以汁煮取六升，去滓，内葱白、豉如常，少著米煮作稀葱豉粥食之，食了或身體微微熱，有少汗出佳，乳未下，更三兩劑，大驗。

治乳少汁。《經驗》

白僵蠶末兩錢，酒調下，少頃以脂麻茶②一錢熱投之，梳頭十遍，妳汁如泉。

---

① 合面：面朝下。
② 脂麻茶：即芝麻茶，將炒熟的芝麻加水磨碎即成，亦可以沸湯冲之當茶。

治産後乳汁不通，神效方。《聖惠》

穿山甲塗醋炙令黄色，擣羅爲末，不計時候以温酒調下一錢服之。

又方。《聖惠》

蟭蠐三枚研，以漿水一大盞，入葱白二七寸，煎至八分，去葱，下蟭蠐更煎三兩沸，分温二服。

又方。《聖惠》

葡萄根末一分、萵苣子末一分，以水一大盞煎至七分，去滓，分二服。冬用根，秋夏用心葉。

下妳方。《耆域》

萬州白藥子爲末，温酒下二錢，後便喫羊肉羹。

蜀中道士下乳妙藥。《耆域》

防風二錢，以無灰酒一升，入葱白十寸同煎十餘沸，放温時呷之，洪乳如湧。

産後下乳汁。《外臺》

荆三稜三箇、水兩椀煎取一椀，洗妳取汁爲度，極妙。

大小便不通及淋澁遺尿溺血

治乳卧大小便不通，備急。《耆域》

萆麻子五七箇研，塗脚心，通即急去之。

治産後大小便秘澁，坐卧不安，**芫花圓**。《聖惠》

用芫花半兩，醋炒令乾，滑石一兩，川大黄一兩剉微炒，擣羅爲末，鍊蜜和圓如梧桐子大，每服以葱湯下二十圓，如人行五七里再服。

又方。《聖惠》

羊蹄根一兩剉，以水一大盞煎至六分，去滓，分爲二服，食前服之。

治産後小便不通。《千金》

鼠婦七枚熬爲末，作一服酒調下。《本經》云："主不得小便，婦人月閉、血癥，利水道。"《聖惠》以此治産後小便淋澁，每服半錢，酒調下。

治産後小便不通。《海上》

延胡索爲末，一錢温酒調下。

治産後淋澀。《聖惠》

紫草爲末,井花水調下二錢匕。

治産後遺尿。《千金》

舊鷄窠中草燒作末,酒服二錢匕,差。

治産後小便不禁。《産寶》

鷄屎燒作灰,空心酒服一錢。

治産後小便不禁。《聖惠》

鷄毛燒灰細研,以溫酒調下二錢,日三四服。

又方。《聖惠》

桑螵蛸半兩微炒,龍骨一兩,擣細羅爲末,每服食前以粥飲調下二錢。

治産後臟有積熱,致小便出血。《聖惠》

亂髮灰半兩、滑石半兩同研令勻,每服以生地黃汁調下二錢。

又方。《聖惠》

生乾地黃一兩、阿膠一兩擣碎,炒令黃燥,擣細羅爲散,每服食前以茜根湯調下二錢。

瀉痢便血

治産後瀉利。《斗門》

小龍牙根一握,濃煎服之,甚效。蚰衜是也。

治産後膿血痢及水穀不化,臍下冷痛。《聖惠》

赤石脂二兩細研,代赭一兩細研,桂心末半兩都研令勻,每服以粥飲調下二錢,日三四服。

主産後利。陳藏器

先服生地黃、蜜等煎訖,乃以鸞尾燒爲黑灰末,酒下,無不斷也。

産後諸利,無不效。《聖惠》

蒼耳葉擣絞汁,溫服半中盞,日三四服。

治産後利。《子母秘録》

没石子一箇燒爲末方寸匕,冷即酒服,熱即飲下。《聖惠》以此治産後瀉利。

治産後下利不止,腹胃疼痛,**没藥散**。《聖惠》

没藥一兩,木香二兩,阿膠一兩擣碎,炒令黄燥,擣細羅爲散,每服以粥飲調下二錢,日三四服。

治産後利,亦治産前。《經驗》

敗龜一枚,用米醋炙,擣爲末,米飲調下。

産後血利,小便不通,臍腹痛。《産寶》

生馬齒莧杵汁三合,煎一沸,下蜜一合,攪服。

産後諸利。范汪

煮薤白食之,惟多益好。用肥羊肉去脂作臛①食之,或以羊腎脂炒薤白食尤佳。

治産後瀉血不止。《食療》

乾艾葉半兩炙熟,老生薑半兩,濃煎湯,一服便止,妙。

陰病

治産後陰不能合。《日華子》

濃煎石灰汁,薫洗。《梅師方》云:"産後陰腫,下脱腸出,玉門②不閉。取石灰一斗熬令黄,以水三斗投灰中放冷澄清,取一斗三升,暖洗。"

主産門蟲瘡,癢不可忍者。陳藏器

杏人燒煙未盡,細研如脂,物裹内之。

治産後陰腫。葛氏

燒桃人傅之。

産後陰下脱。《百一》

鐵精粉推入之。

又方。《千金》

蛇床子絹袋盛,蒸熨之,亦治陰户痛。

又方。《子母秘録》

慎火草一斤陰乾,酒五升煮取汁,分温四服。

療産後陰下脱。《子母秘録》

---

① 臛:同"炙"。
② 玉門:代指産門。

燒兎頭末傅之。

雜病

黃耆散，治産後諸疾，常服甚妙。《耆域》

黃耆、荆芥等分爲末，每服二錢，温酒調下。

療婦人産後百病、諸氣。《千金》

桃人一千二百枚，去雙人皮尖，熬擣令極細，以清酒一斗半研如麥粥法，以極細爲佳，内小項瓷瓶中，密以麪封之，内湯中煑一復時藥成，温酒和服一匙，日再。

治産後閉目不語。《耆域》

白礬末一錢，以熟水調下，立效。《肘後》："治心悶目不開，以生赤小豆杵末，東流水服方寸匕，不差更服。"

治産後腰痛。《耆域》

石菖蒲一兩、當歸半兩爲末，每服二錢熱酒調下。

治産後心腹有宿冷疼痛，**蓬莪茂圓**。《聖惠》

蓬莪茂一兩、五靈脂三兩、釅醋一升，擣羅爲末，以醋熬爲膏，候可圓即圓如梧桐子大，不計時候以懷香①湯下十圓，熱酒下亦得。

治産後遍身如粟粒，熱如火者。《千金》

桃人研，臘月猪脂調傅上，日易。

治産後腹中鼓脹不通轉，氣急，坐卧不安。《兵部》

麥蘖末一合，和酒服食，良久通轉。崔郎中云神驗。

治産後上喘發熱，或寒熱運悶。《雞峯》

人參去蘆爲細末，每服一錢，濃煎蘇木湯調下，未愈再服。

治産後頭痛，**芎辛散**。《耆域》

道地好者細辛、川芎等分爲末，二錢，荆芥臘茶調下。

治産後頭旋惡心如在車船上，名爲惡阻，及臍腹疼痛。《耆域》

沒藥研爲細末，温酒調下二錢，極效。

---

① 懷香：即茴香。

治婦人産後虚腫。《海上》

黑豆揀小者一合炒去皮,白术一兩,大甘草二寸炙,爲齏末,分三服,每服以水一椀半煎至八分椀服之,決效,此藥甚奇。陳藏器:"治産後肌浮,柑皮爲末,酒下。"

第三十七卷

---

① 咳：正文作"欬"。

小兒諸疾

初生將護法

小兒初生服甘草法。《百一》

小兒初生未可與蜜，取甘草一指節長炙，槌碎，以水二合煑取一合，以綿蘸點兒口中，可得一蜆殼①與兒，當快吐胷中惡汁，此後待兒饑渴更與之，若兩服並不吐，盡一合止，得吐惡汁，兒智慧無病。

治小孩初生三日，去驚邪，辟惡氣。姚和衆

牛黃一大豆許細研，以赤蜜酸棗許熟研，以綿蘸之令兒吮之，一日令盡。

小兒初生六日，溫腸胃，壯血氣方。姚和衆

煉成硃砂如大豆許細研，以蜜一棗大熟調，以綿搵取令小兒吮之，一日令盡。

小兒初生七日，助穀神以導達腸胃。姚和衆

研粟米煑粥飲，厚薄如乳，每日研與半粟殼。

新生小兒浴法。《簡要濟衆》

益母草剉，水一斗煎十沸，溫浴，即不生瘡疥。

又方。《食療》

小兒初生，虎骨煎湯浴其孩子，長大無病，數數作，辟惡氣。

又方。《譚氏》

豬膽一枚，以水七升煎四升，浴兒，永無瘡疥。

撮口口噤

小兒撮口，才生下即死，救之方。《中興備急》

急看兒口中懸癰，前腭上有胞子者，以指摘破，便用帛搵拭血令淨，若血入咽喉即殺兒，慎之。一方：刮破了，用人中白、床檔灰、飛白礬等分爲末，擦之。

---

① 蜆殼：指一蜆殼量的藥汁。

治小兒撮口及發噤方。《金匱玉函》

生甘草一分細剉，以水一盞煎至六分，去滓，温與兒服，令吐痰涎，後以乳汁點兒口中，差。

治小兒撮口病。《子母秘録》

夜合花、枝濃煑汁，拭口并洗。

治小兒撮口及發噤者。《宮氣》

白殭蠶二枚爲末，用蜜和，傅脣口内，即差。

又方。《簡要濟衆》

晚蠶蛾二枚炙令黄爲末，傅兒脣口内。

治小兒撮口病，但看舌上有瘡如粟米大是也。《子母秘録》

蜈蚣汁刮破，指甲研，傅兩頭内，差。如無生者，乾者亦得。

治小兒撮口及發噤。《聖惠》

取赤足蜈蚣一枚，雀兒飯甕子①不開口者五箇，和燒爲灰細研，每服以粥飲調下一字。

治小兒撮口病。陳藏器

先劈②小兒口傍令見血，碎雀甕，汁塗之，亦生擣鼠婦并雀甕汁塗。小兒多患此病，漸漸撮不得飲乳。凡産育時開諸物，口不令閉，相厭之也。

治小兒撮口。《子母秘録》

鹽豉臍上灸之。

初生兒至七日已來口噤。《聖惠》

牛黄一錢細研，以竹瀝調一字灌之，更入豬乳點口中，差。

治初生小兒口噤不開，不收乳者。《圖經》

赤足蜈蚣去足炙末，以豬乳二合調半錢，分三四服，温灌之。

治初生兒口噤不開，舌不能吮乳。《聖惠》

蜘蛛一枚去足及口，炙令焦細研，豬乳一合，和上件散，分爲三服，徐徐灌之，神妙。

主孩子口噤。《食療》

虵苺汁灌口中，死亦再活。

小兒口噤體熱。《兵部》

竹瀝二合煖之，分三四服。兒新生慎，不可逆加鍼灸，忍痛動其五脉，因之成癇，是以田

---

① 雀兒飯甕子：即雀甕，雀好食其甕中子，故名。
② 劈(jí)：劃開。

舍小兒①,任其自然,皆無此疾,可審之。

鵝口

治小兒鵝口并噤。《聖惠》

白礬一分燒灰,朱砂末一分和研極細,傅兒舌上,日三上,以亂髪洗舌上垢頻令淨,即差。

治小兒鵝口。《簡要濟衆》

細研馬牙消,於舌上摻之,日三五度。姚和衆治小兒重舌,亦用馬牙消塗舌下,日三。

又方。《子母秘録》

桑白皮和胡粉傅之。

治小兒鵝口不乳。《子母秘録》

鷄膍黄皮燒爲末,乳和服。又方,以白鵝矢汁囉口中。

治小兒鵝口。《耆域》

全蝎七箇,先以薄苛汁浸,却共以薄苛七葉裹之,文武火炮,焙乾爲末,用黄丹細研和匀,以熟蜜調爲膏子,傅。

重舌

初生小兒産下有皮膜,如榴裹舌或遍舌根。姚和衆

可以指甲刺破令血出,燒礬灰細研,傅之半菉豆大。若不摘去,兒必瘂②。

治小兒重腭、重齗③腫痛。《聖惠》

虵蛻皮燒灰研細,以少許傅之,效。姚和衆治小兒重舌,焦炙研末,日三傅舌下,每用一豆許。

治小兒卒重舌。《千金》

釜下土、苦酒和,塗舌下。

治小兒重舌方。《子母秘録》

---

① 田舍小兒:農家小兒。
② 瘂:同"啞"。
③ 齗(yín):牙齦。

黄丹如豆大內管中，以安舌下。

治小兒重舌，口中生瘡，涎出，**蒲黄散**。《聖惠》

蒲黄一分，露蜂房一分微炙，白魚一錢，都研令勻，用少許酒調，傅重舌、口中瘡上，日三用之。一方只用蒲黄，甚妙。

治小兒重舌。《千金》

黄蘗浸苦竹瀝，點舌上。

療小兒重舌。《子母秘録》

木蘭皮一尺、廣四寸，削去麤皮，用醋一升漬，取汁注重舌上。

又方。《子母秘録》

桑白皮煑汁，塗乳飲之。《宮氣方》："治小兒舌上生瘡如粥，取桑白皮汁傅之，三兩度差。"

治小兒重舌欲死。《簡要濟衆》

亂髮灰細研，以半錢傅舌下，日不住用之。

治小兒重舌。《簡要濟衆》

蜂房燒灰細研，酒和爲膏，傅舌下，日三四次用之。

治小兒重舌欲死方。《子母秘録》

烏賊魚骨一兩燒爲灰，研如粉，以鷄子黄和塗喉外及舌下。《聖惠方》同。

治小兒重舌。孟詵

煑小豆汁，和鹿角灰安重舌下，日三度。姚和衆方只用鹿角末細篩塗舌下。《子母秘録》："燒蜣蜋末，和唾傅舌上。"

治小兒舌上瘡。《心鏡》

胡粉末并猪筒骨中髓傅之，日三度。

治小兒舌上瘡，飲乳不得。《千金》

白礬和鷄子置醋中，塗兒足底，二七愈。一方用天南星末、薑汁調塗足底，男左女右，亦妙。

治小兒舌腫。《千金》

羊乳汁飲之，差。

臍濕瘡腫

主兒初生臍未落時，腫痛水出。《本經》

故緋帛燒爲末，細研傅之。

治小兒臍中汁出不止，兼赤腫。韋宙

白石脂細末熬，温撲臍中，日三，良。《聖惠》同。

治小兒臍中汁出不止，并赤腫。《聖惠》

礬燒灰，細研傅之。

治小兒臍濕不乾。《聖惠》

白礬一分燒灰，龍骨一分細研，傅臍中，取差爲度。

治小兒臍風濕。《聖惠》

鹽二兩、豉二合一處爛擣，捏作餅子如錢大，安新瓦上炙令熱，熨臍上，差。

治小兒臍瘡久不差。《聖惠》

伏龍肝傅之。

治小兒臍風瘡，歷年不較。《子母秘録》

東壁土傅。

治小兒臍風瘡，濕腫久不差。《子母秘録》

當歸末傅之。沈存中《良方》著其效。

又方。《子母秘録》

燒甑帶灰傅上。《聖惠方》同。

治小兒臍腫。姚和衆

桂心炙令熱，熨之，日可四五度。

治小兒臍瘡不合。《子母秘録》

黃蘗末塗之。

治小兒臍瘡久不差。《聖惠》

龍骨燒灰細研傅之。《千金》："燒馬齒莧末傅之。"

治小兒患風臍及臍瘡久不差者。《外臺》

燒煆蠶杵末傅之，日三四度。

治小兒臍風濕腫久不差。《子母秘録》

燒蜂房末傅之。《聖惠方》同。

解顱顖陷

治小兒解顱不合。《簡要濟衆》

驢蹄不計多少燒灰研，以生油和，傅頭骨縫上，以差爲度。

治小兒解顱。《聖惠》

虵蛻皮一兩燒灰細研，猪頰骨中髓一分調爲膏，塗於顖上，日二塗之。

治小兒解顱不合。《簡要濟衆》

生蟹足骨半兩焙乾，白斂半兩爲末，用乳汁和，貼骨縫上，以差爲度。

治顖開不合、鼻塞不通。《雞峯》

天南星大者一枚微炮爲末，以淡醋調塗緋帛上，以貼顖上，炙熱手頻熨之。

治小兒顖陷。《聖惠》

以狗頭骨炙令黃，擣羅爲末，以鷄子清調塗之。

變蒸發熱

治小兒變蒸壯熱，**黑散子**。《聖惠》

麻黃半兩去根節，川大黃一分剉，杏人半兩湯浸，去皮尖雙人，並炒令黑，都研令細，每服以溫水調下半錢服了，且令暖抱兒令汗出，良久以粉粉之，勿使見風，更量兒大小加減服之。

治小兒身熱。《子母秘録》

白芷煑湯浴兒，避風。

又方。《外臺》

苦參湯浴兒，良。

又方。《藥性論》

秦皮作湯浴，差。

治小兒心藏風熱，昏憒躁悶，不能食。《聖惠》

梨三枚切，以水二升煑取汁一升，去滓，入粳米一合煑粥食之。

治小兒心熱驚悸，竹瀝磨犀角飲子方。《聖惠》

竹瀝二合,將犀角於竹瀝内磨令濃,量兒大小分減服之,日三四服。

治小兒心肺積熱,黄瘦毛焦,睡卧多驚狂語。《聖惠》

朱砂半兩、牛黄一分同研如麴,每服以水磨犀角調下一字。

治小兒熱渴久不止。《聖惠》

葛根半兩細剉,水一中盞煎取六分,去滓,頻温服。

又方。《聖惠》

石蓮心三十枚炒令黄,浮萍一分,都以水一中盞,入生薑少許,煎至六分,去滓,每服半合,徐徐服之,看兒大小以意加減。

客忤夜啼

治小兒中客忤欲死,心腹痛。《聖惠》

雄黄一分、麝香一分都研爲散,周晬①兒每服一字,用刺雞冠血調灌之,空心午後各一服,更隨兒大小臨時以意加減。

治小兒卒中客忤。《聖惠》

銅照子②鼻燒令赤,著少許酒中淬過,少少與兒服之。

治小兒卒客忤死。《子母秘録》

燒桔梗末,三錢匕飲服。

浴小兒,主驚忤。陶隱居

落新婦根,取葉挼③,作小兒浴湯。

治小兒客忤。《本經》

好墨擣篩,和水温服之。

治小兒中客忤,吐青白沫及食飲皆出,腹中痛,氣欲絶。《聖惠》

桂心一兩擣羅爲末,一二百日兒每服半錢,以水一小盞煎至五分,去滓,分温四服,更隨兒大小以意加減服之。

治小兒卒客忤。《千金》

---

① 周晬:周歲。
② 銅照子:銅鏡子。
③ 挼:揉搓。

馬屎三升燒令煙絕，以酒三斗煑三沸，去滓浴兒。

治小兒中客忤，項强欲死。《聖惠》

衣中白魚十枚爲末，以塗母乳頭上令兒吮之，入咽即差。《心鏡》方同。

治小兒中馬毒客忤。《簡要濟衆》

馬尾於兒面前燒，令兒咽煙氣，每日燒之，差爲度。

治小兒寒熱，惡氣中之。《心鏡》

濕豉爲圓鷄子大，以摩顋上及手足心六七遍，又摩心臍上，旋旋祝①之，了②破豉圓，看有細毛，棄道中即差。

辟夜啼。陳藏器

竈中土及四交道土合末，以飲兒。

小兒夜啼。《子母秘録》

胡粉研，水調三豆大，日三服。

又方。《外臺》

前胡擣羅，蜜圓如小豆，日服一圓熟水下，至五六圓，以差爲度。

又方。《經驗》

燈心燒灰，塗乳上與喫。又新捕鷄窠中草安席下，勿令母知。

治小兒夜啼驚哭，祛邪止痛，**燈花圓**。《耆域》

燈花③二十箇、乳香皂皀大兩塊爲末，粟米飲爲圓芥子大，每服七圓，桃心湯下。

治小兒夜啼。姚和衆

虎睛爲末，以竹瀝調少許與服。

又方。《秘要》

馬骨末傅乳上，飲止。

治小兒腹痛夜啼。《聖惠》

牛黃小豆大，乳汁化服。又臍下書"田"字，差。

治小兒多患胎寒，好啼晝夜不止，因此成癇。《肘後》

當歸末一小豆大，以乳汁灌之，日夜三四度服，差。

---

① 祝：禱告。
② 了：完畢。
③ 燈花：燈心餘燼結成的花狀物。

驚啼

治小兒驚啼。《千金》

車轄脂如小豆許內口中，又臍中，差。

又方。《聖惠》

亂髮一兩燒灰，細研如粉，每服以溫水調下一字。

治小兒驚啼，發歇不定。《廣利》

好麝香研細，每服清水調下一字，日三，量兒小大服。

治小兒驚啼。《千金》

燒雞屎白，米飲下。

治小兒卒驚啼，狀如物刺。《子母秘錄》

蝟皮三寸燒爲末，乳頭飲，兒飲服亦得。

治小兒軀啼①驚癇，腹滿不乳食，大便青白色。《聖惠》

栢子人末，溫水調下二錢。

驚癇

治小兒未滿月驚着，似中風欲死者。《斗門》

朱砂以新汲水濃磨汁，塗五心②上立差，最有神驗。

治小兒驚熱。《食療》

水磨犀角汁與服。

小兒卒驚，似有痛處而不知疾狀。《譚氏》

雄雞冠血臨兒口上，滴少許差。

治小兒忽發驚候，目上視，手足直强，未消③服驚藥，先宜以參苓湯與之。《耆域》

人參、茯苓等分，甘草半之，炙爲末，沸湯調食，空時服。

---

① 軀（yǎn）啼：軀張氣促而啼。軀，身體向前彎曲。
② 五心：手足心及心胸部。
③ 未消：不用。

治小兒驚風涎盛。《雞峯》

天南星二兩爲末，取臘月黃牛膽一枚，以汁和之，却入膽中陰乾爲細末，研入朱砂一錢，麝香少許，煎甘草水和雞頭大，每服一歲兒半粒熟水下，不以時，日二。

治小兒驚風。《經驗》

蝎一箇不去頭尾，薄荷四葉裹合，火上炙令薄荷焦，同碾爲末，作四服湯下，大人風涎只作一服。

薰陸香圓，療小兒虛風慢驚，潮搐瘈瘲，安神魂，益心氣。《九籥衛生》

血竭半兩、乳香一分同研細，火上炙爲圓，乾時滴水如酸棗大，每服一圓薄荷酒化下，兼治婦人産後血暈、不省人事。

治小兒慢驚方。《圖經》

天漿子有蟲者，雀甕是也，白僵蠶、乾蝎三物微炒各三枚，擣篩爲末，煎麻黃湯調服一字，日三，隨兒大小加減之，大有效。

治小兒急驚風，壯熱吐涎，**紅圓子**。《聖惠》

朱砂半兩細研，水飛過，蝎尾半兩微炒，膩粉一分，巴豆五枚去皮心，紙裹壓去油，研爲末，用麪糊和圓如黍米大，不計時候以桃人湯下二圓，量兒大小加減服之。

治小兒急驚風，化頑涎，利胷膈，**水銀圓**。《聖惠》

水銀一分，以少棗肉研令星盡，天南星一分生用，蜘蛛半兩生用去足，擣羅爲末，以棗肉和圓如菉豆大，不計時候以薄荷湯下兩圓，量兒大小以意加減。

治小兒急驚風，搐搦墜涎。《聖惠》

天漿子三枚生用，朱砂末一錢，乾蠍七枚生用，擣羅爲末，以軟飯和圓如粟米大，不計時候以荊芥湯下二圓，量兒大小加減服之。

治小兒急慢驚風，**生銀白散**。《耆域》

生天南星爲末，每服一錢上下，水半盞、漿水半盞，薑汁亦得，生薑三片，冬瓜子數粒，煎半盞以下，分兩次服，尤治慢驚。

治急慢驚風，發搐。《王氏博濟》

乳香半兩研，甘遂半兩爲末同研，每服半錢，乳香湯調下，或小便調尤妙。

治小兒急慢驚風。《耆域》

蝎梢二十一箇、朱砂一皂子大、麝香一豌豆大爲末，每服一字半錢，用赤豆末同拌匀，薄荷溫酒調下。

治慢脾風，**聖脾散**。《耆域》

香附子一合炒去鬚、小黑豆一合炒、甘草少許爲末，飯飲調半錢。

治小兒一二歲至三五歲，驚風天瘹。《耆域》

雀兒飯甕一箇、朱砂兩豆大、全蝎一箇、麝香一小豆大爲末，每用少許薄苛湯化服，妙。

治天瘹①，備急塗頂膏。《聖惠》

川烏頭末一錢、芸薹子末三錢，取新汲水調塗貼在頂上，立驗。

治小兒天瘹，臟腑壅滯，壯熱搐搦，宜服**保生圓**。《聖惠》

巴豆七枚生用，去皮心，天南星一枚炮裂，蚯蚓五枚生用，晴明時初夜於北極下露之一宿，明旦擣羅爲末，取豉四十九粒口內含不語，脫却皮，爛研和圓黍米大，隨年圓數以溫水下。

治小兒卒得癇。《圖經》

吊藤、甘草炙各二分，水五合煑取二合，服如小棗大，日五夜三，大良。

治小兒癇。《子母秘錄》

鼈甲炙黃擣末，取一錢乳服，蜜圓如小豆大服亦可。

治小兒風癇，神效。《耆域》

木賊、雞蘇、荆芥等分爲細末，茶清調下半錢或一字。

治小兒風癇，不拘年深日近，如神。《耆域》

肥嫩不蛀皀角十挺，用水兩三椀接汁，令皀角無味，將汁火上熬成膏，頓在一處，又用虢州黃丹置熨斗內，用熟炭簇滿燒煻，令炭過即去炭，就斗中吹去灰，取出與膏子和爲圓，每服五七圓，取次湯水下。

治小兒風癇。《篋中》

蠍五枚，以一大石榴割頭去子作甕子樣，內蠍其中，以頭蓋之，紙筋和黃泥封裹，以微火炙乾，漸加火燒令通赤，良久去火，待冷去泥，取中焦黃者細研，乳汁調半錢匕，灌之便定，兒稍大則以防風湯調末服之。

治小兒因驚癇失心及神癡等。《耆域》

虢丹二兩、晉礬二兩爲末，入砂合子內，先以蛤粉固口縫，後以鹽泥固濟，炭火煅通赤，取出研末，以水一斗、黑豆五升入藥末同鍋內煑，水盡爲度，曬乾任意與喫。

治小兒驚癇及夜啼。《本經》

---

① 天瘹：病證名。即嬰幼兒高熱、抽搐證，屬于驚風的範圍。又名天釣驚風、天吊驚風。

仙人杖安身伴睡，良。此是笋欲成竹時，立死者，色黑如漆。

治小兒天瘹、驚癇、客忤及傳鵝口瘡，大驗。《日華子》

桑根研汁主之，東行者良。

治孩子驚癇不知人，迷悶、嚼舌、仰目。《廣利》

牛黃一大豆研，和蜜水服之。又以犀角末半錢匕、水二大合服之亦效。

主小兒驚癇客忤，鎮心安神。《藥性論》

麝香當門子一粒，丹砂相似，細研，熟水灌下。《廣利方》治小兒客忤，項强欲死，只用麝香少許，乳汁調，塗口中。

治小兒驚癇瘈瘲。《食療》

熊膽兩大豆許，用乳汁及竹瀝服並得，去心中涎，良。

治小兒驚癇掣瘲。《經驗後》

虎睛細研，水調灌之，良，大小加減。《楊氏產乳》用一豆許，火炙爲末。

治小兒驚癇，發動無時。《心鏡》

豬乳汁三合，以綿纏浸，令兒吮之，唯多尤佳。

治小兒初發驚癇，渾身作熱，痰涎壅併嘔吐不止，宜服此藥。《耆域》

蝎梢一箇、薄荷四五葉，二味並炙焦，麻黃一赤[1]不去節，爲細末，量大小用水六分煎一呷服。

治小兒食癇，乳食不消，心腹壅滯，四肢驚掣，宜服此。《聖惠》

朱砂一分，五靈脂一分，巴豆五枚去皮心研，紙裹壓去油，細研如粉，用燒粟米飯和圓如黃米大，一二歲兒每服用溫水下二圓，以吐利爲妙，量兒大小以意加減。

中風

治小兒中風痙，項强腰背硬，四肢拘急，牙關緊，神思昏悶。《聖惠》

朱砂三分、雀兒飯甕五枚、蠍尾二七枚、白附子二枚炮裂、晚蠶蛾七枚爲末，都研令勻細，不計時候以薄荷酒調下一字，量兒大小加減服之。

治小兒中風，失音不語，諸藥無效，**通神散**。《聖惠》

---

① 赤：疑爲"尺"之訛。

亂髮一兩燒灰，桂心一兩，擣羅爲末，不計時候以溫酒調下半錢，量大小加減服之。

治小兒中風口噤，乳不下。《子母秘錄》

白棘燒末，水服一錢匕。

治小兒中風口噤，乳不下。《子母秘錄》

雀屎白水圓如麻子大，服二圓即愈。《聖惠方》治小兒中風口噤不出聲，亦用雄雀糞半兩，微炒細研，以麪糊和圓如麻子大，不計時候以薄苛湯下三圓，量兒大小以意加減。

治小兒新生，中風不仁。《聖惠》

麝香一分，驢前背交脊上會中毛，拔取手大指許一把，以乳汁和驢毛令得所，於銅器中微火炒令焦，取出與麝香同研如粉，每服以乳汁調下一字，日三服，量兒大小加減服之。

欬嗽痰逆

治小兒欬嗽。孫真人

生薑四兩，煎湯沐浴。

又方。《勝金》

蜂房淨去蜂糞及泥土，快火燒爲灰，每服一字飯飲下。

治小兒咳嗽聲不出。《聖惠》

杏人一兩湯浸，去皮尖雙人，以水一中盞研絞取汁，紫苑半兩，洗去苗土爲末，以杏人汁并紫苑末入蜜一合同煎如膏，每服以清粥飲調下半茶匙，量兒大小以意加減。

治小兒膈間有痰吐逆，漸生驚候。《耆域》

天南星一箇、半夏四箇，將南星炮裂出火毒，半夏洗過，斫①作麤塊，以水一大盞半、生薑四片煎至一呷服，入冬瓜子更妙。

治小兒痰熱及治百病。陶隱居

鷄子用亂頭髮雜熬，良久得汁，與兒服，良。

心腹胷脇脹滿疼痛

治小兒心腹胷脇煩滿欲死。《子母秘錄》

---

① 斫（zhuó）：以刀斧砍削。

燒鷄子殻末,酒服方寸匕。

治小兒腹脹。《子母秘録》

胡粉鹽熬色變,以摩腹上,兼治腹皮青,若不理,須臾死。

又方。《子母秘録》

半夏少許洗,擣末,酒和圓如粟米大,每服二圓,生薑湯吞下,不差加之,日再服。又以火炮之爲末,貼臍亦佳。

又方。《耆域》

全蝎一箇、胡椒十粒爲末,每服一剜耳子,米飲調下。

賺氣圓,療小兒腹脹氣急。《九籥衞生》

蘿蔔子半兩,用巴豆肉一分拍破,同炒黑色,去巴豆不用,丁香一錢爲細末,水浸蒸餅心圓菉豆大,每服五粒,橘皮湯下。

治小兒腹脹。《子母秘録》

韭根擣汁,和豬脂煎服一日。

治小兒卒腹疼,皮青黑,宜用此方。《聖惠》

以酒和胡粉塗上,若不急治,必死。

治小兒卒患肚皮青黑,不急治,須臾即死。《中興備急》

灸臍四邊,去臍各半寸,并鳩尾骨[①]下一寸,五處各三壯。

乳癖

治小兒乳癖,脇下結塊不消。《聖惠》

膩粉一錢、雄雀糞一分微炒,都研令匀,以棗瓤和圓如粟米大,每服以新汲水下一圓,取下粘滯惡物爲效,量兒虛實大小以意用之。

治小兒氣癖,大效。《子母秘録》

取三稜汁作羹粥,以米麳爲之,與妳母食,每日取一棗大與小兒喫亦得。作粥與癇熱食之,治小兒十歲已下及新生百日,無問癇熱、無辜疳癖等,皆理之,祕妙不可具言,大效。

治小兒閃癖,大腹痞滿。陳藏器

---

① 鳩尾骨:經外奇穴名。位于腹部中正綫,胸腔窩下 0.6 寸處。

鸛脚骨及觜煑汁服之，亦燒爲黑灰飲服。

治小兒閃癖，頭髮堅黃，瘰癧羸瘦。《子母秘録》

杵林檎末，醋和傅上，癖移處就傅之。

治小兒閃癖。《本經》

苦耽苗、子研，傅閃癖上。陳藏器方："取苦瓠末破者煑令熱，解開熨之。"

尸疰蠱毒

治小兒尸疰勞瘦，或時寒熱方。《聖惠》

鱉頭一枚燒灰杵末，新汲水下半錢。

又方。《聖惠》

桃人二十枚湯浸，去皮尖，生研細，以水一中盞煎至五分，去滓，量兒大小分減與服，當吐爲效，如不吐即非是疰也。

治小兒中蠱欲死。《金匱玉函》

甘草半兩剉，以水一盞煎五分，去滓，作二服，當吐蠱出。

治小兒中蠱，下血欲死。《聖惠》

擣藍汁，頻頻服半合。

治小兒中蠱，毒令腹内堅痛，面目青黃，淋露骨立，病變無常方。《外臺》

桃上寄生末，如茶點，日四五服。

寒熱瘧疾

療小兒寒熱及熱氣中人。《傷寒類要》

猪後蹄燒灰末，以乳汁調一撮，服之效。

小兒生一月至五箇月，乍寒乍熱。《子母秘録》

炮冬瓜汁絞服。

治小兒瘧方。劉氏

黃丹兩錢匕，以蜜水和與服，冷即以酒和，冷服之良。

又方。《千金》

生鹿角細末，先發時便以乳調一字服。

治小兒瘧疾發時，壯熱增寒，面色青黃，飲食不下。《聖惠》

虵蛻皮燒灰，細研爲散，於未發前以冷水調下一字，三歲已上即服半錢。

嘔吐霍亂噦逆吐血

治小兒胃熱吐妳，**滑石散**。《耆域》

白滑石、白膳土好者等分研匀，每服半錢，葱白煎米飲調下，仍看小兒小大用之。

治小兒吐乳不定。《聖惠》

枇杷葉一分拭去毛，微炙黃，母丁香一分，擣細羅爲散，如吐者，乳頭上塗一字，令兒咂便止。

治小兒吐乳黃色。《聖惠》

取新熱馬屎一塊，絞汁半合灌之，效。

治小兒百日內，積痰在智膈，吐乳。《聖惠》

取書中白魚七枚燒灰細研，以乳汁調一字服之。

治小兒吐妳。《聖惠》

田中蚯蚓屎研末，空心以粥飲調下半錢，不過二三服，效。

藿香散，療小兒嘔吐不定，虛風喘急。《九籥衛生》

藿香、白附子等分，同爲細末，米飲調下。

流星散，療小兒胃氣虛冷，痰吐嘔逆。《九籥衛生》

半夏十四箇大者生用，胡椒四十九顆，爲麤末，每服半錢，水一盞，入生油七滴，煎四分，去滓服。

治小兒壯熱嘔吐，不住食，驚癎方。《心鏡》

葛粉二大錢，以水二合調令匀，瀉向鑼鐸中，傾側令遍，重湯中煮令熟，以糜飲相和食之。

治小兒吐不定。《經驗後》

五倍子兩箇，一生一熟，甘草一握，用濕紙裹炮過，同擣末，每服米泔調下半錢，立差。

治小兒吐逆不定。《聖惠》

丁香一分，花桑葉一分，人參一分去蘆頭，白茅根一分到，藿香一分，擣麤羅爲散，每服一錢，以水一小盞煎至五分，去滓，量兒大小分減服之。

主小兒嘔吐逆。《本經》

壁錢蟲上錢幕取二七，煑汁飲之。蟲似蜘蛛，作白幕如錢，在闇壁間，此土人呼爲壁繭。

治小兒吐瀉轉筋，**斗門散**。《耆域》

附子一箇生、胡椒百粒爲末，每服三錢，漿水一椀煎至四分，温分服。

治小兒霍亂不止，**肉豆蔻散**方。《聖惠》

肉豆蔻一分去殼、藿香半兩，擣麤羅爲散，每服一錢，以水一小盞煎至五分，去滓，不計時候量大小分減温服。

治小兒霍亂。《子母秘録》

訶梨勒一枚末，沸湯研一半，頓服，未差再服。

治小兒霍亂吐瀉，面色青，四肢冷，虚汗出，**丁香圓**。《聖惠》

丁香一分、藿香一分、人參半兩去蘆頭，擣羅爲末，鍊蜜和圓如麻子大，不計時候以粥飲研下五圓，量兒大小以意加減。

治小兒霍亂，不欲乳食，**丁香散**方。《聖惠》

丁香一分、人參半兩去蘆頭，擣麤羅爲散，每服一錢，以水一小盞煎至五分，去滓，不計時候量兒大小分減温服。

療小兒噦。《古今録驗》

鹿角粉、大豆末等分相和，乳調，塗乳上飲兒。

主小兒噦。《秘要》

羊乳一升，煎減半，分五服，牛乳亦得。

主小兒煩熱噦方。《聖惠》

牛乳二合、薑汁一合，銀器中慢火煎過五六沸，一歲兒飲半合，量兒大小加減服之。

治小兒吐血不止。《簡要濟衆》

蒲黃細研，每服半錢用生地黃汁調下，量兒大小加減進之。

治小兒吐血。《子母秘録》

燒蚘蛻末，以乳汁調服。

諸疳口鼻疳蝕

治小兒疳氣不可療，**神效丹**。《集驗》

綠礬火煅通赤,取出用釅醋淬過,復煅,如此三度,細研,用棗肉和圓菉豆大,温水下,日進兩三服。

治小兒疳疾,神妙。《耆域》

黄連不以多少同烏梅一處煮,直候黄連透,去烏梅,只以黄連一味爲末,別取烏梅肉爲圓,取次湯水下。

治小兒一切疳。《聖惠》

取棘針、瓜蒂等分爲末,每用黍粒大吹入鼻中,日二度,佳。

治小兒疳。《外臺》

羊膽兩箇,和漿水灌下部,猪膽亦得。

治小兒一切疳,心腹虚脹,愛食泥土,四肢壯熱,**壁宮圓**。《聖惠》

壁宮一枚去頭脚尾,麪裹煨熟,熊膽一錢研,入麝香半錢細研,黄連一錢去鬚,擣細羅爲末,蟾酥和圓如黍米大,每服研猪肝汁下五圓,量兒大小以意加減。

治小兒一切疳疾。《宮氣》

蝸牛殼七箇淨洗,不得有塵土,令乾,納酥於殼中,甆合盛,却用紙密糊,飯甑蒸之,直候飯熟,取出細研,漸漸喫,一日令盡。

治小兒食疳,不欲乳食,羸瘦。《聖惠》

蟾一枚塗酥炙微黄,蜣蜋一分去翅足微炒,麥蘖一分微炒,神麴一分炒微黄,擣細羅爲散,每服以粥飲調下半錢,量兒大小加減服之。

治小孩子疳瘦。《藥性論》

端午日取蝦蟇眉脂[①],以朱砂、麝香爲圓麻子大,空心一圓。如腦疳,以妳汁調鼻中。

治小兒無辜疳,肚脹,或時瀉利,冷熱不調。《聖惠》

漏蘆一兩杵爲散,每服猪肝一兩、散子一錢、匕鹽少許,以水煮熟,空心頓服,粥飲下之。

治小兒腦疳鼻痒,毛髮作穗,面黄羸瘦。《聖惠》

鯽魚膽滴鼻中,連三五日,甚效。

治小兒腹疳。《圖經》

蜘蛛燒熟噉之。

治小兒疳熱,煩渴乾瘦。《聖惠》

---

① 蝦蟆眉脂:蟾酥。

蝸牛子三五十枚於淨盤内,以物蓋令行,即有似銀泥,以膩粉和,揩取便圓之如黍米大,不計時候以溫水下二圓。

治小兒疳,常渴,飲冷水不休。《聖惠》

麝香一分、人中白一分,藥都研令細,以蒸餅和圓如麻子大,一二歲兒每服煎皂莢湯下二圓,空心午後各一服,更量兒大小以意加減。

治小兒疳渴。《耆域》

大鮎魚一箇,先燒地坑令紅,投魚坑中,便以蚌粉一分摻魚,取出蘆刀刮下粉,入麝香少許圓如蘿蔔子大,每服五圓,桶繩根煎湯下。一云"冷水下,旋圓服"。

治小兒喫泥膿①肚。《經驗》

膩粉一分,用沙糖搜,和圓麻子大,空心米飲下一圓,良久瀉出泥土,差。《子母秘録》:"取好土濃煎,黃連汁搜之,日乾與服。"

治小孩食土。姚和衆

候市人合時,買市中羊肉一斤,以繩繫之,令人著地拽至家,以水洗炒炙,依料與兒喫,如未喫食,即賁汁喂。

治小兒牙宣,常有鮮血不止,牙齗臭爛。《王氏博濟》

砒黃一錢、麝香半錢同研細,先用紙條子以生油塗之,後摻藥末在上,少用末,剪作小片紙碁子大,看大小用插在爛動處。

治牙疳。《耆域》

黃連爲末,入麝香研勻,貼痛處,亦治口瘡。

治小兒走馬疳,牙齦損爛。《耆域》

膽礬爲末,薄切蘿蔔成片,反覆搵,火上炙令乾,研細,入麝香,摻在患處立安,已試極效。

治小兒走馬疳,蝕透損骨。《經驗》

天南星一箇,當心作坑子,安雄黃一塊在内,麨裹燒,直候雄黃作汁,以盞子合定,出火毒,去麨,研爲末,入麝香少許,拂瘡。

治小兒走馬疳,是沈迥方,前後救人極多。《耆域》

五倍子中蚰末碾細,更入麝香,先以漿水嗽口,小兒不能嗽,以帛搵漿水挹乾之,留漿水氣,以藥傅之。走馬疳,若齒齗齗爛,即病已深,凡小兒面上或骨節上若生赤瘡,無頭如爛梨

---

① 膿:脹。

齗即是,便以此藥貼之。一方只用五倍子燒存性傅之。

治走馬疳。《耆域》

不蚛皂角一鋌燒灰,膽礬秤四錢重爲末,以鹽一彈子大紙包,黃泥固濟,炭火斷令青煙起爲度,安冷處椀蓋一宿,取出細研,和皂角灰、膽礬末令勻,先以鹽湯漱口,然後用藥於齒根爛處揩至痛,復用鹽湯漱之,妙。

又方。《耆域》

楊花少許燒存性,入麝香少許研勻,傅之。

治小兒走馬疳。《耆域》

人中白少許,瓦上焙燥,入麝香少許同研,傅之。

治小兒疳食鼻爛。《耆域》

膽礬一塊燒令煙盡,碾末摻爛處,一二日立愈。

治小兒鼻口疳,蝕生瘡,黃瘦。《聖惠》

石膽一分、蘆薈一分細研爲散,摻在蝕處,其蝕傷肉當化爲膿,但頻摻,即生好肉,亦不別有損動,漸差。

治小兒鼻下兩道赤者,名曰䘌,亦名赤鼻、疳鼻。《子母秘録》

米泔洗,傅黃連末,日三四度,佳。

治小兒疳瘡、蟲蝕鼻。《聖惠》

黃連半兩去鬚,擣羅爲末,石膽一分細研,又都研令勻,以生油調,塗於鼻中。

治小兒口齒疳、蟲䘌。《聖惠》

五倍子三分末、黃丹一分微炒,同研爲末,以綿裹貼於齒上,塗之亦得,日四五上。

治急疳蝕口鼻者。《千金》

沒石子爲末吹下部,即差。

治小兒疳瘡滿口齒徹鼻。《聖惠》

麝香末一錢、蟾酥三片子如柳葉大,鐵器上以慢火煉令焦黃色,別研爲末,五靈脂末一錢、蜜半兩,與蜜調和,入銚子内以慢火鎔化成膏,去却瘡上爛物,然後取藥塗在瘡上,日夜四五度用之。

治小兒疳瘡,蟲蝕鼻。《聖惠》

熊膽半分湯化,調塗於鼻中。

治小兒急疳瘡。《聖惠》

蚺虵膽細研,水調傅之。

治急疳蝕口鼻,數日盡欲死。《千金翼》

燒文蛤灰,臘月豬脂和塗之。

治小兒疳瘡。張文仲

胡粉熬八分,豬脂和塗之,差爲度,油亦得。

又方。《耆域》

蛆殼子焙乾爲末摻之,須先以葱湯裛①洗乾。

治小兒疳瘡。《外臺》

栗子嚼傅之。

耳目諸疾

治小兒耳聾不差。《聖惠》

菖蒲末一分,杏仁半兩湯浸,去皮尖雙仁,研如泥,相和研,令乳入,每用少許,綿裹内於耳中,日一易之。

又方。《聖惠》

葱白於熄灰②中煨令熟,以葱白頭内耳中,日三易之。

又方。《聖惠》

篦麻子十枚去皮,棗肉七枚,二物同擣如膏,每取蕤核大,綿裹内於耳中,日一易之。

又方。《聖惠》

擣芥子令爛,以人乳和,綿裹少許塞耳中,日一易之。

小兒通耳方。姚和衆

蟲食荆子中白粉,和油滴耳中,日再。

治小兒耳内生瘡汁出。《聖惠》

白礬末一錢、麝香一字,二物同研令細,少少摻於耳中。

治小兒聤耳。《秘要》

---

① 裛(yì):通"浥",沾濕。
② 熄灰:熱灰。

硫黄末以粉①耳中，日一夜一，差止。

又方。《本經》

燕脂滴耳中。

治小兒聤耳久不差。《聖惠》

桂心一分，青羊糞一分炒令轉色，二物同細研爲散，取一字以綿裹塞耳中，差。

治小兒聤耳。《聖惠》

桑木上毒蜂房炙黄，擣令爲散，空腹以温酒調下半錢，大人服二錢。

治小兒患瓄耳，出膿水成瘡污方。孫真人

蚯蚓糞碾末傅之，兼吹耳中，極效。

治小兒目睛上白膜。姚和衆

白礬一分，以水四合熟銅②器中煎取半合，下少白蜜調之，以綿濾過，每日三度點一芥子大。

治小兒腦熱，常閉目。姚和衆

大黄一分㕮咀，以水三合浸一宿，一歲兒日與半合，餘塗頂上，乾即易。

治七八歲小兒眼有數瞖③，未堅不可妄傅藥，宜用此。錢相公《篋中》

珊瑚細研如粉，每日少少點之，三日立愈。

點小兒黑花，眼瞖澀痛。《千金》

貝齒燒作灰，研如麪，入少龍腦點之，妙。貝齒，貝子是也。

治小兒雀目。《耆域》

夜明沙④火上炒過爲末，豬膽汁圓菉豆大，每服十圓，用米飲下。

咽喉

治小兒飲乳不快，覺似喉痺者。崔元亮

沙牛角燒，刮取灰，塗乳上，嚥下即差。

---

① 粉：塗抹。
② 熟銅：經過精煉可供錘鍛的銅。《舊唐書·食貨志上》："則天長安中，又令懸樣于市，令百姓依樣用錢……其有熟銅、排門、沙澀、厚大者，皆不許簡。"
③ 數瞖：即浮瞖。
④ 夜明沙：即蝙蝠糞。

治小兒咽喉腫痛，塞悶方。《聖惠》

桑木上蜣螂窠一兩燒灰，馬勃半兩，同研令勻，鍊蜜和圓如梧桐子大，三歲已下每服煎犀角湯研下三圓，三歲已上漸漸加之。

治小兒喉痺腫痛。《心鏡》

燒蚰蜒，末以乳汁服一錢匕。

又方。《心鏡》

蜂房燒灰，以乳汁和一錢匕服。

治小兒咽腫喉痺。《千金》

鯉魚膽二七枚，和竈底土以塗咽喉，立差。

治小兒牙關不開。《譚氏》

南星一箇煨熟，乘熱紙封角，不令透氣，於細處剪雞頭大一竅子，透氣於鼻孔中，牙關立開。

口瘡

主小兒口瘡通白者，及風疳瘡蝕透者。《宮氣》

白僵蠶炒令黃色，拭去蠶上黃肉毛，爲末，用蜜和傅之。

治小兒口瘡及風疳瘡等。《宮氣》

晚蠶蛾細研，貼瘡上，妙。

治小兒口瘡。《子母秘録》

五月五日蝦蟇炙，杵末傅瘡上即差，兼治小兒蓐瘡。

治小兒口中熱瘡。《本經》

故錦燒作灰，研末傅口瘡上。

治小兒鵞口①，兩角生瘡。《子母秘録》

亂髮燒灰，和豬脂塗之。

白禿頭面生瘡

治小兒白禿。《子母秘録》

---

① 鵞口：即口吻瘡。

葦蘆擣末，以湯洗訖，塗上。

治小兒禿。《肘後》

取白頭翁根擣傅一宿，或作瘡，二十日愈。

治小兒白禿瘡。《子母秘録》

榆白皮擣末，醋和塗之，蟲當出。

治小兒頭生白禿，髮不生出。《肘後》

椿、楸、桃葉心取汁傅之，大效。

治小兒白禿并頭髮不生。《子母秘録》

楸葉中心擣絞塗之。

又方。《肘後》

臘月豬屎燒末傅之。

治小兒白禿，髮不生，汁出慘痛。《子母秘録》

濃煑陳香薷汁，少許脂和胡粉傅上。

小兒白禿瘡，凡頭上團團然①白色。《子母秘録》

以蒜揩白處，早朝②使之。

治小兒頭上爆漿起如釘蓋，一兩日後，面上及脊背皆生瘡，宜用**朱砂膏方**。《聖惠》

朱砂半兩、胡粉二兩、水銀半兩，點少水都研令水銀星盡，以臘月豬脂三兩入銚子内，慢火上鎔化，去滓，入朱砂等攪成膏，以甆合盛，候冷塗之，差。

治小兒頭瘡。《子母秘録》

梁上塵和油脚③，以皂莢湯洗後塗上。

治小兒頭瘡，耳上生瘡。《子母秘録》

竹葉燒末，和豬脂塗上。又方：鷄子白調傅之亦妙。

治小兒患頭瘡。《食療》

燒馬骨作灰，和醋傅，亦治身上瘡。

治小兒頭瘡不差。姚和衆

大蟲脂消令凝，每日三四度塗之。《藥性論》："擣蓼末和蜜塗，蟲出，不作瘢。"

---

① 團團然：圓圓的。
② 早朝：早晨。
③ 脚：剩下的廢料，渣滓。

治小兒頭瘡。《耆域》

胡桃和殼燈上燒過，碗蓋出火毒，爲末，入少膩粉、生油調，新剃了頭，只一上，差。

治小兒頭瘡出膿水，差而復發。《聖惠》

杏核一百枚燒爲灰，膩粉一分，細研爲散，每使以生油調塗之。

治小兒頭上生惡瘡。《勝金》

以黃泥聚豉煨熟，冷後取出豆豉爲末，以蕪菜油傅之，差。

治小兒頭瘡及浸滛惡瘡，大效。《本經》

烏油麻嚼塗之。《外臺》《秘録》治小兒急疳瘡，六七度傅之。

治小兒面上忽生瘡，黃水出。《子母秘録》

鯽魚頭燒末，和醬清汁傅，日易之。

治小兒頭面上生瘡，神效。《耆域》

大麥燒存性，炒亦得，爲末，以生油、膩粉調塗用之，無不驗，神妙。

治小兒頭面身體生瘡，黃水出。《聖惠》

豆豉一合炒令焦，黃蘗一兩剉，擣細羅爲散，每用先以熱灰汁洗瘡令淨，拭乾傅之。

治小兒頭面身體生瘡，赤腫焮痛，宜用此洗浴方。《聖惠》

地榆八兩細剉，以水一斗煑至五升，去滓，適寒溫洗浴瘡，日三上，效。

治小兒面及身上生瘡如火燒。《外臺》

赤地利擣末粉之，良。一名山蕎麥。

治小兒頭身諸瘡。《子母秘録》

鷄卵殼燒研，和猪脂傅之。又云：“兒頭上瘡及白禿，髮不生，汁不出者，鷄子七箇去白皮，銅器中熬，和油傅之。”《聖惠》治頭瘡久不差，亦用鷄卵殼、猪脂調傅。又云：“炒鷄糞爲末傅之，亦佳。”

治小兒頭面、身體有惡氣，數起生瘡。《聖惠》

取豆豉炒令焦，擣羅爲末，每用先煑桃葉湯洗令淨，拭乾傅之。

瘰癧　軟癤　瘡癬　痱子

治小兒瘰癧。《聖惠》

蝸牛殼一兩、真牛乳半升入銚子中，於慢火上熬令乳盡，取蝸牛殼研如粉，入大黃末一分更研令細,每服以皂莢子人①湯調下半錢,大小便中利出惡物即差。

又方。《聖惠》

白僵蠶炒,擣細羅爲散,每服以溫水調下半錢,日三服,量兒大小以意加減。

治小兒軟癤。《譚氏小兒》

焦炒油麻,從銚子中取,乘熱嚼吐傅之,止。

治小兒瘡癤不乾。《耆域》

冬瓜藤爲末乾摻,若瘡有乾處,即水調傅。

治小兒卒得熛瘡②,一名爛瘡。《子母秘録》

燒鐵,淬水中二七徧,以浴兒。

治小兒黃爛瘡。《子母秘録》

燒艾葉灰傅之。

治小兒火灼瘡,一名熛漿瘡,一名火爛瘡。《兵部》

用酒煎茱萸拭上。

治小兒瘡初起熛漿,似火瘡,一名爛瘡。《子母秘録》

杵桃人、面脂傅上。

主小兒急黃爛瘡。《藥性論》

煑赤小豆,取汁冷洗之,不過三度差。

治小兒屎灰瘡。《子母秘録》

伏龍肝和雞子白塗之。

又方。《子母秘録》

黑豆皮熟嚼傅之。

治小兒浸淫瘡,疼痛不可忍,發寒熱。《簡要濟衆》

刺薊末新水調傅瘡上,乾即易之。

治小兒魚臍瘡方。《聖惠》

寒食乾餳③燒灰,細研傅之。

又方。《聖惠》

① 人:同“仁”。
② 熛瘡:小兒瘡初起熛漿似火瘡,名曰熛瘡。
③ 寒食乾餳:即寒食日所做的米糖。

白萵苣擣絞取汁，先以針刺瘡上及四畔[①]，滴汁於瘡上即差。

治小兒耳後月蝕瘡。《子母秘録》

胡粉和土塗上。

治小兒月蝕瘡，生在兩耳上，出膿水不止，宜傅**水銀膏**方。《聖惠》

水銀二兩，胡粉一兩，點少水與水銀同研令星盡，黄連二兩去鬚，擣羅爲末，松脂一兩，入乳鉢内研令匀，以粉瘡上，瘡若干，用鍊成猪脂和如膏，每用先以鹽湯洗瘡令淨拭乾，然後塗之。

治小兒耳後月蝕瘡。《子母秘録》

黄連末傅之。

治小兒月蝕瘡立效方。《聖惠》

敗皷皮一兩燒灰，蝦蟇一枚燒灰，細研爲散，以鍊成猪脂和如膏，塗之即差。

治小兒初生月蝕瘡及惡瘡。《肘後》

蚰蜒燒末，和猪脂傅上。《子母秘録》治小兒頭面、身上諸瘡，亦用此方。

治小兒耳瘡及頭瘡，口邊肥瘡，蝸瘡，**白礬散**。《聖惠》

白礬一兩燒灰，蚰床子一兩，二物同細研爲散，乾摻於瘡上，立效。

主兒徧身瘡疱。《海藥論》

茅香、桃葉同煮湯，浴之。

治小兒身中惡瘡。《千金》

煮筍汁，自澡洗。

又方。《肘後》

先以皂角水洗拭乾，以少油麻擣爛頻傅，即差。

治小兒妳瘡及雜瘡。《耆域》

浮萍草細研，新汲水調塗之。

治小兒蓐瘡。《子母秘録》

嚼澤蘭心封上。又方：燒葵根末傅之。

治小兒風瘡久不差。《子母秘録》

燒葵節灰末傅上。

---

① 四畔：四周。

治小兒熱瘡。陳藏器

葛粉裹①之，妙。

主孩子熱瘡，**亂髮雞子膏**。劉禹錫

雞子五枚去白取黄，亂髮如雞子許大，二味相和，鐵銚中炭火熬，初甚乾，少頃即髮焦，遂有液出，旋取置甆椀中，以液盡爲度，取塗熱瘡上，即以苦參末粉之。頃在武陵生子，蓐内便有熱瘡發於臗腿間，初塗以諸藥無效，日加劇，蔓延半身，狀候至重，晝夜啼號，不乳不睡，用此立效，如神。

治小兒熱瘡。《耆域》

杏仁燒爲灰，多入膩粉研匀，生油調塗。

又方。《耆域》

蝸牛不限多少，入蛤粉同研，塗之。

治小兒癬瘡。《千金》

杵蚘床末，和豬脂塗之。

治小兒濕癬。《子母秘録》

桃木、青皮爲末，和醋傅上。

小兒熱痱。陶隱居

菟絲子莖挼以浴兒，療熱痱也。《子母秘録》："治小兒頭瘡及女人面瘡，以菟絲湯洗上。"

治小兒痱瘡熱，破痛不止方。《聖惠》

乾藕節末二兩、生油麻三合，先擣油麻如膏，後下藕節末和，別入生蜜調稀稠得所，塗於瘡上，不過三五度，差。

癮瘮　丹毒

治小兒風瘮不止。《子母秘録》

白礬十二分，煖熱酒投化，用馬尾揾酒塗之。

治癮瘮入腹，亦殺人。《中興備急》

鹽湯洗了，以蓼子挼傅之。

又方。《中興備急》

---

① 裹（yì）：纏繞。

枳殼剉,煎湯洗。

又方。《中興備急》

鹽沙二盞、水二椀煑一椀,洗。

治小兒丹毒,皮膚熱赤。《經驗》

寒水石半兩、白土一分,擣羅爲末,米醋調傅之,愈。

主小兒丹毒。陳藏器

淬鐵水飲一合,此打鐵器時堅鐵槽中水。

治小兒丹毒,從臍中起方。《簡要濟衆》

伏龍肝,是年深竈下黄土,研爲末,以屋漏水和如糊,傅患處,乾即再傅,以差爲度,用新汲水調亦得。

治小兒丹。《子母秘録》

藍澱傅之,熱即易。

治小兒丹煩。《子母秘録》

柳葉一斤、水一斗煑取三升,去滓,搨洗赤處,日七八度。

治小兒丹。《子母秘録》

鯽魚肉細切五合、小豆屑三合,和更杵如泥,和水傅上。又《食療》云:"鯉魚血,主小兒丹毒,塗之即差。"

治小兒丹毒,破作瘡,黄水出。姚和衆

焦炒豉令煙絶爲末,油調傅之。

治小兒五色丹,徧身熱如火燒,繞腰即損人,宜用此方。《聖惠》

以蒴藋擣絞取汁,塗之。

治小兒白丹。《聖惠》

取猪糞燒灰細研,以鷄子白調塗之。

治小兒面身卒得赤丹,或痒或腫起,不速療之即殺人,宜用此方。《聖惠》

羖羊角屑八兩,以水五升煎至一升,絹濾去滓,入煉了猪脂五兩和令匀,摩之。

治小兒赤丹。《聖惠》

以葛勒蔓輕磨破,以醋研訶梨勒塗之,妙。

治孩子赤丹不止。《兵部》

蕎麥麪醋和傅之,差。又方:以胡荽汁傅之。

治小兒赤丹。《兵部》

研粟米傅之。又云：黃梁米粉、鷄子白和傅之。

治小兒黑丹，宜摀。《聖惠》

風化石灰二兩，屋四角茅草三兩燒灰，細研爲散，以鷄子白調塗之，日三五度，效。

又方。《聖惠》

猪槽下泥塗之。

治小兒殃火丹，生於脇腋下方。《聖惠》

川朴消細研爲散，每服以竹瀝調下半錢，量兒大小加減服之。

治小兒天竈火丹方。《聖惠》

以鹽沙一升水煑，去滓洗之。

又方。《聖惠》

以鐵落末用餳和如膏，塗之。

治小兒瘭竈火丹方。《聖惠》

赤小豆末一兩，牛角二兩燒灰，細研爲散，用鷄子白調如泥，塗。

治小兒尿竈火丹方。《聖惠》

屋四角茅燒灰，細研爲散，以鷄子白調塗之。

治小兒火焰丹，消赤腫。《圖經》

老鴉眼睛草[1]葉入醋細研，傅之。

治小兒火丹。《耆域》

石灰研細，以雪水調塗，立差。

治小兒火丹熱如火，繞腰即損。《廣利》

杵馬齒莧傅之，日二。

治小兒丹瘤。《修真祕旨》

箆麻子五箇去皮研，入麪一匙，水調塗之，其效。

治小兒丹瘤速效。《耆域》

喬麥麪，以鳩卵爲餅子，索子[2]串乾，細研羅爲末，鷄子清調，鷄翎拂上，其效如神。

治小兒熱毒遊腫。陳藏器

---

① 老鴉眼睛草：即龍葵。
② 索子：繩子。

草鞋和人亂髮燒灰,醋和傅之。

治小兒赤遊行於身上下,至心即死。《子母秘録》

伏龍肝末和鷄子白塗,乾即易。

又方。《子母秘録》

芒消内湯中,取濃汁以拭丹上。

又方。《子母秘録》

蒴藋煎汁洗之。

又方。《子母秘録》

芭蕉根汁煎塗之。

又方。《子母秘録》

擣生景天傅瘡上。《千金方》治小兒丹發,亦用此一握絞汁以拭之,搨上日十遍、夜三四遍。

又方。《子母秘録》

水中苔擣末傅上,良。

治小兒赤遊行於體上下,至心即死。《子母秘録》

杵菘菜傅上。

治小兒赤遊腫行於體上,入腹即損人,宜用此方。《聖惠》

取白豆末、水和塗之,乾即更塗。

治小兒頭面及身體赤毒腫起作片,宜用此方。《聖惠》

舐蘈根二兩末、伏龍肝半兩,細研爲散,以醋調塗之,乾即再塗之。

治小兒赤流,半身色紅,漸漸展引不止。《聖惠》

牛膝一兩去苗,甘草半兩生用細剉,以水一大盞煎至五分,去滓,調伏龍肝末塗之,效。

又方。《聖惠》

取紅藍花末,以醋調塗之。

又方。《聖惠》

以蕓薹葉爛擣塗之。

《神聖》治小兒頭皮膚忽生瘡瘍、火燎丹,發起赤腫,暈有碎瘡及赤暈上瘡,初發如錢,漸暈開一二尺,良久遍身入口耳到臟腑,胃爛即不救,此候可畏,宜速治之,乃自積熱所得。大智禪師

甘草一兩或半兩打破,入水一盞或半盞煎湯,温温令乳母全口呷含鼓嗽,徐徐吐淋洗病處,以手掌與揩,不得犯指甲,仍與甘草湯服,一用即不暈開,良久再淋,三用即差,已試大驗。

蟲疾

治小兒腹內有蛔蟲，時時疞痛，**胡粉圓**。《聖惠》

胡粉三分、貒豬膽三枚、麝香一分、牛黄一分，都研爲末，用膽汁浸，蒸餅和圓如菉豆大，五歲兒每服以溫水下七圓，看兒大小以意加減。

治孩兒蛔蟲。姚和衆

葶藶子一分生爲末，用以水三合煎取一合，一日服盡。

治小兒蟯蟲蝕下部，**胡粉散方**。《聖惠》

胡粉一分、雄黄一分都研令細，每用少許傅於下部中。

治小兒蟯蟲齧，心腹痛。《兵部》

鶴虱細研，以肥豬肉汁下，五歲一服二分，蟲出便止，餘以意增減。

治小兒蟯蟲及蟲狀如蝸牛，令下部痒。《楊氏產乳》

萹竹一把、水二升煮熟，五歲兒空腹服三五合，隔宿食，明早服尤佳。《心鏡》方同。

治小兒病蚘蟲。陶隱居

薏苡根煮汁糜食之，甚香而效。

治小兒疳蚘。《圖經》

鸕鷀屎乾碾爲末，炙豬肉點與噉，有奇功。其屎多在山石上，紫色如花，就石上刮取用之。

治小兒胃寒蟲上諸證，危惡與癇相似。杜壬

乾漆擣炒煙盡，白蕪荑等分爲細末，米飲調下一字至一錢。

小兒殺蟲，定疼痛，**抵聖散**。《經驗》

苦楝皮二兩、白蕪荑半兩爲末，水一盞、末一錢煎取二分，放冷，待發時服之。《千金》治小兒蚘蟲，只用揀①白皮水煮汁飲。

大小便不通淋澁諸疾

治小兒大便不通，心神煩熱，臥忽多驚，腹脇妨悶，**丹砂圓**方。《聖惠》

---

① 揀：當爲"楝"之訛。

丹砂半兩細研水飛過,續隨子三分,膩粉一錢都細研令勻,鍊蜜和圓如菉豆大,三歲兒每服以温水下三圓,量兒大小以意加減服之。

治小兒大便不通。《外臺》

豬苓一兩以水少許煮,調雞屎白一錢服,立差。

治小兒大便失血。《外臺》

甑帶灰塗乳上與飲之,差。

治小兒大小便不通。《子母秘録》

蜂房燒末,酒服一大錢,日再服。

治初生兒不小便及不飲乳。《聖惠》

妳汁二合、葱白一寸切四破,二味煎取一合,去滓,分温五服,即小便通及飲乳也。

治孩子淋疾。孫真人

榆葉三片煎湯,服一雞子,小便當時下。

治小兒淋閉。陶隱居

以衣中白魚摩臍及小腹,即溺通也。

治小兒諸淋,水道中澀痛。《聖惠》

冬葵子一兩,擣麤羅爲散,每服一錢,以水一小盞煎至五分,去滓,不計時候量兒大小分減温服。

治小兒小便赤澀不通,宜服此方。《聖惠》

滑石二兩、木通一兩、葵子一合,擣麤羅爲散,每服一錢,以水一小盞煎至五分,去滓,不計時候量兒大小分減温服。

寸金散,療小兒小便不通、赤澀淋痛。《九籥衛生》

蒲黄、滑石各一分爲細末,每服一錢,煎燈心湯調下,沙糖水亦妙。

治小兒卒小便不通,小腹急悶,**冬葵子散**。《聖惠》

冬葵子一兩、木通半兩剉,擣麤羅爲散,每服一錢,以水一小盞煎至五分,去滓,不計時候量兒大小分減服之。

治小兒小便三兩日不通欲死者,**葵根散**。《聖惠》

葵根一握剉,壁魚①七枚研,以水一大盞煎葵根取汁六分,後入壁魚同煎五七沸,去滓,

---

① 壁魚:即衣中白魚,又稱蠹魚。

放溫，量兒大小臨時分減服之。

主小兒卒不尿。《藥性論》

安鹽於臍中灸之。

治小兒尿血。姚和衆

蜀升麻五分、水五合煎取一合，去滓，一歲兒一日服盡。

又方。姚和衆

甘草五分，以水六合煎取二合，去滓，一歲兒一日服令盡。

療小兒睡中遺尿不自覺。《外臺》

桂心末、雄鷄肝等分，擣圓服如小豆大，溫水下，日三。

寒疝陰病

治小兒疝發時腫痛如刺。《肘後》

射干作圓服之。

治小兒寒疝腹痛，大汗出。《篋中》

濃煑梨汁七合頓服，以意消息①，可作三四度飲之。

治小兒偏墜或氣攻小腹疼痛。《聖惠》

虵床人末半兩、馬鞭草汁一合，藥相和如膏，塗兒陰腫處，效。

又方。《聖惠》

枳殼三兩微炒，擣細羅爲散，每用栢枝煎濃汁調，厚塗兒偏腫處，妙。

治小兒陰癩腫大不消方。《聖惠》

鵬砂一分，以水研化塗之，立效。

治小兒陰癩腫硬方。《聖惠》

蜥蜴二枚燒灰，細研爲散，一二歲兒每服以溫酒調下半錢，早晨晚食後各一服，量兒大小以意加減。

療小兒癩偏大氣脹方。《九籥衛生》

雄黃一兩研，甘草一錢細剉，同煎湯淋燦。

① 消息：增減。

又方。《九籥衛生》

牡丹皮、防風等分爲細末，每服半錢，米飲調下。

治小兒陰卒腫、痛脹，**牛蒡膏**。《聖惠》

生牛蒡汁二大盞煎令如膏，赤小豆末半兩，肉桂末一分，藥相和如膏，塗兒腫處立消。

治小兒陰囊忽虛熱腫痛。《日華子》

蚯蚓屎以甘草汁調，輕輕塗之。

治小兒卵癩。葛氏

杵桃人傅之，亦治婦人陰腫燥痒。

虛腫

治小兒水氣腹腫，兼下利膿血，小便澀。《簡要濟衆》

葶藶子半兩微炒擣如泥，以棗肉和擣爲圓如菉豆大，每服五圓，棗湯下，空心晚後，量兒大小加減服之。

治小兒渾身、頭面及陰囊虛腫。《耆域》

使君子一兩，以蜜半兩炙令盡，爲末，每服一錢，米飲調下，只三服效。

又方。《耆域》

檳榔一箇，以茱萸炒，青橘一分，巴豆七箇炒，木香少許，以三物末之，每服半錢或一錢，陳米飲調下，茱萸、巴豆不用。

治小兒因瀉利後身體虛腫。《耆域》

硇黃一兩、熖消①三錢，以蒸餅爲圓蘆菔子②大，蚌粉爲衣，米飲下。

瀉痢

治小兒疳瀉。《斗門》

赤石脂杵羅爲末如麪，以粥飲調半錢服立差，或以京芎等分同服更妙。

黃連圓，治小兒瀉。《經效》

---

① 熖消：即消石。
② 蘆菔子：即萊菔子。

黄連去鬚一兩、南木香一兩,二物各一半生一半炒爲末,醋絇糊圓如菉豆大,每服三二十粒多至五十粒米飲下。

治小兒熱瀉。《十全博救》

黄蘗削去皮,焙乾爲末,薄米飲圓粟米大,十圓米飲下。

治小兒水瀉,妳疳。姚和衆

椒一分去眼爲末,酥調之,少少傅腦上,日可三度。

療小兒疳痢,困垂死方。《廣濟》

益母草煮食之,取足差止,其佳。《食醫心鏡》云:"小兒疳痢、痔疾,以益母草葉煮粥食之,取汁飲之亦妙。"《子母秘録》方絞汁,治小兒疳。

治小兒疳痢。《圖經》

地榆煮汁如錫糖,與服便已。

治小兒疳痢,行數暴多。《千金》

生薔薇根洗淨切過,不以多少濃煎汁,稍稍飲之。

治小兒疳痢。《圖經》

樗白皮和倉秔米、葱白、甘草、豉同煎飲服。

治小兒疳痢,肚脹方。《經驗》

鷄子一箇破眼子如豆大,内巴豆一粒去皮,膩粉一錢,用五十重紙裹,於飯甑上蒸三度,候冷打破,取鷄子肉同巴、粉一時研,入麝添麵糊圓如米粒大,食後、夜卧温湯下二圓至三圓。

治小兒水痢,形羸不勝大湯藥。《子母秘録》

白石脂半兩研如粉,和白粥空肚與食。

治小兒無辜痢,赤白,兼成疳。《子母秘録》

胡粉熟蒸,熬令色變,以飲服之。

小兒赤白痢及水痢。《心鏡》

雲母粉半大兩研作粉,煮白粥調,空腹食之。

小兒赤白痢。《子母秘録》

蜂房燒末,飲服。

治赤白痢,多體弱不堪,大困重者。《子母秘録》

大麻子一合炒令香,熟末服一錢匕,蜜漿水和服立效。

治小兒赤白痢。《孟詵》

可取鷄腸草汁一合，和蜜服之，甚良。

治小兒赤痢。《子母秘録》

藍汁二升，分四服。

治小兒血痢。《心鏡》

生馬齒莧絞汁一合，和蜜一匙匕，空心飲之。

治小兒患蠱毒痢。《子母秘録》

生地黄汁一升二合，分三四服，立效。

治小兒久痢不較。《宫氣》

没石子二箇切，熬令黄色研，作餛飩食之。

治小兒痢。陳藏器

鷄子和黄臘作煎餅與食，止。

治小兒痢。《子母秘録》

林檎、楮子杵取汁服，以意多與服之，差。

治小兒渴痢。《千金》

單擣冬瓜汁飲之。

小兒洞下痢。《經驗後》

炙栢葉服之。

治小兒洞下痢。《肘後》

羊角中骨燒末，飲服方寸匕。

小兒洞泄下痢。《子母秘録》

燒蝦蟇末，飲調方寸匕服。

固氣圓，療小兒脾胃虚怯，泄痢腹痛。《九籥衛生》

絶大肉豆①一枚破開，乳香填，一塊兒用醆麪裹，慢火内煨，候麪熟爲度，去麪將肉豆、乳香同爲細末，麪糊圓菉豆大，每服二十粒，乳食前來飲下。

脱肛

治小兒因痢肛門脱。姚和衆

---

① 肉豆：即肉豆蔻。

以鐵精粉之。

療小兒脫肛方。《九籥衛生》

香附子、荆芥穗等分爲麤末，每用三匙，水一大椀煎十數沸，淋漀。

水聖散，療小兒脫肛不收。《九籥衛生》

浮萍草不拘多少杵爲細末，有患用藥乾貼。

治小兒因痢脫肛。姚和衆

白龍骨粉撲之。

又方。姚和衆

鼈頭甲燒灰末，取粉撲之。

治小兒脫肛。《耆域》

以蝴蝶兒不拘多少窨乾①爲末，塗手心按之，立上。

又方。《耆域》

蜘蛛一箇大者，桑葉裹、泥固濟燒赤，研取爲末，塗手心按之。

雜病

退小兒骨蒸熱、黃瘦。《耆域》

黃芩、柴胡、地骨皮等分爲末，每服半錢，烏梅一箇、水五分煎三分，量兒小大加減與服。

治小兒盜汗，潮熱往來。孫尚藥

南蕃胡黃連、柴胡等分羅極細，煉蜜圓鷄頭大，每服二圓至三圓，銀器中用酒少許化開，更入水五分，重湯煠三二十沸，放溫，食後和滓服。

治小兒夜後狂語。姚和衆

竹瀝每一歲兒連夜二合，服令盡之。

治小兒忽發黃面，皮肉並黃。《廣利》

生栝樓根擣取汁二合、蜜一大匙，二味煖相和，分再服。《子母秘録》方治小兒患黃，擣韭根汁滴兒鼻中如大豆許。

---

① 窨（yìn）乾：在没有陽光的地方晾乾。

療小兒熱痞。《本經》

葛根浸，擣汁飲之，良。

治小兒氣疾，止疼。《十全博救》

蓬莪茂炮後熱擣爲末，一大錢熱酒調下。

治小兒口中涎出。《千金》

白羊屎内口中。

治小兒緊脣。《子母秘録》

馬芥子汁，令先脣血出，傅之日七遍。馬芥即剌芥也。

治小兒龜胷。孫真人

龜尿摩胷背上，差。

治小兒血熱髮薄。《耆域》

用桃柳煎湯，入猪膽汁沐頭，髮自生。

主小兒齒不生。《本經》

尿坑中竹木正旦①刮，塗之即生。《楊氏産乳》："用雌鼠糞三十枚，一日一枚，拭齒令生，雌鼠糞用兩頭圓者。"

治小兒五六歲不語者，爲心氣不足，舌本無力，發轉不得。亦云風冷傷於少陰之經，是以舌難發於五音，故至時不語。《聖惠》

用赤小豆擣羅爲末，以酒和，塗於舌上即語，神效。《日華子》方治孩兒語遲，以社壇②餘胙酒③少許與喫。

治小兒羸瘦惙惙④方。《金匱玉函》

甘草二兩炙焦杵爲末，蜜圓菉豆大，每温水下五圓，日二。

治小兒生十餘月後母又有姙，令兒精神不爽，身體萎瘁，名爲魃病。《聖惠》

伏翼燒爲灰細研，以粥飲調下半錢，日四五服，效。若炙令香熟，嚼之哺兒，亦效。

治小兒脚上凍瘡。《子母秘録》

雀兒腦髓塗之，立差。姚和衆方以濃煎臘塗之。

---

① 正旦：農曆正月一日。
② 社壇：古代祭祀土神之壇。
③ 餘胙酒：祭祀完畢後所餘酒肉。
④ 惙惙：衰疲貌。沈括《夢溪筆談·技藝》："其子疾亟，瞑而不食，惙惙欲死逾宿矣。"

治小兒吞珠璫①錢而鯁方。《聖惠》

燒銅弩牙赤內水中，冷飲其汁立出。又方：治誤吞針，以磁石如棗核大磨令光，鑽作竅，絲穿令吞之，其針自吸出。

---

① 珠璫：綴珠。

第三十八卷

雜方

雜方

欲得有子。《本經》

正月雨水夫妻各飲一盞,還房當獲時有子,神效也。

人適①他方,不伏水土。《本經》

故鞋底下土刮取末,和水服之。

服藥過劑,煩悶。葛氏

擣藍汁服數升,無藍,浣青絹取汁飲亦佳。

丹石熱毒發者。陳藏器

菱首和鯽魚作羹,食一兩頓即差。

欲不畏寒。《道書》

天門冬、茯苓等分爲末,服方寸匕,日再服,大寒時單衣汗出。

不飢法。《藥性論》

臘和松脂、杏人、棗肉、茯苓等分合成,食後服五十圓便不飢。

辟穀。《野人閒話》

松脂十斤,五度以水煮過令苦味盡,取得後每一斤煉了松脂入四兩茯苓末,每晨水下一刀圭,即終年不食而復延齡,身輕清爽。

犬食馬肉生狂方,忽鼻頭燥,眼赤不食,避人藏身,皆欲發狂。《肘後》

枸杞汁煮粥飼之即不狂。若不肯食糜,以鹽塗其鼻,既舐之則欲食矣。

餌茯苓法。《圖經》

白茯苓五斤去黑皮擣篩,以熟絹囊盛,於三斗米下蒸之,米熟即止,暴乾又蒸,如此三過,乃取牛乳二斗和,合著銅器中,微火煮如膏收之,每食以竹刀割取,隨性任飽服之則不飢。如欲食,先煮葵菜汁飲之,任食無礙。又"茯苓酥法"云:取白茯苓三十斤,山之陽者甘美,山之陰者味苦,去皮薄切,暴乾蒸之,以湯淋去苦味,淋之不止,其汁當甜,乃暴乾篩末,用酒三石、蜜三升相和,內末其中,并置大瓮攪之,百匝封之,勿洩氣,冬五十日、夏二十五日,酥自浮出,酒上掠取之,其味極甘美,以作餅大如手掌,空室中陰乾,色赤如棗,飢時食一枚,酒送之,終

---

① 適:往。

日不須食自飽，此名神仙度世之法。

粘瓦石。《別說》

榆皮濕擣治如糊，用粘瓦石極有力。京東西①北人以石爲碓觜②，每用此以膠之。

治好食生茶。《千金》

椒末不限多少，糊圓梧子大，茶下十圓。

除邪辟惡。狐剛子《粉圖》云

麝香一臍，安於枕合③内枕之。

服赤石脂發心痛。《圖經》

飲熱酒不解，治之用葱、豉綿裹，水煑飲之。

刻玉如臘法。陶隱居

蝦蟇肪塗玉則刻之如臘，故云能合玉石。但肪不可多得，取肥者剉，煎膏以塗玉，亦軟滑易刻。古玉器有奇特，非雕琢人功者，多是昆吾刀④及蝦蟇肪所刻也。

洗衣及洗蕉葛。陳藏器

梅葉擣碎湯洗衣，易脱⑤也。嵩陽子云"清水揉梅葉洗蕉葛⑥衣，經夏不脆"，試之驗。

令人肥悦明目、延年不老。孟詵

冬瓜仁七升絹袋盛之，投三沸湯中，須臾出，暴乾，如此三度止。又與清苦酒漬經一宿，暴乾爲末，日服之方寸匕，令人肥悦明目、延年不老。又取子三五升退去皮，擣爲圓，空腹三十圓，令人白淨如玉。

主嗜酒。陳藏器

甕中菓耳子七枚燒作灰，投酒中飲之，勿令知。

飲酒令不醉。陶隱居

葛花并小豆花乾末，服方寸匕，飲酒不知醉。

酒醉不醒。《千金》

葛根汁飲一二升便醒。

治酒醉不醒。《外臺》

---

① 京東西：指宋代行政區京東西路，今河南商丘。
② 碓（duì）觜：舂米的杵。
③ 枕合：即枕盒。
④ 昆吾刀：昆吾石冶煉成鐵製作的刀。《宋史·李公麟傳》："玉質堅甚，非昆吾刀、蟾肪不可治。"
⑤ 易脱：許浚《東醫寶鑒》作"污易脱"。
⑥ 蕉葛：用甘蕉莖纖維織成的葛布。《文選·左思〈吳都賦〉》："蕉葛升越，弱于羅紈。"

九月九日真菊花末,服方寸匕。

治飲酒頭痛。《千金》

竹茹三兩、水五升煑取三升,去滓令冷,内破鷄子三枚攪調,更煑三沸飲之。

治飲酒過度,欲至穿腸。《經驗》

驢蹄硬處削下者,以水濃煑汁,冷飲之。襄州散將樂小蠻得此效。

斷酒。《外臺》

驢駒衣①燒灰,酒服之。

又方。《外臺》

鸕鷀糞灰,水服方寸匕。

治酒毒或醉,昏悶煩渴,要易醒方。《聖惠》

柑皮二兩焙乾爲末,以三錢匕,水一中盞煎三五沸,入鹽,如茶法服,妙。《經驗後方》:"獨醒湯,以柑皮去穰爲末,入鹽點半錢。"

治酒病。《千金》

豉、葱白各半升,水二升煑取一升,頓服。

治一切窠木蛀蚘。《本經》

百部根主之。爇②之亦可殺蠅蠓,亦去蚤虱。

去蚊子。孫真人

五月取浮萍陰乾燒煙,妙。

治蚊子。《本經》

敗扇新造屋柱下四隅埋之,蚊永不入。社壇餘胙酒噴屋四角,佳。

主蚊子。陳藏器

五月五日取倒懸者伏翼曬乾,和桂、薰陸香爲末燒之,蚊子去。

治蚊蟲。《聖惠》

鰻鱺魚乾者於室燒之,即蚊子化爲水矣。

斷蛀蟲及衣中蟲。《食療》

鰻鱺骨燒之薰氈中,斷蛀蟲;置其骨於箱衣中,斷白魚諸蟲咬衣服;又燒之薰舍屋,免竹木生蛀蚘。

---

① 衣:胞衣。
② 爇:燃燒。

辟蠅極驗。《海上》

臘日買鱖魚一枚懸本家厠上，則一家無蠅，甚驗。

主牛糞血。貫相公《進牛經》

竈中黃土二兩、酒一升煎，候冷灌之，立差。

牛馬有漏蹄。貫相公《進牛經》

紫鑛少許，和豬脂内入漏處，燒鐵篦烙之。

牛有尿血病。貫相公《進牛經》

當歸、紅藍各半兩爲末，以酒半升煎，候冷灌之，差。

牛有卒疫，動頭打肋者。貫相公《進牛經》

巴豆兩箇去皮擣末，生油二兩，淡漿水半升，灌之差。

療牛疫疾。《肘後》

獺屎二升，湯淋取汁灌之。

治牛馬性。《食療》

豺頭骨燒灰和酒灌，解槽牛馬便馴良，即更用之也。

治牛馬六畜水穀疫病。《外臺》

酒和麝香少許灌之。

牛有非時喫着雜蟲，腹脹滿。貫相公《進牛經》

鷰子糞一合，以水漿二升相和，灌之，效。

牛生衣不下。貫相公《進牛經》

取六月六麴末三合、酒一升，灌便下。

牛傷熱。《藥性論》

胡麻葉擣汁灌之。

六畜食米脹欲死者。《本經》

煑麴汁灌之，立消。

六畜瘡并驢馬燥蹄。《本經》

蕎麥穰燒灰，淋洗。

治解槽咬人惡馬。《食療》

牛肉取三二斤爛切，唊①解槽咬人惡馬，只兩唊後頗甚馴良。

馬患疥入鬃尾。《本經》

白鴿糞炒令黄，擣爲末，和草飼之。

---

① 唊：餵。

第三十九卷

藥性

藥性

紫石英,得茯苓、人參、芍藥,共療心中結氣,得天雄、菖蒲,共療霍亂。

白石脂,得厚朴并米汁飲,止便膿。

石硫黄,有大毒,以黑錫煎湯解之。

硇砂,生食之化人心爲血,中者,研生菉豆汁,飲一二升解之。

礞石治癥塊,得硇砂、巴豆、大黄、京三稜等良。

井泉石,得大黄、梔子,治眼臉腫;得决明、菊花,療小兒眼疳、生瞖瘼。

服天門冬誤食鯉魚中毒,浮萍解之。

甘草忌豬肉,諸藥衆中爲君,治七十二種乳石毒,解一千二百般草木毒,調和使諸藥有功。

細辛,得當歸、芍藥、白芷、芎窮、牡丹、藁本、甘草,共療婦人;得决明、鯉魚膽、青羊肝,共療目痛。

芎窮,得細辛,療金瘡止痛;得牡蠣,療頭風吐逆。

防風,得澤瀉、藁本,療風;得當歸、芍藥、陽起石、禹餘糧,療婦人子藏風,殺附子毒。

蒲黄入藥,要破血消腫即生使,要補血止血即炒用。

蒼耳合豬肉食,害人。

苦參揩牙,歲久病腰。

當歸,要破血即使頭一節硬實處,若要止痛止血即用尾。

芍藥,赤色者多補氣,白者治血。

黄芩,得厚朴、黄連,止腹痛;得五味子、牡蒙、牡蠣,令人有子;得黄耆、白斂、赤小豆,療鼠瘻。

大薊破血之外,亦療癰腫,小薊專主血疾。

蓽撥與阿魏和合良,亦滋食味;得訶子、人參、桂心、乾薑,治臟腑虛冷、腸鳴、泄利,神效。

大黄,得芍藥、黄芩、牡蠣、細辛、茯苓,療驚恚怒、心下悸氣;得消石、紫石英、桃人,療女子血閉。

桔梗,得牡蠣、遠志,療恚怒;得消石、石膏,療傷寒。

葫蘆巴,得附子、硫黄,治腎虛冷、腹脅脹滿、面色青黑;得蘹香子、桃人,治膀胱氣,甚效。

木賊，得牛角䚡、麝香，治休息痢歷久不差；得禹餘糧、當歸、芎藭，療崩中赤白；得槐鵝、桑耳，腸風下血服之效。

婦人姙娠食乾薑，令胎肉消。

菰首①蜜食下痢。

桂，得人參、麥門冬、甘草、大黃、黃芩，調中益氣；得柴胡、紫石英、乾地黃，療吐逆。

桂，厚實氣味重者，宜入治藏及下焦藥；輕薄者，宜入治頭目發散藥。故《本經》以菌桂養精神，牡桂利關節。

茯苓，得甘草、防風、芍藥、紫石英、麥門冬，共療五藏。

茯苓擣令細，於水盆中攪令濁，浮者去之，是茯苓筋，若誤服之，令人眼中童子并黑晴點小兼盲目。

酸棗人，睡多生使，不得睡炒熟，生熟便爾②頓異。

楮木汁能合朱砂爲團，名曰五金膠漆。

牛黃，得牡丹、菖蒲，利耳目。

羊肝不可合猪肉及梅子、小豆，食之傷人心，大病人。

雉肉，九月以後至十一月以前食之即有補，它月則發五痔及諸瘡疥，又不可與胡桃、菌蕈、木耳之類同食，亦發痔疾。

游波蟲，骨似海蛤而面上無光，悞食之令人狂眩，用醋蜜解之。

凡魚頭有白色如連珠至脊上者，腹中無膽、頭中無鰓者，並殺人。

鯉魚子不可合猪肝食，鯽魚亦爾。

青魚鮓不可合生胡荽及生葵麥醬食之。

鰕無鬚，及腹下通黑，及煮之反白，皆不可食。

天行病後，不可食鯉魚，再發即死。

鱉無裙而頭足不縮，名魪，食之令人昏塞，誤中其毒，以黃耆、吳藍煎湯服之。

鱉目凹陷者殺人，不可食。

食桃訖③入水浴，令人成淋病。

大豆，炒食極熱，煮食之及作豉極冷，黃卷④及醬平，牛食溫、馬食冷，一體之中，用之

---

① 菰首：即茭白。
② 便爾：竟然。
③ 訖：完畢。
④ 黃卷：即黃豆卷。

數變。

烏豆殺烏頭、附子毒,大豆黃屑忌豬肉,小兒不得與炒豆食之,若食了,忽食豬肉,必壅氣致死,十有八九,若十歲已上不畏。

患天行病後,食葵頓失明。

九月食霜下瓜,血必冬發。

瓜兩蒂、兩鼻害人,簷溜①滴著菜有毒,芹赤葉害人。

甜瓜沉水者殺人,患腳氣人勿食甜瓜,其患永不除。

韭子,得桑螵蛸、龍骨,主漏精。

葴菜、瓠子,腳弱人切忌食,犯之一世治不愈。

生葱雜②白犬肉食之,令人九竅流血,和雞子食變嗽。

薤和牛肉食,成癥瘕痼疾。

---

① 簷溜:房檐流下的雨水。
② 雜:混合。

第四十卷

製藥

辨藥

製藥

雲母鍊之，用礬石則柔爛，亦便是相畏之效；百草上露，乃勝東流水，亦用五月茅屋漏水。

鉛霜亦出於鉛，其法以鉛雜水銀十五分之一，合煉作片，置醋瓮中密封，經久刷霜，亦謂之鉛白霜。

鉛丹法：鉛一斤、土硫黃二兩、消石一兩，先鎔鉛成汁，下醋點之，衮沸時下土硫黃一小塊，并續更下消石少許，沸定再點醋，依前下少許消、黃，消沸盡，黃亦盡，炒爲末成丹。

不灰木要燒成灰，即斫破，以牛乳煮了，便燒以黃牛糞燒之成灰。

成釀附子之法：先於六月內踏造大小麥麯，至收採前半月，預先用大麥煮成粥，後將上件麯造醋，候熟淋去糟，其醋不用太酸，酸則以水解之，便將所收附子等去根須，於新潔甕內淹浸七日，每日攪一遍，日足撈出，以彌疎篩攤之令生白衣，後向慢風日中曬之百十日，以透乾爲度，若猛日曬則皺而皮不附肉。

又作附子之法：以生熟湯①浸半日，勿令滅氣，出以白灰裹之，數易使乾。又法以米粥及糟麯等，並不及前法。

炮附子，欲灰火，勿用雜木火，只用柳木最妙；若陰制使，即生去尖皮底了薄切，用東流水并黑豆浸五日夜，然後漉出，於日中曬令乾用，凡使須陰制，去皮尖了，每十兩，用生烏豆五兩、東流水六升。

天雄圓散，炮去皮臍用，若飲藥即和皮生使甚佳，可以便驗。

作乾薑法：水淹三日畢，去皮，置流水中六日，更去皮，然後曬乾置缸甕中，謂之釀也。

取薏苡人，甑中蒸使氣餾，暴於日中使乾，挼之得人矣。

鍊松脂法：以桑灰汁或酒煮軟，挼，內寒水中數十過，白滑則可用。其有自流出者，乃勝於鑿木及煮用膏也。

甲香②脩製法：不限多少，先用黃土泥水煮一日，以温水浴過，次用米泔或灰汁煮一日，依前浴過，後用蜜、酒煮一日，又浴過，煿乾③任用。

龍腦合糯米、炭、相思子貯之則不耗，或更以梅沙合盛，雄皮包之。

---

① 生熟湯：以新汲水同百沸湯和匀的水，亦稱陰陽水。
② 甲香：即蝶螺。《本草綱目》引《南州異物志》："甲香大者如甌……今醫家稀用，惟合香者用之。"
③ 煿（bó）：烤。

巴豆新者佳,用之皆去心皮乃秤,又熬令黃黑,別擣如膏,乃和圓散。《日華子》:"凡合圓散,炒不如去心膜煮,五度換水,各煑一沸。"

修事羚羊角,勿令單角,不復有驗,須要不拆元對,以繩縛之,將鐵錯子①錯之,旋旋取用,勿令犯風,錯未盡處,須三重紙裹,恐力散也,錯得了即單擣擣盡,背風頭重篩過,然後入藥用之,若更研了用之更好,免刮人腸也。

白花虵治風速於諸虵,然有大毒,頭尾各一尺尤甚,不可用,只用中斷乾者,以酒浸,去皮骨炙過收之,不復蛀壞,其骨須遂棄之,不然刺傷人。

取龜尿,以雄龜於甆盌中或小盤中置之,於後以鑑照龜,既見鑑中影,往往溢發而失尿,急以物收取,又以紙炷火上燒熱以點其尾,亦致失尿,然不及鑑照之駃也。

桑螵蛸,採得便以熱漿水浸一伏時,焙乾,更於柳木灰中炮令黃用之。

辨藥

石韞②玉,但夜將石映燈看之,内有經光,明如初出日,便知有玉。

礬精、礬胡蝶,皆鍊白礬時,候其極沸,盤心有濺溢者如物飛出,以鐵匕接之,作蟲飛者,礬蝴蝶也,但成塊光瑩如水晶者,礬精也。此二種入藥,力緊於常礬也。又有一種柳絮礬,亦出礬處有之,煎鍊而成,輕虛如綿絮,故以名之。

婆娑石,凡欲驗眞者,以水磨,點雞熱血,當化成水。

雄黃,通赤亮者爲上,驗之可以燒蟲死者爲眞,臭氣少,細嚼口中含湯不激辣者通用。

磁石,能懸吸針,虛連三四爲佳。

凝水石,即寒水石也,縱理者爲寒水石,橫理者爲凝水石。

陽起石,以色白肌理瑩明若狼牙者爲上。

鐵精,出鍜竈中,如塵,紫色、輕者爲佳。

鐵花粉法:取鋼鍜作葉如笏③或團,平面磨錯令光淨,以鹽水灑之於醋甕中,陰處埋之一百日,鐵上衣生鐵花成矣,刮取更細擣篩,入乳鉢研如麵,和合諸藥爲圓散,此鐵之精英,功用強於鐵粉也。

---

① 錯子:銼子。
② 韞(yùn):包藏。
③ 笏(hù):古代大臣上朝拿的手板。

礜石性大熱，置水中冷水不冰，又堅而拒火，燒之一日夕，但解散而不奪其堅，市人多取潔白石當之，燒即爲灰也。

市人多以銕石爲自然銅，燒之皆成青焰，自然銅用多須鍜，此乃畏火，不必形色，只此可辨。

天雄大長少角刺而虛，烏喙似天雄，而附子大短有角平穩而實，烏頭次於附子，側子小於烏頭，連聚生者名爲虎掌。

凡使秦并芃，須於脚文處認取，左文列爲秦即治疾，芃即發脚气。

阿魏多有訛僞，其有三驗：第一驗，將米①銖安於熟銅器中一宿，候明霤阿魏處白如銀，永無赤色；第二驗，將一銖置於五斗草自然汁中一夜，至明如鮮血色；第三驗，將一銖安於柚木上，木立乾便是眞。

薺苨根似桔梗，以無心爲異。

胡黃連根頭似鳥觜、内似鸜鵒②眼者良，折之塵出如煙者爲眞。

土馬駿，所在背陰古牆上有之，歲多雨則茂盛，世人或便以爲牆本胡官切衣，非也。牆衣生牆之側，此物生其上，比牆衣更長。

絡石，生木石間，凌冬不凋，葉似紅橘，蔓延木石之陰，莖節著處即生根須，包絡石傍，花白子黑，今所在有六月、七月採莖葉，日乾。

續斷，即是馬薊，但以節節斷、皮黃皺者爲眞。

欲試上黨人參者，當使二人同走，一與人參含之，一不與，度走三五里許，其不含人參者必大喘，含者氣息自如，其人參乃眞也。

萎蕤，勿用鈎吻并黃精，萎蕤節上有毛，莖斑，葉尖處有小黃點也。

防葵，類狼毒，但置水中不沉爾，而狼毒陳久亦不能沉矣。

葶藶，單莖向上，葉端出角，角麤且短，又有一種苟芥草，葉近根下作奇③，生角細長，取時必須分別前件，二種也。

藺茹，皮赤黃肉白，初斷時汁出凝黑如漆，謂之漆頭赤皮藺茹，又有一種草藺茹，色白，採者燒鐵爍頭令黑，以當漆頭，非眞也。

筒桂、牡桂、桂心，同是一物，厚者必嫩，薄者必老，以老薄者爲一色，以厚嫩者爲一色，嫩

---

① 米：《證類本草》作“半”。
② 鸜(qú)鵒(yù)：俗名八哥。
③ 奇：《外臺秘要》作“歧”。

既辛香兼又筒卷，老必味淡自然板薄。板薄者即牡桂也，以老大而名焉；筒卷者，以嫩而易卷；桂心即是削除皮上甲錯，取其近裏，辛而有味者。

琥珀，如血色，熟於布上拭，吸得芥子者是真也。

檳榔，頭圓身形矮毗者是榔，身形尖紫文矗者是檳，檳力小、榔力大，凡使勿經火，恐無力效。

紫鉚，欲驗真偽，但嚼之不爛如蠟者上也。欲使先研作粉，重篩過，臨使安於圓散或膏中任使用，勿與衆藥同擣，化作飛塵也。

楝木皮，須是生子者雌木皮，若無子是雄木，能吐瀉殺人，不可悞服。

牛黃，以喝迫即墮落水中者良，既得之，陰乾百日，一子如鷄子黃大，其重疊可揭析、輕虛而氛者佳。然此物多偽，今人試之皆揩摩手甲上，以透甲黃者為真，或云以椒同嚼，不辣者即真也。

熊膽多偽，欲試之，取粟顆許滴水中一道，若線不散者為真。

鹿茸，茄子茸太嫩，血氣猶未具，不若分歧如馬鞍形者有力，不可以鼻嗅，其茸中有小白蟲，視之不見，入人鼻必為蟲顙，藥不及也。

羚羊夜宿以角掛木不著地，但取角彎中深銳緊小猶有掛痕者，是長四五寸，如人指多節，蹙蹙①圓繞。

膃肭臍，有兩重薄皮，裹圓氣肉核，皮上自有肉，黃毛三莖共一穴，年年癢濕常如新，兼將於睡着犬，躡足置於犬頭，其犬驀驚如狂，即是真也。

烏蛇，蘄黃②山中有之，背有三稜，色黑如漆，多在蘆叢中嗅吸花氣，最難採捕，至枯死而眼不陷，秤之重三分至一兩者為上，矗大者轉重，力彌減也。又頭有逆毛二寸以來，頭尾相對，用之入神，此極難得也。作偽者用他蛇生薰之至黑，亦能亂真，但眼不光，為異耳。

蚺虵膽内細如粟米，水中浮走者是真也，沉而散者非也。

蛤蚧，炙黃熟，然後擣，口含少許奔走，令人不喘者是其真也。

用鬼髑髏，勿使乾桃子，其鬼髑髏只是千葉桃花結子在木上不落者乾，然於十一月内採得，可為神妙。

□③母，其中有獨顆團不作兩片無皺者，號曰丹龍精，若誤服，令人筋脉永不收。

---

① 蹙蹙：皺縮貌。
② 蘄黃：指蘄州、黃州。
③ □：闕文，《證類本草》作“貝”。

附録：方劑索引